Praxis der Manuellen Medizin bei Säuglingen und Kindern

Irmgard Seifert
Thomas Schnellbacher
Johannes Buchmann

Praxis der Manuellen Medizin bei Säuglingen und Kindern

Technik der manualmedizinisch-osteopathischen Untersuchung und Behandlung

Mit über 280 farbigen Abbildungen

Springer

Dr. med. Irmgard Seifert
Fachärztin für Orthopädie
Praxis für Orthopädie
Drosselweg 4
09130 Chemnitz
Deutschland

Dr. med. Thomas Schnellbacher
Facharzt für Kinder- und Jugendmedizin
Praxis für Kinder- und Jugendmedizin
Ricarda-Huch-Str. 2
14480 Potsdam
Deutschland

Prof. Dr. med. Johannes Buchmann
Facharzt für Neurologie und Psychiatrie/
Psychotherapie, Facharzt für Kinder- und
Jugendpsychiatrie/-psychotherapie
Praxis am Zentrum für Nervenheilkunde der
Universität Rostock
Gehlsheimer Str. 20
18147 Rostock
Deutschland

Die Autoren sind Mitglieder des Lehrerteams der Ärztegesellschaft Manuelle Medizin Berlin und der Berliner Akademie für osteopathische Medizin. Sie haben die Zusatzqualifikation für Manuelle Medizin, für Manuelle Medizin beim Kind und sind im Besitz des Diploms „Ärztliche Osteopathie" der ÄMM.

ISBN 978-3-662-52749-8 ISBN 978-3-662-52750-4 (eBook)
DOI 10.1007/978-3-662-52750-4

Die Deutsche Nationalbibliothek verzeichnet diese Publikation in der Deutschen Nationalbibliografie; detaillierte bibliografische Daten sind im Internet über http://dnb.d-nb.de abrufbar.

Umschlaggestaltung: deblik, Berlin
Fotonachweis Umschlag: Dr. med. Irmgard Seifert und Karl-Dieter Seifert, Chemnitz

Gedruckt auf säurefreiem und chlorfrei gebleichtem Papier

Springer ist Teil von Springer Nature
Die eingetragene Gesellschaft ist Springer-Verlag GmbH Deutschland
Die Anschrift der Gesellschaft ist: Heidelberger Platz 3, 14197 Berlin, Germany

Vorwort

Mit dem vorliegenden Buch wenden sich die Autoren an manualmedizinisch tätige Ärzte und Physiotherapeuten mit dem Angebot, sich über Techniken der manuellen Untersuchung und Behandlung bei Kindern zu informieren. Das Ziel ist, auch Erfahrenen die Möglichkeit zu geben, sich im praktischen Alltag mit speziellen Techniken vertraut zu machen. Das Hauptaugenmerk ist auf den praktischen und standardisierten Untersuchungsablauf gerichtet, so exakt, aber auch so rationell wie möglich. Denn nur so sind eine erfolgreiche Einschätzung des Krankheitsbilds sowie eine Therapieplanung und -durchführung möglich.

Obgleich die Manuelle Medizin eine jahrhundertelange Entwicklungsgeschichte aufweist, hat sich das Interesse in Deutschland erst in den 1970er-Jahren der Manualmedizin bei Kindern zugewendet. Zunächst blieben die ersten Veröffentlichungen (Gutmann 1968, Seifert 1975) scheinbar unbemerkt (Heymann 2012). Weitere Beiträge zum Thema der manuellen Kinderbehandlung folgten dann in schneller Folge (Lewit 1976, Mohr 1977, Buchmann 1983, 1993). Heute ist es zur Selbstverständlichkeit geworden, dass alle Gruppen der Dachgesellschaft DGMM (Deutsche Gesellschaft für Manuelle Medizin) sich mit der manuellen Kinderbehandlung befassen und Weiterbildungskurse anbieten. Die Herangehensweise ist unterschiedlich.

Eine wesentliche Bereicherung stellt die Integration der osteopathischen Techniken dar, in Deutschland unverzichtbar seit den 1990er-Jahren. Man mag darüber streiten, ob man der Manuellen Medizin oder der Osteopathie das Primat überlässt. Das ist abhängig von vielen Einflüssen, letztendlich auch vom Ausbildungsmodus des einzelnen Behandlers. Unbestritten ist die Tatsache, dass beide Methoden sich ideal ergänzen, und dies besonders bei der Kinderbehandlung.

Die im vorliegenden Buch beschriebenen Techniken der Untersuchung und Behandlung sind das Resultat jahrelanger Erfahrung. Sie unterlagen und unterliegen einem stetigen Wandel entsprechend dem fortschreitenden Wissensstand. Prof. Dr. J. Buchmann brachte sein umfangreiches Wissen im Bereich der Grundlagenforschung ein (► Kap. 2 und 3), Herrn Dr. T. Schnellbacher verdanke ich die pädiatrischen Beiträge über Säuglings- und Kindesentwicklung (► Kap. 4 und 5). Die ständige Auseinandersetzung und Diskussion aller Autoren mit ihrem Wissen und ihrer Erfahrung in unterschiedlichen Fachrichtungen erwies sich als sehr vorteilhaft. Ich danke meinen geschätzten Kollegen dafür! Die Autoren sind zum Teil seit Jahrzehnten Dozenten im Lehrkörper der ÄMM (Ärztevereinigung Manuelle Medizin, Ärzteseminar Berlin) und der BAOM (Berliner Akademie für Osteopathische Medizin). Entsprechend ist auch das Repertoire der Techniken durch diese Schulen geprägt. Die Autoren sind sich bewusst, dass andere Ausbildungsstätten ebenso effektive Möglichkeiten der Untersuchung und Behandlung bieten. Diese zu beschreiben würde den Rahmen des Buches sprengen.

Der Dank der Autoren gilt der Schule der ÄMM. Sie betreibt eine systematische Ausbildung der Dozenten. Die gute Kursorganisation garantiert auch weiterhin die solide Ausbildung der Teilnehmenden. Hinzu kommt die ständige Auseinandersetzung mit anderen Methoden. Wir danken in diesem Zusammenhang Herrn Prof. Dr. L. Beyer, Geschäftsführer der ÄMM, Herrn Dr. W. Linz, Vorsitzender des Vorstandes, und Frau Dr. K. Schildt-Rudloff, die die wissenschaftliche Weiterentwicklung der ÄMM entscheidend prägte, sowie der Schulleiterin Frau Dr. G. Harke.

Irmgard Seifert
Chemnitz im November 2016

Inhaltsverzeichnis

Besonderheiten der Manualmedizin und Osteopathie beim Kind

I. Seifert, T. Schnellbacher, J. Buchmann, *Praxis der Manuellen Medizin bei Säuglingen und Kindern*,
DOI 10.1007/978-3-662-52750-4_1

Mit den Händen zu fühlen, zu untersuchen und zu behandeln ist für jeden Arzt und Physiotherapeuten beglückend. Das gilt für die Untersuchung und Behandlung sowohl des Erwachsenen als auch des Kindes. Beim Kind sind es zunächst die anatomisch kleinen Verhältnisse, welche besondere Sorgfalt erfordern und voraussetzen, dass der Behandler vorher eine ausreichende Erfahrung in Manualmedizin und Osteopathie bei Erwachsenen erworben hat. Die Besonderheiten der kindlichen Psyche und auch die der Eltern sind zu berücksichtigen. Die Besonderheiten des kindlichen Skelettes und seiner Muskulatur müssen bekannt sein. Des Weiteren besteht die Notwendigkeit, die speziellen neurophysiologischen Zusammenhänge des heranreifenden Kindes zu berücksichtigen. Das ungestörte Wechselspiel zwischen propriozeptivem System, Reizverarbeitung und Motorik ist die Voraussetzung für die ungestörte motorische Entwicklung des Kindes.

Unter dem Begriff Afferenzreifung verstehen wir die Tatsache, dass der Säugling beziehungsweise das Kind durch ständige afferente Informationen neue Motorik erlernt und damit der Reifungsprozess des Zentralnervensystems gefördert wird. Visuelle, auditive sowie propriozeptive Afferenzen (Gelenke, Muskeln, Faszien, Haut, innere Organe) spielen eine entscheidende Rolle in diesem Lern- und Entwicklungsprozess. Aus negativer Sicht: Das Kind, das den Ball nicht sieht oder erkennt, wird nicht lernen, den Kopf in die interessante Richtung zu wenden; es wird in der Folge auch nicht oder verzögert danach greifen lernen. Liegt der Störung bei diesem Beispiel eine Funktionseinschränkung der Halswirbelsäule zugrunde, so wird das Kind ebenfalls den Kopf nicht auf die Seite drehen und das Interesse verlieren oder unfähig sein, den Ball zu ergreifen. Eine unzureichende oder einseitige Entwicklung kann die Folge sein. Die Manuelle Medizin hat in dieser propriozeptiven Afferenz ihren Hauptangriffspunkt, sie greift also nicht nur im Bewegungssystem an und verbessert die Funktion, sondern beeinflusst gleichzeitig die weitere neurophysiologische Entwicklung!

Wahrnehmung, sensomotorische und kognitive Entwicklung bilden immer eine Einheit. Gerade beim Säugling und Kleinkind erweisen sich scheinbar unbedeutende Funktionsstörungen möglicherweise später als größere Handicaps und motorische Pathologien. Je kleiner das Kind ist, desto intensiver wirkt sich eine Funktionsstörung auf seine sensomotorische Weiterentwicklung aus: Gestörte propriozeptive Impulse aus der Peripherie werden zentral wahrgenommen und „falsch verrechnet", die Entwicklung der Stütz- und Zielmotorik wird verzögert oder entwickelt sich unökonomisch. Das gilt besonders für Störungen im Bereich der Schlüsselregionen. Diese sind zunächst empirisch gefundene Regionen im menschlichen Körper, die besonders störempfindlich sind, deren Störung sich unter Umständen auf den gesamten Körper auswirkt. Schlüsselregionen sind zum Beispiel der kraniozervikale Übergang mit dem oromandibulären System, der zervikothorakale, der thorakolumbale, der lumbosakrale Übergang, die Fußsohlen.

Neurophysiologisch haben die Schlüsselregionen Vorrang hinsichtlich ihrer pathogenetischen Bedeutung. Eine Störung in diesem Bereich wird segmental, suprasegmental und zentral bevorzugt und schneller beantwortet. Die derzeitige Erklärung für die Dominanz dieser Schlüsselregionen findet sich in der erhöhten Dichte afferenter Propriozeptoren, in der besonders großen Repräsentation dieser Areale auf der Großhirnrinde, aber auch in der Tatsache, dass die meisten Schlüsselregionen Umschlags- oder Kreuzungspunkte der den Körper allseitig durchziehenden Faszienketten sind. Auf dem Wege dieser myofaszialen Ketten, longitudinal und transversal (Paoletti 1998), der anatomischen Zusammenhänge, der neuronalen und auch (beim größeren Kind) psychosomatischen Aspekte entsteht ein Verkettungssyndrom, eine „Fernwirkung" auf scheinbar weit entlegene Körperabschnitte. Diese Reaktionen laufen beim Kind sehr schnell ab (▶ Kap. 2).

Glücklicherweise ist durch die Dominanz der Schlüsselregionen aber auch die Behandlung besonders effizient und zeigt scheinbar verblüffende Erfolge, wie sich am Beispiel der Behandlung der „schiefen Säuglinge" immer wieder zeigt.

Das Wissen um die Besonderheiten der Schlüsselregionen hilft uns, besonders beim Kind erfolgreich zu diagnostizieren und zu behandeln. Wir wissen um die Notwendigkeit, die Funktionsstörungen der Schlüsselregionen sorgfältig zu beachten, um pathogene Verkettungen, damit auch unter Umständen bleibende Spätschäden, zu vermeiden. Dazu gehören die Beeinflussung des Reifungsprozesses und die damit parallel einhergehende Entwicklung von Skelett und Zentralnervensystem. Kenntnisse von Wachstum, Entwicklung, altersgerecht oder abweichend, sind daher unabdinglich, wenn man Kinder erfolgreich behandeln will.

In diesem Buch gehen wir auf diese Entwicklungsproblematik ein, danach widmen wir uns ausschließlich den Techniken der manuellen Untersuchung und Behandlung. Auf die Techniken an den Extremitäten gehen wir weniger ein, diese sind technisch wie beim Erwachsenen zu untersuchen und zu behandeln. Eine Ausnahme bilden die Hüft- und Schulterregion, die kindgerecht und komplex zu untersuchen und zu behandeln sind.

Wir sind uns bewusst, dass es außer den hier beschriebenen Techniken eine Vielzahl ebenso guter Techniken „mit der Hand" gibt. Wir beschränken uns in unserem Fall auf das Lehrmaterial der Ärztevereinigung Manuelle Medizin in Verbindung mit der Berliner Akademie für Osteopathische Medizin. Das Buch soll den Lernenden und den Erfahrenen der Manuellen Medizin eine Möglichkeit geben, nachzuschlagen und sich zu informieren. Viele der Techniken sind denen am Erwachsenen ähnlich, die meisten wurden sowohl auf die kleinen Verhältnisse als auch auf die kindlichen Besonderheiten zugeschnitten. Der vorgesehene zweite Band wird sich mit der manualmedizinischen Problematik einzelner kindlicher Krankheitssyndrome und deren Differenzialdiagnostik beschäftigen.

Bei der Gliederung in Untersuchungs- und Behandlungstechniken kam es zwangsläufig zu rückläufigen Verweisen, da bei den meisten Behandlungstechniken von der exakten Untersuchung ausgegangen werden muss. Wir sind dennoch bei dieser strikten Trennung geblieben, um die Notwendigkeit zu dokumentieren, dass prinzipiell zuerst die komplette Untersuchung durchzuführen ist und erst nach festgelegter Behandlungsstrategie die Behandlung erfolgen sollte.

Sollten in einzelnen Abbildungen Ungenauigkeiten entdeckt werden, bitten wir um Nachsicht. Naturgemäß ist die Geduld unserer kleinen quirligen Patienten begrenzt. Wir bedanken uns bei den Kindern und bei deren Eltern für das Einverständnis, die Fotos ihrer Kinder im Buch abbilden zu dürfen. Die ausdrückliche Erlaubnis liegt uns vor. Wir bedanken uns außerdem bei Karl-Dieter Seifert für seine Geduld bei der Herstellung vieler Kinderfotos.

Allgemeine Pathophysiologie manualmedizinischer Funktionsstörungen

I. Seifert, T. Schnellbacher, J. Buchmann, *Praxis der Manuellen Medizin bei Säuglingen und Kindern*,
DOI 10.1007/978-3-662-52750-4_2

Bereits bei Neugeborenen lassen sich manualmedizinische Funktionsstörungen in Form sogenannter Blockierungen ertasten, die im Zusammenhang mit Tonusasymmetrien entstehen und bei genügend starker Ausprägung das Lagereaktionsverhalten des Säuglings beeinflussen können (Seifert 1975, Buchmann 1983, Buchmann et al. 1983). Allerdings sind diese Funktionsstörungen nicht per se als pathologisch aufzufassen, viele verschwinden spontan (Buchmann 1983, Buchmann et al. 1992). Ihnen sollte Störungswertigkeit zugemessen werden, wenn sie persistieren und die motorische Entwicklung des Säuglings oder des Kindes beeinträchtigen. Sie sind nicht Ursache einer motorischen Entwicklungsstörung des Kindes, sondern entstehen im Rahmen einer leichten zentralnervösen Ansteuerungsstörung (Coenen 1996, 2004). Auf der Gelenkebene lassen sie sich als Blockierung und auf der muskulären Ebene als segmentale Spannungsstörung ertasten und behandeln, unabhängig vom Alter des Kindes (Seifert und Buchmann 2014).

Oftmals wird in der Manuellen Medizin oder den verschiedenen Schulen der Osteopathie versucht, eine so bezeichnete „Primärläsion" zu identifizieren. Darunter wird meist eine dem Störungsbild des Patienten zugrunde liegende „Urblockierung" oder „Basisdysfunktion", aber auch ein eventuell stattgehabtes Trauma verstanden. Dieses Postulat impliziert die Möglichkeit des Zurückführens der mannigfaltigen und oft schwer einzuordnenden Symptome der kleinen Patienten auf eine einzige Ursache. Die Behandlung dieser „Primärläsion" würde alle Symptome auflösen. Dieses Bedürfnis nach Monokausalität ist in den kartesianisch geprägten Denksystemen Europas und der USA sehr verbreitet. Es wird jedoch der Vielfalt und dem „Oszillieren" manualmedizinischer Syndrome nicht gerecht. Folgt man reflexmedizinischen und damit systemischen Vorstellungen, ist die Frage nach der „Ursache" einer Funktionsstörung im Bewegungssystem sehr sinnvoll, nicht aber die Frage, ob eine Funktionsstörung der anderen zeitlich vorausgegangen ist und sie deshalb verursacht hat.

In einem Segment sind immer alle Anteile funktionsgestört, also bezogen auf die Wirbelsäule sowohl die Wirbelgelenke (Sklerotom), die segmental zugehörige Muskulatur (Myotom) als auch das zugehörige Hautareal (Dermatom), letztendlich ebenso das zu diesem Metamer gehörige innere Organ in seinen Aufhängungen (Viszerotom). Zum Sklerotom zählen dabei alle Gelenkanteile, also Kapsel, Synovia, Meniskoide, Diskus und die artikulierenden Gelenkflächen auch der kleinen Wirbelgelenke (■ Abb. 2.1).

Diese einzelnen Anteile können auch isolierte Schmerzausstrahlungsareale aufweisen (Giles und Harvey 1987, Yamashita et al. 1990, Fukui et al. 1996, Inami et al. 2001, Friedrich et al. 2011), was neben den häufigen Triggerpunkten (Travell und Rinzler 1952, Travell und Simons 1983) bei der differenzialdiagnostischen Einordung der auch im Kindesalter anzutreffenden Kopf-, Bauch- und Rückenschmerzen zu beachten ist. Wird eines dieser Segmentanteile gestört, breitet sich die Störung über einen genügend langen Zeitraum im Segment aus (Buchmann et al. 1998), dann plurisegmental nach kranial und kaudal, ebenso über muskuläre, fasziale und gelenkige Ketten, weiter möglicherweise über eine Störung von Stereotypien usw. (siehe z. B.

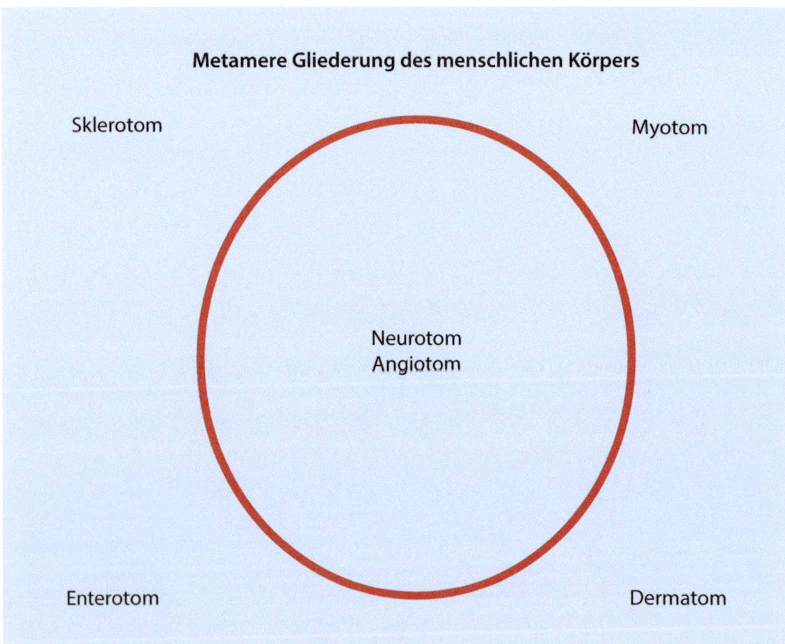

■ **Abb. 2.1** Metamere Gliederung des menschlichen Organismus

Mackova et al. 1992). Diese Ausbreitung benötigt nicht sehr viel Zeit, oft reichen Tage.

Bei Säuglingen äußert sich dieses zum Beispiel als Trinkprobleme, Kopfschiefstellung (sog. „KISS-Syndrom", Biedermann 1991, 1993), Vernachlässigung einer Seite, seitendifferentes Krabbeln, Drehen nur über eine Seite und vieles mehr. Bei älteren Kindern sind es dann fein- und grobmotorische Störungen – Coenen prägte den schönen Begriff der „sensomotorischen Integrationsstörung" (Coenen 1996). Ab etwa dem 6.–7. Lebensjahr können Schmerzen hinzukommen, häufig triggerpunktassoziiert. Da die Eltern oft erst beim Entstehen von Schmerzen den Arzt aufsuchen, sehen Manualmediziner bei älteren Kindern fast ausschließlich Verkettungen. Eine „Primärläsion" lässt sich in der Regel nicht mehr identifizieren.

Bei Säuglingen und Kleinkindern hingegen finden sich häufig noch isolierte Funktionsstörungen wie eine sakroiliakale Blockierung oder eine segmentale Kopfgelenkstörung, deren Behandlung zu den ersehnten „Wunderheilungen" führt: „Nach Ihrer Behandlung krabbelte das Kind plötzlich … " Das führt gelegentlich zu der Überzeugung, dass eine manualmedizinische Funktionsstörung Ursache einer motorischen Störung des Säuglings war. Sie ist aber, wie oben ausgeführt, nicht Ursache, sondern Folge einer spinalsegmentalen oder zerebralen Ansteuerungsstörung (Buchmann et al. 2013). Wird die Funktionsstörung behandelt, ändert sich das segmentale spinale Erregungsniveau (Buchmann et al. 1998, 2005). Die manualmedizinische Behandlung führt also zur Verbesserung der segmentalen Propriozeption und damit zu einer optimierten Motorik durch die sensomotorische Kopplung. Sachse (2001) nannte dies das „Primat der Afferenz".

Die manualmedizinischen Störungen unterhalten sich dann auch gegenseitig. Als Beispiel sei die in der Manualmedizin klassische Frage angeführt: „Hat die Kopfgelenkstörung die Beckendysfunktion verursacht oder umgekehrt?" Eine O/C1-Retroflexionsblockierung beispielsweise unterhält einen Triggerpunkt in einem verspannten M. rectus capitis, der Triggerpunkt verursacht Kopfschmerz. Die Kopfgelenkstörung führt zu Adaptationsvorgängen im Segment C1/C2, dem orofazialen System, dem thorakolumbalen und lumbosakralen Übergang und eventuell im Becken. Darin eingeschlossen sind dann auch Beweglichkeitsstörungen innerer Organe, die ja ebenso segmental und noch viel mehr plurisegmental über die sympathische Anbindung das Erregungsniveau spinaler Interneurone beeinflussen und von diesen beeinflusst werden (Barral und Croibier 2005, Chaban et al. 2007, Christianson und Davis 2010, Staud 2010). Dies alles führt dann wiederum zu Verkettungen, die die O/C1-Retroflexionsblockierung unterhalten. Das Kind wird uns mit Kopfschmerzen vorgestellt.

Wann dieser zu den Schmerzen führende Komplex (Verkettung) dann wo entstanden ist, lässt sich nicht mehr klären. Unter pragmatischen Gesichtspunkten betrachtet ist das auch nicht notwendig, da die Verkettung immer untersucht und behandelt werden muss (Buchmann et al. 2005). Schmerzen werden im Rahmen manualmedizinischer Störungen fast regelhaft myofaszial durch Trigger- und Tenderpunkte verursacht (Travell und Rinzler 1952, Travell 1976, Gerwin 1994, Mense 2006). Es kommt darauf an, herauszufinden, innerhalb welcher manualmedizinischen Syndrome diese Punkte entstanden sind, und sie dann in den gefundenen Verkettungen zu behandeln.

Kontrovers diskutiert werden die Vorstellungen der Kraniosakraltherapie (Haas et al. 2009). Die Vorstellungen reichen von „Kraniosakrale Therapie ist keine Medizin" (Hartman und Norton 2002) bis hin zur Propagierung kraniosakraler Behandlungsempfehlungen in ganzen medizinischen Teilgebieten wie der Pädiatrie (siehe z. B. Möckel und Mitha 2006), was aber natürlich nicht ohne Widerspruch bleiben konnte (siehe Empfehlungen der Deutschen Gesellschaft für Neuropädiatrie zur Kraniosakraltherapie, Karch et al. 2000). Zu den verschiedenen Postulaten der Kraniosakraltherapie sind nur sehr spärliche Originaldaten verfügbar, meist in Form eines Abstracts (siehe z. B. Zanakis et al. 1996a–f), nur selten vollständig publiziert (siehe z. B. Schildt-Rudloff et al. 2016 oder Nelson et al. 2001). Ohne Weiteres nachvollziehbar sind dagegen direkte Techniken an Suturen, an denen ja eine Vielzahl von Muskeln, Sehnen und bindegewebigen Strukturen ansetzen und propriozeptiven Input geben, wie zum Beispiel intraoral an der Sutura sphenopalatina/Raphe mandibularis bei Gesichtsschmerzen oder an den Schädelnähten bei punktuellen Schmerzen dort (Zusammenfassung der Problematik bei Buchmann 2007).

Die den manualmedizinischen Funktionsstörungen im Kindesalter zugrunde liegende Pathophysiologie ist also dieselbe wie bei den Erwachsenen. Untersuchungsgang und Behandlungsplanung folgen dann in Abhängigkeit vom Alter des Kindes, der Anamnese und der Aktualitätsdiagnose (Coenen 2004, Gutmann 1975). Die therapeutisch einzusetzenden manualmedizinischen Techniken sind ebenso dieselben wie bei Erwachsenen: Mobilisation, Manipulation, Traktion, Faszientechniken (myofaszial, viszerofaszial, neurofaszial), Suturentechniken usw. (Seifert et al. 2003). Im jüngeren Kindesalter empfiehlt es sich jedoch noch viel mehr als bei den Erwachsenen, neben den manualmedizinischen auch propriozeptiv stimulierende „neurophysiologische" Techniken zu nutzen (▶ Abschn. 3.4), etwa die Technik der propriozeptiven Fazilitation nach Janda (1968), Vojta (Bauer et al. 1992) oder Bobath (Coenen 2001, Seifert et al. 2003).

Allgemeine Prinzipien der manuellen Untersuchung und Behandlung

I. Seifert, T. Schnellbacher, J. Buchmann, *Praxis der Manuellen Medizin bei Säuglingen und Kindern*,
DOI 10.1007/978-3-662-52750-4_3

3.1 Anamnese

Jeder medizinischen Untersuchung hat die sorgfältige Erhebung der Anamnese vorauszugehen. Das ausführliche Gespräch mit den Eltern ist zeitaufwendig. Auch das Kind sollte, sobald es das Alter erlaubt, in die Befragung einbezogen werden. Nicht immer stellen die Eltern oder der betreuende Kinderarzt die Kinder wegen Schmerzen vor. Oft ist der Konsultationsgrund eine beobachtete Auffälligkeit bei Bewegungsabläufen, Asymmetrien des Körpers und abnorme Verhaltensweisen, physisch oder psychisch. Die Eltern bemerken eine „schiefe Lage" bei ihrem Baby, einen auffälligen Gang beim Kleinkind oder eine „schlechte Haltung" beim Heranwachsenden. Zu erfragen ist:

- Wann traten die geklagten Schmerzen zuerst auf? Seit wann bemerkten die Eltern die Veränderung?
- Auf welche Lokalisation zeigt das Kind und welche Art der Schmerzen gibt es an? Wie oft treten die Beschwerden auf? Oft vermuten die Eltern eine Kausalität (zu schwerer Ranzen, Abhängigkeit von bestimmten Tätigkeiten, z. B. Spielen eines Musikinstruments, Sport).
- Bemerken die Eltern ein bestimmtes Schmerzverhalten? Dazu gehört ein verändertes Gangbild, eine schiefe Haltung, Ausweichbewegungen, Spielunlust. Selbst größeren Kindern ist das in vielen Fällen unbewusst.
- Gibt es Traumata in der Vorgeschichte, und gibt es einen zeitlichen Zusammenhang? Der zeitliche Zusammenhang ist allerdings nicht beweisend für die Kausalität.
- Wichtig ist die Eruierung der Familienanamnese. Die Fragen nach Missbildungen oder vererbbaren Erkrankungen stellt man möglichst nicht gleich zu Beginn, um die Eltern nicht zu irritieren.
- Auch bei Kindern außerhalb des Säuglingsalters ist die Frage nach Besonderheiten in den ersten 18 Lebensmonaten wichtig: Wann konnte das Kind ohne Unterstützung sitzen? Wann hat das Kind das freie Laufen erlernt? Konnte es alternierend krabbeln? Traten abnorme Schreigewohnheiten auf? Gab es Trink-, Verdauungsschwierigkeiten, Operationen, Traumen? Wurden Haltungs- oder Bewegungsasymmetrien bemerkt? In diesem Fall bewährt es sich, die Eltern um Babyfotos zu bitten. Man bekommt bei der nächsten Vorstellung erfahrungsgemäß dicke Fotoatlanten gezeigt.

Wichtig sind die Fragen nach Schwangerschaftsablauf, Entbindungsart und -komplikationen. Allein die Art der Fragestellung ist wichtig. Die verständlicherweise oft hochdramatischen Schilderungen des Geburtsverlaufes – Stärke der Wehen, Handgriffe der Hebamme und des Arztes, Hilfsmittel wie Infusionen, Zange, Vakuumextraktion – sind zur Kenntnis zu nehmen, aber keineswegs mit skeptischen Nachfragen oder Bemerkungen zu begleiten. Allein mit besorgten Blicken während der Anamneseerhebung würde man den Grundstein legen für spätere Schuldzuweisungen an die Geburtshelfer, ob gerechtfertigt oder nicht. Denn nur allzu gern suchen Eltern die Ursache der Behinderung im schuldhaften Verhalten der Geburtshelfer, nicht bedenkend, dass zusätzliche Geburtshilfen wie Vakuumextraktion, Sektio oder Zange womöglich lebensrettende Maßnahmen dargestellt hatten. Wichtig sind die Fragen, warum es zum Einsatz der Hilfen kam. Entschlossen sich die Geburtshelfer zur lebensrettenden Schnittentbindung wegen einer Veränderung der kindlichen Herztöne oder wegen einer Erkrankung der Mutter? Gab es mechanische Probleme der Kindslage, einen vorgefallenen Arm, Querlage des Kindes, Beckenendlage? Wie lang war die Zeit der Wehentätigkeit? Gab es einen Wehenstillstand?

Hier geht es um Überlegungen, welche Kräfte sich auf das Kind, besonders auf die Schlüsselregionen und das Köpfchen, ausgewirkt haben. Bei den Fragen über den Schwangerschaftsablauf sollten wir auch vermeiden, bei den Eltern selbst Schuldgefühle zu wecken, zum Beispiel bei Traumen während der Schwangerschaft. Ständige Schuldgefühle von Mutter oder Vater würden zu unnötigen Belastungen der Eltern-Kind-Beziehung führen.

Die Besonderheiten der Anamnese im Säuglings- und im Kindesalter werden in ▶ Abschn. 4.2.1 und ▶ Abschn. 5.2.1 besprochen.

3.2 Untersuchungsablauf

Im Vordergrund steht zu Beginn die Hauptfrage: Gibt es Hinweise auf eine morphologische Störung oder handelt es sich „nur" um Funktionsstörungen, die es zu beseitigen gilt? Eine dritte Möglichkeit, dass es sich um eine Kombination beider handelt, ist immer zu berücksichtigen – und dies erneut bei jeder Wiedervorstellung des Kindes. Das bedeutet, dass das Kind bei jeder Untersuchung immer wieder „ganzheitlich" untersucht werden muss, um die derzeitige Hauptstörung zu erkennen und zu behandeln. Gutzeit nannte das, die Aktualitätsdiagnose zu stellen (Gutzeit 1956, 1957, 1981).

Hinweise auf eine morphologische Ursache des Beschwerdebildes sind:

- Beschwerden/Schmerzen bestehen unabhängig von Bewegung, auch in Ruhe, Dauerschmerz, beim kleinen Kind schwer zu erfragen.
- Zeichen einer Entzündung wie Fieber, Erhöhung der Hauttemperatur, Klopf-, Druckschmerz und Entzündungsparameter (Labor) liegen vor.
- Es besteht Therapieresistenz und Progredienz der Beschwerden.

- Das Kind ist nicht ablenkbar von seiner Schonhaltung oder Schmerzangabe und verweigert sich beim Spielen.
- Nachweis der sogenannten reflektorisch algetischen Krankheitszeichen im plurisegmental umschriebenen Bereich (bei Erkrankung eines inneren Organs sind mehrere zum Organ in Beziehung stehende Segmente betroffen): tastbare Verspannung des Bindegewebes, der Muskulatur, verstärkter Dermographismus, Piloarrektorenreflex. Diese Zeichen bleiben auch nach der Beseitigung der Funktionsstörungen bestehen und weisen den Untersucher darauf hin, dass er weiter nach einer möglichen morphologischen Ursache suchen muss, sei es eine Entzündung, ein Tumor oder eine traumatische Destruktion.
- Bildgebende Verfahren sind meist erforderlich, sie geben wichtige Hinweise auf strukturelle Veränderungen im Skelettsystem.

Für Funktionsstörungen – gemeint ist die lokale reversible hypomobile arthromuskuläre Dysfunktion – sprechen:
- Die Schmerzen bestehen nicht ständig, sondern abhängig von Lage, Bewegung, Belastung.
- In Phasen der Schmerzremission ist das Kind ablenkbar und zeitweilig fröhlich und unbeschwert.
- Die Ausbreitung der reflektorisch algetischen Zeichen ist mono- bis bisegmental.

In jedem Alter ist ein geordneter systematischer Untersuchungsablauf erforderlich, wie im DGMM-Konsens Manuelle Medizin im Kindesalter 2013 beschrieben (DGMM 2013):
- orientierende allgemeine Untersuchung: Ganzbetrachtung, Bewegungsbeobachtung, bei größeren Kindern Ganganalyse, Palpation
- Untersuchung in Bewegungsabschnitten (regionale Untersuchung): manualmedizinischer Überblick über eine Region, zum Beispiel Halswirbelsäule und Kopf
- gezielte Untersuchung des Abschnitts, der bei der regionalen Übersichtsuntersuchung Auffälligkeiten zeigte, dazu gehören Palpation der Gewebestrukturen (Greenman 1998), segmentale Untersuchung von Wirbelgelenken, Untersuchung von Extremitätengelenken, Muskulatur, Gefäßsystem und Faszien
- Untersuchung der inneren Organe

Meist sind mehrere Abschnitte zu untersuchen, danach Zusammenhänge zu suchen und Verkettungen zu erkennen. Ziel dieser Vorgehensweise ist, sich zuerst einen Überblick über vorhandene Funktionsstörungen zu verschaffen, danach die Relevanz der Einzelbefunde zu erkennen und zu werten. Beim Untersuchungsablauf kommt es darauf an, so rationell und möglichst wenig zeitaufwendig vorzugehen, denn auch das kooperative Kind ermüdet schnell und wird sich dann der weiteren Untersuchung zu entziehen versuchen. Deshalb ist es wichtig – und das ist das weitere Ziel dieses Untersuchungsablaufes – ungestörte, nicht relevante Regionen des Körpers im Anschluss an die Übersichtsuntersuchung vorerst nicht im Detail weiter zu untersuchen. Die Kunst besteht im Weglassen!

Die einzelnen Untersuchungsschritte werden in ► Kap. 4 und ► Kap. 5 besprochen. Aus Gründen der Vereinfachung wird bei der Beschreibung der Techniken die männliche Form verwendet (der Untersucher, **der** Behandler).

3.3 Prinzipien manueller und osteopathischer Untersuchungstechniken

Bei jeder Säuglings- und Kinderuntersuchung ist die Kenntnis der Besonderheiten der kindlichen Entwicklung Vorbedingung. Es ist erforderlich, den normalen Entwicklungsverlauf in jeder Altersphase genau zu kennen und mit dem individuellen Ist-Zustand des zu untersuchenden Kindes zu vergleichen. Man nutzt daher die Kenntnisse der verschiedenen Schulen der Neuropädiatrie und beobachtet die Spontanmotorik, beurteilt die Stadien der Körperaufrichtung, die Waltezeiten der frühkindlichen Reflexe (ihr regelhaftes Auftreten und Schwinden), untersucht Eigen- und Fremdreflexe. Des Weiteren ist die Untersuchung der Stell- und Lagereaktionen unerlässlich, um zu differenzieren, ob eine strukturelle Störung oder eine Funktionsstörung und damit eine Indikation für eine manualmedizinische Intervention vorliegt (Flehmig 2007, Zukunft-Huber 1990, Coenen 2011). Das gilt besonders für die Untersuchung des Säuglings, aber auch nach Abschluss der Säuglingsphase muss der spezielle Entwicklungsstand beachtet werden.

Die Besonderheiten der Kinderuntersuchung zeigen sich gleich zu Beginn bei der Palpation. Das Erlernen der Palpationstechniken fällt jedem Anfänger schwer. Er muss lernen, seine Befunde wahrzunehmen und auch zu interpretieren, was bei der Kleinheit der kindlichen Gewebe eine nicht zu unterschätzende Rolle spielt. Greenman (1998) beschrieb die Palpationstechniken explizit bei Erwachsenen. Wir palpieren die Beschaffenheit der einzelnen Gewebeschichten, Konsistenz, Spannungsgefühl/Tonus der Muskulatur, Temperatur, Elastizität, Eigenbewegung des Gewebes, Verschieblichkeit zu den Nachbarorganen.

Die Validität (Gültigkeit, Aussagekraft) und Reliabilität (Zuverlässigkeit) palpatorischer Befunderhebung, speziell bei den anatomisch kleinen Verhältnissen der Säuglinge und Kleinkinder, steht zurzeit in der Diskussion. Abgesehen davon, dass die Palpation einer hohen Suggestibilität unterliegt (Kunz et al. 2000, Lewit und Liebenson 1993, Kilby et al.

2012), ist sie auch abhängig von den individuellen haptischen und motorischen Fähigkeiten des Untersuchers, von seiner Tagesform und Konzentrationsfähigkeit. Eine emotionale Komponente ist unbestritten (Tilscher 2007). Denn die Propriozeption ist ein komplexer Vorgang mit Verschaltung des sensorischen und des motorischen Kortex mit zahlreichen weiteren Schaltstellen, zum Beispiel dem limbischen System. Der Begriff „palpatorische Illusion" wurde von Lewit (1998) geprägt; er wird jedoch oft missdeutet, was zu unnötigen Verunsicherungen und falschen Aussagen führt. Lewit meinte damit ausdrücklich die statische Palpation, nicht die Bewegungspalpation, um die es in der Manualmedizin ja vorrangig geht. Bei der Bewegungspalpation wäre laut Lewit (1999) und weiterer Autoren (Humphreys et al. 2004) die Möglichkeit eines Irrtums deutlich geringer.

Zur Objektivierbarkeit, Zuverlässigkeit und Vergleichbarkeit von Palpationsbefunden gibt es viele weitere Untersuchungen mit zum Teil unterschiedlichen Ergebnissen, die sich allerdings vorwiegend auf die Untersuchung an Erwachsenen beziehen (Kilby et al. 2012, Walsh und Hall 2009, Robinson et al. 2009, Najm et al. 2003, Derlien 2009, Schöps et al. 2000, Humphreys et al. 2004, Walsh und Hall 2009). Geipel (2010) untersuchte erstmalig die Variabilität und Reliabilität der Palpation bei Säuglingen und zitiert in seiner Dissertation unter anderem Tilscher 2007, Lewit und Liebenson 1993, Leboeuf 1991, Kunz et al. 2000, Geipel und Harke 2006, Nilsson et al. 1996, Christensen und Nilsson 1998, Fjellner et al. 1999, Graf 2007, Schöps et al. 2000.

Nach dem heutigen Wissensstand ist festzustellen, dass die Reliabilität der palpatorischen Befunderhebung genauer wird, wenn sie eingebunden ist in die komplexe allgemeine Untersuchung mit Inspektion und globaler Voruntersuchung. Weitere interessante Forschungen sind vielversprechend (Beyer et al. 2012, Müller und Grunwald 2013, Müller et al. 2014).

Die Bedeutung der Palpationsreliabilität betrifft natürlich nicht nur die Schichtpalpation, sondern alle anderen Untersuchungsmethoden „mit der Hand". Bei der Befunderhebung einer **Blockierung**, definiert im deutschen Sprachgebrauch als „reversible hypomobile artikuläre Dysfunktion" (Schildt-Rudloff et al. 2016, Schildt- Rudloff und Sachse 2008), führt der Untersucher millimeterfeine translatorische Bewegungen beider Gelenkpartner im Sinne einer Nachahmung des Gelenkspiels aus („joint play", Mennell 1964, Zukschwerdt et al. 1955). Im ungestörten Fall spürt der Untersucher ein allmähliches Zunehmen der Spannung beim Erreichen der physiologischen Barriere. Im gestörten Fall ist diese Spannung schneller erreicht und am Bewegungsende hart spürbar (◘ Abb. 3.1).

Das Spannungsgefühl am Bewegungsende, meist als Ende-Spannung oder Endspannung bezeichnet, soll sogar unterschiedliche Qualitäten zeigen: Ein hartes Endgefühl spräche – so Frisch (2007) – für einen artikulär bedingten Stopp, ein weich-elastisches Endgefühl für eine muskelbedingte Einschränkung; ein bandbedingter Stopp wäre „fest-elastisch" zu spüren (Frisch 2007). Die Gelenke der Wirbelsäule sind besonders schwierig zu untersuchen, da die isolierte Bewegung eines Wirbelsäulensegments nur in Verriegelungsstellungen möglich ist, um die physiologische Mitbewegung aller weiteren benachbarten Segmente auszuschalten. Bei der Kinderuntersuchung bedarf es daher eines ganz besonderen Feingefühls.

Wir haben uns weiter mit der Untersuchung der **Muskulatur** zu beschäftigen mit der Fragestellung: Ist ein Einzelmuskel verspannt, verkürzt, abgeschwächt und wie und in welcher Reihenfolge wird ein Einzelmuskel bei einer Komplexbewegung eingesetzt? (Frage nach einer Stereotypstörung ab dem Kleinkindalter.) Man untersucht die Spannungserhöhung in einzelnen Muskelfaserbündeln durch Palpation des ruhenden Muskels in einer entspannten mittleren Stellung, palpiert den Einzelmuskel während langsamer Verlängerung sowie in der verlängernden Endstellung der Gelenke. Gegebenenfalls löst der Untersucher einen Schmerz aus mithilfe der isometrischen Anspannung gegen seinen dosierten Widerstand, ein sicheres Zeichen für eine strukturelle Weichteil- oder Knochenläsion.

Bei der Untersuchung auf Verlängerungsfähigkeit muss der Untersucher differenzieren, ob eine Verspannung (funktionelle Verkürzung, auch „reflektorische Verkürzung"), eine reversible strukturelle Verkürzung oder eine irreversible strukturelle Verkürzung vorliegt. Diese Differenzierung ist entscheidend für die Art der Therapie (► Abschn. 3.4). Gegebenenfalls ist die Kraft der zur Abschwächung neigenden Muskulatur zu prüfen sowie eine Störung des muskulären Stereotyps zu eruieren. Die Untersuchung des Einzelmuskels gewinnt beim Kind erst nach Abschluss der Vertikalisierungsphase an Bedeutung, abgesehen von speziellen Krankheitssyndromen des Säuglings, zum Beispiel dem muskulären Schiefhals.

Die Suche nach **Triggerpunkten** (Travell und Simons 1998) ist wie beim Erwachsenen bei jedem Schmerzsyndrom erforderlich, seien sie latent (nicht spontan schmerzhaft) oder aktiv (spontan schmerzhaft) vorhanden; oft sind sie Ursache von Muskel-Skelett-Schmerzen. Diese Triggerpunkte sind eng umschriebene Orte erhöhter Muskelspannung, lokalisiert in tastbar verspannten Muskelbündeln in der Endplattenzone. Sie sind druckdolent und lösen bei Palpation einen typischen Übertragungsschmerz aus. Eine schnellende Palpation quer über die verspannten Bündel am Triggerpunkt erzeugt eine lokale Zuckungsreaktion, manchmal begleitet von schmerzbedingten Abwehrreaktionen des Kindes.

Im Säuglingsalter ist die Untersuchung auf Triggerpunkte noch nicht möglich, da der Untersucher auf das Feedback des Patienten angewiesen ist. So ist auch umstritten, ob Triggerpunkte bereits im Säuglingsalter existieren.

Im Kleinkindalter selten, erhöht sich die Zahl der triggerpunktbedingten Beschwerden mit zunehmender sportlicher Betätigung (Bates und Grunwaldt 1958), aber auch bei einseitiger Belastung.

Bei der Untersuchung der **Faszien** ist wie beim Erwachsenen vorzugehen: In Kenntnis des anatomischen Faszienverlaufs und der einzelnen Schichten ist der Spannungszustand der Faszien zu untersuchen. Dies ist beim Säugling besonders schwierig und aus eigenen Erfahrungen nicht immer sicher wahrnehmbar.

Nachdem das **myofasziale System** in der Manualmedizin jahrelang wenig Beachtung fand, nutzen wir heute diese anatomischen und physiologischen Kenntnisse bei der Untersuchung und Behandlung (Paoletti 2011, Iliaeva et al. 2006). Wir palpieren die dreidimensionale Beweglichkeit der aktiven und passiven Komponenten des myofaszialen Systems, abhängig vom veränderbaren Gel- und Solzustand der Grundsubstanz und dem unterschiedlichen Verhalten der kollagenen, elastischen und retikulären Fasern. Wir ertasten den Gewebezustand „locker" oder „fest". Das setzt voraus, dass der Manualmediziner in der Lage ist, die Beschaffenheit des Bindegewebes (interstitielles Bindegewebe, Faszien, Bänder) dreidimensional zu erfassen, seinen Spannungszustand wahrzunehmen und dann bei der Behandlung zu verändern. Die Kenntnis der Faszienketten – longitudinal, transversal, ventral, dorsal, medial, lateral – erlaubt dem Untersucher, diese Ketten aufzuspüren und anatomisch scheinbar entfernte Strukturen zu beeinflussen. Als Beispiel für eine myofasziale Untersuchung sei die Übersichtsuntersuchung der „Ten Steps" in ▶ Abschn. 4.2.4 genannt.

Die Kenntnis der Verkettungsmechanismen (▶ Kap. 2) hilft dem Manualmediziner, Zusammenhänge der oftmals multilokulären Befunde zu erkennen und entsprechend zu behandeln. Als **Verkettungssyndrom** werden Krankheitsbilder bezeichnet, bei denen regelhaft Funktionsstörungen – auch morphologische Störungen – in unterschiedlichen Regionen, auch der inneren Organe, gefunden werden. Die Therapie wird erst dann erfolgreich, wenn die Störungen der gesamten Kette behandelt werden. Verkettungstests sind dabei hilfreich. Sie bestätigen den funktionellen Zusammenhang dieser Störungen, erleichtern so die Einschätzung des Krankheitsbildes und die Behandlungsstrategie und verhindern auch, dass der Untersucher sich an nicht relevanten Funktionsstörungen verzettelt. Die Therapieplanung wird dadurch zielgerichteter.

Der Ablauf eines **Verkettungstests** mit der Fragestellung, ob ein manualmedizinischer Befund der einen Region (z. B. Beschwerdebild mit Funktionsstörungen) mit dem einer zweiten Region (z. B. Spannungsphänomene) in Zusammenhang steht, sei kurz geschildert: Zunächst prüft der Untersucher die erste, bei der globalen und regionalen Untersuchung auffällige Region, er sucht eine oder mehrere Funktionsstörungen auf. Als Nächstes verändert der Untersucher den gestörten propriozeptiven Input der zweiten gestörten Region, zum Beispiel durch Druck auf diese Stelle oder Aktivierung der lokalen Muskulatur. Er wiederholt dann die Untersuchung der zuerst untersuchten Region und findet im Fall einer Verkettung eine deutliche Befundänderung, zum Beispiel eine Spannungsänderung oder Beweglichkeitsänderung.

Dieses als Prinzip der Inhibition bezeichnete Phänomen ist allerdings nur ein Hinweis. Es gestattet nach unserer Meinung keine Aussage über Ursache und Wirkung beider Störungen (Buchmann et al. 2005, Marx 2000, Boisserée et al. 2013, Cooper und Kleinberg 2009, Plato 2008). Beim Kind ist diese Methode durchaus anwendbar, wie am Beispiel der oromandibulären Dysfunktion gezeigt wird (▶ Abschn. 5.2.11). Da bei der Entwicklung der Verkettungssyndrome die motorischen Stereotype eine Rolle spielen, zum Beispiel Gehen, Sprechen, Greifen, sind die Verkettungen beim Säugling entsprechend seines Entwicklungsstands anders als nach der Vertikalisierung.

Wichtig ist auch die Frage nach der **Verbindung zu Erkrankungen der inneren Organe**. Verkettungen von Funktionsstörungen sind hier ebenfalls möglich, aber auch in diesem Fall ist zunächst eine strukturelle Störung auszuschließen. Im Vordergrund stehen wie bei der Untersuchung aller anderen Strukturen die Fragen:

- Handelt es sich um eine strukturelle Erkrankung? Eine kinderärztliche Untersuchung mit allen differenzialdiagnostischen Möglichkeiten ist Vorbedingung.
- Sind die viszerofaszialen Strukturen verändert? In diesem Fall sind die bindegewebigen Strukturen – ligamentäre Anheftungen, Bindegewebehüllen, umgebende Faszien – myofaszial zu behandeln, um die Mobilität beziehungsweise die Gleitfähigkeit der Organe wiederherzustellen.
- Oder liegt beides vor? Hier wäre unsere Therapie nur begleitend indiziert.

Erste Verdachtspunkte auf eine morphologische/strukturelle Störung ergeben sich aus der Anamnese und aus der globalen Übersichtsuntersuchung. Die Art des Beschwerdebildes bei Erkrankungen der inneren Organe ist ähnlich wie beim Erwachsenen: Abhängigkeit der Schmerzen von der Aktion des inneren Organs (z. B. Nahrungsaufnahme, Atmung, kardiale Belastung). Zu beachten ist aber, dass die Beschwerdeangaben der Kleinkinder oftmals irreführend sind. Sie lokalisieren ihre Beschwerden häufig auf den Bauch, ganz gleich, ob sie ein allgemeines Unwohlsein, Kreuzschmerzen oder eine Halsentzündung haben.

Bei der manualmedizinischen viszeralen Untersuchung palpiert man zunächst die Gewebespannung über dem inneren Organ. Man prüft auf Restriktion durch eine aktive manuelle Bewegung eines inneren Organs in verschiedenen

Richtungen. Man prüft die **Mobilität**, das heißt, die Willkürmotorik des Organs, die passive Mitbewegung mit dem Atemrhythmus und die Verschieblichkeit des Organs zu den Nachbarorganen und zum parietalen System. Der Untersucher palpiert die Spannungen der faszialen Anheftungen (streng genommen sind die Aufhängungen innerer Organe allerdings keine Faszien). Im gestörten Fall ergibt sich die Funktionsdiagnose „reversible viszerofasziale Dysfunktion" (Harke und Buchmann 2008).

Wir untersuchen dann die **Motilität**, eine intrinsische Eigenbewegung eines Organs mit 5–7 Bewegungen in der Minute, im Zusammenhang zu sehen mit der embryonalen Entwicklung (Liem et al. 2010, Stone 1996). Die Untersuchung der viszeralen Motilität erfordert Erfahrung und Einfühlungsvermögen. Aus der Veränderung der Amplitude und der Richtung der Bewegung schließt der osteopathisch Erfahrene auf eine viszerale Dysfunktion.

Ohne auf die derzeitig kontrovers diskutierten Grundlagen der **kraniosakralen Osteopathie** einzugehen (Psczolla et al. 2015, Buchmann 2002), sei erwähnt: Der erfahrene Untersucher kann einen kraniosakralen Rhythmus („primär respiratorischer Rhythmus" mit 6–14 Schlägen pro Minute) an Schädel, Wirbelsäule, Meningen, Extremitäten und Sakrum palpieren und aus Amplitude und verändertem Rhythmus auf die Störung und die Behandlungsbedürftigkeit schließen. Wahrscheinlich handelt es sich um eine palpable Resonanzschwingung verschiedenster bekannter inhärenter Rhythmen des menschlichen Organismus: Puls, Atmung, B-Wellen, M-Wellen (s. dazu Buchmann 2007).

Eine weitere Besonderheit ist bei der Untersuchung der kleinen Patienten zu berücksichtigen: Viele Funktionsstörungen verursachen dem Kind keine Beschwerden. Sie sind keineswegs immer alle zu behandeln, sondern nur dann, wenn sie dem Manualmediziner relevant erscheinen. Das ist der Fall, wenn das Kind in dieser Region Schmerzen angibt, wenn die Schlüsselregionen betroffen sind sowie bei Verkettungssyndromen.

3.4 Prinzipien manueller und osteopathischer Behandlungstechniken

Ziel der manualmedizinischen Behandlung ist, die diagnostizierte Funktionsstörung zu beseitigen, sei es im Gelenk, in der Muskulatur, in der Verbindung zu den inneren Organen oder im motorischen Steuerungssystem. Im Idealfall ist nach erfolgreicher Behandlung der gesamte sensomotorische Regelkreis normalisiert (◘ Abb. 3.1 und ◘ Abb. 3.2).

Vor Behandlungsbeginn ist entsprechend der vorausgegangenen orientierenden Untersuchung die Relevanz der diagnostizierten Funktionsstörungen abzuwägen und zunächst nur die relevant erscheinenden Störungen zu behandeln, um nicht jede „Blockierung" oder „Muskelverspannung" im Streustrahlprinzip behandeln zu müssen. Unsere Vorstellung des Behandlungserfolgs ist die Wiederherstellung des spannungsfreien Zustands ohne Einschränkung von Bewegungsausmaß und „joint play".

Im Prinzip lassen sich alle manualmedizinischen Techniken als Barrieretechniken beschreiben. Die sogenannte **direkte Behandlungstechnik** überwindet die eingeschränkte Beweglichkeit an der Barriere und arbeitet in Richtung der gestörten Bewegungsrichtung. Die **indirekte Behandlung** benutzt die myofasziale Entspannung und behandelt in Richtung der ungestörten Bewegungsrichtung.

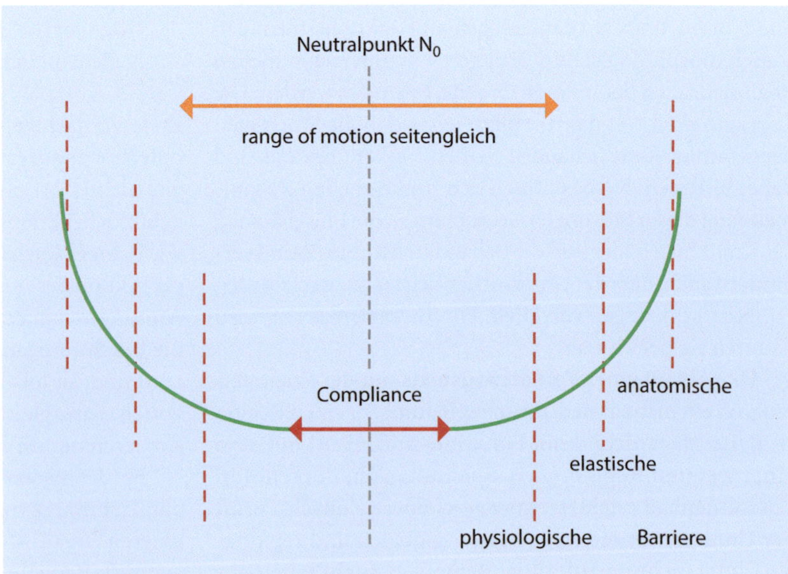

◘ **Abb. 3.1** Spannungsverhalten des ungestörten Gewebes bei Palpation

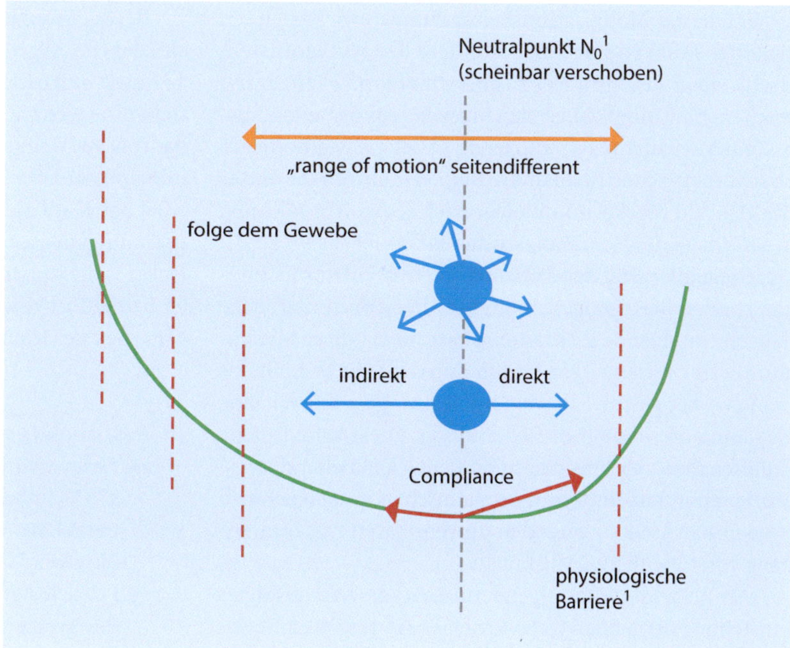

Abb. 3.2 Spannungsverhalten eines funktionsgestörten Gewebes bei Palpation und prinzipielle Behandlungsmöglichkeiten. Bei Palpation um N_0^1 ist eine Richtung mit schnellem Spannungsanstieg identifizierbar, verbunden mit einem harten Endgefühl an der Barriere; auch die Compliance in die Gegenrichtung ist gestört. Alle prinzipiellen Behandlungsmöglichkeiten können von N_0^1 aus durchgeführt werden, es ist aber auch jeder andere Ausgangspunkt möglich. Therapieziel ist immer der Spannungsausgleich und die Symmetrisierung des Neutralpunkts (N_0)

Bei der **Manipulation** wird der Widerstand der Muskulatur an der Barriere durch hohe Geschwindigkeit eines Behandlungsimpulses von geringer Amplitude und geringer Kraft überwunden, gleichzusetzen mit Impulstechnik oder im englischen Sprachgebrauch „thrust technique" beziehungsweise HVLA-Technik („high velocity low amplitude"). Die Schule der ÄMM behandelt meist direkt. Die Anwendung der Manipulation verlangt bei jedem Patienten ein exaktes Vorgehen, um Schäden zu vermeiden. Beim Kind ist die Manipulation daher ausschließlich dem erfahrenen Manualmediziner vorbehalten. Voraussetzung für die Durchführung der Manipulation ist die genaue Barriereeinstellung des zu behandelnden Gelenks, um den Manipulationsimpuls gezielt einsetzen zu können. Hinzu kommt die Einhaltung der Regel, dass ein Probezug oder -schub der eigentlichen Behandlung vorauszugehen hat: ein langsamer Impuls in der vorgesehenen Behandlungsrichtung zur Information des Behandlers, dass der folgende Behandlungsimpuls schmerzlos ablaufen wird. Jegliche Schmerzäußerung des Kindes stellt eine Kontraindikation für die Manipulation dar. Der Behandler hat das Kind sorgfältig zu beobachten und auch nach Schmerzen zu fragen. Erst im schmerzfreien Fall erfolgt danach der Impuls: mit hoher Geschwindigkeit, minimaler Kraft, exakt gezielt in der vorher bestimmten Behandlungsrichtung.

Die **Mobilisation** eines Gelenks verfolgt das gleiche Ziel wie die Manipulation, nämlich die Überwindung der pathologischen Barriere zur Wiederherstellung des ungestörten „joint play". Die Behandlung erreicht dabei sowohl das gestörte Gelenk als auch die gestörte Muskulatur (Sachse 2001). Die Behandlungsrichtung ist entsprechend den Regeln der Schule der ÄMM meist direkt: Der Behandler bewegt einen Gelenkpartner bis zum Beginn der pathologischen Barriere, während die andere Hand den zweiten Gelenkpartner fixiert. Am Ende dieser Bewegung palpiert er den Anschlag am Bewegungsende, verstärkt nun dosiert seine Spannung in dieser Richtung und reduziert danach wieder die Spannung. Er wiederholt diese Prozedur mehrfach rhythmisch, bis am Ende das Gefühl der harten Endspannung verschwunden ist. Diese sogenannte **repetitive Mobilisation** ist eine passive Methode. Die Bewegungsführung erfolgt immer sanft und ohne Erzeugung von Schmerzen.

In manchen Fällen kann der Behandler das Zurücknehmen der Spannung mehr betonen, zum Beispiel am Iliosakralgelenk mit einem schnellen Nachlassen des Drucks (Reboundeffekt). Statt repetitiv zu arbeiten, besteht auch die Möglichkeit, an der Barriere haltend zu warten, bis ein Release eintritt, ebenfalls spürbar am Nachlassen des harten Endgefühls, am Weichwerden der Barriere. Letzteres ist eine myofasziale Methode, schonend und effektiv, daher für die Säuglingsbehandlung hervorragend geeignet. Man beobachtet in der letzten Behandlungsphase dieser Mobilisation häufig ein verändertes Verhalten des kleinen Patienten: Die Spannung lässt im behandelten Segment nach, und dazu wird auch die Atmung plötzlich ruhiger. Ein Säugling, der vorher noch unruhig war, atmet jetzt tief aus und unterbricht sein Geschrei. Die anschließende Nachkontrolle zeigt nach gelungener Behandlung ein ungestörtes Gelenkspiel in dem behandelten Segment, ohne harten Anschlag am Bewegungsende.

Bei diesen Mobilisationsbehandlungen wirkt sich ein erhöhter Muskeltonus, insbesondere der Antagonisten, erschwerend aus. Ihn gilt es zu überwinden, nicht zu durchbrechen. Eine Möglichkeit, den Muskeltonus der antagonistischen Muskulatur zu reduzieren, bietet die Methode der **postisometrischen Relaxation (PIR)**: Wir nutzen die Tatsache, dass ein Muskel unmittelbar nach seiner Anspannung in eine Phase des Hemmungszustands kommt (Lewit 2001). Der Behandler lässt den Patienten die Muskulatur in antagonistischer Bewegungsrichtung aktivieren und nutzt so die danach einsetzende Relaxationsphase, in der diese Muskulatur besser verlängerbar ist, um nun das Gelenk mühelos in die vorher gestörte Bewegungsrichtung zu führen, eine elegante und schonende Behandlung. Diese erfolgreiche Zuhilfenahme der Muskulatur bei der Gelenkbehandlung – **Muskelenergietechnik** im osteopathischen Sprachgebrauch (Greenman 1998) – zeigt den untrennbaren Zusammenhang von Gelenk und Muskulatur.

Der Behandler geht folgendermaßen vor: Nach erfolgter Einstellung der beiden Gelenkpartner am gestörten Bewegungsende fordert er den Patienten auf, eine kleine Anspannung in Richtung der ungestörten Bewegung gegen seinen dosierten Widerstand durchzuführen und damit die antagonistische Muskulatur zu fazilitieren. Nach 7–10 s, meist auch länger, lässt er den Widerstand lösen und spürt unmittelbar danach eine Entspannung im Segment, ein Weichwerden der Barriere. In dieser Phase führt er den zu mobilisierenden Gelenkpartner ohne jeglichen Kraftaufwand in die Barriere der vorher gestörten Bewegungsrichtung hinein. Ein mehrfaches Wiederholen der Prozedur aus der jeweils neu erreichten Position heraus ist erforderlich. Die Aufforderung, gegen den Behandlerwiderstand anzuspannen, ist für das Kind nicht leicht verständlich, aber schon ab dem vierten Lebensjahr durchaus möglich. Ein verbales Kommando allein – rechts/links, oben/unten – ist nicht sinnvoll; der Behandler sollte besser aus seiner Untersuchungsstellung heraus die Haut des Kindes berühren und es zum Beispiel auffordern, „nach dieser Seite" oder „gegen diesen Finger" oder „zur Mama hin" anzuspannen.

Eine weitere Möglichkeit der Mobilisationshilfe ist die **Blickwendung** des Patienten: Der Blick nach oben fazilitiert zum Beispiel die Muskeln, die an der Retroflexion der Halswirbelsäule teilhaben, der Blick nach links wird zur Fazilitation der links bewegenden Muskeln verwendet, entsprechend wird so die Rotationsrichtung fazilitiert. Die Hilfe der Blickwendung kann sowohl in der Phase der Mobilisationsvorbereitung als auch in der Phase der Mobilisation des Segmentes genutzt werden. Mit der Blickwendung allein wird erreicht, dass die Kraftaufwendung der Muskulatur gering gehalten wird und Kraftakte zwischen Behandler und Patienten vermieden werden. Der Behandler führt den Blick des Kindes mit seiner zeigenden Hand. Im Kapitel Behandlung der Brustwirbelsäule (▶ Abschn. 5.3.2) wird das Verfahren detailliert beschrieben.

Bei der Mobilisation mit **Atemhilfe** nutzt man die Tatsache, dass im Allgemeinen die Muskulatur bei der Einatmung fazilitiert und in der Ausatmungsphase entspannt wird; dies stellt eine weitere Hilfe bei der Mobilisationsbehandlung dar (bis auf wenige Ausnahmen, z. B. die Kau- und Abdominalmuskulatur betreffend). In der vorbereitenden Phase wird das Kind aufgefordert, tief einzuatmen, in der Entspannungsphase erhält es den Auftrag, ohne Anspannung locker weiterzuatmen. Welcher der Hilfen sich der Behandler bedient ist von den Gegebenheiten, dem Alter und der Mitarbeit des Kindes abhängig.

Postisometrische Relaxation

- Phase I (Vorbereitungsphase): Anspannung 7–10 s in Richtung der freien Beweglichkeit und/oder tiefes Einatmen und/oder Vorbereitung durch Blickwendung in die ungestörte Richtung
- Phase II: Aufforderung zur Entspannung, Führen des Segments in Richtung der gestörten Barriere
- Wiederholung 2- bis 3-mal aus der erreichten Position heraus
- Nachtest: Wiederholung der Untersuchungstechnik zur Kontrolle des Behandlungserfolgs

Die **myofasziale Releasetechnik** ist eine ideale Möglichkeit, parietale und viszerale Dysfunktionen zu behandeln, entweder primär oder auch vorbereitend oder ergänzend zur Mobilisation oder Manipulation. Zur Überwindung der wahrgenommenen Barriere kann der Behandler direkt behandeln (◻ Abb. 3.2); er kann auch indirekt behandeln in ungestörter Richtung (Richtung „ease") und das gesamte Gewebe in Mittelstellung bringen mit spannungsfrei liegendem Neutralpunkt. Das Ziel ist bei beiden Methoden, den Spannungszustand des Gewebes und die faszialen Eigenbewegungen zu normalisieren. Die Technik des Stretching ist eine Form des direkten Herangehens in Längsrichtung der Gewebestrukturen bis an die pathologische Barriere heran.

Bei der **Pumptechnik** wird im Wechsel zwischen direktem und indirektem Herangehen eine Entspannung des Gewebes erzielt, wie wir am Beispiel der Behandlung des Sternums (▶ Abschn. 4.3.2) zeigen werden. Die **funktionellen Techniken** sind ebenfalls indirekte Bindegewebetechniken, mit der Vorstellung, „den Balance-(Neutral-) punkt an seinen normalen – spannungsfreien – Platz zu bringen" (Greenman 1998) und damit die Funktionsstörung zu beseitigen. Der Behandler stellt zum Beispiel ein dysfunktionelles Halswirbelsegment in spannungsfreier Bewegungsrichtung ein, das heißt, in allen 3 Bewegungsachsen sowie bei Ein- und Ausatmung und in Traktion und Kompression (Balance-and-Hold-Technik). Er wartet in dieser Ease-Einstellung das Release ab, im Erfolgsfall ist danach die vorher eingeschränkte Bewegung frei. Da in der schmerzfreien Bewegungsrichtung behandelt wird, gilt diese Technik als schonend, sie ist besonders für die Kinderbehandlung geeignet.

Bei der Technik des **Unwinding** („Entwinden" des Gewebes) geht der Behandler auf direktem und indirektem Wege dreidimensional den Eigenbewegungen des Gewebes nach, bis sich bei ihm das Gefühl des Release einstellt. Ein Beispiel ist die Behandlung der Diaphragmen. Die Releasetechniken sind in den Fällen ideal einsetzbar, in denen bei der Palpation vermehrt Spannungen auffallen; sie sind für die Behandlung akuter und schmerzhafter Zustände geeignet. Da diese Behandlung keine Mitarbeit des Patienten erfordert, ist sie besonders auch bei spastischen Erkrankungen und nicht kooperierenden Kindern das Mittel der Wahl.

Bei der **viszerofaszialen Behandlung** werden die faszialen ligamentären Aufhängungen der inneren Organe, die faszialen Verbindungen der Organe untereinander sowie die faszialen Verbindungen der inneren Organe mit der parietalen Umgebung behandelt. Wir erspüren die strukturellen Verbindungen, zum Beispiel eines inneren Organs mit Beckenboden, Zwerchfell und Muskulatur, als Spannungsphänomen – als „pull" – beim Auflegen der Hand, ein leises Ziehen in Richtung des Spannungszentrums. Wir behandeln direkt oder indirekt, meist mit Unwinding, zum Beispiel bei der Behandlung des kindlichen Bauchschmerzes.

Eine Sonderform stellt die **Suturentechnik** dar. Der Behandler reguliert den Spannungszustand der Galea, die außen an den Suturen ansetzt, und auch zum Beispiel der Falx cerebri mit ihrem Ansatz an der Innenseite der Suturen (physiologische Grundlagen siehe Schueler et al. 2013).

Unter einer **neurofaszialen Technik** wird die Untersuchung und Behandlung der Elastizität und damit der Gleitfähigkeit des Bindegewebes, das einen Nerven umgibt, verstanden. Diese Behandlung ist bei Kindern selten indiziert.

Die **Behandlung der Muskulatur** ist erforderlich, wenn nach der Gelenkbehandlung tastbare Verspannungen verbleiben. Oft ergeben sich schon bei der Erhebung der Anamnese und bei der Übersichtsuntersuchung Hinweise auf vordergründig muskuläre Aspekte. Schon der Anblick eines „haltungsschwachen" Kindes lässt die Vermutung zu, dass sich der Manualmediziner im Behandlungsverlauf der Muskulatur zuwenden muss. Abhängig vom Untersuchungsbefund hat die Therapie des Einzelmuskels adäquat zu erfolgen: Eine **Triggerpunktbehandlung** ist erforderlich, wenn ein „myofasziales Dysfunktionssyndrom" vorliegt. Aktive Triggerpunkte stehen dann im Vordergrund. Die Behandlung von aktiven und latenten Triggerpunkten ist immer im Rahmen von Verkettungen erforderlich. Als geeignete Behandlung bei Kindern hat sich uns auch hier die Methode der postisometrischen Relaxation bewährt:

- **Vorbereitungsphase:** Der Behandler legt die palpierende Fingerbeere auf den Triggerpunkt. Er lässt das Kind in spannungsfreier Mittelstellung des Muskels mit minimaler Kraft 2–3 langsame Atemzüge lang (bis zu 30 s!) in Aktionsrichtung des Muskelfaserbündels anspannen. Die aufzuwendende Kraft sollte so gering sein, dass allein die Blickwendung oder Einatmung als Dosierung ausreicht. Dies dem Kind zu vermitteln ist oft schwierig.
- **Entspannungsphase:** Der Behandler fordert das Kind auf, nicht mehr anzuspannen, nicht mehr in die zuvor vereinbarte Richtung zu schauen, locker weiterzuatmen. Ohne eigene und ohne Aktivität des Kindes wartet er das Gefühl der Entspannung ab. Diese Phase ist mindestens so lang wie die Anspannungsphase, günstigenfalls sogar länger.
- **Wiederholung und Ende:** Der Vorgang wird 2- bis 3-mal wiederholt. Am Ende der Behandlung tastet man eine Entspannung, das Release.

Im Fall einer Schmerzangabe kann der Behandler sogar aus der Position der Annäherung von Muskelursprung und -ansatz arbeiten.

Ein verspannter, nicht genügend verlängerbarer Muskel wird ebenfalls mit der postisometrischen Relaxationstechnik behandelt. Sie unterscheidet sich von der Triggerpunktbehandlung: Die Behandlung geht erstens von der eingestellten Barriere aus, zweitens wird die erforderliche Gegenspannung des Kindes in Abhängigkeit vom Befund dosiert. Auch hier wird mit Minimalkraft angespannt, jedoch mehr als bei der Behandlung der Triggerpunkte. Am Ende spürt man einen minimalen Bewegungsgewinn, der Muskel ist danach besser verlängerungsfähig. Liegt eine Verkürzung des Muskels vor – eine reversible strukturelle Verkürzung ist die Ursache – wird mit Dehnung behandelt; gemeint ist eine mit Krafteinsatz ausgeführte Bewegung in Muskelverlaufsrichtung, unmittelbar nach maximaler Anspannung (Prinzip der Renshaw-Hemmung). Ist die Verkürzung strukturell und irreversibel, ist mit konservativer Therapie nicht mehr auszukommen, operative Maßnahmen kommen infrage.

Im Anschluss an die Einzelbehandlung des Muskels ist es wichtig, ihn mit fazilitierenden Techniken in den gesamten Bewegungskomplex einzugliedern: Komplexbewegungen werden mit dem Kind geübt unter genauer Kontrolle der zeitgenauen Aktivierung der einzelnen Muskeln. Diese **Behandlung des motorischen Stereotyps** steht am Ende fast jeder Kinderbehandlung mit chronischem Verlauf, auch als Rezidivprophylaxe. Die Methode der propriozeptiven sensomotorischen Fazilitation hat sich in diesem Zusammenhang besonders bewährt.

Das Prinzip der manuellen Extremitätenbehandlung zeigt im Kindesalter keine Besonderheiten auf.

Tenderpunkte sind druckdolente Zonen mit erhöhter Gewebespannung, nicht nur auf der Muskulatur lokalisiert und nicht immer zuverlässig palpierbar. Sie werden von den Triggerpunkten durch ihr fehlendes Übertragungsareal unterschieden. Behandelt werden sie durch Positionierung (im Englischen Counterstrain-Technik, Jones und Macfarlane 2005, Möckel und Mitha 2006). In der manuellen Kinderbehandlung spielen die Tenderpunkte eine untergeordnete Rolle, da Befunderhebung und Therapieerfolg am Ausmaß der ausgelösten Palpationsschmerzes gemessen werden, es handelt sich also um keine kindgerechte Methode. Der Nachweis von Tenderpunkten bei Säuglingen und Kindern unterschiedlichen Alters ist auch noch nicht erbracht.

Bei der **Atlastherapie nach Arlen**, einer rein ärztlichen Therapie, wird ein ultrakurzer sanfter Impuls auf den Atlasquerfortsatz in einer zuvor nach bestimmten Kriterien festgelegten Richtung ausgeübt. Damit wird das Nackenrezeptorenfeld stimuliert und Einfluss auf den gesamten Muskeltonus und das vegetative System genommen. Die Therapie findet zum Beispiel Anwendung bei kindlichen sensomotorischen Bewegungs- und/oder Steuerungsstörungen. Coenen (1992, 2010) schreibt dazu: „Aufgrund klinischer Beobachtungen bei Säuglingen ist anzunehmen, dass der Fingerstoßimpuls auf den Atlasquerfortsatz einer blockierungsbedingten Tonusänderung der segmentalen, vor allem der subokzipitalen Muskeln, entgegenwirkt und dadurch das nozizeptiv veränderte propriozeptive Muster der oberen Halswirbelsäule korrigiert wird. Diese Änderung des sensorischen Informationsmusters erklärt den therapeutischen Effekt." Wie alle anderen manualmedizinischen Verfahren wird auch die Atlastherapie betreffend der Objektivierung der Wirksamkeit immer noch diskutiert (Karch et al. 1997, 2005, Bullinger et al. 2012).

Die Liste der manualmedizinischen Behandlungen beim Kind ist – in Abhängigkeit von den unterschiedlichen Schulen – noch deutlich länger. Es sei erwähnt, dass nicht alle Abweichungen vom Normalen mit Manualtherapie und osteopathischen Verfahren zu behandeln sind. Der Behandler muss die Indikation seiner Therapie abwägen.

Die Frage nach der Auswahl der manualmedizinischen Behandlungsmethoden ist nur individuell zu beantworten. Je nach Ausbildung, manueller Geschicklichkeit und Individualität des Manualmediziners wird unterschiedlich behandelt. Ein berufspolitisches Konkurrenzdenken sollte ausgeschlossen sein. Manualtherapie und osteopathische Verfahren sind gleichberechtigte und sich ideal ergänzende Möglichkeiten (Haas et al. 2009, Tempelhof 2012). Auch die Frage, ob mit Mobilisation oder Manipulation behandelt werden soll, wird individuell von jedem Behandler beantwortet werden müssen. Als oberstes Gesetz gilt, bei der Untersuchung und Behandlung niemals über die Schmerzgrenze hinauszugehen, denn man geht davon aus, dass jeder nozizeptive Reiz die Dominanz bei der Reizleitung übernehmen und somit den therapeutischen Effekt stören würde. Beim Kind – und besonders beim Säugling – gilt es, diese Regel besonders zu beachten.

Die Frage der Behandlungsaufklärung ist wie bei der Erwachsenenbehandlung zu beantworten. Die Eltern oder Erziehungsberechtigten sind so genau wie möglich und schriftlich aufzuklären, sie sollten genügend Zeit für Überlegung und Diskussion mit dem Behandler erhalten.

Von der Geburt bis zum Laufen (1.–18. Lebensmonat)

I. Seifert, T. Schnellbacher, J. Buchmann, *Praxis der Manuellen Medizin bei Säuglingen und Kindern*,
DOI 10.1007/978-3-662-52750-4_4

Den derzeitigen Entwicklungsstand des zu untersuchenden Kindes zu beurteilen ist in diesem Alter außerordentlich schwer, da es sich um eine „Momentaufnahme" handelt und die Verhaltensweise des Kindes vom derzeitigen Befinden – auch des begleitenden Elternteils – und von der Situation in der Sprechstunde abhängt. Deshalb ist das Baby zügig, aber ohne Stress zu untersuchen und bei den beobachtenden Eltern erklärend Angst abzubauen. Die Entwicklungsbeurteilung des jeweiligen Untersuchers ist abhängig vom theoretischen Ausgangspunkt und vom Entwicklungsmodell. Zum einen ist der kindliche prä- und postnatale Entwicklungsverlauf im Sinne der Reifung genetisch determiniert (ein bestimmtes Maß an Hirnreifung ist Voraussetzung, um einen bestimmten Entwicklungsschritt vollziehen zu können, einzelne Entwicklungsschritte sind unabdingbare Vorstufen des jeweils nächsten). Zum anderen unterliegt die Kindesentwicklung einem ständigen Prozess der Anpassung an Umweltbedingungen, was eine Reagibilität des kindlichen Zentralnervensystems voraussetzt (Michaelis und Niemann 2010 Prechtl 1977, 1990, Prechtl und Hopkins 1986). Ökologische, soziale und kulturelle Einflüsse auf die kindliche Entwicklung spielen dabei eine große Rolle (Keller 2009). Alle Aspekte sind bei der Entwicklungsbeurteilung zu berücksichtigen. Michaelis spricht von der „neurologischen Basisuntersuchung" (Michaelis und Berger 2007).

Auffälligkeiten der Haltung, der Lage, des Verhaltens der Säuglinge, auch des Schrei- und Trinkverhaltens, sind die häufigsten Gründe der Vorstellung in der manualmedizinischen Babysprechstunde. In der Regel sind die kleinen Patienten bereits in kinderärztlicher Betreuung, viele auch in physiotherapeutischer Behandlung. Zu Beginn der ersten differenzialdiagnostischen Überlegungen sollte geklärt werden, ob der derzeitige Entwicklungsstand dem Lebensalter des Kindes entspricht, ob eine Entwicklungsverzögerung vorliegt oder Hinweise auf eine zentrale Störung bestehen. Zu klären ist, ob strukturelle Störungen oder ob Funktionsstörungen in der Peripherie – „somatic dysfunction" im osteopathischen Sinne – als Ursache der Abweichungen vorliegen und die weitere Entwicklung des Kindes beeinflussen.

Im Babyalter wie auch später ist das ungestörte Wechselspiel zwischen propriozeptivem System, Reizleitung und Reizverarbeitung die Voraussetzung für die weitere ungestörte Entwicklung. Ist der propriozeptive Input zum Beispiel durch Dysfunktionen gestört, so sind die Motorik und – daran gekoppelt – Wahrnehmung und kognitive Entwicklung verändert: Wenn der Säugling den Kopf nicht drehen kann, wird er nur unvollständig lernen, Gegenstände zu erkennen und danach zu greifen; er wird sich gestört weiterentwickeln (Matzen 2007). Manuelle Medizin und Osteopathie haben genau hier – im propriozeptiven Input – ihren Ansatzpunkt.

4.1 Normale Entwicklung

Das folgende Kapitel stellt eine Einführung in die normale Entwicklung im ersten Lebensjahr dar. Ausführliche Beschreibungen hierzu finden sich bei Baumann (2013), Michaelis und Riemann (2010), Flehmig (2007), Largo (2004), Schlack (2004) und Needlman (2000).

Nachfolgend wird nach den Qualitäten Grobmotorik, Feinmotorik, Sprach- und soziale Entwicklung getrennt dargestellt, welche Schritte der gesunde Säugling durchläuft. Zudem wird für bestimmte Lebensalter tabellarisch ein durchschnittlicher Entwicklungsfortschritt formuliert. Diese Tabellen sind als kurze Übersicht für den Alltag zu verstehen. Dabei ist zu beachten: Für die Beurteilung eines Frühgeborenen ist das korrigierte Alter zugrunde zu legen, das heißt, ein 2 Monate zu früh geborenes und nun 4 Monate altes Kind ist korrigiert 2 Monate alt. Es ist außerdem zu betonen, dass die kindliche Entwicklung nicht linear, nicht gleichmäßig und nicht einheitlich verläuft. Oft gibt es große inter- wie intraindividuelle Unterschiede.

Kinder stellen auch nicht selten bereits gezeigte Entwicklungsfortschritte vorübergehend ein, ohne dass dem eine echte Regression zugrunde läge. Vielmehr finden sich bei Kindern mit derlei Diskontinuitäten oft keine gehäuften Auffälligkeiten in ihrer Gesamtentwicklung (Touwen 1984). Die Reihenfolge, in der die Entwicklungsschritte nachfolgend angegeben sind, muss also nicht im Detail eingehalten werden! Es können einzelne Schritte gar nicht oder erst auftreten, nachdem üblicherweise später gezeigte Fertigkeiten längst erworben sind (Michaelis 2003, Michaelis und Niemann 2010).

Wie so oft in der Medizin sind einzelne Auffälligkeiten nicht automatisch gleichbedeutend mit einer Diagnose. Es gilt, das Kind in seiner Gesamtheit zu betrachten! Zeigen sich Defizite nur in einer Entwicklungsqualität, kann dies eine Normvariante darstellen (oft familientypische Besonderheiten!), aber auch Folge einer Funktionsstörung oder Strukturstörung sein. Finden sich allerdings Auffälligkeiten in mehr als einer Entwicklungsqualität, sollte höchste Wachsamkeit herrschen. Anamnese und klinische Untersuchung, Verlaufskontrolle und ggf. Überweisung zum Neuropädiater zur weiterführenden Diagnostik sind dann erforderlich.

Obwohl sich dieses Buch mit der Manuellen Medizin und also ganz überwiegend mit der motorischen Entwicklung und ihren Störungen auseinandersetzt, ist hier trotzdem in kurzer Zusammenfassung auch die Entwicklung der anderen Qualitäten wie Sprache und soziale Entwicklung mit aufgeführt in Kenntnis der Tatsache, dass diese sich gegenseitig beeinflussen.

Die Spannbreite für den Erwerb einzelner Entwicklungsschritte bei gesunden Kindern ist sehr groß! Die folgenden Daten entstammen den Arbeiten von Largo, Molinari und Weber (1985) sowie Michaelis und Niemann (2010),

Michaelis, Barner und Asenbauer (1994) und Baumann (2013). Angaben wie 5 (3–8) Monate beschreiben die 50. Perzentile (5 Monate) und die Spannbreite (3–8 Monate) für das erstmalige Auftreten eines Entwicklungsschritts.

4.1.1 Grobmotorische Entwicklung

Aufgrund der besonderen Bedeutung der grobmotorischen Entwicklung für den Manualtherapeuten ist dieser Abschnitt in einzelne Altersstufen unterteilt. Die genaue Beobachtung des Kindes sowohl in Rücken- als auch in Bauchlage ist für die Beurteilung des Entwicklungsstands wichtig.

1.–3. Monat, Beobachtung des Kindes in Rückenlage

Die Arme und Beine sind gebeugt, die Hüften leicht abduziert. In den ersten 6 Lebenswochen, der sogenannten holokinetischen Phase, sind die Bewegungen nicht zielgerichtet, spontan, wenig abhängig von afferenten Reizen und werden überwiegend subkortikal generiert. Prechtl prägte den Begriff der „general movements" (Prechtl 1977, 1990). Wir beobachten überwiegend ruckartige Massenbewegungen. Darauf folgen gleichförmigere Spontanbewegungen mit häufigem alternierendem Wechsel von Beugung und Streckung der Extremitäten, scheinbar unregelmäßig. Bei ausreichend langer Beobachtung bemerkt man, dass im Normalfall alle Extremitäten gleichmäßig mit einbezogen werden. Der Einfluss der frühkindlichen Reflexe auf Haltung und Motorik ist noch groß: Oft sehen wir beispielsweise eine „Fechterstellung" (■ Abb. 4.1). Die Hände sind zunächst locker gefaustet, öffnen sich aber mit zunehmendem Lebensalter, der Daumen ist nur in den ersten Lebenswochen invertiert. Das Kind kann kurzzeitig die Augen auf einen Gegenstand fixieren (Baumann 2013).

1.–3. Monat, Beobachtung in Bauchlage

Im Neugeborenenalter liegt das Kind in Bauchlage breitflächig auf der Unterlage. Die Arme, Beine und das Becken sind flektiert. Der Kopf kann schon in den ersten Tagen kurzzeitig so weit angehoben werden, dass eine leichte Seitdrehung des Kopfes möglich ist (■ Abb. 4.2). So ist die freie Atmung gewährleistet. Bis zum Ende des ersten Trimenons hebt das Kind im Sinne der nach kaudal fortschreitenden Vertikalisierung den Kopf weiter und rekliniert dabei die Hals-, später die obere Brustwirbelsäule, sodass die Arme nach vorn gebracht werden können. Mit 3 (2–5) Monaten zeigen die Kinder einen sicheren Unterarmstütz. Ein horizontales Schauen ist jetzt möglich. Kinder mit Funktionsstörungen der Brustwirbelsäule fühlen sich oft in Bauchlage unwohl und heben den Kopf nur ungenügend.

4.–6. Monat, Beobachtung in Rückenlage

Das Kind liegt nun stabil auf dem Rücken: Hüftgelenke sind locker abduziert, Knie- und Ellenbogengelenke etwas gebeugt, die Füße leicht supiniert. Der Kopf wird meist mittig gehalten; er folgt der Blickwendung, denn mit zunehmendem Interesse an der Umwelt wendet sich das Kind Gegenständen und Personen zu. Der Kopf folgt auch der Armbewegung, wobei sich die Rotation des Kopfes auf die folgenden Wirbelsäulenabschnitte nach kaudal fortpflanzt: der Beginn der Drehbewegung auf die Seite. Die Spontanbewegungen sind nun symmetrischer. Beide Hände können in die Mitte gebracht werden. Das Kind kann die Hände

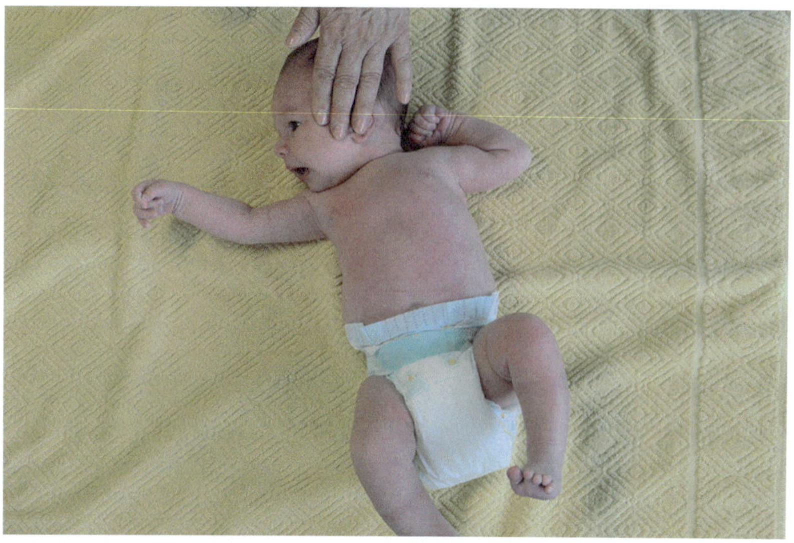

■ **Abb. 4.1** Fechterstellung im Alter von 6 Wochen, der asymmetrische tonische Nackenreflex ist physiologisch

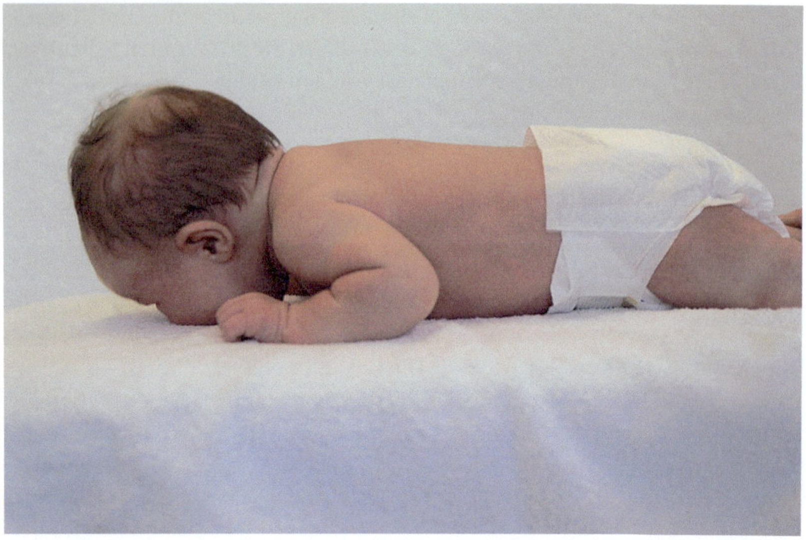

■ **Abb. 4.2** 6 Wochen alter Säugling. In Bauchlage wird der Kopf altersgerecht minimal gehoben, sodass eine geringe Rotation des Kopfes bereits möglich ist

öffnen und einen Gegenstand ergreifen. Die Füße sind gegen Ende des zweiten Trimenons stärker supiniert und dorsalflektiert. Sie erreichen die Körpermitte in Nabelhöhe. Damit beginnt der Fuß-Fuß-Kontakt. Nach dem 5. Monat drehen sich Säuglinge von der Bauch- in die Rückenlage und umgekehrt. Ob diese oder jene Drehung als erstes auftritt – beides ist etwa gleich häufig –, ist unerheblich. Eine Seitenbetonung dieser Bewegungsabläufe kann zu Beginn bestehen und ist nicht pathologisch, wenn die weiteren Untersuchungen keine Krankheitszeichen bieten. Mit 6 Monaten sollte sich ein Säugling mindestens aus der Rückenlage auf die Seite drehen können. Funktionsstörungen im thorakolumbalen Übergang können das Drehen behindern, in diesem Fall mehr seitendifferent.

4.–6. Monat, Beobachtung in Bauchlage

Das Kind ist nun in der Lage, die Arme bis zum Ellenbogenstütz zu bringen, es kann den Kopf synergistisch mit der Augenbewegung drehen, fixiert ein vorgehaltenes Spielzeug und beginnt mit einer Hand zu greifen. Dadurch kommt es zum Einzelellenbogenstütz: Die bis zum thorakolumbalen Übergang fortgeschrittene Vertikalisierung erlaubt das weitere Vorgreifen einer Hand, wobei das Stützdreieck aus angewinkeltem Knie und Ellenbogen der Gesichtsseite und Becken der Hinterhauptseite besteht. Dabei öffnen sich die Hände als Voraussetzung für den im Entwicklungsverlauf folgenden Handstütz (■ Abb. 4.3). Das Ergreifen eines Gegenstands in Bauchlage erfordert eine ungestörte Rotation der Brustwirbelsäule. Das

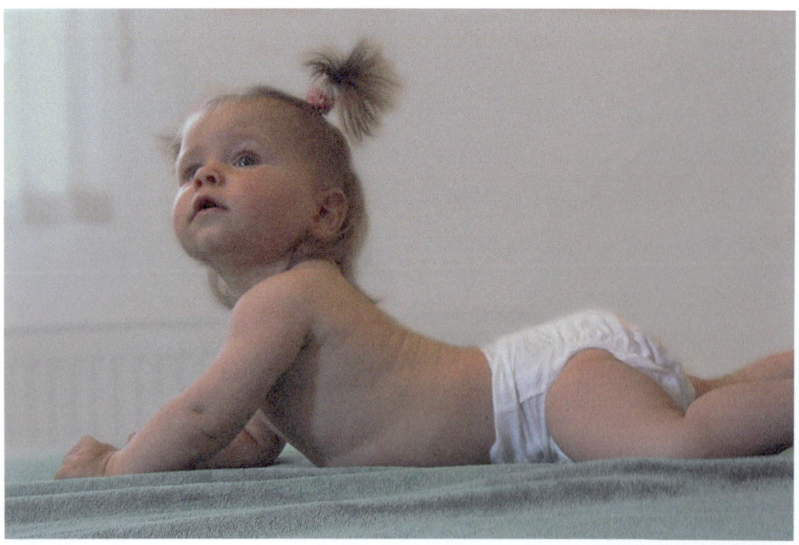

■ **Abb. 4.3** 5 Monate alter Säugling. Die Vertikalisierung ist bis zum thorakolumbalen Übergang fortgeschritten, Ellenbogen- und Handstütz

Kind pivotiert am Ende dieser Phase nun auch, das heißt, es dreht sich auf dem Bauch in der Längsachse „wie eine Kompassnadel“, zum Beispiel um ein Spielzeug auf der Seite zu erreichen.

7.–9. Monat, Beobachtung in Rückenlage

Wir beobachten eine Hand-Hand-Koordination im Gesichtsfeld des Kindes als Zeichen der Zusammenarbeit beider motorischer Kortizes, später ein Greifen über die Körpermitte hinaus und auch eine Hand-Fuß-Koordination. Der Säugling kann jetzt stabil auf der Seite liegen. Mit zunehmender Vertikalisierung kommt es zum schrägen Sitz. Die Füße können aktiv über die Nabelhöhe hinaus gehoben werden, später bis zum Mund (◘ Abb. 4.4). Sie sind ein beliebtes und ständig vorhandenes Spielzeug.

7.–9. Monat, Beobachtung in Bauchlage

In diesem Alter gibt es keine ruhige Bauchlage, denn nun wird allmählich die Krabbelphase eingeleitet. Die Beine werden unter das Becken gezogen, es folgt der Vierfüßerstand. Das Robben wird mit 7 (4–10) Monaten, das Krabbeln und das Hochziehen zum Stand wird mit 9 (5–15) Monaten erworben. Ein gutes alternierendes Krabbelmuster ist ein Zeichen für eine intakte Koordinationsfähigkeit in dieser Phase (◘ Abb. 4.5). Mit 8 (5–11) Monaten setzen Säuglinge sich selbst über die Seitlage oder den Vierfüßerstand auf. Allerdings sitzen Kinder nicht selten sicher, bevor sie sich selbst vom Liegen hinsetzen können, was zu manchem „weltanschaulichen Streit“ Anlass gab. Aus unserer Sicht sollte die Haltung des Kindes bestimmen, ob und wie lange es frei sitzen darf: Dem Sitzen steht nichts entgegen, solange der Rücken des Kindes mit schöner, leicht S-förmiger Schwingung geformt ist. Zeigt die Wirbelsäule

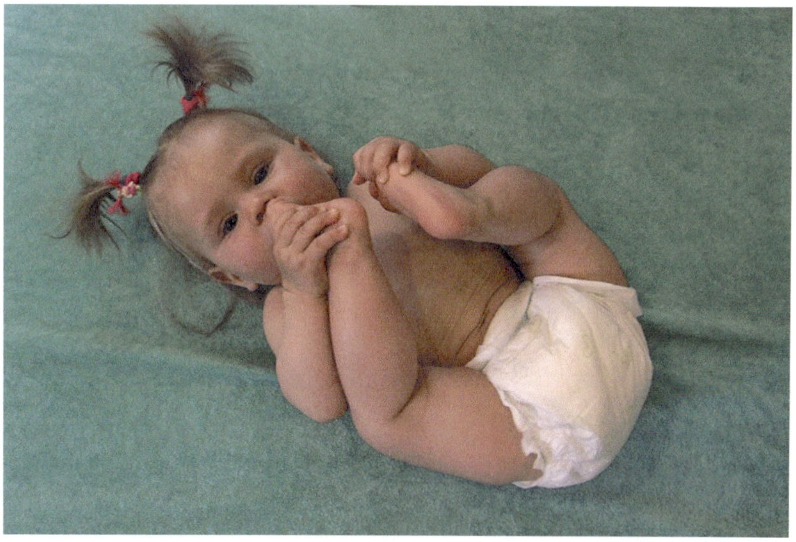

◘ **Abb. 4.4** 6 Monate alter Säugling. Das Kind bringt die Füße bereits in Mundhöhe

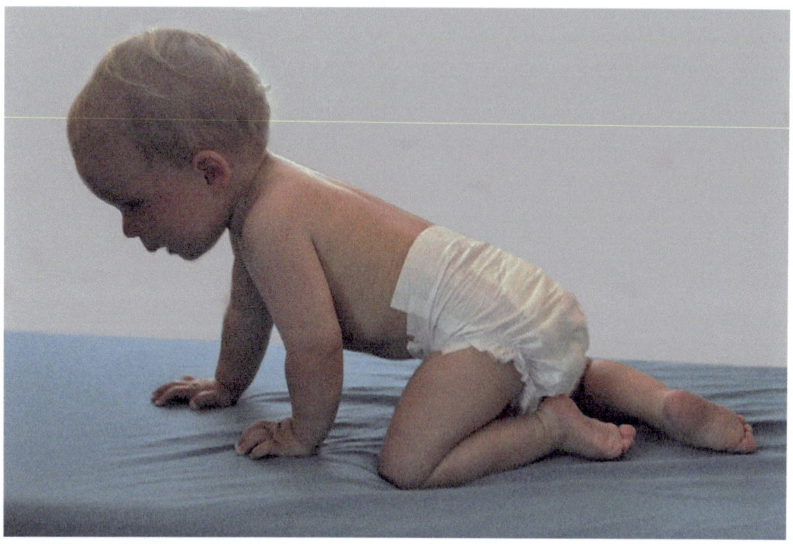

◘ **Abb. 4.5** 8 Monate alter Säugling. Das Kind beginnt alternierend zu krabbeln

eine thorakolumbale Kyphose, sollte das Sitzen möglichst noch vermieden werden, da offensichtlich die posturale Muskulatur noch nicht ausreichend entwickelt ist.

10.–12. Monat, Beobachtung in Rückenlage

Das ist die Phase des Übergangs vom Vierfüßer zum Zweifüßer, in der wir das Kind nicht allzu lange in Rückenlage beobachten können. Bewegungs- und Entdeckungsdrang lassen das gesunde Kind diese Position meist schnell verlassen. Das Aufsetzen, bei dem das Kind zuerst den Kopf hebt und dabei gleichzeitig die Beine streckt, wird immer wieder versucht und jede hilfreich angebotene Hand sofort ergriffen, um sich in den Sitz hochzuziehen. Das Drehen über jede Seite in jede Richtung ist erworben.

10.–12. Monat, Beobachtung in Bauchlage

Die Bauchlage wird zum Spielen und Erkunden genutzt, ist Ausgangspunkt für Robben, Krabbeln, Bärenstand und -gang, Aufsetzen über die Seite, Hochziehen in den Kniestand oder in den Stand, die Fortbewegung auf den Knien bis zum freien Stehen und Gehen – die Entwicklung ist sehr variantenreich (■ Abb. 4.6). Weder ist die Reihenfolge festgelegt, noch stellt das Auslassen einzelner Entwicklungsschritte allein notwendigerweise eine Pathologie dar! Mit 11 (7–15) Monaten zeigen die meisten Kinder erste Seitwärtsschritte „an der Reling" entlang, mit 12 (9–18) Monaten gehen sie frei. Zwischen erstem Hochziehen zum Stand und freiem Gehen liegen etwa 2,5–3 Monate. Beim Stehen werden die Füße meist plantigrad aufgestellt. Ein Zehenstand muss in diesem Alter nicht pathologisch sein, wenn neurologisch keine Auffälligkeiten nachweisbar sind. Die Beine können beim gesunden Kind beim Gehen dissoziiert gebeugt und gestreckt werden – im Gegensatz zu einem Kind mit Zerebralparese.

10.–12. Monat, Beobachtung im Sitzen

Das Kind sitzt frei und sicher, kann sich vorbeugen, abstützen und drehen. Manche Kinder entdecken aus dieser Lage die Fortbewegung auf dem Po rutschend („shuffler") und behalten das dann oft lange bei. Diese Kinder übernehmen erst spät das Gewicht mit den Beinen. Diese Verhaltensweise wird von manchen Neuropädiatern als unbedeutend betrachtet (Largo et al. 1985, Berger und Michaelis 2009), andere hingegen betrachten sie als Warnsignal für eine spätere Fehlentwicklung, besonders wegen der oft begleitenden muskulären Hypotonie (Sacher 2003), und behandeln rechtzeitig die Sensomotorik (Vojta 2008, Vojta und Peters 2007, Vojta und Schweizer 2009).

13.–18. Monat

Hat das Kind das freie Gehen erworben, wird dies unermüdlich geübt – selbst kurze Distanzen werden nur noch selten gekrabbelt, wenn man doch laufen kann. Freies Aufstehen im Raum ist möglich. Auf dem Boden liegende Gegenstände werden aufgehoben, in dem die Kinder in die Knie gehen und greifen; das Bücken durch Beugung im Hüftgelenk bei gestreckten Beinen ist unüblich. Einbeinstand und Hüpfen sind noch nicht erworben. Eventuell werden erste Schritte rückwärts gemacht. Ein leichter Innenrotationsgang mit Knick-Senk-Fußstellung ist in diesem Alter physiologisch.

4.1.2 Feinmotorische Entwicklung

Spricht man im ersten Lebensjahr von feinmotorischer Entwicklung, ist im Wesentlichen genauer die Entwicklung der Hand-Finger-Motorik, das Greifalter, gemeint. Dazu wird im Folgenden die Entwicklung der Auge-Hand-Mund-Koordination dargestellt.

■ **Abb. 4.6** 10 Monate alter Säugling. Beginn der Aufrichtung

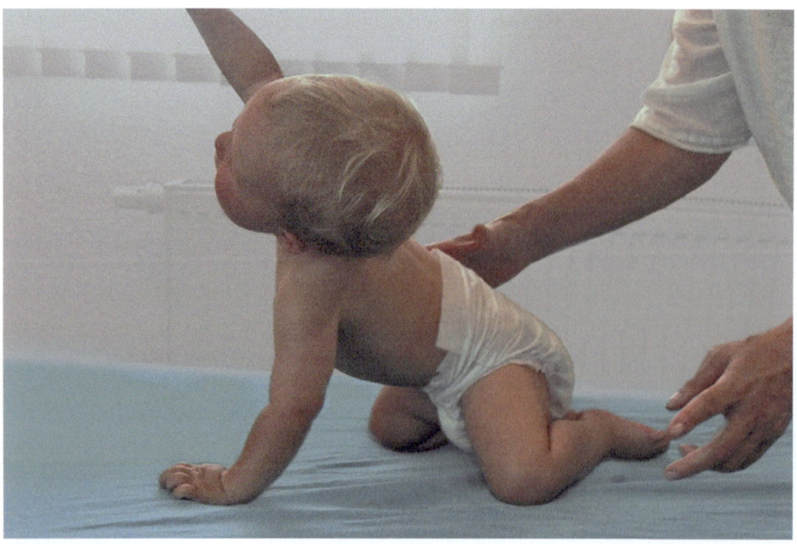

Der in den ersten 2–3 Monaten oft sehr kräftig auslösbare Greifreflex verschwindet palmar mit 3–4, plantar mit ca. 9 Monaten. Die Hände sind meist spontan gefaustet, zunächst auch noch mit eingeschlagenem Daumen. Mit 3 Monaten hat sich bei fast allen Säuglingen eine Auge-Hand-Koordination entwickelt, das heißt, über dem Kind baumelndes Spielzeug wird in einer etwas ungerichteten Massenbewegung mit geöffneter Hand zu greifen versucht. Bietet man dem Säugling etwas mit palmarem Kontakt an, schließt er die Hand im Faustgriff, nicht zu verwechseln mit dem palmaren Greifreflex. Die Hände werden mit etwa 2–3 Monaten vor dem Gesicht zusammengeführt und betrachtet, kurz darauf auch in den Mund gesteckt. Mit 5–6 Monaten ist die Armbewegung beim Greifen wesentlich differenzierter geworden; nun kommt teilweise der Scheren-, manchmal schon der unvollständige Pinzettengriff zur Anwendung, bei dem I. und II. Finger gebeugt sind, das Greifen aber noch nicht mit beiden Fingerspitzen stattfindet (► Abschn. 4.2.2).

Gegenstände werden nun mit den Augen fixiert, ergriffen und in den Mund gesteckt (Auge-Hand-Mund-Koordination), oft aber auch erst betrachtet und von einer Hand in die andere übergeben (■ Abb. 4.7). Mit 9–12 Monaten werden kleinste Krümel oder Fuseln mit den Fingerspitzen, also im Pinzettengriff (■ Abb. 4.8 und ■ Abb. 4.9), aufgesammelt und letztlich meist oral erkundet, wobei mit zunehmendem Alter die visuelle Exploration gegenüber der oralen überwiegt. Kann das Kind schon sitzen, ist das Ausräumen von Behältnissen ein gern geübter Zeitvertreib. Bausteine werden gegeneinander geschlagen und bewusst losgelassen. Es entwickelt sich das – nicht für alle Beteiligten amüsante – Spiel „Mal gucken, wie oft sich meine Mama bückt“. Bei

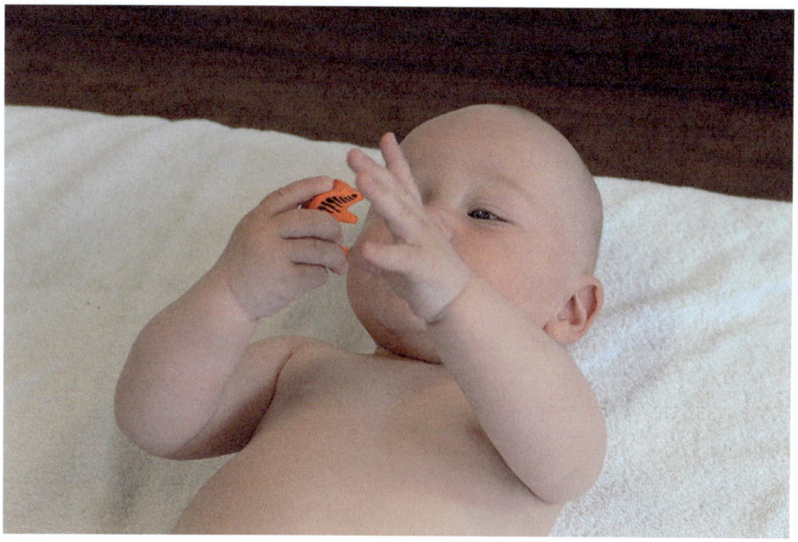

■ **Abb. 4.7** 4 Monate alter Säugling. Ein Gegenstand wird von einer Hand in die andere übergeben

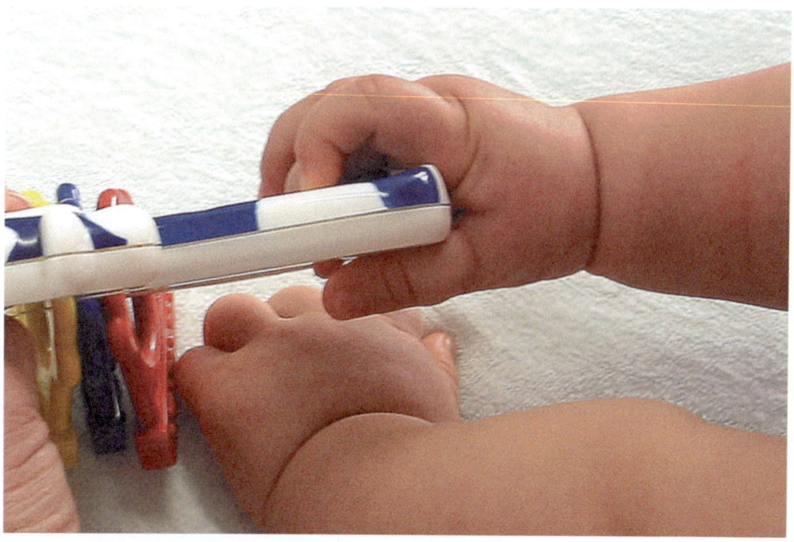

■ **Abb. 4.8** 6 Monate alter Säugling. Unvollständiger Pinzettengriff

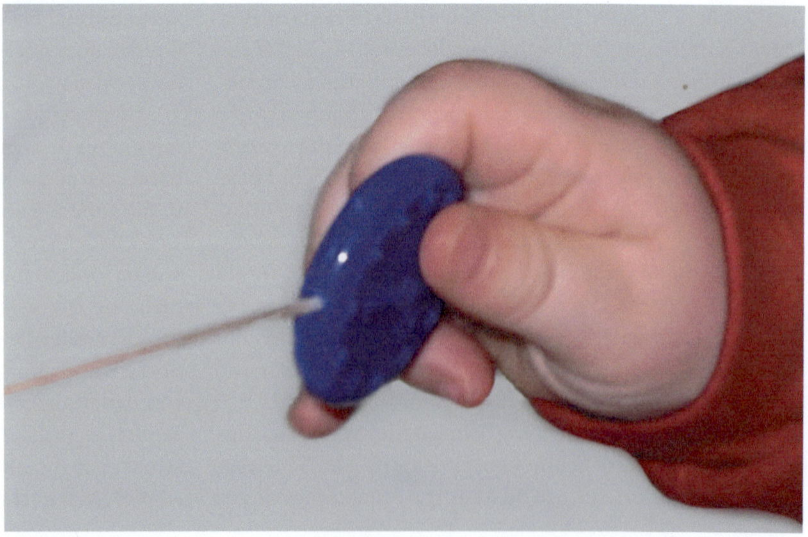

Abb. 4.9 9 Monate alter Säugling. Pinzettengriff mit guter Opposition des Daumens

Rechtshändigkeit lässt sich nicht selten schon eine Bevorzugung der dominanten Hand beobachten; Linkshänder benutzen oft noch Jahre lang beide Hände gleich häufig, Beidhänder naturgemäß ebenso. Beim Spiel mit Bausteinen greifen die Kinder schon sehr präzise, bekommen aber beim Turmbau dank mangelnder Kraftdosierung beim Loslassen kaum einen Stein auf den anderen.

4.1.3 Expressive und rezeptive Sprachentwicklung

In den ersten 2–3 Monaten produziert ein Säugling neben Lauten, die Ausdruck körperlicher Anstrengung oder seiner Befindlichkeit sind, ganz überwiegend Vokale, zunehmend ganze Vokalgesänge, zu denen sich dann Gurrlaute wie „aggrrrr" oder „örröö" gesellen. Mit etwa 5 Monaten entdeckt ein Kind lustvoll die eigene Stimme, sodass leises und lautes Jauchzen, Quietschen und Grunzen vorherrschen und alle erdenklichen Laute produziert werden, auch solche, die in der Muttersprache nicht vorkommen. Diese erste Lallphase ist übrigens international gleich. In der Folge verschwinden viele dieser Laute wieder, und übrig bleiben jene, die für das Beherrschen der Muttersprache nötig sind.

Kurz darauf produziert ein Säugling auch erste Lippenlaute (bilabiale Plosive) wie „büä". Bis zu diesem Zeitpunkt verläuft die Sprachentwicklung weitgehend unabhängig von einem intakten Gehör. Erst die nachfolgend beschriebenen Entwicklungsschritte sind von Hörvermögen und sprachlicher Kommunikation abhängig und finden bei Hörgestörten nur noch eingeschränkt oder gar nicht mehr statt (Wendlandt 2000).

Mit 6–7 Monaten treten Silbenverdopplungen wie „mamamam" oder „bababa" hinzu. Ab 8–9 Monaten plaudern die ersten Kinder in einer Pseudosprache. Sinnbehaftete (Einzel-)Worte treten frühestens mit 9, oft aber erst mit 13–14 Monaten auf. Wohl aber wird die Lautproduktion mit etwa 6 Monaten dialogisch: Das Kind wird auf eine (kindgerechte!) Ansprache meistens auch „antworten."

Während im ersten Lebenshalbjahr der Sprechrhythmus und vor allem die transportierte Emotion vom Säugling aufgenommen werden, treten in den folgenden Monaten allmählich auch Inhalte in den Vordergrund, sodass die meisten Eltern berichten, mit 11–12 Monaten ein erstes Sprachverstehen bei ihrem Kind wahrzunehmen (Mania 2000). Die expressive Sprachentwicklung ist dann extrem variabel. Im dritten Lebenshalbjahr findet man daher Kinder, die gerade erst beginnen, Einzelwörter zu produzieren, während andere bereits erste Zweiwortsätze formen. Ein rezeptives Sprachverständnis sollte mit 18 Monaten aber unbedingt erkennbar sein.

4.1.4 Sozioemotionale Entwicklung

Es herrscht heute Einigkeit darüber, dass die emotionale Entwicklung des Kindes bereits im Mutterleib beginnt. Ein ruhiger, natürlicher Umgang der Familie mit einer Schwangerschaft ist wichtig. Freude, Annahme, Glück und Erwartung teilen sich dem wachsenden Kind über Hormone oder Blutdruck wahrscheinlich genauso mit wie Stress oder Ärger und Ablehnung. Die Untersuchungen zu den frühkindlichen intrauterinen Bewegungsmustern verdeutlichen dies.

Bereits nach der Geburt löst das Neugeborene allein durch sein Aussehen (Kindchenschema) beim Betrachter Impulse aus, sich um das Kind zu kümmern. Es reagiert auf Zuwendung, indem es sich – in der Regel – beruhigt; dergestalt findet also von Beginn an soziale Interaktion statt. Mütter autistischer Kinder berichten später oft über ein frühes inneres Wissen, dass irgendetwas mit der Beziehung zu ihrem Kind nicht stimmte („Er trank immer nur aus mir, aber ich habe ihn nie richtig spüren können").

Mit dem ersten Blick- und Hautkontakt beginnt die sozioemotionale Entwicklung des Kindes. Ruhige, emotional warme und zuwendende Kommunikation mit dem Säugling ist sehr wichtig. Mutter und andere Familienangehörige sollten den Blick des Kindes immer wieder suchen und halten. Ruhige Bewegungen im täglichen Umgang mit dem Kind sind genauso wichtig. Viele Eltern sind verunsichert, wenn Säuglinge weinen oder schreien. Dabei ist das durchaus normale Kommunikation, auch wenn es natürlich darauf ankommt, wie ausgeprägt dies der Fall ist. Immer wieder sollte dem Säugling „entgegengelächelt" werden. Das ist sehr wichtig, da wir dem Kind emotionale Expression zeigen und vermitteln müssen. Etwa ab dem 2.–3. Monat beginnen die Kinder zu imitieren, sie „lächeln" zurück.

Immer wieder müssen sie gelobt und ermuntert werden. Diese stetige ermunternde Nähe ist entscheidend für das Entstehen eines normalen Bindungsverhaltens. Dazu kommt ein möglichst häufiger warmer Hautkontakt. Wenn Säuglinge weinen, sollte den Eltern vermittelt werden, wie sie zu beruhigen sind – durch eigene Ruhe, Auflegen der Hand auf den Bauch des Kindes und sanftes Reiben und Drücken unter beruhigender Ansprache. Nicht jeder Säugling, der weint, muss gleich gefüttert werden. Viele Eltern haben Angst, etwas falsch zu machen. Solange sie ruhig und zugewandt mit dem Säugling umgehen, können sie jedoch kaum Fehler begehen.

Mit 2 Monaten „wachen Säuglinge auf." Sie beginnen spiegelbildlich zu lächeln, einen Monat später stellen sie aktiv Blickkontakt her und halten ihn über kurze Zeit. Lippenbewegungen und Laute der Bezugsperson werden erstmals imitiert. Die Kontaktaufnahme wird in den Folgemonaten immer länger gehalten und durch Lächeln und dann auch stimmhaftes Lachen verstärkt.

Ab etwa 6 (4–15) Monaten beginnen Säuglinge zu fremdeln, das heißt, sie reagieren ängstlich oder abwehrend auf unbekannte Gesichter oder Stimmen. Es wird nun nicht mehr jedes Lächeln erwidert, sondern zwischen „fremd" und „bekannt" differenziert. Viele Mütter berichten, dass sie in dieser Zeit den Raum nicht verlassen können, ohne promptes Protestgeschrei ihres Kindes zu ernten. Selbst der verlorene Blickkontakt kann dies auslösen. Werden die Kinder auf den Arm genommen, lassen sie sich in der Regel sehr schnell wieder beruhigen.

Mit 9–12 Monaten nehmen Säuglinge „verbal" Kontakt auf; Bezugspersonen fühlen sich „gerufen" oder „angesprochen". Dank der inzwischen erworbenen motorischen Fähigkeiten suchen sie nun auch aktiv andere Menschen auf. Sie haben Spaß am Versteckspiel und drücken Freude oder Unglück mimisch und akustisch eindeutig aus, imitieren auch zunehmend vorgeführtes Verhalten.

Mit 13–18 Monaten wird sich das Kind zunehmend der wertenden Reaktion des eigenen Verhaltens durch die Mutter bewusst. Es ist stolz auf Lob und traurig über negative Reaktionen, entdeckt zunehmend eigene Bedürfnisse und versucht, sie durchzusetzen. Mit älteren Spielpartnern entwickelt sich evtl. schon ein interaktives Spiel, was unter Gleichaltrigen noch bis ins 3. Lebensjahr hinein nur selten geschieht.

Einen Überblick über die normale Entwicklung des Kindes in den ersten 18. Lebensmonaten gibt ◘ Tab. 4.1. Bei Abweichungen von der normalen Entwicklung sind weitere Untersuchungen obligat (Michaelis und Niemann 2010, Touwen 1993, siehe Übersicht).

◘ **Tab. 4.1** Normale Entwicklung in den ersten 18. Lebensmonaten

Entwicklungsqualität	Entwicklungsfortschritt
Entwicklungsstand mit 1 Monat	
Haltung in Rückenlage	Lockere Beugehaltung
Haltung in Bauchlage	Lockere Beugehaltung, Beine etwas gestreckter als postnatal
Grobmotorik	Alternierendes Strampeln, Kopfheben in Bauchlage
Feinmotorik	Hand meist geschlossen, Greifreflex
Expressive Sprachentwicklung	Schreien, Vokale
Rezeptive Sprachentwicklung	Nicht prüfbar
Sozioemotionale Entwicklung	Fixiert Person, Objekt oder Stimme, verfolgt über die Mittellinie

Tab. 4.1 Fortsetzung

Entwicklungsqualität	Entwicklungsfortschritt
Entwicklungsstand mit 3 Monaten	
Haltung in Rückenlage	Alternierendes Strampeln, lockerer Beugetonus
Haltung in Bauchlage	Unterarmstütz, Kopfhebung bis zum waagrechten Geradeausblick
Grobmotorik	Evtl. erstes Drehen
Feinmotorik	Auge-Hand-Koordination, Faustgriff, Hände werden zusammengeführt
Expressive Sprachentwicklung	Vokale, Kehllaute, erstes Jauchzen
Rezeptive Sprachentwicklung	Nicht prüfbar, reagiert auf affektive Qualität der Ansprache
Sozioemotionale Entwicklung	Reaktives Lächeln
Entwicklungsstand mit 6 Monaten	
Haltung in Rückenlage	Symmetrisch, nimmt Füße in die Hände
Haltung in Bauchlage	Unterarm- oder Handwurzelstütz, Hinterherblicken mit Kopfwendung
Grobmotorik	Dreht sich aus der Rückenlage auf die Seite bis zur Bauchlage, pivotiert in Bauchlage
Feinmotorik	Übergibt Spielzeug von einer Hand in die andere, palmares, radial betontes Greifen, evtl. über Mittellinie, Auge-Hand-Mund-Koordination, orales Erkunden
Expressive Sprachentwicklung	Vokale, Kehllaute, lustvoller Stimmgebrauch
Rezeptive Sprachentwicklung	Nicht prüfbar, wendet sich Schallquelle zu
Sozioemotionale Entwicklung	Nimmt Kontakt auf, lächelt und lacht, evtl. erstes Fremdeln
Entwicklungsstand mit 9 Monaten	
Haltung in Rückenlage	Symmetrisch, nimmt Füße in die Hände oder den Mund
Haltung in Bauchlage	Handstütz oder Vierfüßerstand
Grobmotorik	Dreht in Bauch- und Rückenlage, robbt oder krabbelt
Feinmotorik	Scheren- oder unvollständiger Pinzettengriff, erstes bewusstes Loslassen
Expressive Sprachentwicklung	Silbenverdopplungen
Rezeptive Sprachentwicklung	Evtl. erstes Sprachverständnis
Sozioemotionale Entwicklung	Bevorzugt die Mutter, fremdelt, reagiert auf veränderte Stimmung
Entwicklungsstand mit 12 Monaten	
Grobmotorik	Freies Sitzen, Krabbeln, Hochziehen zum Stand
Feinmotorik	Pinzettengriff, greift 2 Objekte gleichzeitig
Expressive Sprachentwicklung	Pseudosprache, Silbenketten, evtl. erste Worte
Rezeptive Sprachentwicklung	Erstes Sprachverstehen
Sozioemotionale Entwicklung	Viel Rückversicherung bei Bezugsperson, Fremdeln, kann Kontakt initiieren und fortführen
Entwicklungsstand mit 18 Monaten	
Grobmotorik	Freies Gehen, Hinhocken, Aufstehen
Feinmotorik	Pinzettengriff, greift 2 Objekte gleichzeitig
Expressive Sprachentwicklung	Erste Worte evtl. auch schon Zweiwortsätze
Rezeptive Sprachentwicklung	Obligat erstes Sprachverstehen
Sozioemotionale Entwicklung	Freut sich über Lob, ist unglücklich über negative Reaktionen des Umfelds, entdeckt eigene Bedürfnisse und versucht, sie durchzusetzen

Warnzeichen einer gestörten Entwicklung

- Bewegungsarmut
- anhaltende Trink- oder Saugschwierigkeiten
- schwaches Schreien
- kontinuierliches Versteifen beim Füttern oder bei Manipulationen am Kind
- stereotype Bewegungsabläufe
- manualmedizinisch nicht erfolgreich behandelbare, persistierende Haltungsasymmetrien
- erhebliche muskuläre Hypotonie oder Hypertonie
- Defizite in mehreren Entwicklungsqualitäten oder erhebliche Defizite in einer Qualität
- längere Stagnation der Entwicklung oder sogar Verlust bereits erworbener Fähigkeiten (neurodegenerative Erkrankung?)
- fehlender Blickkontakt oder fehlende Reaktion auf Geräusche
- Krampfanfälle
- ausgeprägte, persistierende Regulationsstörungen (Schrei-, Schlaf- oder Gedeihstörungen)
- andere neurologische Auffälligkeiten

4.2 Technik der manuellen Untersuchung im Säuglingsalter

Im Folgenden soll nicht der Untersuchungsgang des Kinderarztes, der in seiner Sprechstunde oftmals Säuglinge mit Infekten oder zur geplanten Impfung untersucht, beschrieben werden, sondern das Vorgehen des Manualmediziners. Er orientiert sich an den allgemeinen Gesichtspunkten der Manualmedizin: Von der allgemeinen globalen Untersuchung mit Inspektion und Palpation geht der Ablauf zur regionalen und dann gezielt zur segmentalen Untersuchung über. Ein routinierter sorgfältig festgelegter Untersuchungsgang ist ratsam, so zügig und so rationell wie möglich. Im Vordergrund der Überlegungen stehen zunächst differenzialdiagnostische Erwägungen:

- Liegt eine Störung im Zentralnervensystem vor? Gegebenenfalls ist die Überweisung an einen Neuropädiater erforderlich. Liegen andere Störungen der Struktur vor (Tumor, Verletzung, Entzündung, Anomalien)?
- Oder bestimmen „nur" periphere Funktionsstörungen das Krankheitsbild? Dies wäre das Idealfeld einer manualmedizinischen Intervention.
- Oder liegt beides vor? In diesem Fall kann der Manualmediziner nur begleitend tätig werden.

4.2.1 Erhebung der Anamnese

Die Erhebung der Anamnese beinhaltet familiäre Besonderheiten, Schwangerschaftsverlauf, Entbindungsart und -komplikationen. Allein die Art der Fragestellung ist wichtig. Die verständlicherweise oft hochdramatischen Schilderungen der Eltern über den Geburtsverlauf – Stärke der Wehen, Handgriffe der Hebamme und des Arztes, Hilfsmittel wie Infusionen, Zange, Vakuumextraktion – sind zur Kenntnis zu nehmen, aber keineswegs mit skeptischen Nachfragen und Bemerkungen zu begleiten (► Abschn. 3.1). Wichtig sind sachliche Fragen, warum es zum Einsatz der Hilfen kam, also Fragen nach Veränderung der Herztöne des Kindes, nach mechanischen Problemen der Kindeslage wie ein vorgefallener Arm, Querlage des Kindes, Beckenendlage, Zeit und Kontinuität der Wehentätigkeit.

Anamnestische Fragen

- Gibt es Hinweise in der Familienanamnese, die auf genetische Belastungen hinweisen?
- Gab es Auffälligkeiten im Schwangerschaftsverlauf (Infektionen, Traumata)?
- Ist das Kind zum errechneten Zeitpunkt geboren? Ein Frühgeborenenstatus muss bei der Beurteilung des Entwicklungsstands berücksichtigt werden.
- Zur Entbindung: Wie wurde das Kind geboren? Spontan? Aus welcher Lage? Nach wie viel Stunden Wehentätigkeit? Welche Entbindungshilfen wurden angewendet?
- Angaben über den Reifezustand des Kindes bei der Geburt finden sich im Kinder-Untersuchungsbuch. Apgar-Score (Score zur Beurteilung des Neugeborenenzustands)? Spontanatmung? Weitere Auffälligkeiten?
- Was berichten die Eltern über das Verhalten des Kindes? Wie viele Stunden schreit das Kind am Tag, in der Nacht? Wie verhält sich das Kind in Rückenlage, wie in Bauchlage? Wie trinkt das Kind? Wie ist die Konsistenz des Stuhls? Bestehen Besonderheiten bei der Atmung?
- Ist das Kind bereits von einem Kinderarzt untersucht worden? Wie wurde bisher behandelt?

4.2.2 Allgemeine Untersuchung des Säuglings zur Einschätzung des Entwicklungsstands

Voraussetzung für diese Untersuchungen ist die Kenntnis der normalen Entwicklungsphysiologie im Lauf des ersten Lebensjahres (► Abschn. 4.1). Der Einfachheit halber sprechen wir vom „Untersucher“ und verzichten auf die Betonung, dass es sich selbstverständlich auch um eine Untersucherin handeln kann.

Inspektion und Palpation des Säuglings in Rückenlage

Schon während der Erhebung der Anamnese sollte das Kind ausgezogen auf der Untersuchungsbank liegen, damit der Untersucher sich ein Bild über das Spontanverhalten des Kindes machen kann. Das bedeutet ein Einlassen auf das Kind und ein Einfühlen, ein Identifizieren mit seiner Persönlichkeit. Der Untersucher beobachtet den allgemeinen und vegetativen Zustand, das spontane psychosoziale Verhalten, das heißt, den Grad der Wachheit, die Fähigkeit zur Kontaktaufnahme, etwa durch Blickwendung, oder auch ein Fremdeln. Der Untersucher beobachtet die Mimik und ggf. das Lautieren sowie die Spontanmotorik des Kindes, um sich einen ersten Eindruck zu verschaffen.

Bei dieser ersten Inspektion des Kindes in Rückenlage registriert er dessen Verhalten in Bezug auf Altersgerechtigkeit und alle Abweichungen. Während dieser Untersuchung sollte der Untersucher das Kind durch ruhiges Reden und Blickkontakt im Wachzustand halten, ohne es zu irritieren, denn vehementes Schreien und Erregung würden zu Fehlinformationen führen.

Wie ist die spontan vom Kind eingenommene Lage? Asymmetrien der Lage und der Bewegungsabläufe können eine neurologische Ursache haben (Vojta 2008) oder durch morphologische oder manualmedizinische Störungen bedingt

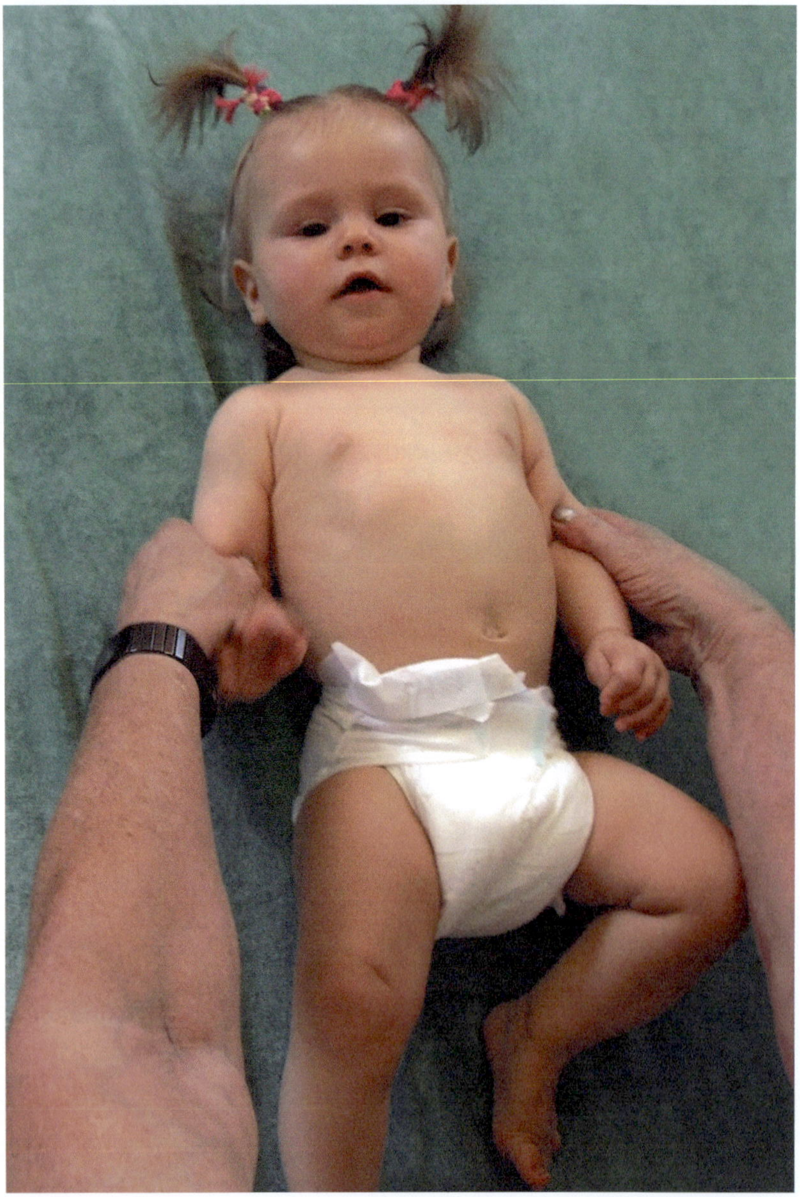

Abb. 4.10 4 Monate alter Säugling mit asymmetrischer Haltung und geringere Spontanbewegung des rechten Beins, Hüftdysplasie rechts möglich. Differenzialdiagnostik erforderlich. (Aus Seifert und Buchmann 2013)

sein. Eine Asymmetrie der Schulterregion kann zum Beispiel ein Hinweis auf eine geburtstraumatische Verletzung der Klavikula sein und zwingt den Untersucher zur genauen Untersuchung dieser Region. Ein ständig adduziertes Beinchen weist den Erfahrenen auf eine Besonderheit des Hüftgelenks hin (Hüftdysplasie?) oder auf Funktionsstörungen im Sakroiliakalgelenk, auch auf Muskeltonusdifferenzen (▣ Abb. 4.10).

Die Untersuchung der **„general movements"** erlaubt eine frühzeitige Voraussage über die weitere sensomotorische Entwicklung. Der Untersucher beurteilt die Gesamtbeweglichkeit des Kindes auf Art und Gleichmäßigkeit der Bewegung der Extremitäten. Werden alle Extremitäten gleichmäßig spontan bewegt oder eine Extremität ausgelassen? Im letzteren Fall kann es sich um eine Parese handeln. Wird eine Körperseite weniger als die andere bewegt (Halbseitensymptomatik)? Man beobachtet die Spontanbewegungen des Kindes im Hinblick auf das normale altersentsprechende Bewegungsmuster: holokinetisch („writing" nach Prechtl) in den ersten 6 Wochen, danach „fidgety movements", das heißt, ein ständiger Wechsel von kleinen und großen fließenderen Bewegungen aller Extremitäten (Prechtl und Hopkins 1986, Ferrari et al. 1990). Eine Beobachtung des auf dem Rücken liegenden Kindes mittels Videoaufzeichnungen über 10 min empfiehlt Prechtl als eine sehr aussagekräftige Methode, die allerdings ungeeignet ist für die Routinesprechstunde (Prechtl 1990, Hadders-Algra und Prechtl 1992).

Berger und Michaelis (2009) nennen konstante Asymmetrien, invariable und unkoordinierte Bewegungsqualität, Einschränkungen in der Kopf- und Rumpfdrehung beziehungsweise deren Aufrichtung, überschießendes oder reduziertes Bewegungsausmaß (hyper-/hypomotorisch), ungezielte, ausfahrende, athetoide Arm-Hand-Finger-Bewegungen sowie Tremor als Hinweiszeichen, die eine neuropädiatrische, orthopädische Diagnostik erfordern. Zu bedenken ist, dass es durchaus Bewegungsasymmetrien gibt, die transitorisch auftreten, ohne Folgen zu hinterlassen (Michaelis et al. 1993).

Der Untersucher nimmt nun Kontakt mit dem Kind auf, er lenkt die Aufmerksamkeit des Kindes mit Blickkontakt, Lauten, Zeigen von Spielzeug auf sich und beobachtet, ob das Kind altersentsprechend reagiert, mit den Augen Kontakt aufnimmt und den Kopf zuwendet, spiegelbildlich ein Lächeln nachahmt. Er achtet besonders auf Seitendifferenzen der Kopfrotationsbewegung. In diesem Fall eines Bewegungsdefizites muss der Untersucher im folgenden Untersuchungsverlauf die okzipitozervikale Region gezielt weiter untersuchen.

Anschließend palpiert der Untersucher den **Muskeltonus** der Extremitäten. Er palpiert die Konsistenz der Muskulatur und führt sanfte passive Bewegungen der ruhenden Extremitäten durch. Die Einschätzung des Muskeltonus ergibt sich aus dem Gefühl des Widerstands gegen diese Bewegung und dem Ausmaß der Bewegungsumfänge der Gelenke; es handelt sich somit um eine sehr subjektive Methode. Als Übersichts- und Eingangsuntersuchung ist diese Untersuchung geeignet, einen Hyper- oder Hypotonus zu erkennen und dann entsprechend neurologisch weiterzufahnden. Ein wechselnder Muskeltonus sowie hypotone Rumpfmuskulatur und hypertone Extremitätenmuskulatur weisen den Untersucher auf mögliche Zerebralparesen hin (Berger und Michaelis 2009).

Inspektion und Palpation des Säuglings in Bauchlage

Als Nächstes beobachtet der Untersucher das Kind in **Bauchlage**, immer in der Kenntnis, welche Verhaltensweise in diesem bestimmten Lebensalter des Säuglings zu erwarten ist. Er beobachtet ein nicht altersgerechtes und damit möglicherweise pathologisches Verhalten, zum Beispiel gefaustete Hände des Säuglings als Stützfläche in Bauchlage, ständig gestreckte Beine. In Bauchlage ist der Grad der Vertikalisierung besonders gut erkennbar (▣ Abb. 4.11 und ▣ Abb. 4.12).

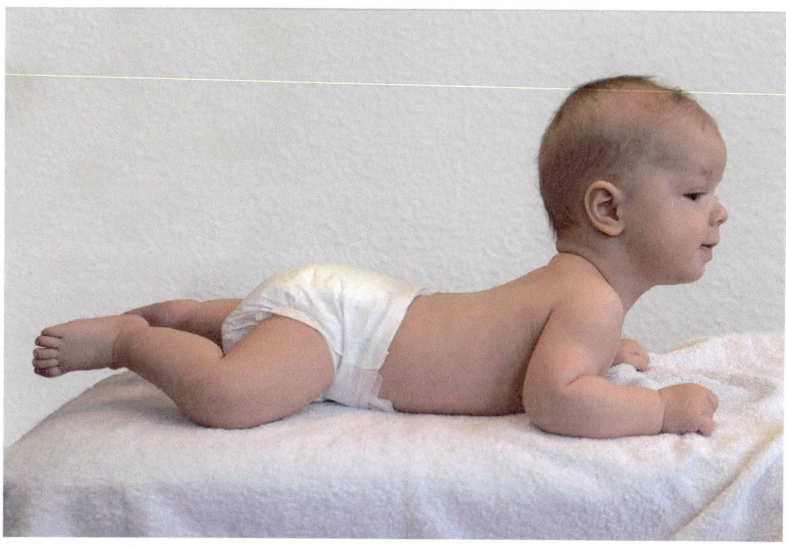

▣ **Abb. 4.11** 4 Monate alter Säugling. Die Vertikalisierung ist bereits bis zur mittleren Brustwirbelsäule fortgeschritten. Altersgerechter Entwicklungsstand

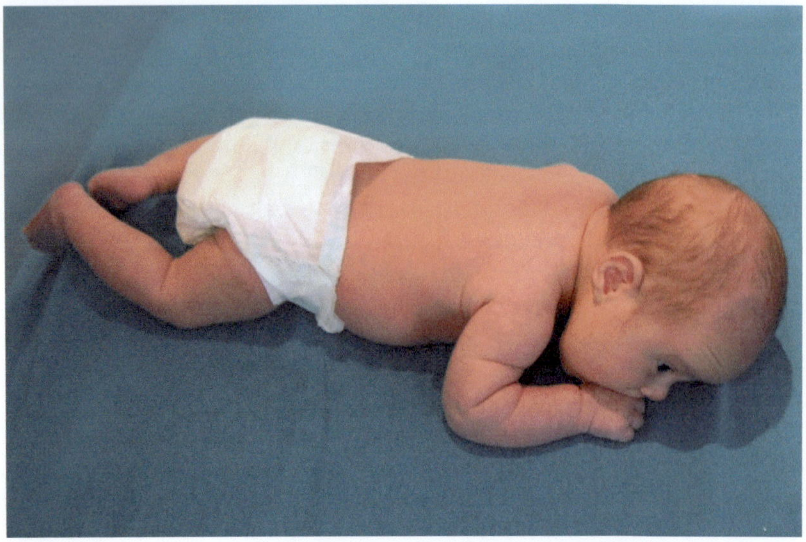

Abb. 4.12 3 Monate alter Säugling in Bauchlage mit unzureichender Vertikalisierung. Differenzialdiagnose: Entwicklungsstörung durch neurologisches Defizit? Funktionsstörung der Wirbelsäule? Zu bedenken ist auch ein Frühgeborenenstatus (bei einem 6 Wochen zu früh geborenen 3 Monate alten Baby wäre dies ein altersgerechtes Verhalten). (Aus Seifert und Buchmann 2013)

Auffällige Befunde bei der Inspektion in Bauchlage müssen neuropädiatrisch abgeklärt werden: Asymmetrien, kein Anheben und Drehen des Kopfes, kein Aufrichten zum Unterarmstütz, kein Handstütz, keine Gewichtsverlagerung, kein Greifen von Gegenständen, kein Öffnen der Hände. Ergibt sich kein Anhalt für eine neurologische Erkrankung, wird der Untersucher nun nach Funktionsstörungen suchen und diese behandeln – eine ideale Situation für den Manualmediziner. So kann ein Säugling aus manualmedizinischer Sicht beispielsweise auch bei intaktem Zentralnervensystem bei Funktionsstörungen der Wirbelsäule folgende Haltungen nicht oder nur unvollständig einnehmen: distaler Unterarmstütz, symmetrischer Ellenbogenstütz, Einzelellenbogenstütz, Vierfüßerstand, Kniestand, bipedale Lokomotion.

Weiterführende Untersuchung des Entwicklungsstandes

Der Untersucher geht nun dem weiteren Untersuchungsablauf nach und untersucht die **Eigenreflexe**: Bizeps-, Trizeps- und Patellarsehnenreflex, Adduktorenreflex, Achillessehnenreflex. Gesteigerte Reaktionen oder gar ein Klonus, welcher allerdings frühestens ab dem 3. Monat auslösbar sein kann (Vojta 2008), weisen auf eine kortikospinale Störung hin, die zu weiteren Untersuchungen verpflichtet.

Unter den **Pyramidenbahnzeichen** ist der Babinski-Reflex besonders geeignet, einen pathologischen Hypertonus anzuzeigen: Bestreichen der lateralen Seite der Fußsohle in distaler Richtung wird mit einer Dorsalflexion der I. Zehe und – im ausgeprägten Fall – mit einer fächerförmigen Spreizung der Zehen 2–5 beantwortet (Abb. 4.13). Dieser

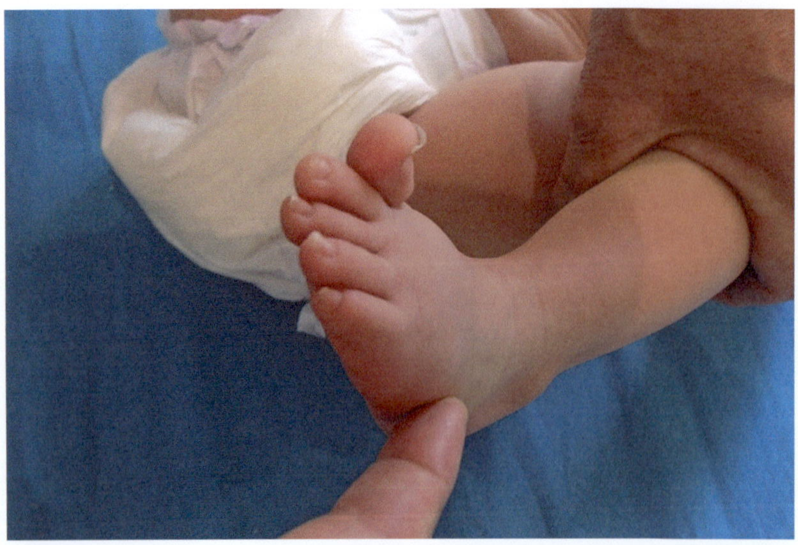

Abb. 4.13 Babinski-Reflex

Reflex ist entsprechend dem Reifezustand des Zentralnervensystems in den ersten 2 Monaten vorhanden und ab dem 3. Monat gering ausgeprägt. Er gilt darüber hinaus als pathologischer Reflex, besonders bei asymmetrischem Auftreten (Michaelis und Berger 2007, Lietz 1996). Dies gilt auch für den Rossolimo-Reflex, ein Muskeleigenreflex, bei dem das Kind auf das Berühren der Plantarseiten der Zehen mit einer Dorsalflexion aller Zehen reagiert (Lietz 1996, Michaelis und Niemann 2010, Baumann 2013).

Nun folgt die Überprüfung der **frühkindlichen Reaktionen**. Es handelt sich dabei um spezifische Reaktionsmuster der Früh- und Neugeborenenzeit, die vom Reifegrad des Zentralnervensystems abhängig sind. Die beim Neugeborenen bereits ausgereiften Areale von Hirnstamm und Subkortex ermöglichen dem Kind lebenserhaltende Reaktionen, welche mit zunehmender Weiterentwicklung des Zentralnervensystems wieder verschwinden (Lietz 1996). Diese sogenannte **Waltezeit** der frühkindlichen Reaktionen wird ebenfalls für die Beurteilung des Reifezustands des Säuglings herangezogen. Die Waltezeitangaben differieren allerdings von Autor zu Autor. Zu spätes oder fehlendes Auftreten der Reaktionen oder eine verlängerte Waltezeit sind ein Hinweis auf eine Entwicklungsstörung oder -verzögerung. Ein Frühgeborenenstatus muss selbstverständlich immer berücksichtigt werden. Zu den wichtigsten frühkindlichen Reaktionen gehören:

Rooting-Reaktion Waltezeit bis 2. Monat. Bei Fingerberührung des Hautareals um den äußeren Mundwinkel verzieht das Kind den Mund in diese Richtung und wendet den Kopf ein wenig, die Lippen können nun den Finger umschließen. Das Saugen kann beginnen, eine notwendige und lebenserhaltende Reaktion eines jeden Säugetieres!

Saugreflex Waltezeit bis 3. Monat. Das Kind reagiert mit Saugbewegungen, wenn man einen Finger in den Mund führt. Dabei spürt man den Druck der Zunge gegen den Gaumen.

Handgreifreflex Waltezeit bis maximal 6. Monat (Berger und Michaelis 2009). Das Kind reagiert auf Duck der Untersuchungsfinger in die Hohlhand mit Klammergriff (Beugen der Langfinger, Adduktion des Daumens, ◘ Abb. 4.14). Eine verlängerte Waltezeit spricht für eine mögliche pathologische Entwicklungsverzögerung. Sie verhindert die Weiterentwicklung, da die Hände sich für das Ergreifen eines Gegenstands nicht öffnen können und der Handstütz in Bauchlage des Kindes nicht durchgeführt werden kann. Eine schwache oder fehlende Handgreifreaktion beim jungen Säugling spricht für eine erhöhte Reizschwelle des ZNS, auch für eine muskuläre Hypertonie. In Verbindung mit weiteren neurologischen Auffälligkeiten erfordert dies eine neuropädiatrische Differenzialdiagnostik.

Fußgreifreflex Waltezeit bis 12. Monat. Der Untersucher übt mit einem Finger einen leichten Druck auf das vordere Fußsohlendrittel aus, er löst damit eine Beugebewegung aller Zehen aus (◘ Abb. 4.15). Bei pathologischer Persistenz dieses Reflexes wird später das plantigrade Stehen verhindert.

Moro-Reaktion Waltezeit bis 3. Monat, maximal bis 6. Monat. Diese Reaktion gibt Aufschluss über die zentrale Erregbarkeitsschwelle des ZNS, über Asymmetrien und den aktiven Muskeltonus. Eine plötzliche Lageveränderung des Kopfes, zum Beispiel durch Druck auf die weiche Unterlage des auf dem Rücken liegenden Kindes oder Zug an der

◘ **Abb. 4.14** Handgreifreflex bei einem 6 Wochen alten Säugling

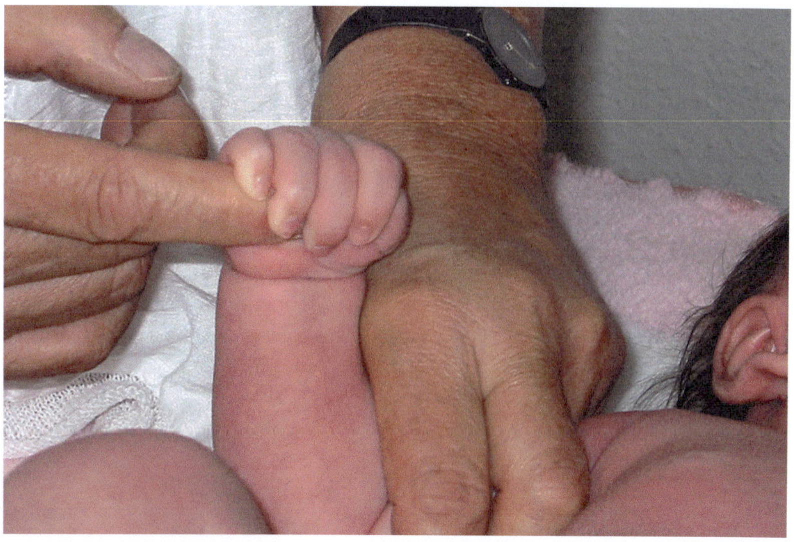

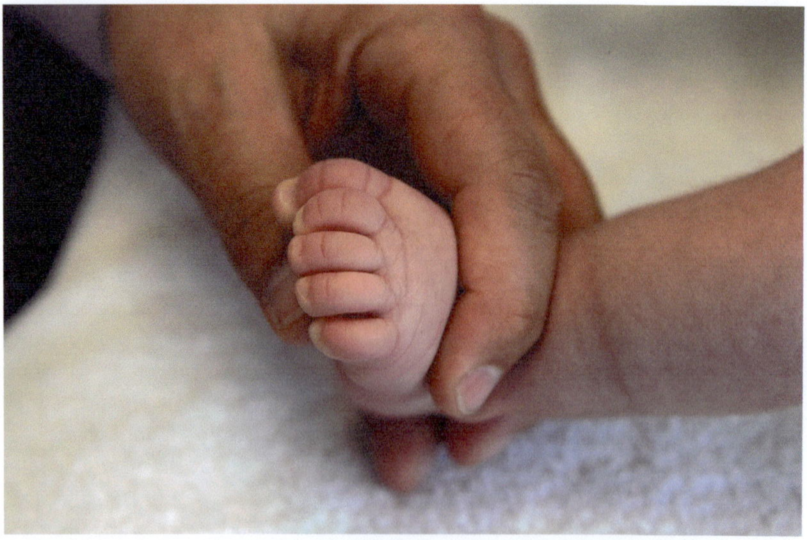

Abb. 4.15 Fußgreifreflex bei einem 2 Monate alten Säugling

Unterlage, löst diese Schreckreaktion aus: Der Mund wird geöffnet, die Arme und Beine werden gestreckt, die Finger gespreizt (Abb. 4.16). In der Nachfolgephase führen die Arme eine leichte Klammerbewegung durch mit Beugung und Adduktion der Arme und Finger. Die Moro-Reaktion ist für die kleinen Patienten oft unangenehm, sie reagieren daher mit Abwehr und Geschrei. Aus diesem Grund stellen manche Untersucher diesen Test an das Ende der Untersuchung. Es empfiehlt sich jedoch aus praktischen Gründen, diese Reaktion in modifizierter Form durchzuführen: Im Anschluss an die Durchführung des Handgreifreflexes zieht der Untersucher seine Zeigefinger schnell aus den Handflächen des Kindes. Auf diese Weise wird das Kind weniger irritiert. Ein Persistieren der Moro-Reaktion nach dem 6. Lebensmonat sowie asymmetrische Abläufe und Abweichungen bei weiteren Untersuchungen sind neuropädiatrisch abzuklären.

Puppenaugenphänomen Waltezeit bis 6. Lebenswoche. Der Blick bleibt geradeaus gerichtet, wenn der Kopf des Kindes in verschiedene Lagen gebracht wird. Das sogenannte „Sonnenuntergangsphänomen" – die Pupillen verharren am unteren Lidrand bei Lagewechsel von vertikal nach horizontal – weist auf mögliche Reifungsstörungen oder auch Augenmuskelparesen hin. Konstant auftretend besteht ein Hinweis auf eine intrakranielle Druckerhöhung, die zur weiteren Differenzialdiagnostik zwingt.

Fersen- und Handwurzelreflex Waltezeit bis 2. Monat. Beklopfen der Ferse und der Handwurzel bei gebeugten Extremitäten wird normalerweise mit einer Streckreaktion der Extremität beantwortet, die Finger und Zehen sind dabei gebeugt. Ab dem 3. Lebensmonat sind beide Reaktionen Zeichen der Hyperreflexie.

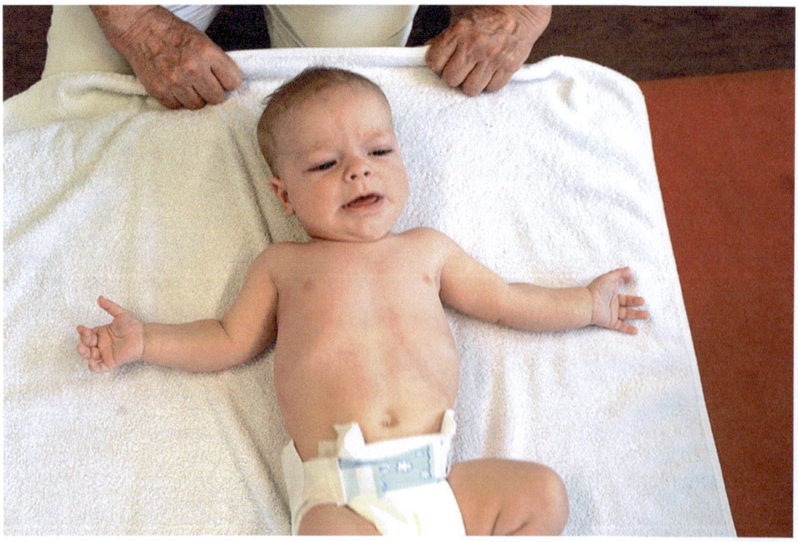

Abb. 4.16 Moro-Reaktion bei einem 10 Wochen alten Säugling. Erste Phase, ausgelöst durch einen kurzen Zug an der Unterlage

Schreitreaktion Waltezeit bis 2. Monat (Lietz 1996). Der Untersucher hält das Kind senkrecht, umfasst mit beiden Händen den Thorax seitlich, ein Fuß des Kindes berührt die Unterlage. Als Reaktion auf diesen Reiz streckt das Kind das gleichseitige Bein und beugt das kontralaterale Bein. Nach dem Wechsel auf das andere Bein hat man den Eindruck einer Schreitbewegung (▣ Abb. 4.17). Bei Muskelhypotonie ist diese Reaktion nicht auslösbar. Ein Persistieren dieser Reaktion weist auf eine zentrale Tonuserhöhung hin, was von den Eltern spastischer Kinder immer wieder missdeutet wird („Mein Kind will schon laufen").

Aus der Vielzahl der tonischen Reflexe scheinen uns folgende für das Neugeborenenalter wichtig:

Galant-Reflex Waltezeit 4. Lebenstag bis 3. Monat. Das Kind befindet sich in Bauchlage oder quer auf dem Unterarm des Untersuchers. Er bestreicht mit einer Fingerspitze von kranial nach kaudal die paravertebrale Region in Höhe der Querfortsätze. Als Beantwortung dieses Reizes zeigt sich eine Krümmung der Wirbelsäule zur Seite der Berührung hin (▣ Abb. 4.18). Der Test wird beidseitig durchgeführt. Zu spätes Auftreten und spätes Verschwinden dieser Reaktion ist eines von vielen Hinweisen auf eine Entwicklungsverzögerung. Der Test fällt aber auch pathologisch bei Funktionsstörungen der Wirbelsäule aus. Er ist nach erfolgreicher Behandlung dieser Funktionsstörungen sofort wieder normal auslösbar und daher zur Erfolgskontrolle der manuellen Behandlung geeignet.

Unterstützungsreaktion der Beine oder Stützreflex Waltezeit bis 3. Monat. Wie bei der Auslösung der Schreitreaktion wird das Kind beiderseits seitlich am Thorax hochgehalten. Beide Füße berühren die Unterlage. Daraufhin streckt das Kind den Rumpf und beide Kniegelenke, nicht aber die

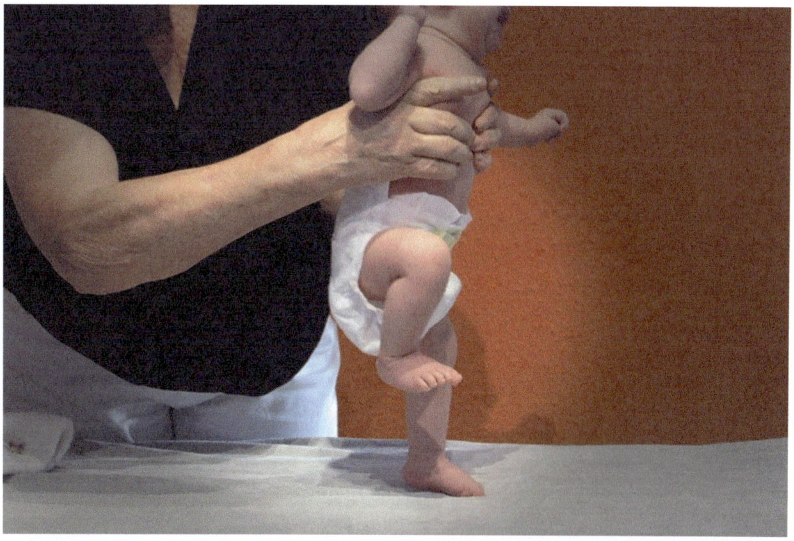

▣ **Abb. 4.17** Schreitreaktion bei einem 6 Wochen alten Säugling

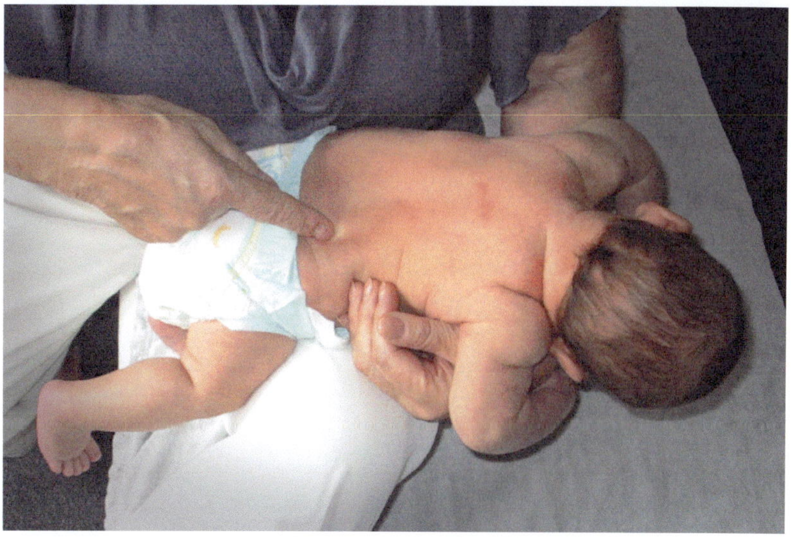

▣ **Abb. 4.18** Galant-Reflex bei einem 3 Monate alten Säugling

Hüftgelenke. Nach dem 3. Monat werden auch die Hüftgelenke als sogenannte Stehbereitschaft gestreckt, verbunden mit einer Aufrichtung des Rumpfes: Das volle Gewicht des Körpers wird jetzt von den Hüft- und Kniegelenken und den Füßen übernommen.

Gekreuzter Streckreflex Waltezeit bis 3. Monat. Der Untersucher hält ein Bein des auf dem Rücken liegenden Kindes in Streckhaltung und drückt es sanft auf die Unterlage. Mit der anderen Hand drückt er mit der Spitze des Reflexhammers oder des Daumens gegen die Fußsohle. Als Reizantwort beugt das Kind die Hüfte und das Knie der anderen Seite und streckt das Bein danach wieder (◻ Abb. 4.19), evtl. auch in Adduktionsstellung der Hüften (Lietz 1996). Eine sehr starke Reaktion und verlängerte Waltezeit sprechen für einen erhöhten Muskeltonus, zusammen mit dem nachfolgend beschriebenen suprapubischen Streckreflex ein nahezu untrüglicher Hinweis auf eine zu erwartende Spastik.

Suprapubischer Streckreflex Waltezeit bis 2. Monat. Ein von kranial kommender Fingerdruck auf die Symphyse des Kindes wird mit einer Streckreaktion beider Beine beantwortet, im ausgeprägten Fall unter Adduktion der Beine, Plantarflexion der Füße und Spreizen der Zehen (◻ Abb. 4.20). Das Persistieren dieser Reaktion über den 2. Lebensmonat hinaus ist als sicher pathologisch zu bewerten.

Die Untersuchung der **Stell- und Labyrinthreaktionen** vervollständigt die entwicklungsneurologische Untersuchung. Sie geben dem Untersucher Auskunft über die Einstellung des Kopfes im Raum sowie die Reaktion des Rumpfes auf Änderung der Kopfhaltung; dies ist eine Leistung des Labyrinthsystems. Propriozeptoren aus dem visuellen und auditiven System spielen eine Rolle, des Weiteren die Propriozeptoren aus dem Bereich der Hals-Nacken-Region (Gelenkkapsel, Muskulatur, Faszien). Eine pathologische Reaktion kann demnach für eine sensomotorische Störung zentraler Ursache sprechen, sie kann aber auch bei peripheren Funktionsstörungen pathologisch ausfallen. Diese

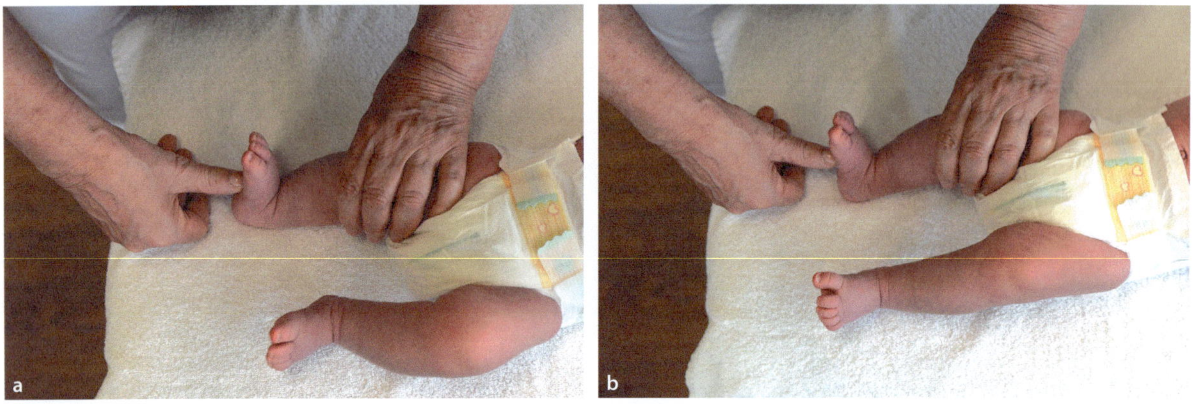

◻ **Abb. 4.19a,b** Gekreuzter Streckreflex. **a** Erste, **b** zweite Phase

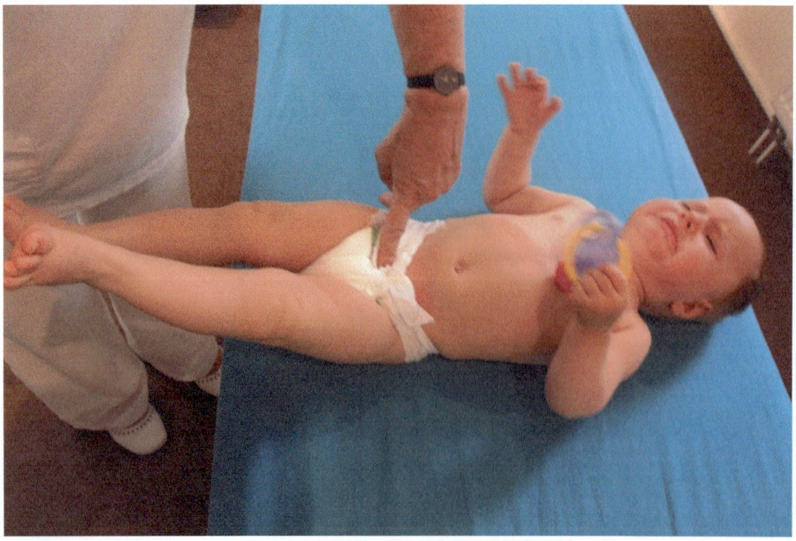

◻ **Abb. 4.20** Suprapubischer Streckreflex bei einem 3 Monate alten Säugling. Der Reflex gilt nach dem 2. Monat als pathologisch

Reaktionen eignen sich ebenfalls hervorragend zur Kontrolle des Therapieerfolges nach manueller Behandlung.

Halsstellreaktion Waltezeit bis 2. Monat. Die passive Rotation des Kopfes wird von einer Rotation des Rumpfes begleitet (◘ Abb. 4.21).

Asymmetrischer tonischer Nackenreflex Waltezeit bis 3. Monat. Eine passive Rotation des Kopfes führt zur Streckung der Extremitäten der Gesichtsseite und zur Beugung der Extremitäten der Hinterkopfseite. Um den oben genannten Halsstellreflex bei kleinen Säuglingen zu unterdrücken, legt der Untersucher notfalls einen Finger auf den Thorax des Kindes. Persistiert der asymmetrische tonische Nackenreflex (ATNR) über die Waltezeit hinaus oder ist er mit sehr heftigen Streckreaktionen verbunden, besteht ein sicheres Zeichen eines zentralnervösen Hypertonus (▶ Abschn. 4.1).

Sprungbereitschaft Waltezeit 5. Monat bis Lebensende. Dieser auch Fallschirmreaktion beschriebene Reflex wurde erstmalig von Schaltenbrand (1925) beschrieben. Der Untersucher hält das Kind seitlich am Thorax hoch und kippt den Oberkörper ca. 45° nach vorn in Richtung Unterlage. Das gesunde Kind streckt nun die Arme in Fallrichtung aus, dabei sollten die Hände geöffnet, die Finger gespreizt sein (◘ Abb. 4.22). Diese Reaktion ist auch im Erwachsenenalter noch vorhanden und ist ein Grund, weshalb die Radiusfraktur beim stürzenden Erwachsenen so häufig vorkommt.

Frontale Labyrinthstellreaktion Waltezeit 3. Monat bis Kleinkindalter. Dieser Test ist ein wichtiger Test der ungestörten Kopfkontrolle. Der Untersucher hält das Kind frei mit beiden Händen am Becken und kippt es langsam zur Seite (Coenen 2009, 2011). Das gesunde Kind beantwortet diese veränderte Stellung des Rumpfes mit einer Einstellung

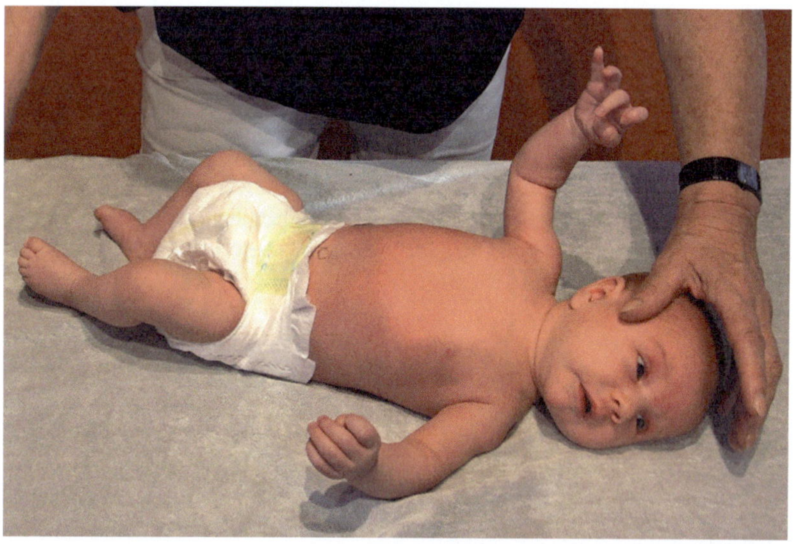

◘ **Abb. 4.21** Halsstellreaktion bei einem 2 Monate alten Säugling. Bei passiver Kopfdrehung nach links folgt der Rumpf dieser Bewegung: Die rechte Thoraxseite wird für die folgende Mitrotation nach links angehoben

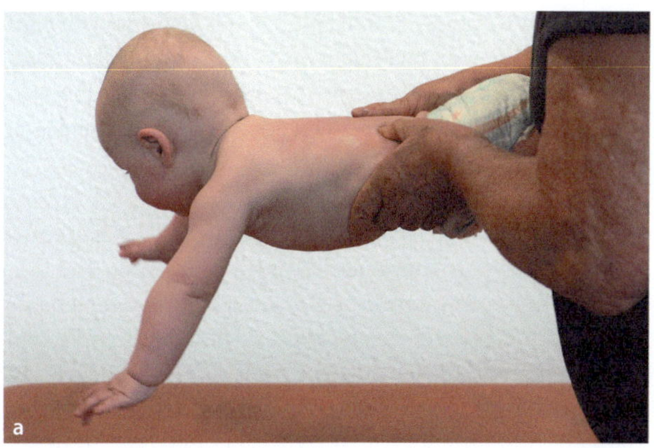

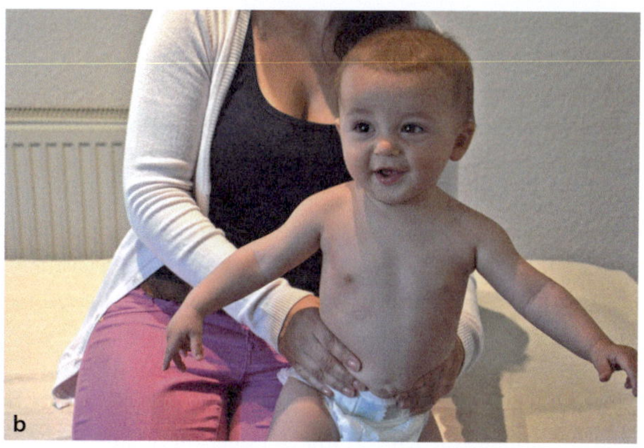

◘ **Abb. 4.22a,b** Sprungbereitschaft. **a** 4 Monate: Reaktion hier schon frühzeitig nachweisbar, **b** 5 Monate: Schon eine geringe Vorbeuge des Kindes löst bereits die Reaktion der Sprungbereitschaft aus

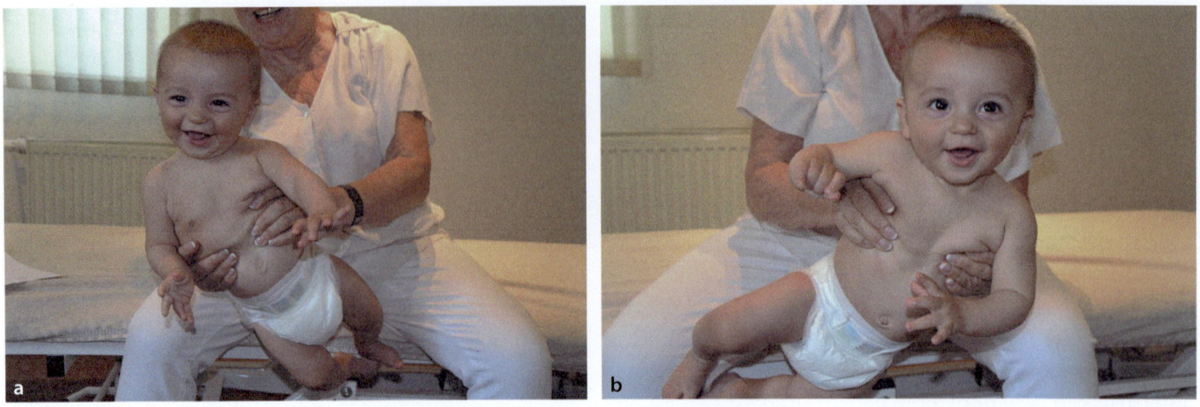

Abb. 4.23a,b Altersgerechte frontale Labyrinthstellreaktion im Alter von 5 Monaten

des Kopfes in die Senkrechte, Augenachse und Mundachse sind horizontal. Ein schweres Kind kann man bei dieser Untersuchung auf dem Oberschenkel reiten lassen (Abb. 4.23). Die Untersuchung dieser Reaktion ist ein Bestandteil der Untersuchung der Kopfgelenke.

Die Durchführung der **Lagereaktionen nach Vojta** ist weiterhin hilfreich (Vojta 2008). Sie ist aussagekräftig für die Einschätzung des Entwicklungsstands und für pathologische Abweichungen. Vojta und seine Mitarbeiter haben das Verfahren standardisiert. Die Tests sind exakt definiert und jederzeit wiederholbar. Beurteilt wird der harmonische Ablauf der Bewegungsmuster in Abhängigkeit vom Lebensalter des Kindes.

Traktions- oder Hochziehreaktion Dieser Test ist zu Beginn der Untersuchung besonders geeignet, um Kontakt zum Kind aufzunehmen. Der Untersucher beugt sich zum Gesicht des entspannt auf dem Rücken liegenden Kindes und lenkt dessen Aufmerksamkeit auf sich. Er fasst das Kind an den Händen, indem er die Daumen von ulnar in die Handflächen schiebt, wobei er – je nach Alter – auch den Greifreflex auslöst. Die Langfinger kommen auf den distalen Unterarmen zu liegen. Nun wird das Kind je nach vorhandener Kopfkontrolle sanft aber zügig bis zu einem Winkel von 45° hochgezogen. Die Beurteilung ist abhängig vom Lebensalter: In den ersten 6 Lebenswochen wird es allenfalls zu einer kurzen Aktivierung der Halsbeuger kommen, der Kopf kann schlaff nach hinten fallen. Mit 2 Monaten wird der Kopf etwa auf halbem Wege, mit 4 Monaten schon in Höhe der Körperachse gehalten, evtl. nach einem kurzen, initialen Zurückfallen. Nun ist auch eine Anspannung der Ellenbeuger bis zur kräftigen Beugung der Ellenbogen und Anteflexion des Kopfes deutlich. Dabei werden die Schultern protrahiert (Abb. 4.24). Ab dem 7. Monat, oft schon eher, zieht sich das Kind selbst hoch und streckt die Beine mit Schwerpunktverlagerung auf das Gesäß. Alle Abweichungen werden registriert. Ein Hypo- oder Hypertonus der Muskulatur ist bei diesem Test besonders gut zu beobachten. Zum Beispiel ist ein nach hinten hängendes Köpfchen bei einem mehr als 6 Wochen alten Kind als pathologisch zu bewerten (Abb. 4.25). Ursache kann ein Hypotonus, aber auch eine unzureichende Kopfkontrolle bei Störungen der Kopfgelenke sein. Für einen Hypotonus sprechen auch die fehlende oder geringe Flexion in den Ellenbogengelenken sowie eine fehlende Rückenstreckung. Konstante Asymmetrien, starke Flexion in den Ellenbogengelenken und Adduktion in den Schultergelenken, starke Flexion oder Überstreckung in Hüft- und Kniegelenken und Opisthotonus weisen auf eine muskuläre Hypertonie hin.

Reaktion nach Landau Waltezeit 4.–18. Monat. Auch bei dieser Untersuchung nach Landau (1923), auch „schwebende Bauchlage" genannt, ist die Reaktion in Bezug auf das Lebensalter des Kindes zu beurteilen. Der Untersucher hält das Kind mit beiden Händen in der Horizontalschwebelage auf dem Bauch. Bis maximal zur 6. Lebenswoche hängen Kopf und Extremitäten herunter, danach hebt das Kind den Kopf entsprechend der fortgeschrittenen Vertikalisierung. Später werden auch die Beine gestreckt (Abb. 4.26a). In der zweiten Phase der Untersuchung beugt der Untersucher den Kopf des Kindes passiv, das Kind reagiert auf diese Gleichgewichtsverlagerung mit einer Hüftbeugung (Abb. 4.26b). Sowohl die zentrale Störung der Sensomotorik als auch Funktionsstörungen der Kopfgelenke hemmen den normalen Ablauf dieser Reaktion.

Axillare Hängereaktion mit Pendelversuch Der Untersucher umfasst den Thorax des Kindes mit beiden Händen von seitlich, ohne mit den Daumen die paravertebrale Muskulatur zu berühren und damit einen physiologischen Streckreflex auszulösen. Er hebt das Kind in die Senkrechte und beobachtet das Verhalten der Beine: Bis zum 3. Monat hängen die Beine locker innenrotiert herunter, danach stellt sich ein Beugetonus ein, ab dem 8. Monat sind die Beine locker gestreckt. Eine Pendelbewegung zeigt diese

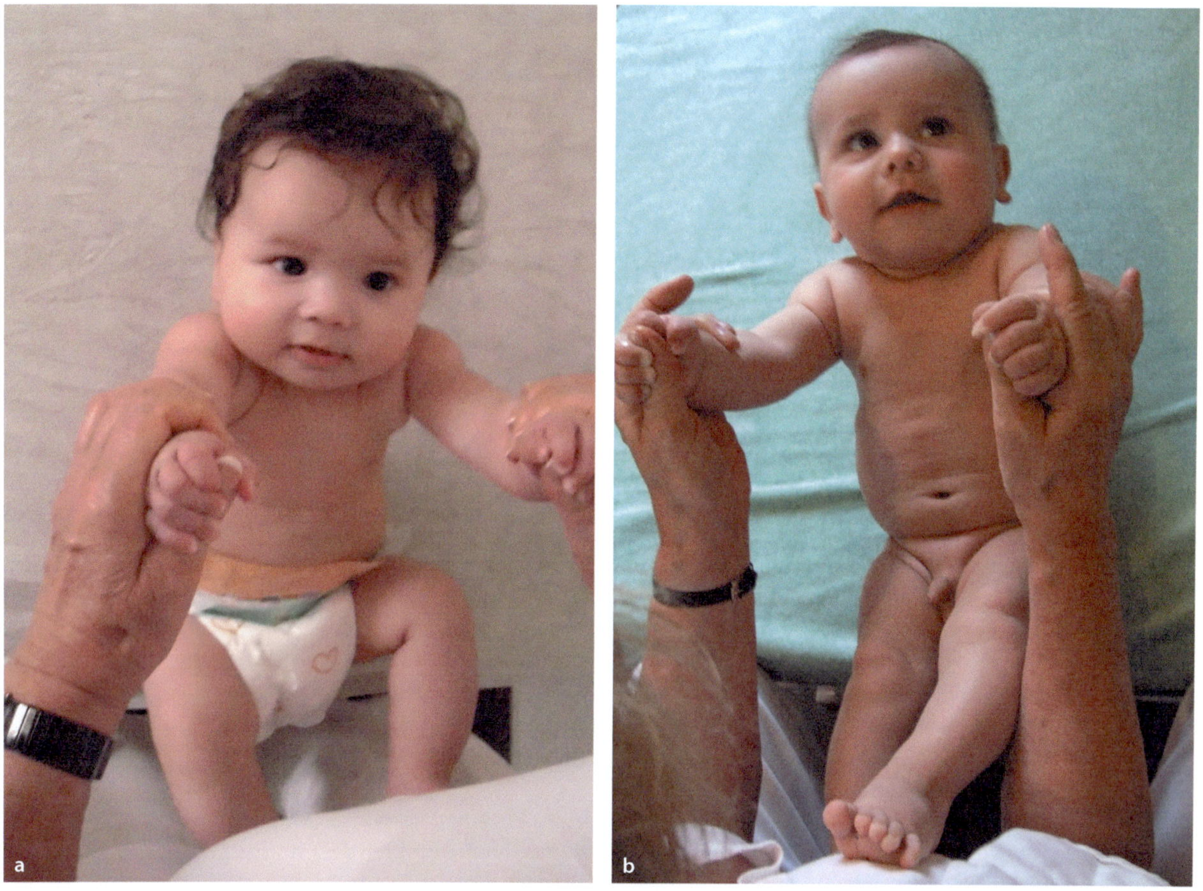

Abb. 4.24a,b Altersgerechte Hochziehreaktion. **a** 3½ Monate, **b** 6 Monate

Abb. 4.25 Unzureichende Hochziehreaktion bei einem 3 Monate alten Säugling mit allgemeiner muskulärer Hypotonie

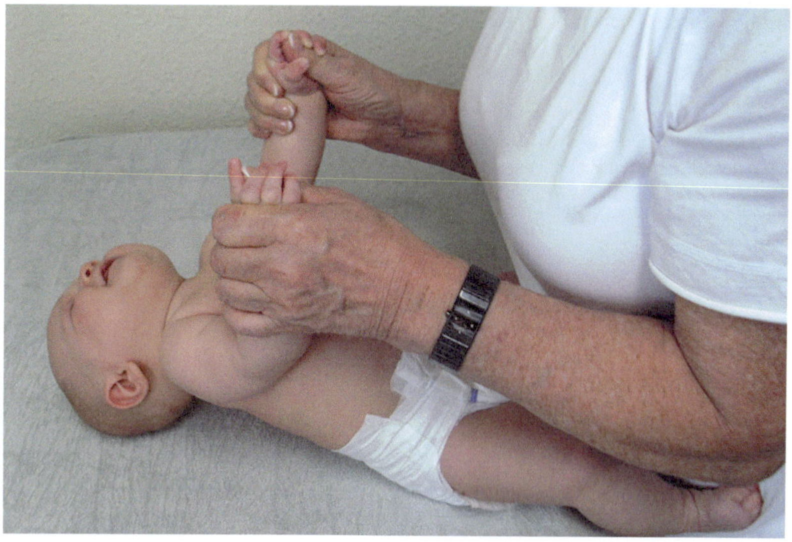

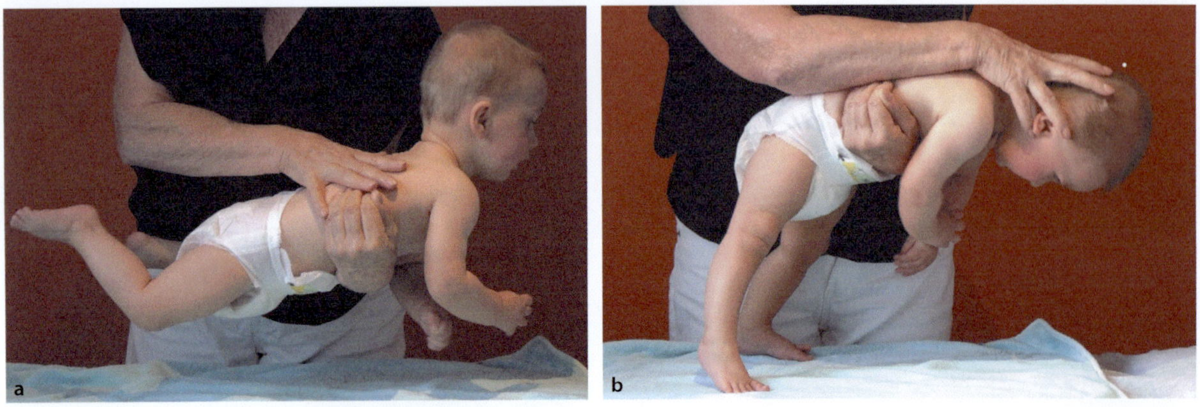

Abb. 4.26a,b Reaktion nach Landau bei einem 5 Monate alten Säugling. **a** Phase 1: In der Schwebelage wird zuerst der Kopf angehoben, dann werden im Sinne der kraniokaudalen Vertikalisierung die Beine getreckt. **b** Phase 2: Wird der Kopf passiv gebeugt, beugt der Säugling die Arme und auch die Beine, eine Gleichgewichtsleistung

Lockerheit an. Im pathologischen Fall sieht man eine Streckung der Beine, auch eine Spitzfußstellung als Zeichen eines Hypertonus.

Seitkippreaktion nach Vojta Aus der gleichen Handhaltung heraus bringt der Untersucher das Kind in eine Seitkipphaltung bis über 45°. Er bemerkt bis etwa zur 10. Woche eine klammerartige Beugebewegung des oben gelegenen Arms sowie des Beins in Hüfte und Knie. Danach werden die oben gelegenen Extremitäten gestreckt, zunächst der Arm, in den Folgemonaten entsprechend der fortschreitenden Vertikalisierung auch das Bein. Aus manualmedizinischer Sicht erscheint außerdem bei dieser Untersuchung die Kopfkontrolle wichtig: Ab dem 4. Monat wird der Kopf normalerweise aufgerichtet, wenn die Seitkippung 45° nicht überschreitet (Abb. 4.27).

Horizontale Seithängereaktion nach Collis Der Untersucher umgreift einen Oberarm und den gleichseitigen Oberschenkel des Kindes aus der Seitenlage heraus und zieht das Kind in die horizontale Lage. Die Hände sollten vorher durch Berühren des Handrückens geöffnet sein. Bis zum 8. Monat sieht man eine Moro-artige Armbewegung der frei hängenden Seite, das Bein ist gebeugt (Abb. 4.28). Später finden Abstützversuche der Extremitäten statt (Collis 1947a,b).

Vertikale Hängereaktion nach Peiper und Isbert Die Hände sollten durch Berühren des Handrückens geöffnet sein. Das Kind wird an den Oberschenkeln und Kniegelenken in die Kopfhängestellung gebracht und die Reaktion der Arme beobachtet: In den ersten 6 Wochen bringt das Kind die Arme in eine Moro-artige Umklammerungshaltung, in den folgenden 6 Wochen werden Arme und Hände gespreizt (Abb. 4.29). Ab dem 2. Halbjahr streckt das Kind die Arme und den gesamten Rumpf bis zum lumbosakralen Übergang. Später versucht es, sich dieser Hängelage zu entziehen,

Abb. 4.27 Seitkippreaktion nach Vojta bei einem 4 Monate alten Säugling. Altersgerecht streckt das Kind den rechten Arm bei der Seitkippung nach links. Die Kopfkontrolle ist schon sehr gut

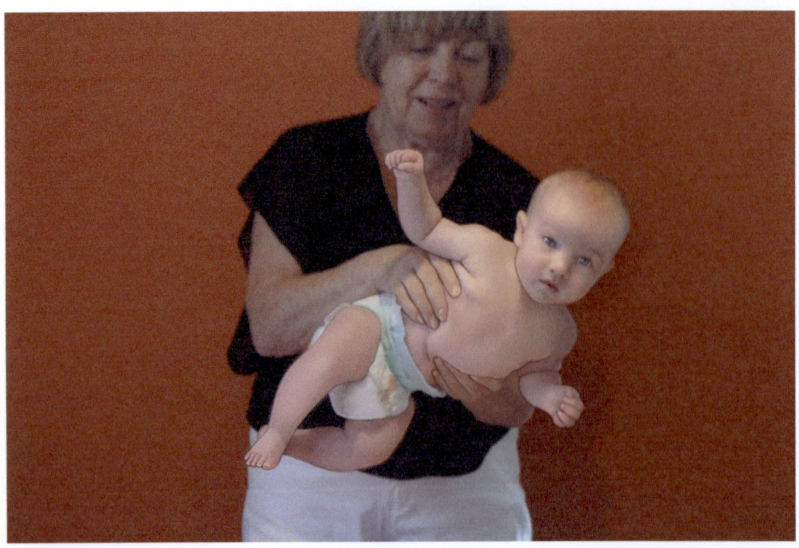

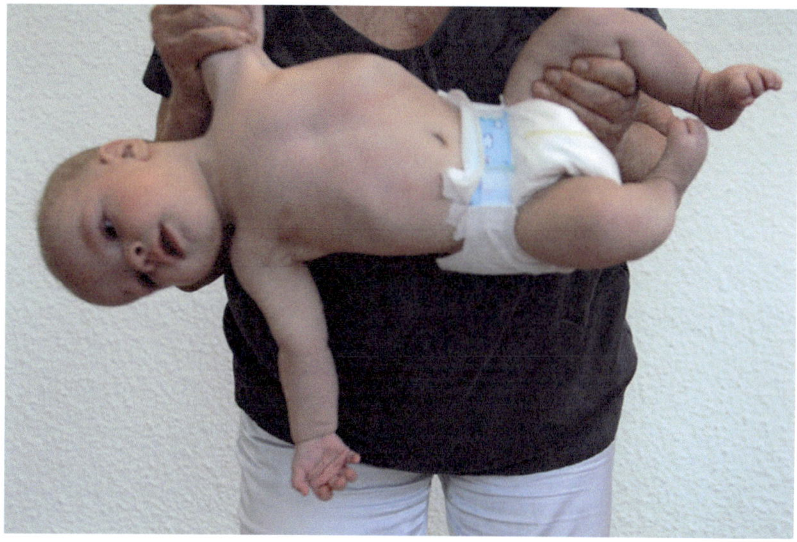

Abb. 4.28 Horizontale Seithängereaktion nach Collis bei einem 4 Monate alten Säugling

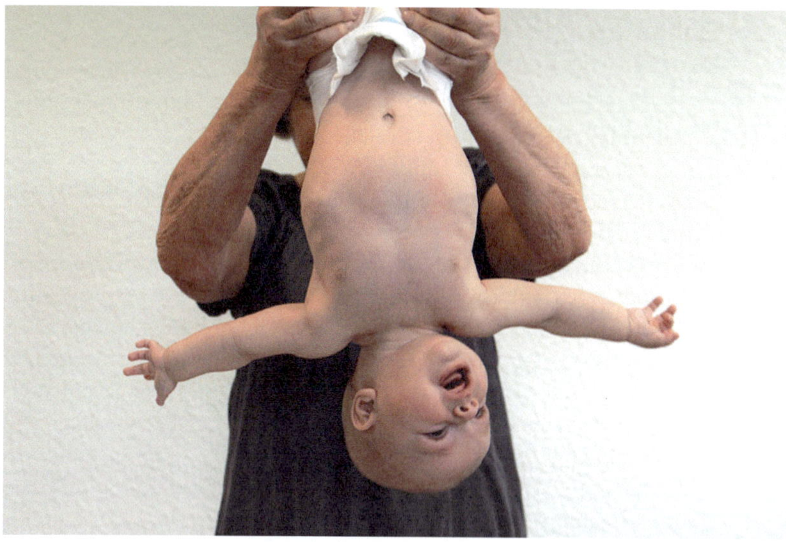

Abb. 4.29 Vertikale Hängereaktion nach Peiper und Isbert im Alter von 3 Monaten

und klammert sich an den haltenden Untersucherarm (Peiper und Isbert 1927, Peiper 1956).

Vertikale Hängereaktion nach Collis Das Kind wird an einem Oberschenkel gehalten und in die Kopfhängelage gebracht. Nun wird das freie Bein betrachtet, das im ersten Halbjahr locker gebeugt werden sollte (Collis 1947a,b; Abb. 4.30).

Die 3 zuletzt genannten Reaktionen werden routinemäßig in letzter Zeit weniger durchgeführt. Sie sind frustrierend für das Kind und werden spätestens ab dem zweiten Halbjahr mit Abwehrbewegungen und Geschrei beantwortet.

Die Aussage über den Entwicklungsstand des Säuglings wird genauer, je mehr Untersuchungen durchgeführt werden. Bei der Auswertung der Befunde ist zu bedenken, dass Abweichungen vom „Normverhalten" auch vorübergehend auftreten können. Eine Zweit- und Drittuntersuchung zeigt dann diese Defizite nicht mehr, man spricht von „transitorischer neurologischer Symptomatik". Bei der Befundauswertung ist außerdem zu berücksichtigen, dass die Bezeichnung „zentrale Koordinationsstörung" keine Diagnose, sondern einen Arbeitsbegriff darstellt mit der Verpflichtung, weitere Kontrolluntersuchungen folgen zu lassen und ggf. einen Neuropädiater hinzuzuziehen.

Einschätzung des Entwicklungsstands

- Beobachtung der Spontanbewegung in Rücken- und Bauchlage
- Beobachtung des sozioemotionalen Verhaltens
- Untersuchung der Eigen- und Fremdreflexe
- Untersuchung der frühkindlichen Reaktionen und ihrer Waltezeit
- Untersuchung der Lagereaktionen nach Vojta

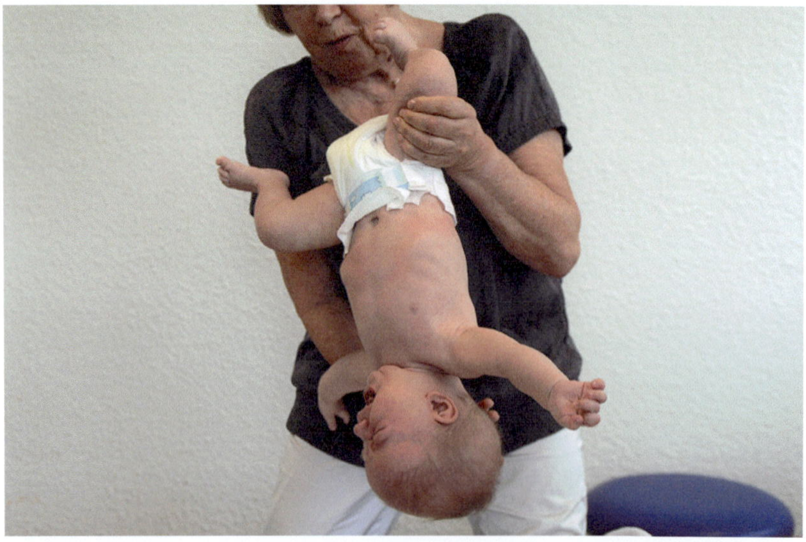

Abb. 4.30 Vertikale Hängereaktion nach Collis bei einem 3 Monate alten Säugling

4.2.3 Obligatorisches Kurzprogramm zur Beurteilung des Entwicklungsstands

Trotz der Bedeutung aller einzelnen speziellen Untersuchungen ist es ratsam, sich auf ein routiniertes, sorgfältig festgelegtes Untersuchungsprogramm zu beschränken, so zügig und rationell wie möglich. Ständige Lagewechsel des Kindes sind zu vermeiden, um Kind und beobachtende Eltern nicht unnötig zu strapazieren oder gar zu frustrieren. Nicht zuletzt ist ein rationeller Untersuchungsgang auch für den Untersucher von (Zeit-)Vorteil. Wir schlagen ein Vorgehen mit folgenden Untersuchungsschritten vor:

- In Rückenlage des Säuglings:
  - Kontaktaufnahme, Inspektion der Bewegungsmuster, passive Bewegungsuntersuchung zur Tonusbeurteilung der Extremitäten
  - Untersuchung der Reflexe (Hand-, Fußgreifreflex)
  - Durchführen der Hochziehreaktion
- Drehen des Säuglings auf den Untersucherunterarm und Beobachtung der Landau-Reaktion, Durchführen des Galant-Reflexes
- Der Säugling wird nun auf den Bauch gelegt zur Beobachtung der Vertikalisierung und der Kopfkontrolle. Dabei ist das Interesse des Kindes mit einem Spielzeug zu fokussieren.
- Das Kind wird anschließend mit beiden Händen seitlich am Thorax umfasst und die axillare Hängereaktion mit dem Pendelversuch durchgeführt. Nun wird in dieser Stellung mit der Seitkippreaktion erneut die Kopfkontrolle beobachtet. Dazu wird die Mutter aufgefordert, die Aufmerksamkeit des Kindes auf sich zu lenken. Ist das Kind schwer und älter als 6 Monate, kann sich der Untersucher das Kind auf seinen Oberschenkel setzen.
- Am Ende dieser kleinen Prozedur übergibt der Untersucher das Kind der Mutter.

Bei Abweichungen vom Normalbefund muss die oben beschriebene umfassendere Untersuchung des Entwicklungsstands erfolgen.

4.2.4 Myofasziale Übersichtsuntersuchung

Ein wichtiger Schritt des manualmedizinischen Untersuchungsprogramms ist die myofasziale Untersuchung in Rückenlage, um Spannungen einer Region als mögliche Hauptstörquelle zu eruieren. Diese **„Ten Steps"** sind beim Säugling anders als beim Erwachsenen durchzuführen. Alle Gelenke bleiben in säuglingsgerechter mittlerer Beugestellung, auch die Arme bleiben in Mittelstellung und werden nicht wie beim Erwachsenen oder beim größeren Kind eleviert. Zur Durchführung dieser Übersichtsuntersuchung induzieren wir von kaudal nach kranial fortschreitend eine kleine Bewegung und nehmen dabei wahr, in welchem Ausmaß das Gewebe Widerstand leistet; es handelt sich demnach um eine Form der Spannungswahrnehmung. Der Untersucher steht zunächst am Fußende des auf dem Rücken liegenden Säuglings:

1. Füße: Umfassen beider Füße und Induktion einer kleinen Supinations-/Pronationsbewegung um die Fußlängsachse (Abb. 4.31).
2. Beine: Der Untersucher umfasst beide Füße und führt die beiden Fußsohlen in Supination unter Außenrotation und Abduktion der Hüftgelenke sanft zueinander. Er führt die Füße des Kindes in dieser Haltung so weit nach kranial, wie es ohne Widerstand möglich ist. Auch minimale Spannungsunterschiede werden bei dieser Bewegung deutlich spürbar. Sie werden sichtbar durch unterschiedliche Höheneinstellung der Füße (Abb. 4.32).

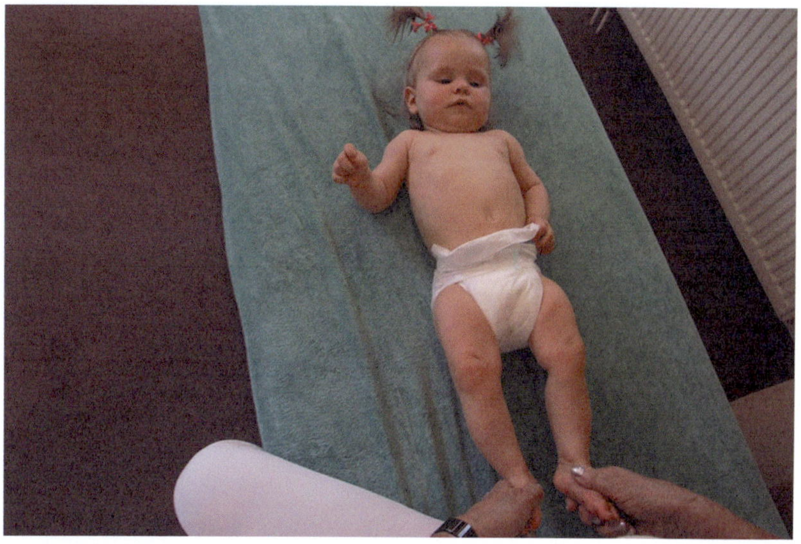

Abb. 4.31 Schritt 1 der myofaszialen „Ten Steps“: Umfassen beider Füße und Induktion einer kleinen Supinations-/Pronationsbewegung

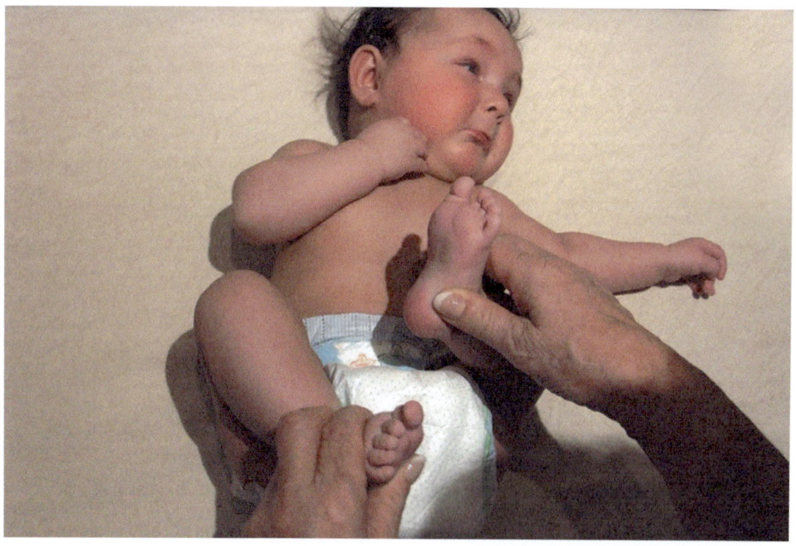

Abb. 4.32 Schritt 2: Beispiel für eine Spannungserhöhung rechts. Funktionsstörungen sind möglich im Bereich des rechten Hüft- oder Sakroiliakalgelenks, im rechten Unterbauch und im rechten Ilium. Eine neurologische Störung mit Tonuserhöhung rechts ist auszuschließen

3. Becken, Rocking-Test: Beide Daumen oder Daumenballen fassen den Darmbeinkamm von ventral und üben eine leichte Schaukelbewegung aus. Das vermehrte Spannungsgefühl auf einer Seite weist auf eine Störung im Beckenbereich hin, viszeral oder parietal (Abb. 4.33).
4. Thorax, transversal: Beide Hände liegen seitlich am unteren Thorax und führen eine Transversalbewegung durch. Spannungsgefühl auf einer Seite kann ein Hinweis auf eine Störung in dieser Region sein, parietal oder viszeral (Abb. 4.34).
5. Thorax, anterior-posterior: Beide Hände liegen locker links und rechts auf dem Thorax. Sie führen beiderseits eine federnde Bewegung in anterior-posteriorer Richtung durch. Spannung weist auf eine parietale oder viszerale Störung hin (Rippen, Sternum, Brustwirbelsäule, Herz, Lunge, deren Faszien; Abb. 4.35).
6. Arme: Längszug oberhalb der Ellenbogengelenke (Abb. 4.36).
7. Unterarme: Supinations-/Pronationsbewegung. Bei seitendifferenter Spannung ist eine Störung im Bereich der oberen Extremitäten wahrscheinlich.
8. Schultergürtel: Rocking-Test wie im Beckenbereich. Beide Daumenballen liegen rechts und links auf dem oberen Thorax, sie üben eine leichte anterior-posteriore Bewegung aus. Ein Spannungsgefühl auf einer Seite veranlasst den Untersucher, nach einer parietalen (Schultergelenk? Klavikulafraktur? Rippenverletzung?) oder viszeralen (Lunge?) Störung zu suchen (Abb. 4.37).

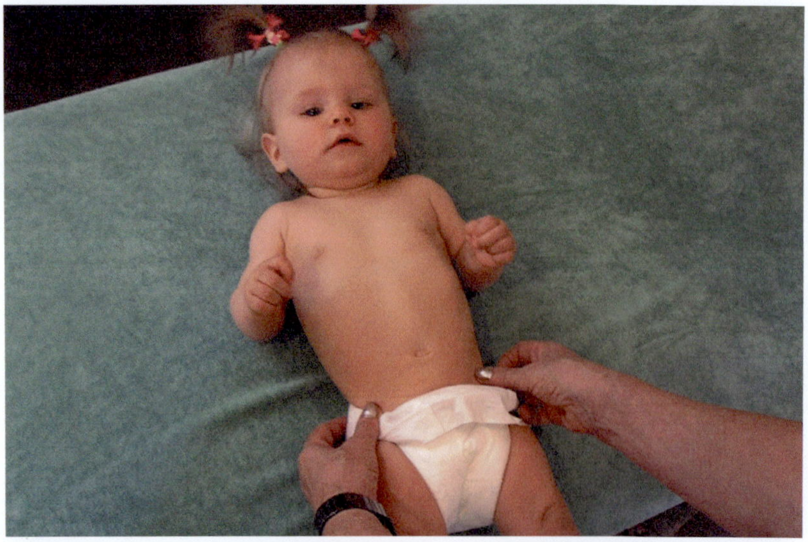

Abb. 4.33 Schritt 3: Rocking-Test des Beckens

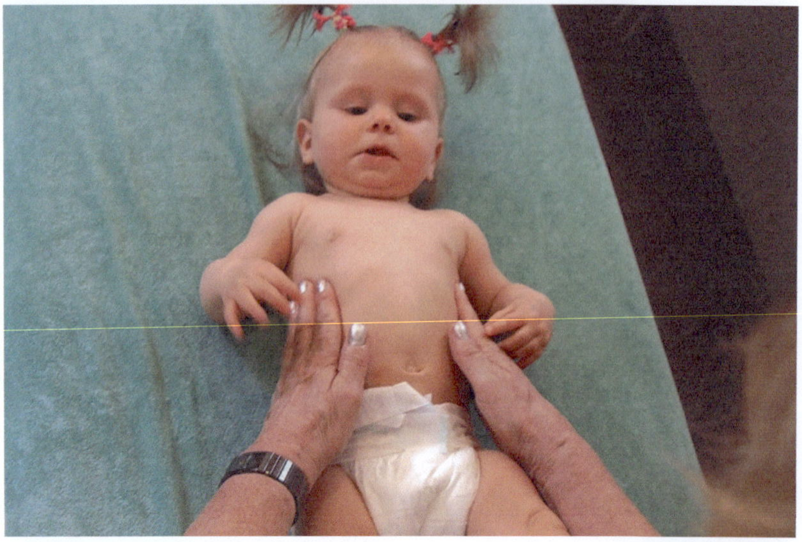

Abb. 4.34 Schritt 4: Transversalbewegung des Thorax

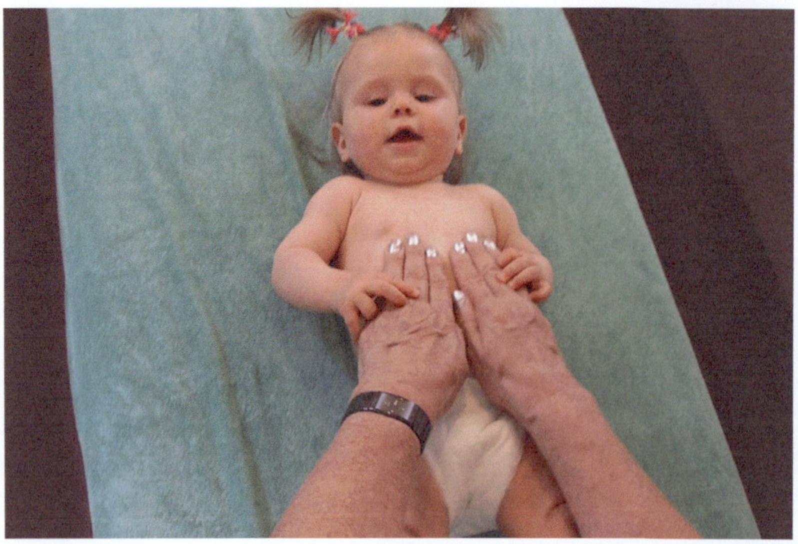

Abb. 4.35 Schritt 5: anterior-posteriore Bewegung des Thorax

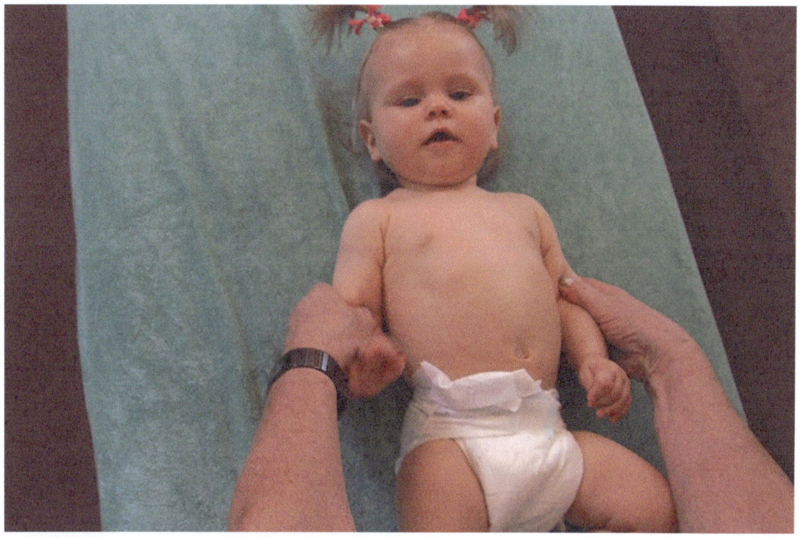

Abb. 4.36 Schritt 6: Traktionsbewegung beider Oberarme

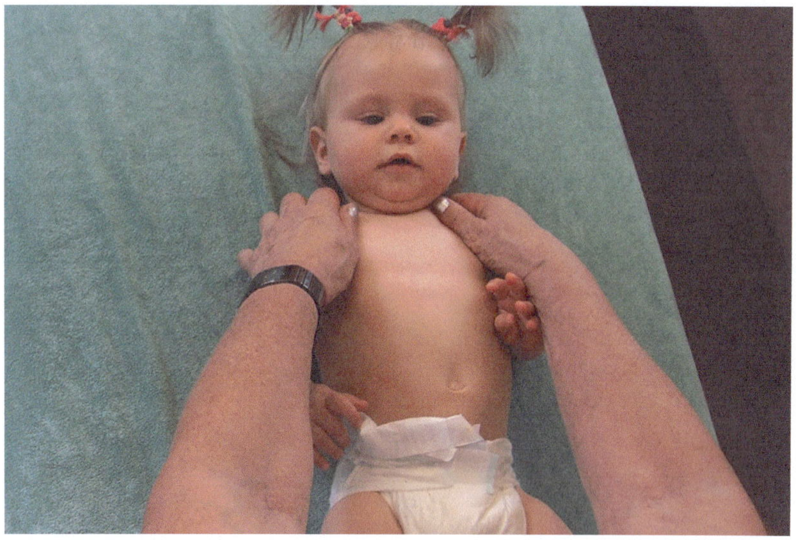

Abb. 4.37 Schritt 8: anterior-posteriore Bewegung des Schultergürtels

9. Halswirbelsäule, Translationsbewegung: Der Untersucher begibt sich für die beiden letzten Untersuchungsschritte an das Kopfende des Kindes, vermeidet also einen Positionswechsel des Kindes. Seine Langfingerspitzen beider Hände liegen rechts und links paravertebral der Halswirbelsäule. Mit einer in beiden Richtungen ausgeführten Translationsbewegung in verschiedenen Höhen sucht der Untersucher nach Spannungen, die auf mögliche Störungen der Halswirbelsäule oder Halsfaszien hinweisen (Abb. 4.38).
10. Subokzipitales Tasten: Der Untersucher steht oder sitzt am Kopfende des Säuglings und palpiert sanft mit den Fingerbeeren subokzipital, die Händen liegen dabei flach unter dem Kopf. Die Langfinger des Untersuchers üben eine dorsolaterale Traktionsbewegung aus. Spannungsunterschiede oder auch eine beidseitige Restriktion weisen auf Störungen dieser Ebene hin. Es kann sich dabei um eine Störung des Os occipitale handeln, um Duraspannungen, Funktionsstörung der Kopfgelenke oder der Temporomandibulargelenke. Mit Störungen im kraniosakralen Rhythmus ist zu rechnen, Strains sind zu diagnostizieren (Abb. 4.39).

Deutliche regionale Spannungsauffälligkeiten sind Ausgangspunkt für weitere gezielte Untersuchungen. Die Methode unterliegt – wie alle Palpationsmethoden – einer gewissen Subjektivität, ist aber hilfreich, um sich nicht in Einzelbefunden zu verzetteln. Der letzte der 10 Untersuchungsschritte ist beim Säugling der wichtigste. Hier finden sich die häufigsten Störungen (Seifert 2010). Es wird nun – entsprechend

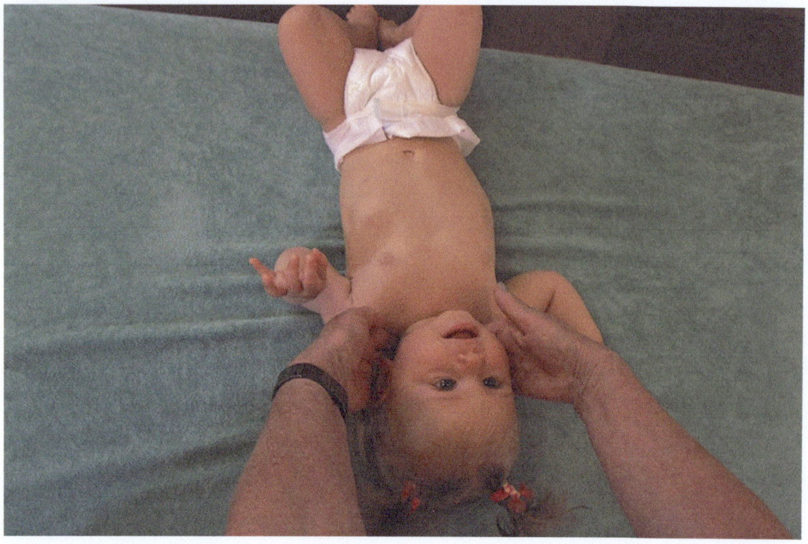

Abb. 4.38 Schritt 9: globale Transversalbewegung der Halswirbelsäule

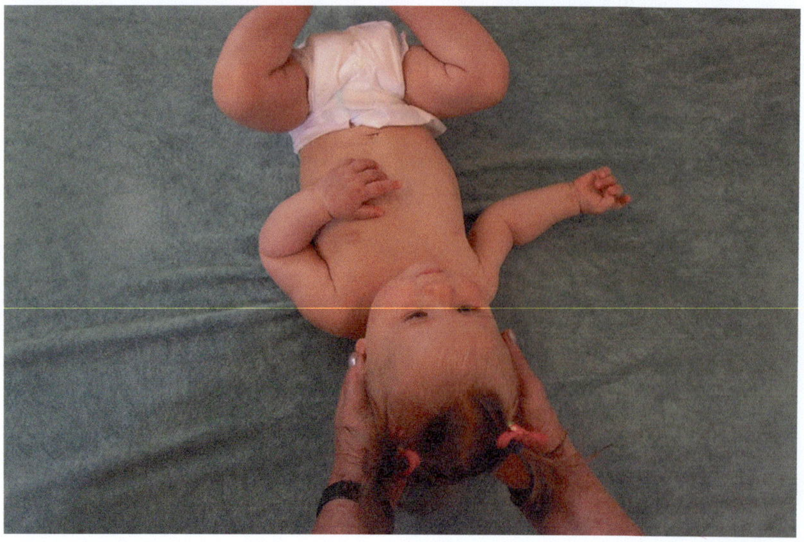

Abb. 4.39 Schritt 10: subokzipitale beidseitige Traktionsbewegung. (Aus Seifert und Buchmann 2013)

der bisher erhobenen Befunde der myofaszialen Untersuchung – die Region untersucht, die am jeweiligen Tag relevant erscheint – im Sinne der von Gutmann und Gutzeit beschriebenen Aktualitätsdiagnose (Gutmann 1975).

4.2.5 Orientierende und gezielte Untersuchung der HWS (Okziput bis zervikothorakaler Übergang)

Ausgehend vom letzten Schritt der myofaszialen Spannungstests bleiben wir in dieser Untersuchungshaltung und palpieren sorgfältig die einzelnen subokzipitalen Schichten von der oberflächlichen bis in die tiefste Schicht: Haut, Subkutis, oberflächliche Faszie, mittlere Faszie, Muskulatur, tiefe Faszienschicht (Abb. 4.40). Dabei ist es erforderlich, in der Schicht zu verweilen, in der eine Restriktion spürbar ist, und diese Schicht ggf. direkt oder indirekt zu behandeln. Danach ist es erst möglich, durch sanfte Verstärkung des Fingerdrucks die nächst tiefere Schicht zu erreichen (Greenman 1998). Dabei ist der oftmals deutlichen Abwehrreaktion des Kindes nachzugehen und jeder Schmerz zu vermeiden. Am Ende dieser Schichtpalpation und -behandlung haben die Fingerbeeren Knochenkontakt, sie befinden sich in der Höhe des dorsalen Rands des Foramen occipitale magnum und können nun Spannungen im Okziput oder Duraspannungen deutlich spüren.

Anschließend wird das Köpfchen des Kindes untersucht (Inspektion und Palpation):

- Wie ist die Kopfform?
- Spricht eine Deformierung für intrakranielle Spannungszustände?

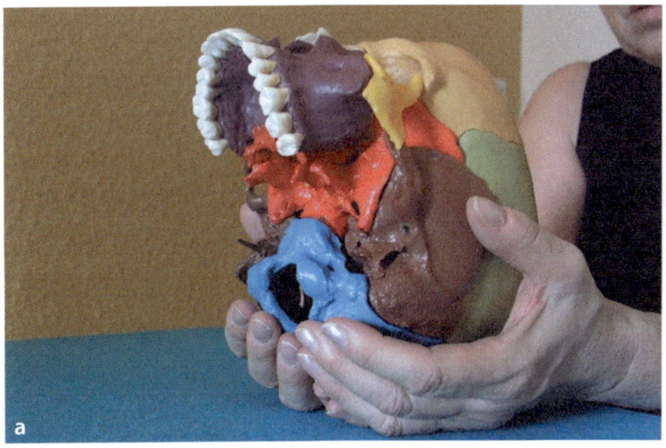

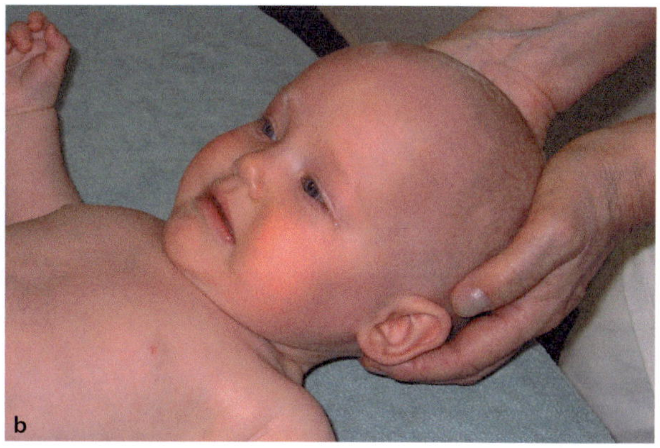

Abb. 4.40a,b Subokzipitale Palpation, Lage der Finger

- Findet sich ein asymmetrischer Haarabriebfleck als Zeichen einer einseitigen Kopfauflage in Rückenlage?
- Ertasten der Beweglichkeit der Suturen im Bereich des Hirn- und des Gesichtsschädels.
- Untersuchung des kraniosakralen Rhythmus.
- Untersuchung von Spannungszuständen im Schädel.

Die beiden letzten Untersuchungen werden durchgeführt, wenn der Untersucher die kraniosakrale Untersuchungsmethodik beherrscht.

Die Spannungsuntersuchung des **zervikalen Diaphragmas** schließt sich an. Zum zervikalen Diaphragma gehören die knöchernen Strukturen des zervikothorakalen Übergangs mit Wirbelkörpern, Klavikula, Sternum und Schultergelenk, die Hals- und Nackenmuskeln, Faszien sowie die ligamentären Fixationen der Lunge und des Herzens.

Ausgangsstellung des Patienten Baby in Rückenlage.

Ausgangsstellung des Untersuchers Der Untersucher sitzt seitlich am Kopfende.

Kontakt Er legt die Langfinger beider Hände ventral und dorsal an den oberen Teil des Thorax in Höhe der Schlüsselbeine.

Ausführung Er erfühlt Größe und Symmetrie der Atemexkursion und palpiert den Thorax auf tastbare Spannung, indem er mit der oben gelegenen Hand leichte anterior-posteriore Bewegungen induziert und den Widerstand des Gewebes mit beiden Händen wahrnimmt.

Bewertung Im Fall einer Spannungserhöhung versucht der Untersucher, die Spannungsrichtung zu erfühlen. Diese weist ihn auf die mögliche Lokalisation einer Funktionsstörung der oben genannten Strukturen hin (Abb. 4.41).

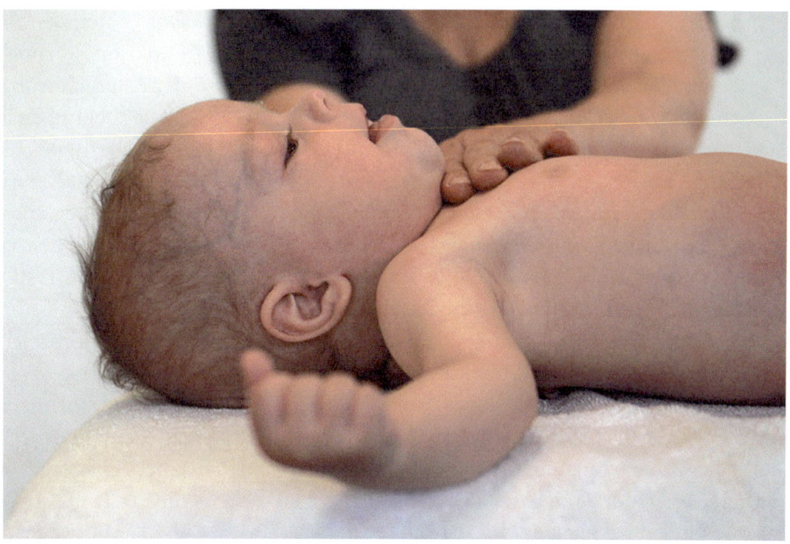

Abb. 4.41 Spannungsuntersuchung am zervikalen Diaphragma

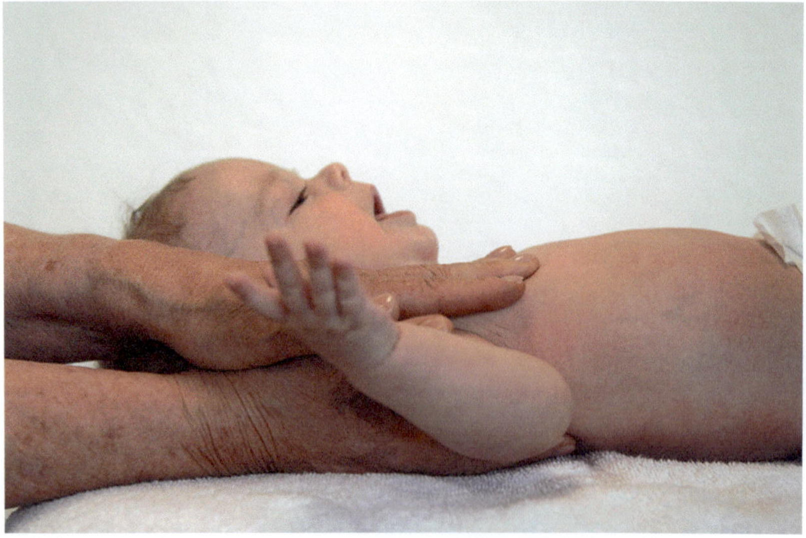

Abb. 4.42 Spannungsuntersuchung am zervikalen Diaphragma, einseitig

Der Untersucher kann auch nur eine Diaphragmaseite untersuchen (Abb. 4.42). Dann liegen beide Hände ventral und dorsal auf einer Thoraxseite (Sandwichtechnik). Dies ist dann ggf. auch die Ausgangsstellung für eine folgende myofasziale Releasebehandlung.

Als Nächstes wird die wichtige Schlüsselregion der Kopfgelenke untersucht, zunächst in 3 Übersichtstests:

- Der Untersucher führt das Köpfchen des Kindes in die **Rotation** und löst damit den ATNR aus, was bis zum 3. Monat normal, danach als pathologisch zu bewerten ist. Er achtet jetzt auf die Reaktion des Rumpfes: Die passiv geführte Rotation des Kopfes beantwortet der gesunde Säugling mit einem Ausweichen der Wirbelsäule und der unteren Extremitäten zur entgegengesetzten Seite. Die Reaktion ist unterschiedlich stark ausgeprägt, in manchen Fällen ist nur eine kleine Zuckungsreaktion zu bemerken. Bei sehr kleinen Säuglingen ist mit dem Auslösen der Halsstellreaktion zu rechnen (Abb. 4.21). Sie wird unterdrückt, indem der Untersucher einen Finger auf die gegenseitige Schulter legt (Abb. 4.43).
- Die **passiv geführte Seitneige** des Kopfes beantwortet der gesunde Säugling mit dem Schwenken der Wirbelsäule und der unteren Extremitäten zur gleichen Seite. Beide Phänomene (Seifert 1975) finden wie bereits erwähnt ihre Erklärung in der Auswirkung der tonischen Nackenreflexe auf die Rumpfmuskulatur (Abb. 4.44).
- Der dritte Test, die **Seitkippreaktion**, ist ein Labyrinthstellreflex und beurteilt sehr gut die Kopfkontrolle des Kindes. Er kann erst ab dem 3. Lebensmonat durchgeführt werden. Der Untersucher hält das Kind frei mit beiden Händen am Becken und kippt das Kind langsam zur Seite (Coenen 2009, 2011). Das gesunde Kind beantwortet diese veränderte Stellung des Rumpfes mit einer Einstellung des Kopfes in die Senkrechte, Augenachse und Mundachse sind horizontal. Ein schweres Kind kann man bei dieser Untersuchung auf dem Oberschenkel reiten lassen (Abb. 4.45).

Alle 3 Tests fallen pathologisch aus, wenn die Propriozeption der kraniozervikalen Region gestört ist, sei es durch einseitigen Muskelhypertonus, Dysfunktion der Wirbelgelenke oder – und das ist das Wahrscheinlichste – als Komplexstörung aller Komponenten. Die Tests fallen aber auch bei zerebralen Störungen pathologisch aus (Garten 2008, Garten 2011). Eine Übersicht über die Untersuchung der Kopfgelenke zeigt Abb. 4.46.

Erstmals beschrieb Kubis 1975 (persönliche Mitteilung) diese Möglichkeit der orientierenden Untersuchung. Das Fehlen der physiologischen Reaktionen lasse auf eine Funktionsstörung der Kopfgelenke schließen, so Kubis. In der Folgezeit wurde dieses Phänomen in einer Vielzahl von Untersuchungen bestätigt (Seifert 1975), und Erklärungsversuche folgten (Sacher 2009, Buchmann 1983). Demnach laufen die altersphysiologischen Halsstellreaktionen in Abhängigkeit vom propriozeptiven Input der Kopfgelenke ab oder werden von ihnen wesentlich beeinflusst. Diese allgemeinen Tests sind deshalb in der Praxis hervorragend geeignet, das Vorhandensein einer möglichen Funktionsstörung der Kopfgelenke übersichtsmäßig zu erkennen (Sacher 2008); sie sagen allerdings nichts über die genaue Lokalisation der Störung aus. Anschließend ist daher die gezielte segmentale Untersuchung erforderlich (Sacher 2008). Die Übersichtstests sind außerdem hervorragend geeignet für die Kontrolle des Behandlungserfolgs im Anschluss an eine Behandlung der Kopfgelenke.

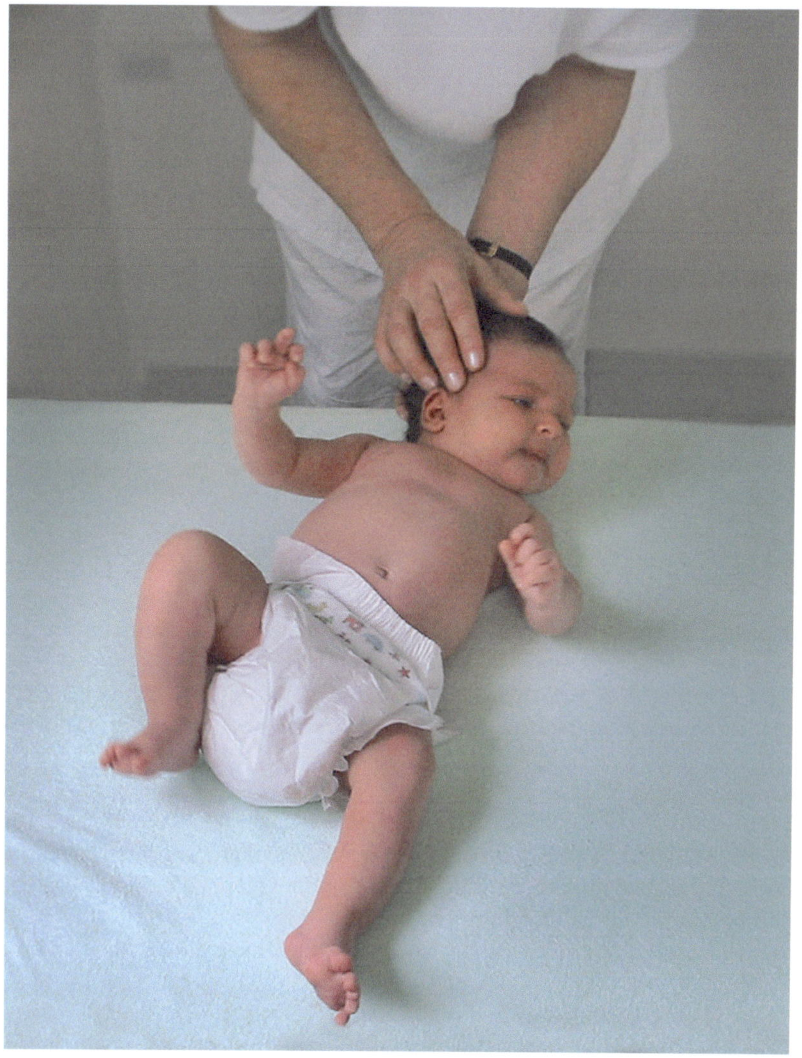

Abb. 4.43 Eine passiv ausgeführte Rotation des Kopfes löst die Seitneige des Rumpfes zur anderen Seite aus (normale Reaktion)

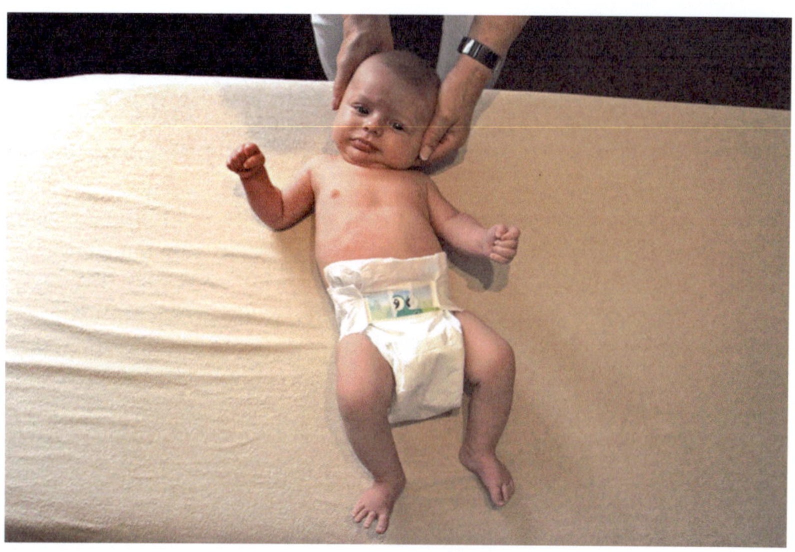

Abb. 4.44 Eine passiv ausgeführte Seitneige führt bei ungestörten Kopfgelenken zum Schwenken des Rumpfes zur gleichen Seite. (Aus Seifert und Buchmann 2013)

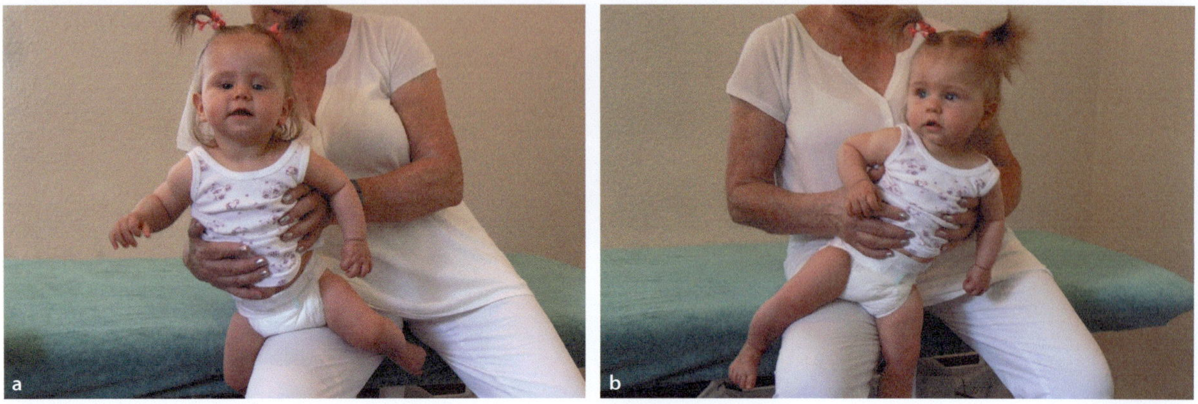

Abb. 4.45a,b Normale Seitkippreaktion im Alter von 8 Monaten. Bei der Durchführung dieser Reaktion hat sich bewährt, den Blick des Kindes in eine gerade Richtung zu lenken, zum Beispiel in Richtung der Mutter. (Aus Seifert und Buchmann 2013)

Der Kraniozervikalregion kommt beim Säugling eine zentrale Stellung zu. Die Kopfgelenke (Wirbelgelenkkapsel, autochthone Muskulatur mit hoher Spindeldichte, myofasziales Gewebe) sind bereits zu Beginn des Lebens eine wichtige Region der propriozeptiven Bahnung, die oft Ausgangspunkt von Bewegungsstörungen im Säuglingsalter sind. Eine möglichst genaue segmentale Untersuchung und Differenzierung der Störung sind daher von ausschlaggebender Bedeutung. Erst danach kann man gezielt behandeln.

Die kraniozervikale Region ist im Neugeborenenalter noch ungenügend differenziert, zum Beispiel ist der Okziputkondylenwinkel in frontaler Ebene flacher ausgebildet, dies wird von Sacher (2004) als physiologische Hypoplasie der Okziputkondylen bezeichnet. Diese formen sich erst im Laufe der Vertikalisierung weiter aus. Dennoch sind die Funktionsachsen bereits vorhanden, sodass bei genauer Segmenteinstellung und exakter Verriegelungstechnik eine segmentale Joint-play-Untersuchung und die entsprechende Behandlung möglich sind (Jirout 1970, 1990, Coenen 2009, 2011, Kortzfleisch 1993, Matyssek 2010, Sacher 2004, 2008, Seifert und Buchmann 2014).

Segmentale Untersuchung der Anteflexion O/C1

Die Untersuchung orientiert sich so genau wie möglich am paravertebralen Palpationsbefund sowie am segmentalen Gelenkspiel.

Ausgangsstellung des Patienten Baby in Rückenlage.

Ausgangsstellung des Untersuchers Der Untersucher sitzt am Kopfende.

Kontakt Eine Hand des Behandlers umfasst das Köpfchen des Kindes von dorsal, die Langfinger palpieren dabei den subokzipitalen Raum und stützen von kraniodorsal her den Atlasbogen ab. Die Langfinger der anderen führenden Hand liegen sanft auf der Stirn.

Ausführung Die auf der Stirn des Kindes liegende Hand führt den Kopf in die Anteflexion (Vornicken), die zweite Hand des Behandlers unter dem Hinterhaupt des Kindes in Höhe des Atlasbogens tastet die ankommende Bewegung. Dabei hilft dem Untersucher die räumliche Vorstellung, dass sich die Okziputkondylen auf dem Atlas nach dorsal bewegen. Die Bewegungsachse liegt in Atlashöhe (Abb. 4.47).

Bewertung Man empfindet im ungestörten Fall ein weiches Endgefühl, im gestörten Fall mit einiger Übung einen harten Anschlag („hartes Endgefühl"). Das Kind darf bei dieser Untersuchung keinesfalls am Nuckel saugen, da es dann infolge der Synergien der Hals-, Kau- und Saugmuskulatur zur vermehrten muskulären Anspannung und dadurch zu Fehlschlüssen käme.

Segmentale Untersuchung der Retroflexion O/C1

Ausgangsstellung des Patienten Baby in Rückenlage.

Ausgangsstellung des Untersuchers Der Untersucher sitzt am Kopfende.

Kontakt Eine Behandlerhand umfasst das Köpfchen des Kindes von dorsal her, die Langfinger palpieren den subokzipitalen Raum und stützen diesen von kraniodorsal her ab (auf Höhe des Atlasbogens). Die andere führende Hand liegt sanft auf der Stirn.

Ausführung Der Untersucher stellt jetzt die dorsal gelegene Hand mit den palpierenden Fingerbeeren leicht auf, sodass

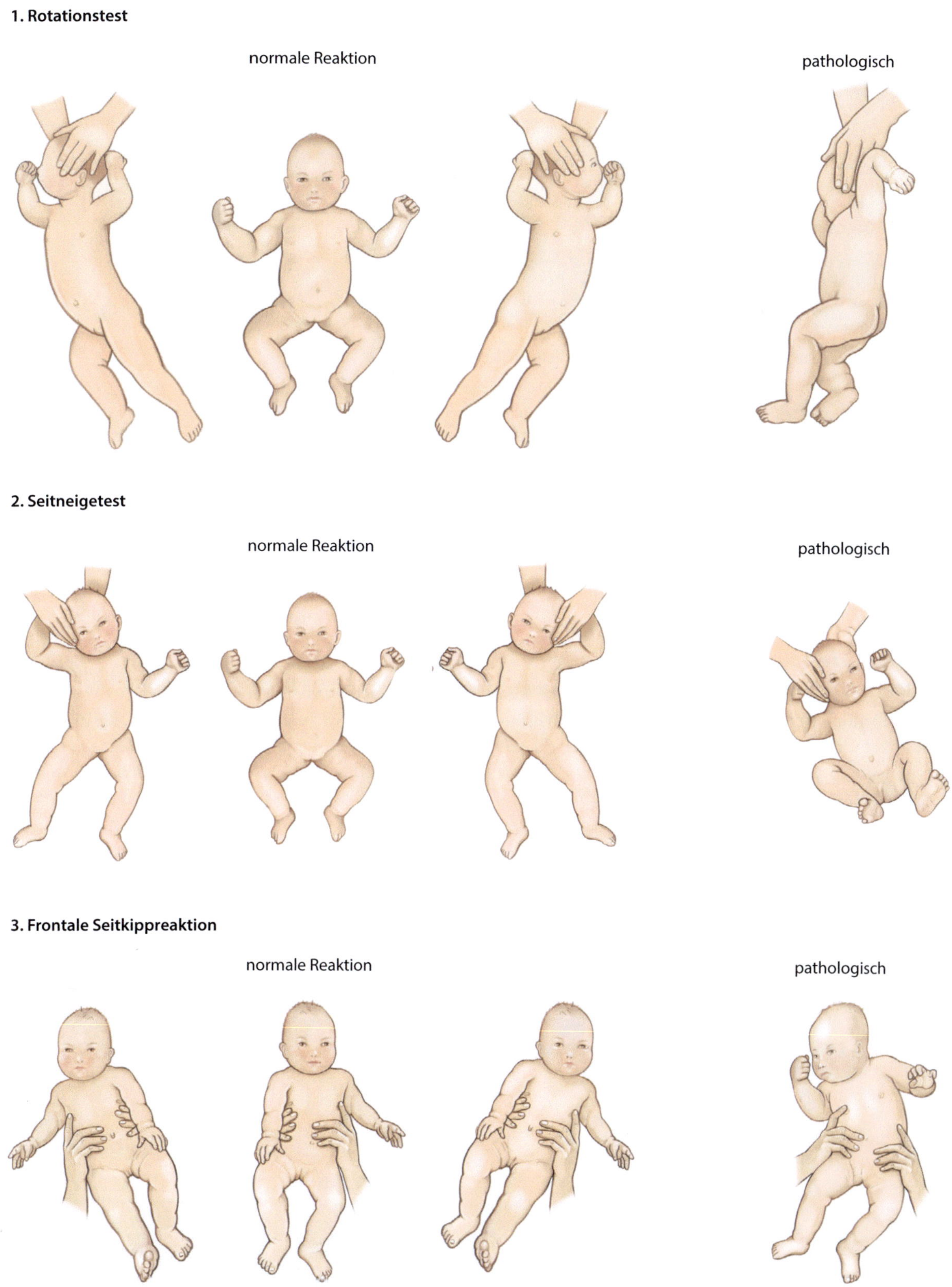

Abb. 4.46 Übersichtsuntersuchungen der Kopfgelenke

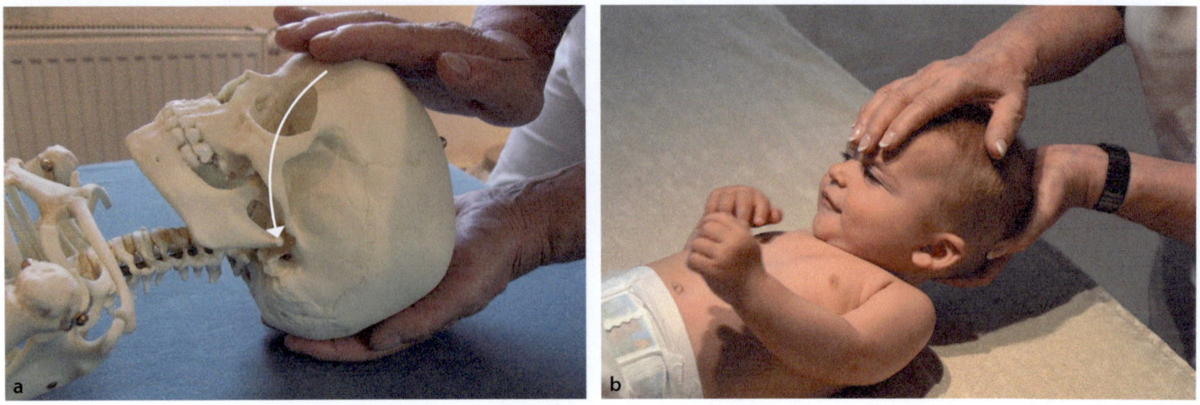

Abb. 4.47a,b Untersuchung der Anteflexion O/C1. (Aus Seifert und Buchmann 2013)

die ventral gelegene Hand den Kopf sanft in die Retroflexion führen kann, die Bewegungsachse liegt in Höhe des Atlas. Dem Untersucher hilft die Vorstellung, dass die Okziputkondylen auf dem Atlas nach ventral gleiten (Abb. 4.48).

Bewertung Die Diagnose ergibt sich nicht aus dem Bewegungsausschlag, sondern aus dem Federungsendgefühl.

Segmentale Untersuchung der Seitnickbewegung O/C1 in Rotationsstellung

Ausgangsstellung ist die Verriegelung der Halswirbelsegmente in Rotation, um die Mitbewegung der kaudal gelegenen Segmente zu verhindern. Das Ausmaß dieser Rotation ist individuell sehr unterschiedlich und wird vom Behandler so weit ausgeführt, wie er es als spannungsfrei empfindet. Wir beschreiben die Untersuchung des Seitnickens nach links mit Verriegelung der HWS in Rechtsrotation.

Ausgangsstellung des Patienten Baby in Rückenlage.

Ausgangsstellung des Untersuchers Der Untersucher sitzt am Kopfende.

Kontakt Für die Untersuchung des Linksseitnickens umfasst der Untersucher den Kopf des Babys mit beiden Händen und führt ihn sanft in die Rechtsrotation. Das Ausmaß der Rotation ist erreicht, wenn ein Widerstand gerade zu spüren ist. Die Rotation wird jetzt minimal bis zur Spannungsfreiheit zurückgeführt. Die rechte Hand bleibt unter der rechten Schläfe des Kindes liegen, die Fingerbeeren liegen in Höhe der O/C1-Achse, unterhalb der Okzipitalschuppe. Das Mastoid ist in diesem Alter kein sicherer Anhaltspunkt, da es sich erst mit der Vertikalisierung des Kindes formt. Die linke Hand des Untersuchers liegt auf der linken Schläfe des Kindes, die kaudal gerichteten Fingerbeeren erreichen die O/C1-Achse.

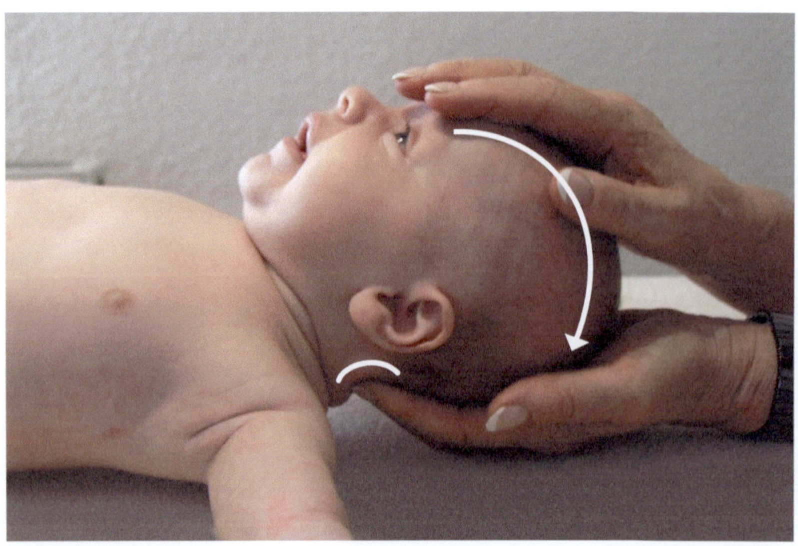

Abb. 4.48 Untersuchung der Retroflexion O/C1

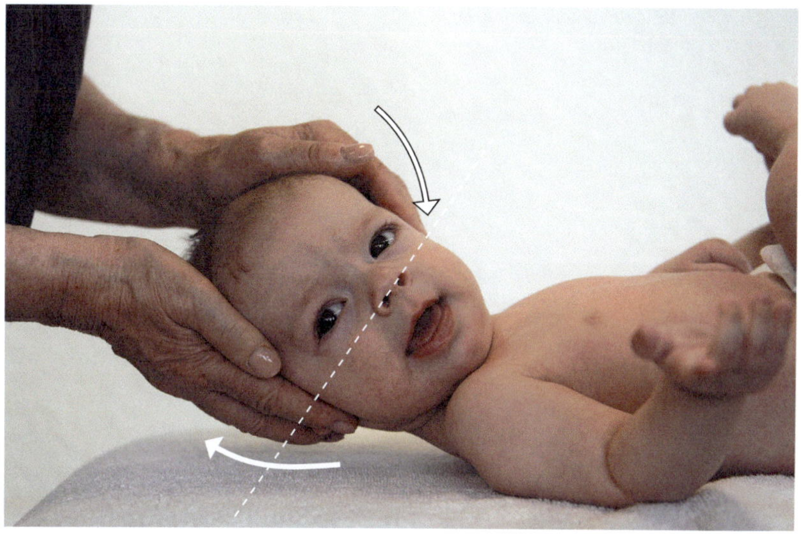

Abb. 4.49 Segmentale Untersuchung des Linksseitnickens O/C1 in Rechtsrotationsverriegelung

Ausführung Der Untersucher führt nun in dieser Einstellung die Seitnickbewegung nach links synchron mit beiden Händen durch, die Bewegungsachse genau beachtend. Bei dieser Bewegung zieht der Untersucher die rechte Hand minimal zu sich her, die linke Hand führt eine Seitnickbewegung in Linksrichtung durch, in die O/C1-Achse hinein (Abb. 4.49).

Bewertung Die Weichheit dieser Federung zeigt das ungestörte „joint play" an, das harte Endgefühl die Funktionsstörung des Linksseitnickens O/C1.

Das Rechtsseitnicken wird entsprechend in Linksrotation untersucht.

Segmentale Untersuchung der Seitneige C2 bis C7 in Ante- und Retroflexion

Eine segmentale Lateralverschiebung in Ante- und Retroflexion ist trotz der Kleinheit der anatomischen Verhältnisse ähnlich wie beim Erwachsenen möglich. Die Segmenteinstellung ist schwierig, der Untersucher muss mit sanften Fingerspitzen palpieren.

Ausgangsstellung des Patienten Baby in Rückenlage.

Ausgangsstellung des Untersuchers Der Untersucher sitzt am Kopfende.

Kontakt Er umfasst von dorsal den leicht angehobenen Kopf mit beiden supinierten Händen. Die Langfinger zeigen in kaudaler Richtung, beide Zeigefingerbeeren liegen palpierend weich seitlich am oberen Partnerwirbel in Höhe der Quer- und Gelenkfortsätze.

Ausführung In Anteflexion des Kopfes führen beide Zeigefinger eine Translationsbewegung in diesem Segment aus. Der Schub in die Linkstranslation entspricht der Untersuchung der Rechtsseitneige, der Schub in Richtung Rechtstranslation entspricht der Linksseitneige (Abb. 4.50). Das Gefühl der harten Endspannung zeigt die Funktionsstörung an. Die Tatsache, dass bei der Seitneigebewegung gleichzeitig die Wirbelkörper in Synkinese zur gleichen Seite rotieren (Lewit 1997), kann man beim Säugling kaum ertasten. Von kranial nach kaudal wird so Segment für Segment untersucht.

Bewertung Die Weichheit dieser Federung zeigt das ungestörte „joint play" an, das harte Endgefühl die Funktionsstörung. In manchen Fällen ist eine genaue Lokalisation und Benennung des Segments wegen der kleinen Verhältnisse nicht möglich. Aus diesem Grund ist es immer sinnvoll, vor der Behandlung noch einmal segmental zu untersuchen und aus der Untersuchungsposition heraus die Mobilisation zu starten.

Die gleiche Untersuchung wird in leichter Retroflexion des Kopfes durchgeführt (Abb. 4.51).

Untersuchung der Seitnickbewegung C1/C2

Diese Untersuchung entspricht der oben beschriebenen Untersuchung der Seitneige, nur ist die Lage der palpierenden Fingerbeeren in Höhe des Atlasbogens. Wegen der in diesem Alter besonders häufigen Befunde (Seifert 1975, 2010) wird die präzise Untersuchungshaltung im Folgenden gesondert beschrieben.

Ausgangsstellung des Patienten Baby in Rückenlage.

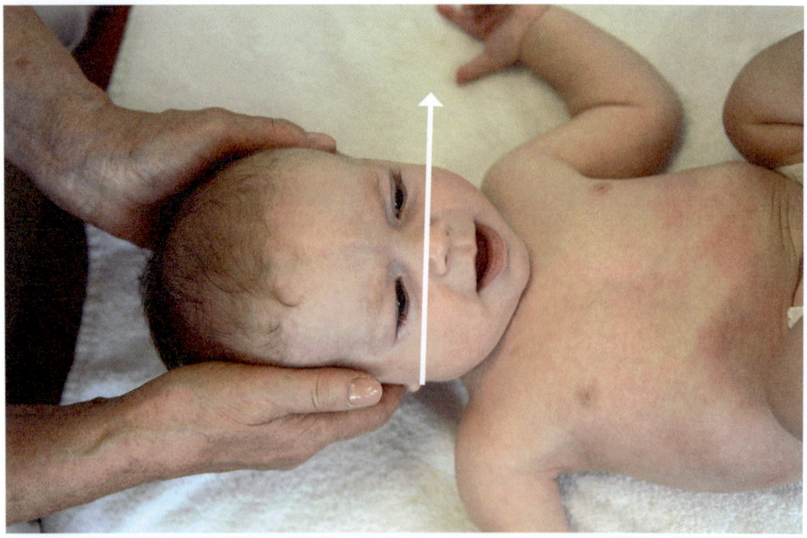

Abb. 4.50 Seitneigeuntersuchung der oberen HWS in Anteflexion

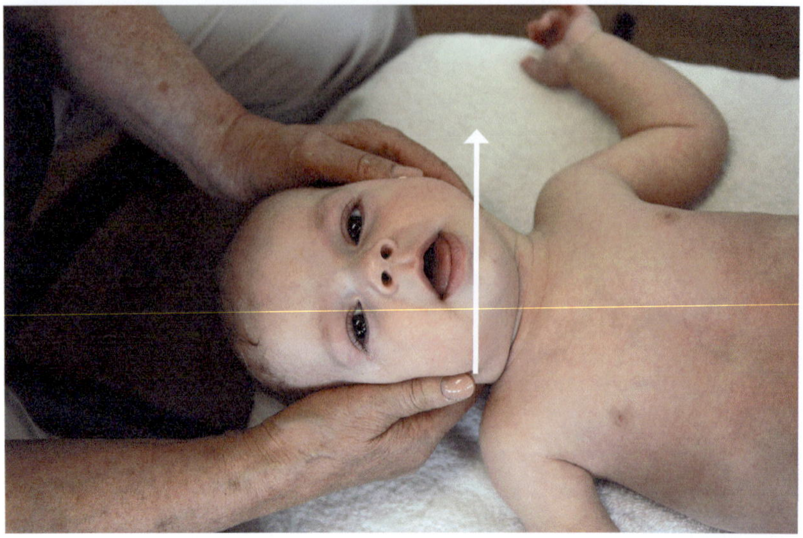

Abb. 4.51 Seitneigeuntersuchung der mittleren HWS in Retroflexion

Ausgangsstellung des Untersuchers Der Untersucher sitzt am Kopfende.

Kontakt Beide Hände umfassen den Kopf schalenförmig von der Unterlage her und seitlich unter leichter Anteflexion des Kopfes. Jede Rotation ist zu vermeiden. Beide Zeigefinger ertasten die Weichteile in Höhe der Atlasbögen. Man orientiere sich am palpablen Dorn und Querfortsatz von C2.

Ausführung Beide Zeigefinger führen das Segment in eine Translationsbewegung und ertasten dabei die Endspannung (Abb. 4.52).

Bewertung Die Weichheit dieser Federung zeigt das ungestörte „joint play" an, das harte Endgefühl die Funktionsstörung. Die harte Endspannung der Rechtstranslation entspricht der Funktionsstörung des Linksseitnickens, die harte Endspannung der Linkstranslation entspricht der Funktionsstörung des Rechtsseitnickens. Die Segmenteinstellung ist in diesem Segment besonders schwierig, der Untersucher verlässt sich auf das Spannungsgefühl am Ende der Bewegung.

Untersuchung des Hyoids auf Verschieblichkeit

Besonders bei Säuglingen mit Trinkschwäche und Schluckschwierigkeiten ist die Suche nach myofaszialen Spannungen der Halsfaszien und des Hyoids wichtig.

Ausgangsstellung des Patienten Baby in Rückenlage.

Abb. 4.52 Untersuchung der Seitnickbewegung C1/2

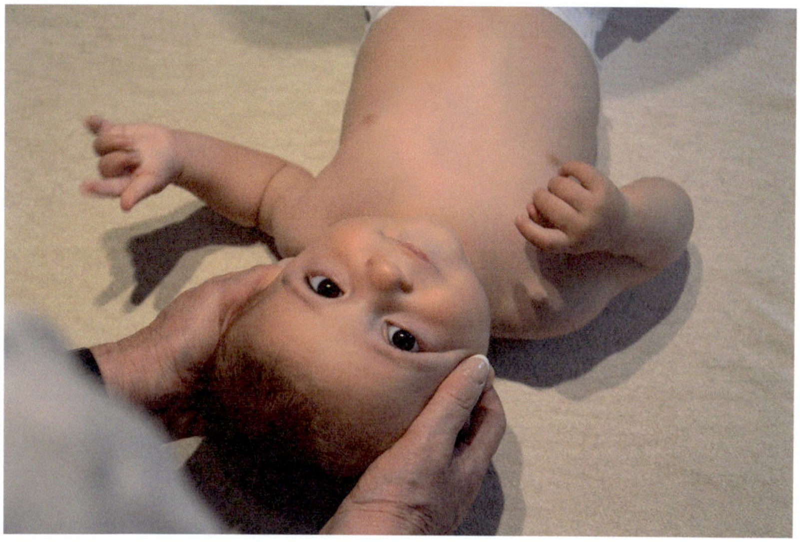

Ausgangsstellung des Untersuchers Der Untersucher sitzt seitlich am Kopfende.

Kontakt Er umfasst mit Daumen und Zeigefinger das Hyoid sehr sanft.

Ausführung Er ertastet Spannungsunterschiede durch leichte Verschiebeimpulse nach beiden Seiten sowie nach oben und unten, um so eine Zugrichtung zur Spannungsseite hin zu beurteilen (Abb. 4.53).

Bewertung Die Untersuchung ermöglicht eine Differenzierung zwischen Störungen der supra- und infrahyoidalen Muskulatur und der Faszien sowie deren Seitenlokalisation. Bei dorsaler Zugrichtung werden auch viszerale Auffälligkeiten (Lunge, Pleura, Mediastinum) erfasst.

4.2.6 Orientierende und gezielte Untersuchung des Thorax und der BWS

Untersuchung der Atemexkursion

In Rückenlage ist die Atemexkursion des Thorax gut zu beobachten:

- Wie symmetrisch ist die Atembewegung?
- Folgen alle Rippen gleichmäßig der Atembewegung oder bleiben einige Rippen in Ein- oder Ausatemstellung hängen? In diesem Fall registriert der Untersucher eine Restriktion der In- beziehungsweise der Exspiration.
- Lässt der Atemrhythmus auf eine innere Erkrankung schließen? Die weitere Differenzialdiagnostik ist in diesem Fall vorrangig.

Abb. 4.53 Palpation des Hyoids

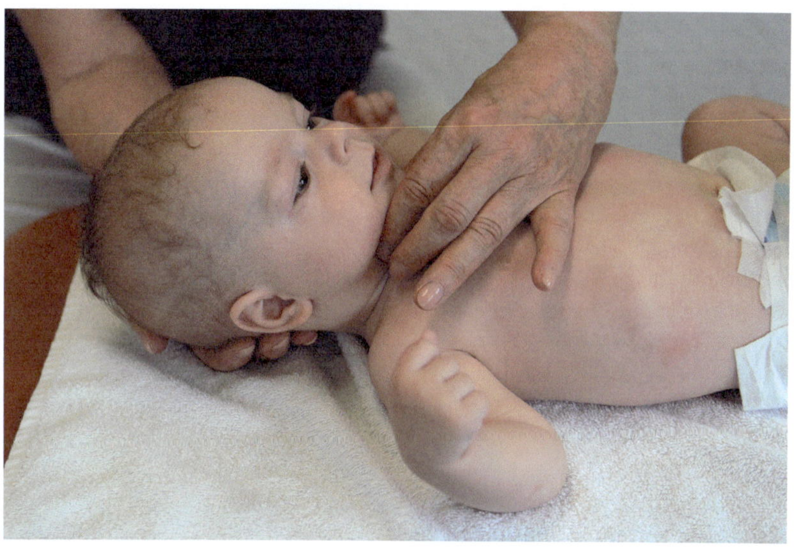

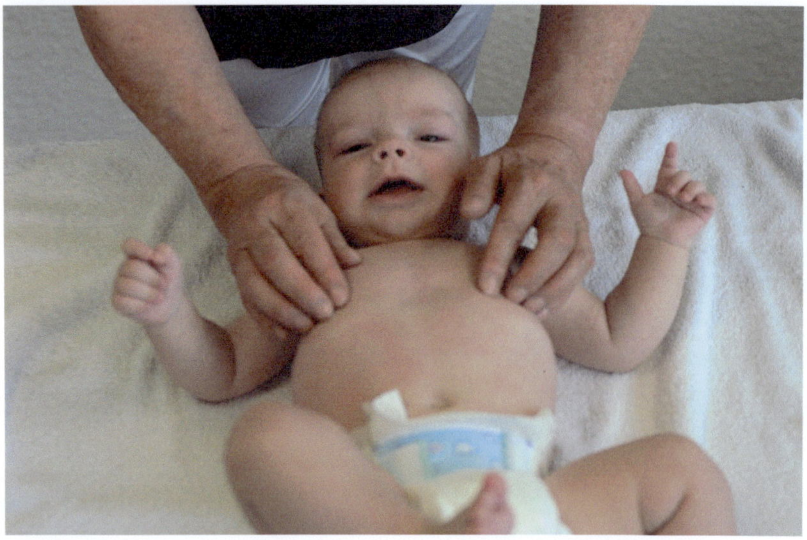

Abb. 4.54 Untersuchung der Atemexkursion

Ausgangsstellung Patient Baby in Rückenlage.

Ausgangsstellung des Untersuchers Der Untersucher sitzt oder steht am Kopfende.

Kontakt Die parallel auf den Rippen aufliegenden Daumen oder Fingerbeeren palpieren die Atemexkursion (Abb. 4.54).

Bewertung Nicht atemsynchron mitlaufende Rippen werden als funktionsgestört wahrgenommen (Restriktion der Ein- oder Ausatmung). Meist sind mehrere Rippen betroffen (Gruppendysfunktion).

Untersuchung der ersten Rippe

Die erste Rippe nimmt in ihrer Funktion eine Sonderstellung ein. Über myofasziale Verbindungen (oberflächliche, mittlere und tiefe Halsfaszien, Mm. scaleni) sind Funktionsstörungen der HWS oft mit solchen der ersten Rippe gekoppelt. Es ist daher unerlässlich, bei der Untersuchung des Thorax und der HWS diese Rippe gesondert zu untersuchen. Bei Atemstörungen des Neugeborenen nach oder während der Entbindung sind diese Funktionsstörungen häufig zu finden.

Ausgangsstellung des Patienten Baby in Rückenlage.

Ausgangsstellung des Untersuchers Der Untersucher sitzt am Kopfende.

Kontakt Die Fingerbeeren der Zeigefinger liegen beidseits in der Supraklavikulargrube des Kindes, etwa am Ansatz des M. scalenus anterior.

Ausführung Der Untersucher palpiert die Kranialbewegung der ersten Rippe bei der Einatmung und die Kaudalbewegung während der Ausatemphase (Abb. 4.55).

Bewertung Ein fehlendes und/oder seitendifferentes Mitbewegen während der Atmung bedeutet eine Einatem- oder Ausatemrestriktion, die zu behandeln ist (► Abschn. 4.3.2, „Rippenbehandlung“).

Segmentale Untersuchung der Retroflexion der BWS: Federungstest

Notwendig wird diese Untersuchung bei mangelnder Aufrichtung des Kindes in Bauchlage.

Ausgangsstellung des Patienten Baby in Bauchlage.

Ausgangsstellung des Untersuchers Der Untersucher sitzt oder steht seitlich.

Kontakt Der Behandler legt die Fingerbeeren des II. und III. Fingers der fußwärts gelegenen Hand paravertebral auf ein Segment des unteren Partnerwirbels in Höhe der darunterliegenden Querfortsätze, die Finger zeigen nach kranial. Die kopfwärts gelegene Hand liegt mit der Ulnarkante auf den palpierenden Fingerbeeren.

Ausführung Mit dem Schub über die ulnare Handkante üben die beiden Fingerbeeren eine Federungsbewegung in ventraler Richtung aus. Die Wirbelgelenke kommen dadurch in Divergenzstellung (Abb. 4.56).

Bewertung Sie ergibt sich aus dem Federungsendgefühl, hart oder weich.

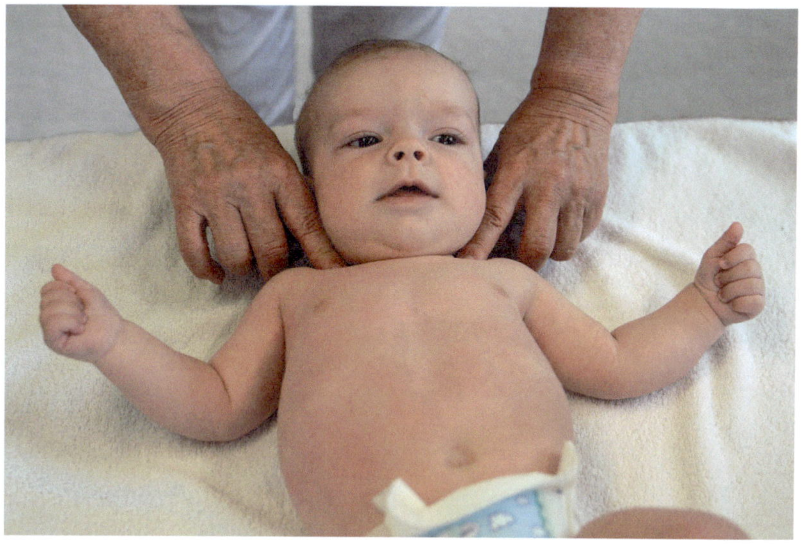

Abb. 4.55 Untersuchung der ersten Rippe beidseits. Während der Einatmung bewegt sich die Rippe nach kranial, während der Ausatmung nach kaudal

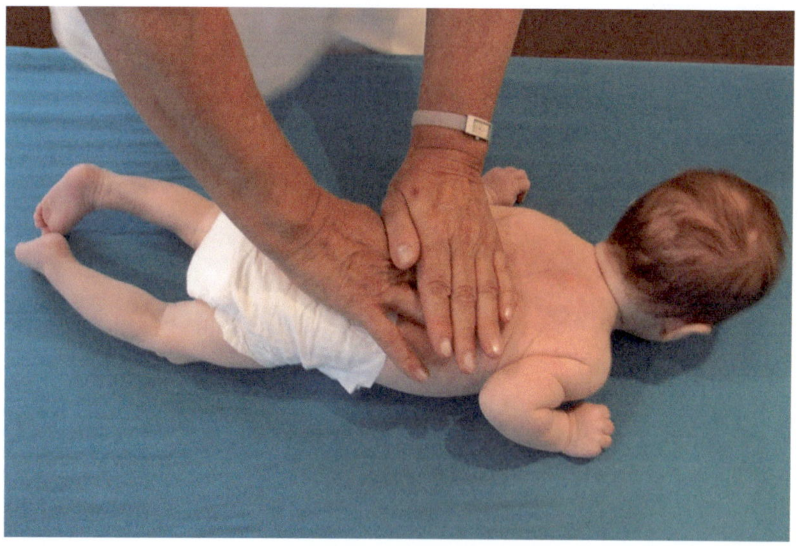

Abb. 4.56 Federungsuntersuchung der BWS

Segmentale Untersuchung der Rotation der BWS

Mangelnde Drehmöglichkeit des Kindes, ein- oder beidseitig, veranlasst den Untersucher, nach Rotationsstörungen im BWS- und LWS-Bereich zu suchen.

Ausgangsstellung des Patienten Das Baby wird mit beiden Händen in Seitenlage gehalten.

Ausgangsstellung des Untersuchers Der Untersucher sitzt oder steht vor dem Kind.

Kontakt Mit der kopfseitigen Hand wird der Thorax des Kindes mit der Daumen-Zeigefinger-Gabel umfasst. Mit der fußseitigen Hand wird das Becken breitflächig fixiert, sodass der II. Finger den Dornfortsatz des unteren Partnerwirbels von der Unterlage her umgreift.

Ausführung Der Untersucher führt nun den Thorax sanft in die Rotation vom Behandler weg, wobei die Zeigefingerspitze der kopfwärts gelegenen Hand von oben her den kranialen Partnerdorn vor sich her schiebt. Damit ist die Rotation gut dosierbar. Der Untersucher tastet, wie eine Zunahme der Rumpfrotation Segment für Segment, von kranial nach kaudal fortlaufend, an den kaudal palpierenden Fingern ankommt. Diese Untersuchung ist vom Segment Th5 bis S1 möglich (Abb. 4.57 und Abb. 4.58).

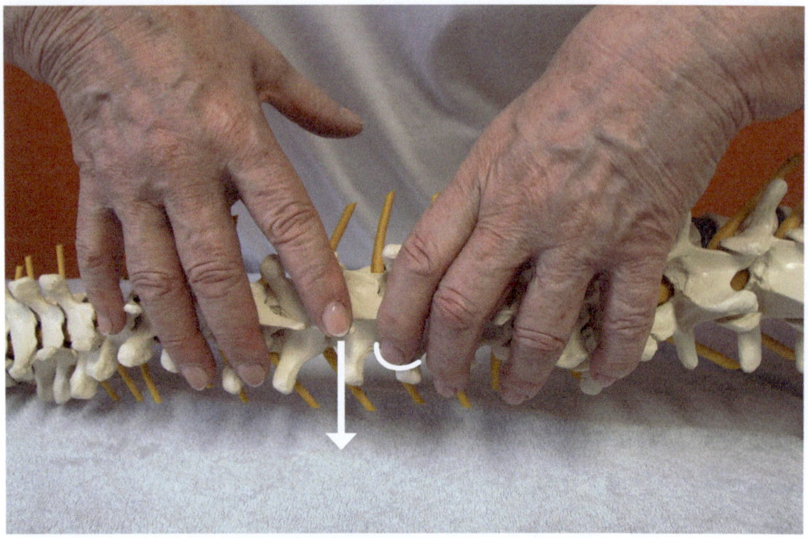

Abb. 4.57 Segmentale Rotationsuntersuchung der BWS und LWS am Skelett

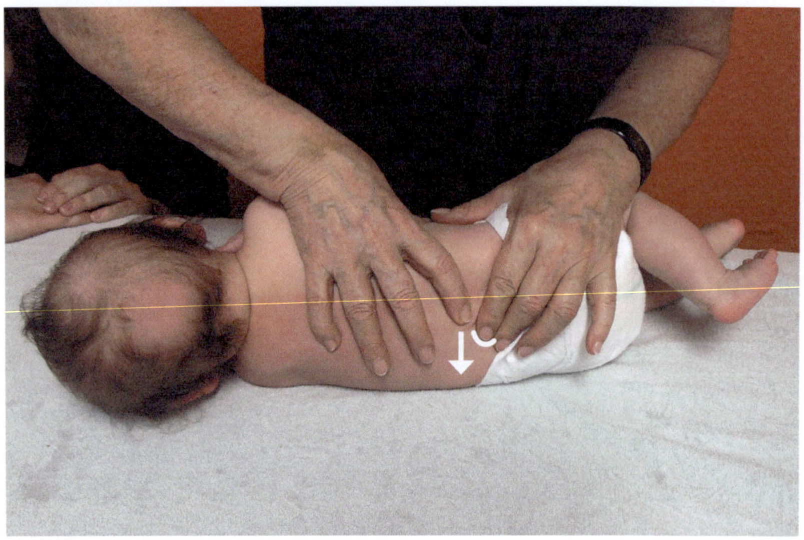

Abb. 4.58 Untersuchung der Rotation der BWS und LWS

Bewertung Im Fall einer Funktionsstörung läuft der Bewegungszuwachs über das Segment hinaus. Einige Übung und Erfahrung sind erforderlich.

Untersuchung des Diaphragma thoracis

Ausgangsstellung des Patienten Baby in Rückenlage.

Ausgangsstellung des Untersuchers Der Untersucher sitzt oder steht an der Seite des Kindes.

Kontakt Die Kontaktaufnahme zur dreidimensionalen Untersuchung erfolgt zunächst am seitlichen Thorax. Dazu nehmen beide Hände rechts und links breitflächig Kontakt über den unteren Rippen auf (Abb. 4.59). Zur Untersuchung ventral und dorsal des Thorax in Höhe des Xyphoids liegt die kopfseitige Hand quer unter dem thorakolumbalen Übergang, die fußseitige Hand liegt flach über dem epigastrischen Winkel (Abb. 4.60). Für die Untersuchung der oberen Thoraxapertur liegen die Hände analog ventral rechts und links in Höhe der Rippen 2–5. Die eine Hand liegt ventral, die andere dorsal in gleicher Höhe unter den Rippen (Abb. 4.41).

Ausführung Der Untersucher palpiert den Thorax auf tastbare Diaphragmaspannung und auf Ausmaß und Symmetrie der Atemexkursion. Letztere ist bei den schnellen und kurzen Atemzügen des Säuglings schwer zu ertasten.

Bewertung Spannungsgefühl und asymmetrische Atemexkursion sprechen für eine Diaphragmastörung und sind aus der Untersuchungsstellung heraus myofaszial zu behandeln.

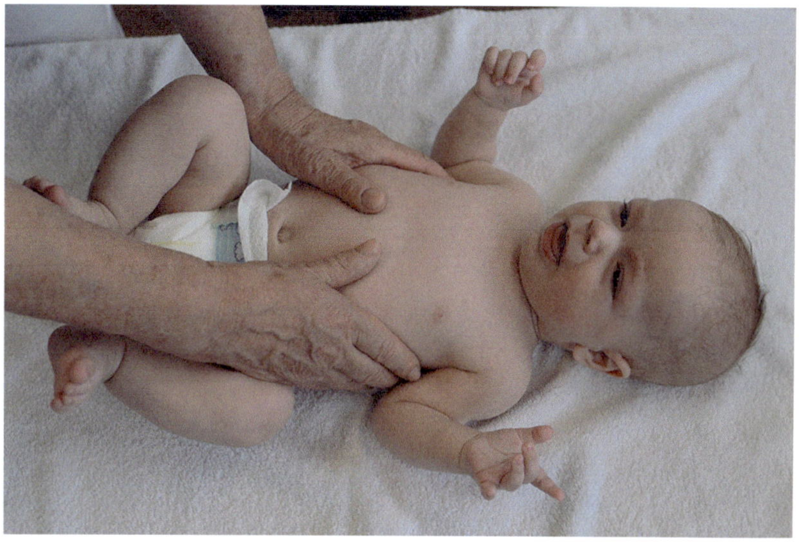

■ **Abb. 4.59** Untersuchung des Diaphragma thoracis

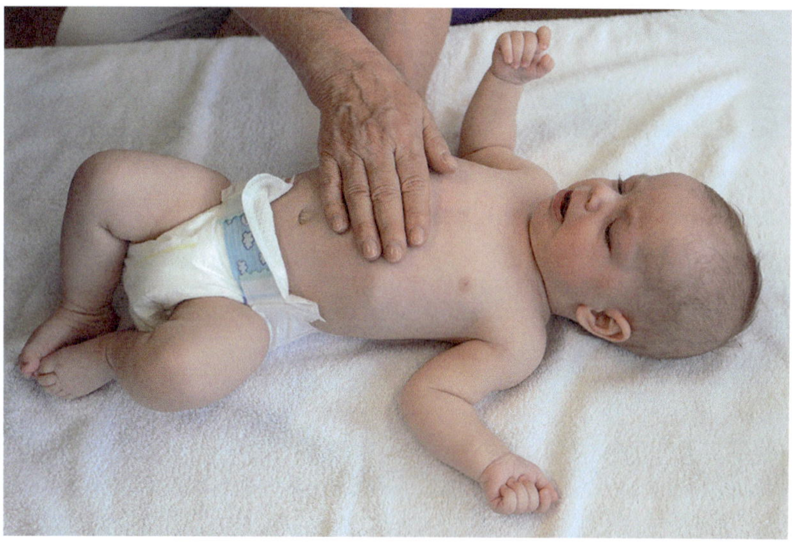

■ **Abb. 4.60** Untersuchung des Diaphragmas mit der Sandwichtechnik

Listening auf dem Sternum

Auf der Suche nach Funktionsstörungen im Thorax, besonders bei Kindern mit exzessivem Schreien und Atemstörungen, hilft diese Untersuchung weiter.

Ausgangsstellung des Patienten Baby in Rückenlage.

Ausgangsstellung des Untersuchers Der Untersucher sitzt oder steht seitlich.

Kontakt Der Untersucher legt die 4 Langfinger seiner fußwärts gelegenen Hand auf das Sternum, die Finger zeigen nach kranial (■ Abb. 4.61).

Ausführung Der Untersucher konzentriert sich auf das Zuggefühl unter den tastenden Fingern.

Bewertung Ein Zug nach lateral kann auf eine Restriktion der Lunge hinweisen. Möglich sind aber auch Störungen der Rippen und der Rippengelenke. Ein seitenbetonter Spannungszug nach dorsal links/rechts soll für eine mediastinale Ursache sprechen.

Aufsuchen eines „Schockpunktes"

Eine erbsengroße Einziehung ein Querfinger links neben dem Xyphoid wird als Schockzeichen beschrieben und als Spannungszustand des Diaphragmas gedeutet. So können zum Beispiel außergewöhnliche Geburtsverläufe wie Sturzgeburt, Sektioentbindung oder ein langer Entbindungsverlauf mit zeitweiligem Geburtsstillstand zu einem traumaartigen Schockzustand führen. Diese Kinder reagieren mit abnormem Schreiverhalten auf alle Irritationen (Liem et al.

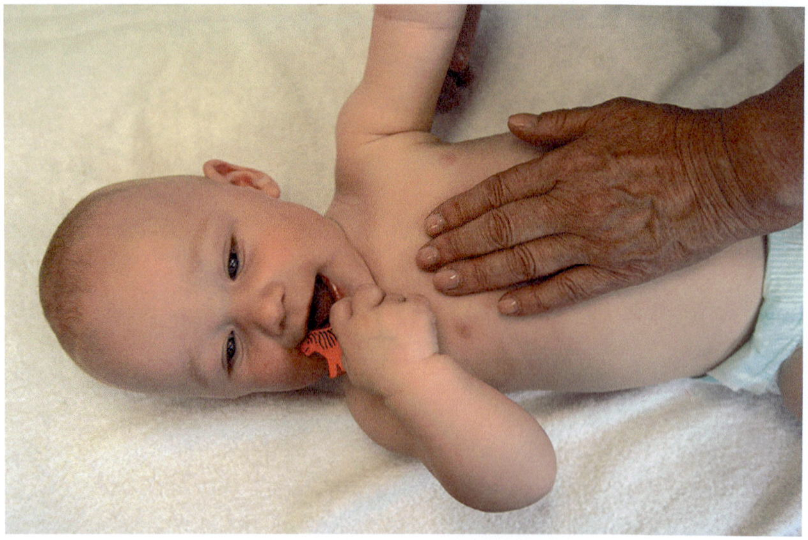

Abb. 4.61 Listening auf dem Sternum

2010). Der Befund veranlasst den Untersucher, den Irritationszustand bei der Behandlung zu berücksichtigen, das Zwerchfell zu untersuchen und zu behandeln. Die Autoren verfügen über keine eigenen Erfahrungen mit dem Vorhandensein dieses Schockpunktes bei Säuglingen.

4.2.7 Orientierende und gezielte Untersuchung des Abdomens

Entsprechend den anamnestischen Angaben der Eltern oder aus Spannungshinweisen der myofaszialen Übersichtsuntersuchung wird sich der Untersucher der Frage widmen, ob sich im Abdomen ein Hinweis auf eine intestinale Störung findet. Gegebenenfalls ist eine internistische Differenzialdiagnostik anzustreben. Der Untersucher beginnt mit dem abdominellen regionalen Listening.

Abdominelles regionales Listening

Ausgangsstellung des Patienten Baby in Rückenlage.

Ausgangsstellung des Untersuchers Der Untersucher sitzt oder steht seitlich.

Kontakt Der Untersucher legt seine Untersuchungshand mit flachen Fingerspitzen auf den Bauch des Kindes, die Fingerspitzen sind kopfwärts gerichtet. Die Finger üben keinen Druck aus, das Eigengewicht der Hand ist ausreichend. Er lässt sich vom Spannungsgefühl in Richtung Leber und Anheftungen, Magen und Anheftungen, Dünndarm und Anheftungen, Mediastinum und Pleura leiten (Abb. 4.62). Für das Listening im Unterbauch liegen die tastenden Finger etwas kaudaler: Ein Zug in Richtung Harnblase, Uterus, Ovar, Eileiter, Prostata wird wahrgenommen.

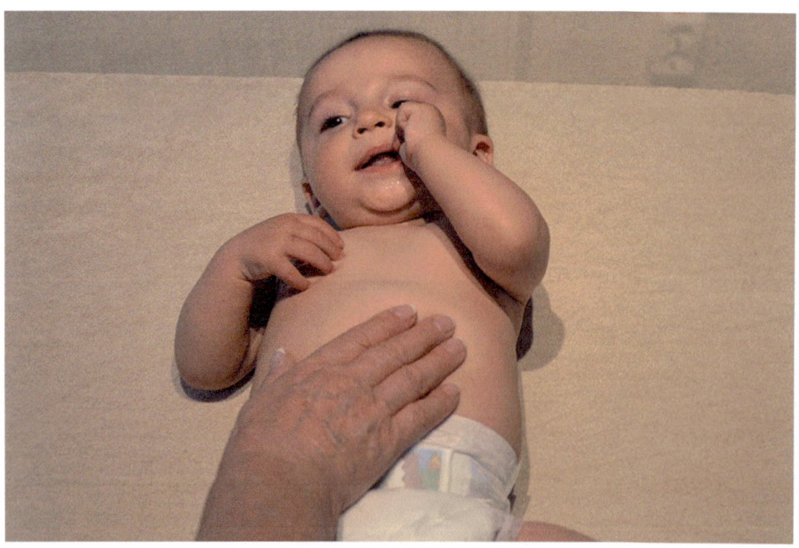

Abb. 4.62 Globale regionale Untersuchung des Abdomens

Wenn sich aus dieser Untersuchung Hinweise ergeben, widmet sich der Untersucher der Mobilitätsuntersuchung des betreffenden Organs: Er tastet die Verschieblichkeit der Bauchorgane untereinander, die Abhängigkeit von der Zwerchfellbewegung sowie die ligamentären Verbindungen zu den Nachbarorganen und zum Becken. Er untersucht weiter die Motilität, die Eigenbewegung der Organe. Wir beschränken uns im Folgenden beispielhaft auf einige wenige Techniken und verweisen auf die einschlägige Literatur (Barral und Mercier 1987, Barral 2002, Carreiro 2004, Coster und Pollaris 2007, Liem et al. 2010, Stone 1996).

Untersuchung des Magens

Ausgangsstellung des Patienten Baby in Rückenlage.

Ausgangsstellung des Untersuchers Er steht oder sitzt seitlich.

Kontakt Die Langfinger der Untersuchungshand liegen über dem Magen. Die Fingerspitzen sind kopfwärts gerichtet. Die Langfinger der anderen Hand greifen über die linken Rippen 7–9 und verschieben sie auf die Untersuchungshand zu, schaffen so mehr Raum für die Untersuchung (Abb. 4.63).

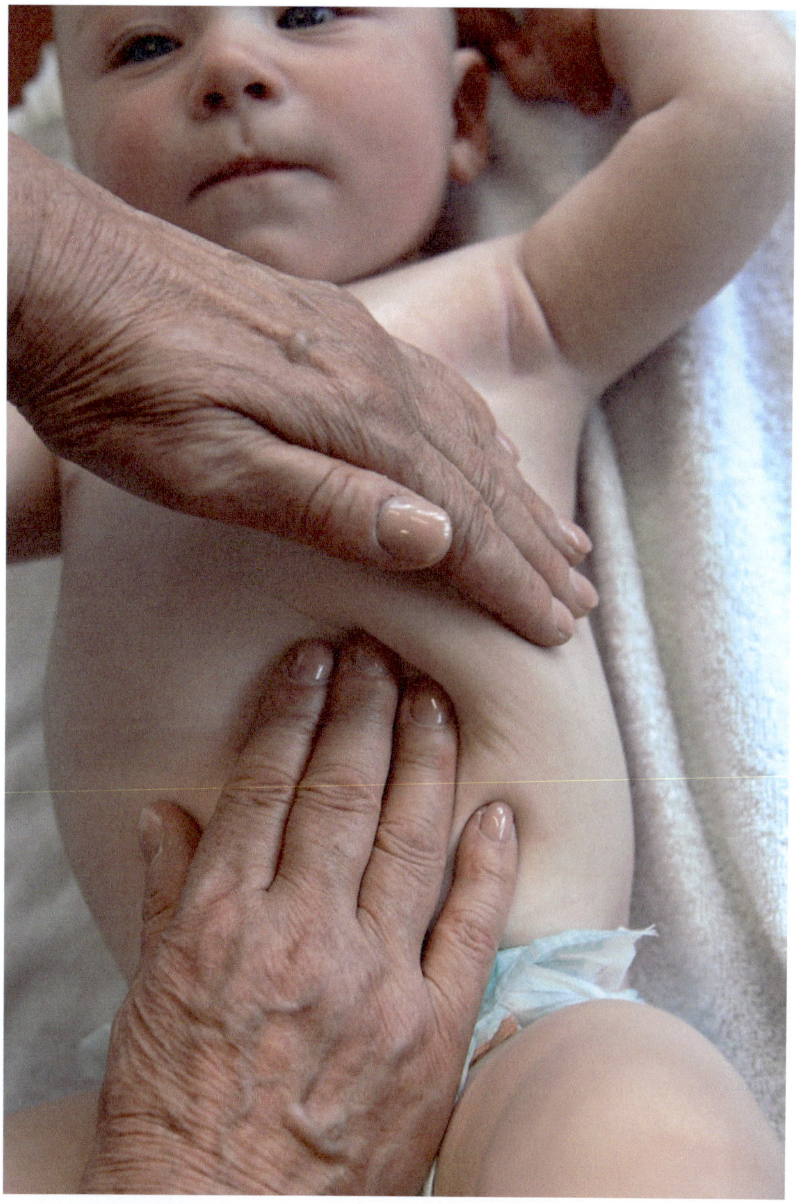

Abb. 4.63 Untersuchung des Magens

Ausführung Die Wahrnehmung konzentriert sich auf die palpierte Zugrichtung, anschließend auf die ligamentären Verbindungen des Magens in Richtung Zwerchfell (Lig. gastrophrenicum), Leber (Lig. hepatogastricum), Colon transversum (Lig. gastrocolicum) und Milz (Lig. gastrolienalis). Zur Untersuchung der Eigenbeweglichkeit des Magens im kraniosakralen Rhythmus wird auf die Fachliteratur verwiesen. Die Untersuchungsstellung ist Ausgangspunkt für eine fasziale Behandlung.

Differenzierendes Local Listening von Dünndarm und Dickdarm

Zur Orientierung darüber, welche Darmregion in eine Störung einbezogen ist, wird ein differenzierendes Local Listening der Motilitätsbewegung des Darms vorgenommen (Ärztevereinigung Manuelle Medizin 2011).

Ausgangsstellung des Patienten Baby in Rückenlage.

Ausgangsstellung des Untersuchers Der Untersucher steht oder sitzt seitlich.

Kontakt Der Untersucher legt die Langfinger der Untersuchungshand flach tastend auf die zu untersuchende Region. Zur Palpationswahrnehmung der Motilität visualisiert man zunächst eine Rotationsbewegung in der Frontalebene. Die Bewegung hat 2 Komponenten: Bewegung im Uhrzeigersinn und Bewegung entgegen dem Uhrzeigersinn. Die Bewegung im Uhrzeiger ist dominant. Bei Dominanz der Gegenbewegung ist eine Dysfunktion anzunehmen. Für eine Störung spricht auch ein „Anfangsimpuls", der immer in der gleichen Bewegungsrichtung erkannt wird, oder eine Differenz zwischen Wegstrecke und Zeitlänge beider Phasen (Ärztevereinigung Manuelle Medizin 2011). Mit einiger Erfahrung ist es möglich, auch beim Säugling den Sphincter Oddi zu untersuchen, die Spannungsverhältnisse im Verlauf des Duodenums, der duodenojejunalen Verbindung als auch der Mesenterialwurzel zu erspüren.

Untersuchung des Dickdarms

Diese und die folgenden Untersuchungen sind bei Obstipation, geblähtem Bauch und „Säuglingskoliken" erforderlich.

Ausgangsstellung des Patienten Baby in Rückenlage.

Ausgangsstellung des Untersuchers Der Untersucher sitzt am Kopfende.

Kontakt Er palpiert das Zäkum im rechten Unterbauch unterhalb der Verbindungslinie beider Spinae iliacae anteriores superiores. Beide Hände sind supiniert, der Untersucher umfasst mit der Kleinfingerseite seiner Hände das Zäkum von lateral-kaudal her.

Ausführung Spannungen und die Beweglichkeit in allen Richtungen werden wahrgenommen und ggf. behandelt.

In entsprechender Weise kann der Untersucher nun das Colon ascendens und Colon transversum untersuchen (◘ Abb. 4.64). Colon descendens und Sigma werden mit der linken Hand untersucht, die rechte Hand leistet den Hautvorschub (◘ Abb. 4.65). Die Langfinger palpieren von lateral, der Daumen von medial. Spannungen der ligamentären Aufhängungen kann man so erspüren und aus dieser Stellung heraus behandeln.

Untersuchung der Anheftungen der Harnblase

Ausgangsstellung des Patienten Baby in Rückenlage.

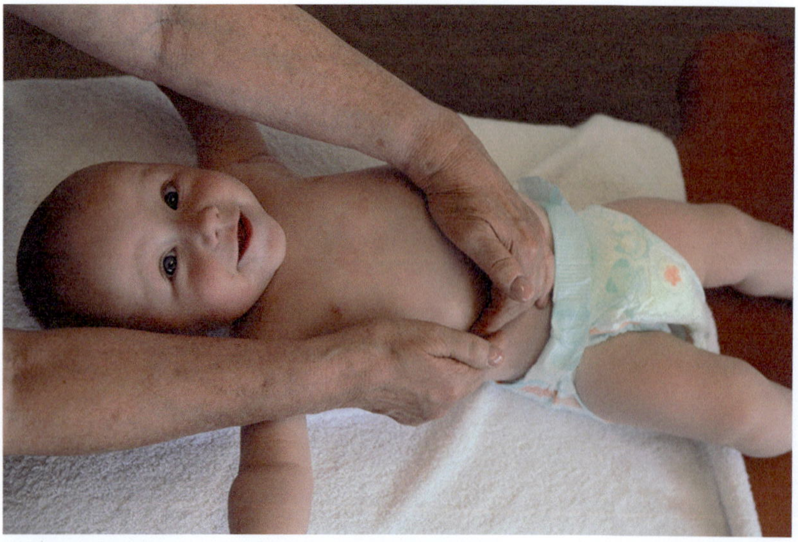

◘ **Abb. 4.64** Untersuchung der rechten Kolonflexur

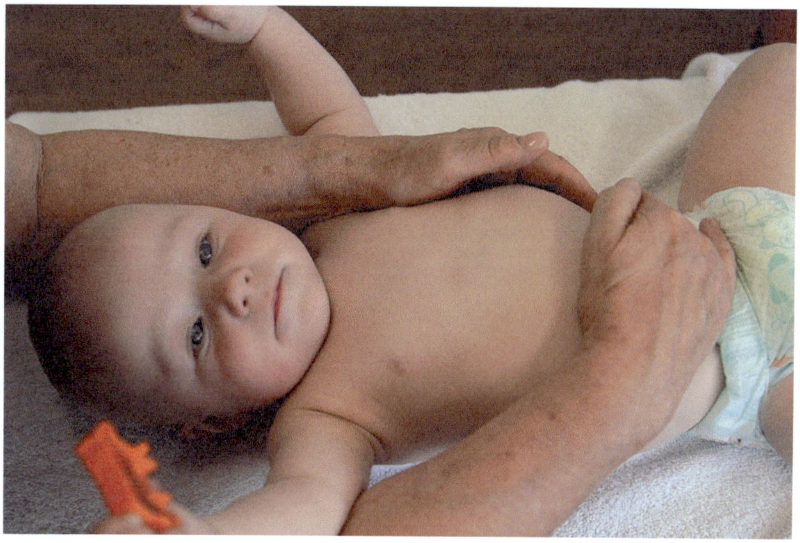

Abb. 4.65 Untersuchung des Sigmas von lateral

Ausgangsstellung des Untersuchers Er steht oder sitzt seitlich.

Kontakt Daumen und Zeigefinger der kranialen Hand umfassen hinter der Symphyse im weichen Zangengriff die Blase. Die kaudal gelegene Hand sorgt für den Hautvorschub, indem sie die Haut über der Symphyse von kaudal nach kranial verschiebt.

Ausführung Der Untersucher bewegt nun die Blase sanft nach dorsal, rechts und links und erspürt im ungestörten Fall ein weiches Nachgeben in allen Richtungen. Im Störungsfall spürt der Untersucher eine eingeschränkte Verschieblichkeit und Spannungserhöhung.

Untersuchung der paraumbilikalen Bänder

Spannungsstörungen im Nabelbereich bereiten dem Säugling manchmal Unwohlsein („Nabelkoliken").

Ausgangsstellung des Patienten Baby in Rückenlage.

Ausgangsstellung des Untersuchers Der Untersucher steht oder sitzt seitlich.

Kontakt Der Untersucher legt den Daumen der kranial gelegenen Hand quer auf den Nabel des Kindes. Der Daumen der kaudal gelegenen Hand liegt für die Untersuchung des Lig. umbilicale mediale (Urachus) quer über der Symphyse. Für die Untersuchung der seitlichen Leistenbänder liegt die kaudal gelegene Hand entsprechend auf der Mitte des rechten beziehungsweise linken Leistenbandes (Abb. 4.66 und Abb. 4.67).

Ausführung Eine divergierende Bewegung beider Kontakte überprüft die Spannung.

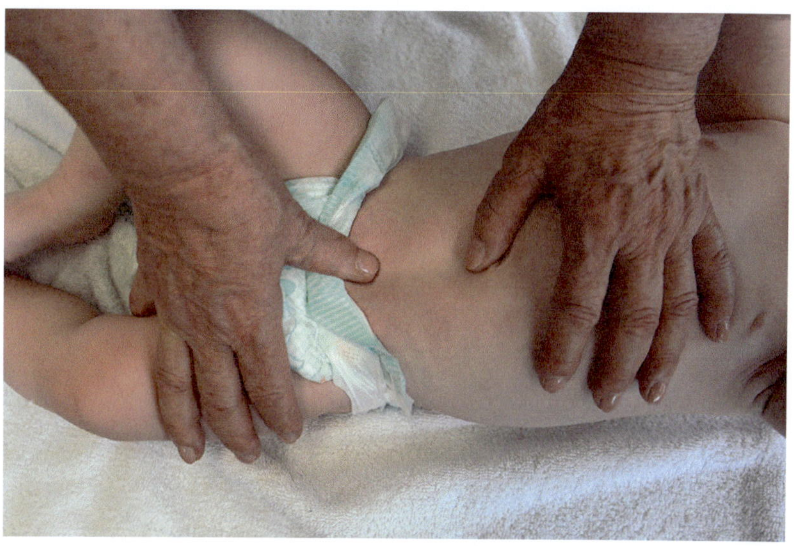

Abb. 4.66 Untersuchung des Lig. umbilicale mediale

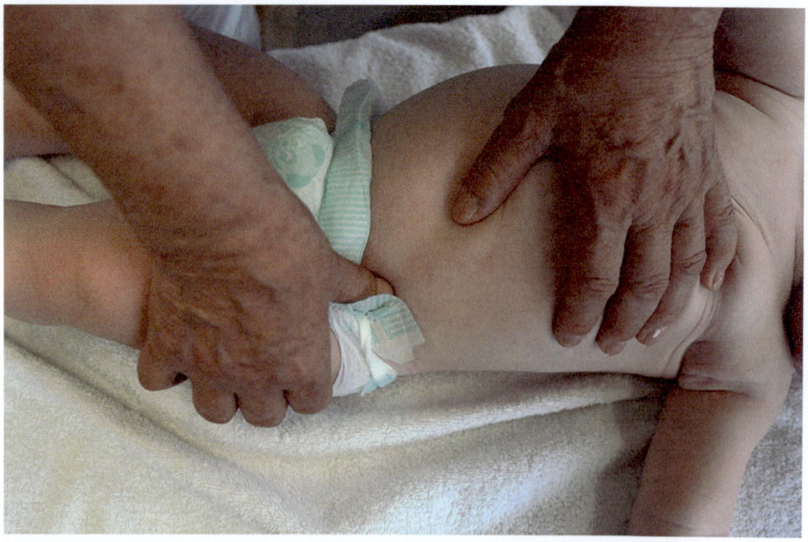

Abb. 4.67 Untersuchung des Lig. umbilicale sinistrum

4.2.8 Orientierende und gezielte Untersuchung des Beckens

Mit der Inspektion und Palpation der Beckenregion informiert sich der Untersucher über Asymmetrien im Beckenbereich. Asymmetrien der Inguinal- und Gesäßfalten verpflichten den Untersucher zur Untersuchung der Hüftgelenke inklusive Sonographie derselben. Sie verpflichten außerdem zur Untersuchung der Stellung der Spinae iliacae dorsales sowie der Spinae iliacae ventrales im Abstand zur ventralen und dorsalen Mittellinie, um die sogenannten Positionsveränderungen des Iliums zu erkennen. Diese kommen allerdings häufiger nach Beendigung des Säuglingsalters vor und werden daher in ► Kap. 5 beschrieben.

Untersuchung des Diaphragma pelvis

Global wird hier nach Spannungen gesucht, die auf eine Störung der knöchernen Strukturen des Beckens hinweisen, aber auch auf Störung der Beckenfaszien, der Beckenmuskulatur und der Bandaufhängungen von Blase, Uterus und Rektum.

Ausgangsstellung des Patienten Baby in Rückenlage.

Ausgangsstellung des Untersuchers Der Untersucher steht oder sitzt seitlich.

Kontakt Er legt seine fußseitige Hand flach unter das Sakrum, die kopfseitige Hand auf den Unterbauch in Höhe der Symphyse (Sandwichtechnik, Abb. 4.68).

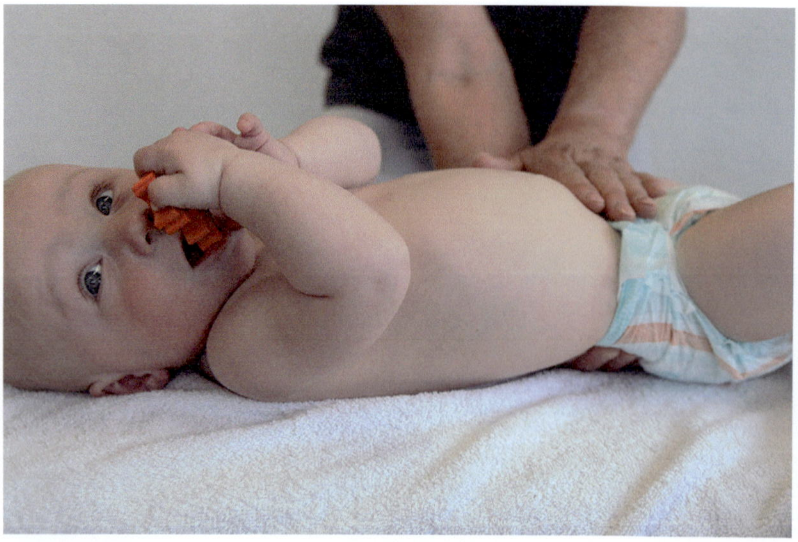

Abb. 4.68 Untersuchung des Diaphragma pelvis

Ausführung Der Untersucher induziert mit der oben gelegenen Hand eine kleine Druckwelle in Richtung dorsal gelegener Hand und versucht zu palpieren, ob Spannungen vorliegen. Diese Handhaltung ist dann auch Ausgangspunkt für ein anschließendes myofasziales Release.

Segmentale Untersuchung der Retroflexion der LWS: Federungstest

Notwendig wird diese Untersuchung bei mangelnder Aufrichtung des Kindes in Bauchlage.

Ausgangsstellung des Patienten Baby in Bauchlage.

Ausgangsstellung des Untersuchers Der Untersucher sitzt oder steht seitlich.

Kontakt Der Untersucher legt den II. und III. Finger der fußwärts gelegenen Hand paravertebral auf ein Segment des unteren Partnerwirbels in Höhe der darunterliegenden Querfortsätze, die Finger zeigen nach kranial. Die kopfwärts gelegene Hand liegt mit der Ulnarkante auf den palpierenden Fingerbeeren.

Ausführung Finger und Handkante üben synchron eine Federungsbewegung in ventraler Richtung aus. Die Wirbelgelenke kommen dadurch in Divergenzstellung.

Bewertung Die Diagnose ergibt sich aus dem Federungsendgefühl, hart oder weich (◘ Abb. 4.56).

Segmentale Untersuchung der Rotationsfähigkeit der LWS

Mangelnde Drehmöglichkeit des Kindes, ein- oder beidseitig, veranlasst den Untersucher, nach Funktionsstörungen im LWS- und BWS-Bereich zu suchen.

Ausgangsstellung des Patienten Das Baby wird mit beiden Händen in Seitenlage gehalten.

Ausgangsstellung des Untersuchers Er sitzt oder steht vor dem Kind.

Kontakt Mit der kopfseitigen Hand wird der Thorax des Kindes mit der Daumen-Zeigefinger-Gabel umfasst. Mit der fußseitigen Hand wird das Becken breitflächig fixiert, sodass der II. Finger den Dornfortsatz des unteren Partnerwirbels von der Unterlage her umgreift.

Ausführung Der Behandler führt nun den Thorax sanft in die Rotation vom Behandler weg, wobei seine Zeigefingerspitze von oben her den kranialen Partnerdorn vor sich her schiebt, damit ist die Rotation gut dosierbar, das Ankommen des oberen Dorns gut spürbar.

Bewertung Im Fall einer Funktionsstörung spürt der Untersucher keinen Rotationszuwachs, die Bewegung läuft über das Segment hinaus. Einige Übung und Erfahrung sind erforderlich (◘ Abb. 4.57 und ◘ Abb. 4.58).

Untersuchung des Os sacrum

Die Untersuchung des Os sacrum wird erforderlich bei Spannungshinweisen der myofaszialen Übersichtsuntersuchung sowie bei Auffälligkeiten bei der Hüftgelenk- und Sakroiliakalgelenkuntersuchung. Eine verminderte Beweglichkeit des Sakrums finden wir besonders bei Geburt aus Beckenendlage, bei Hüfterkrankungen, intestinalen Erkrankungen im Unterbauch oder auch bei Zustand nach Operationen im Genitalbereich.

Ausgangsstellung des Patienten Baby in Rückenlage.

Ausgangsstellung des Untersuchers Er steht oder sitzt seitlich an der Untersuchungsbank.

Kontakt Er legt seine fußseitige Hand zwischen den Beinen des Säuglings flach unter das Sakrum und verschiebt das Windelhöschen etwas nach kaudal. Seine Langfingergrundgelenke liegen unter der Sakrumspitze und dem Steißbein, die Fingerspitzen unter der Sakrumbasis. Die freie von kranial kommende Hand liegt ventral auf dem Becken und fixiert damit das Kind. Wenn die Größenverhältnisse es zulassen, liegt die ventral gelegene Hand so auf beiden Darmbeinkämmen, dass der Untersucher diese leicht zueinanderführen kann. Auf diese Weise wird der Beckenring entspannt und die Sakrumbeweglichkeit erleichtert (◘ Abb. 4.69).

Ausführung Der Untersucher führt eine mobilisierende Sakrumbewegung in Längs-, Quer- und Schrägachse aus und tastet, wie das Sakrum im ungestörten Fall dieser Bewegung ohne fühlbaren Widerstand folgt. Gegebenenfalls tastet er nun auch den kraniosakralen Rhythmus.

Federungsuntersuchung des Sakroiliakalgelenks in Rückenlage

Spannungshinweise im Becken, insbesondere bei allen Hüftstörungen, führen den Untersucher unweigerlich zur Untersuchung der Sakroiliakalgelenke. Hüft- und Sakroiliakalgelenke sind als funktionelle Einheit zu betrachten (Seifert 1996).

Ausgangsstellung des Patienten Baby in Rückenlage, quer auf der Untersuchungsbank.

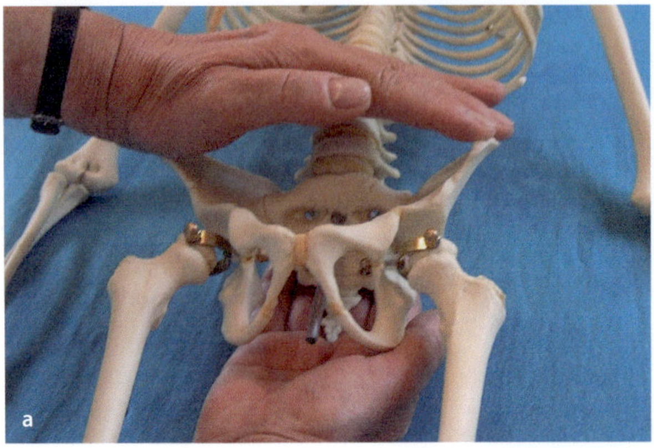

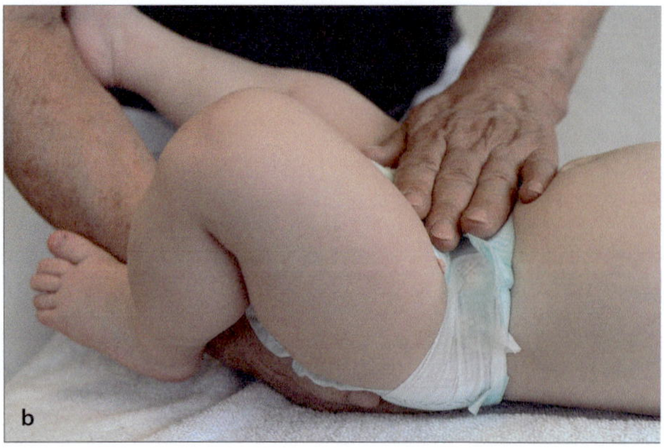

Abb. 4.69a,b Untersuchung des Sakrums am Skelett (**a**) und am Baby (**b**)

Ausgangsstellung des Untersuchers Er steht oder sitzt am Fußende des Kindes.

Kontakt Der Untersucher umfasst mit der kopfseitigen Hand das Becken von vorn, der Unterarm liegt fixierend auf dem Rumpf des Kindes, der palpierende Finger legt sich unter das zu untersuchende Sakroiliakalgelenk. Der Daumen der mobilisierenden fußseitigen Hand liegt ventral auf dem gleichseitigen Darmbeinkamm (Abb. 4.70 und Abb. 4.71).

Ausführung Der von ventral kommende Daumen übt eine Federungsbewegung in Richtung der dorsal unter dem Sakroiliakalgelenk gelegenen Fingerbeere aus.

Bewertung Der Untersucher tastet dorsal, wie sich diese Federungsbewegung im ungestörten Fall zwischen Ilium und Sakrum abspielt. Im Fall einer Funktionsstörung ist diese Bewegung starr bis in das Sakrum zu verfolgen.

Federungsuntersuchung des Sakroiliakalgelenks in Bauchlage

Ausgangsstellung des Patienten Baby in Bauchlage quer auf der Untersuchungsbank, die Beine hängen ab den Hüftgelenken von der Bankkante herab.

Ausgangsstellung des Untersuchers Er steht zu Füßen des Kindes und umfasst mit den Langfingern beider Hände die beiden Beckenkämme von ventral. Bei größeren und unruhigen Säuglingen kann der Untersucher die Beine des Kindes zwischen seinen Oberschenkeln fixieren.

Kontakt Er legt beide Daumenspitzen übereinander auf die proximale Seite des zu untersuchenden Sakroiliakalgelenks in Höhe des oberen Sakrumdrittels (Abb. 4.72).

Ausführung Beide Daumen üben einen sanften Federungsdruck in ventraler Richtung aus, was einer Nutationsbewegung der zu untersuchenden Sakrumseite entspricht.

Abb. 4.70 Federungsuntersuchung des linken Sakroiliakalgelenks in Rückenlage

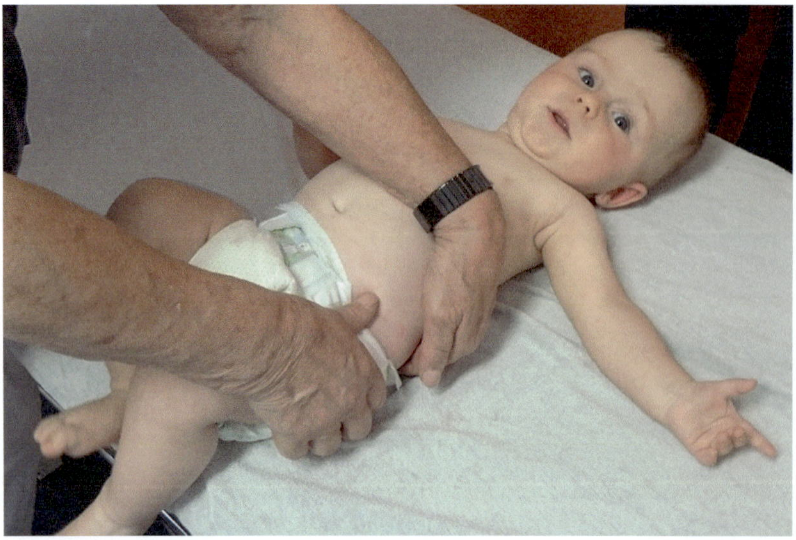

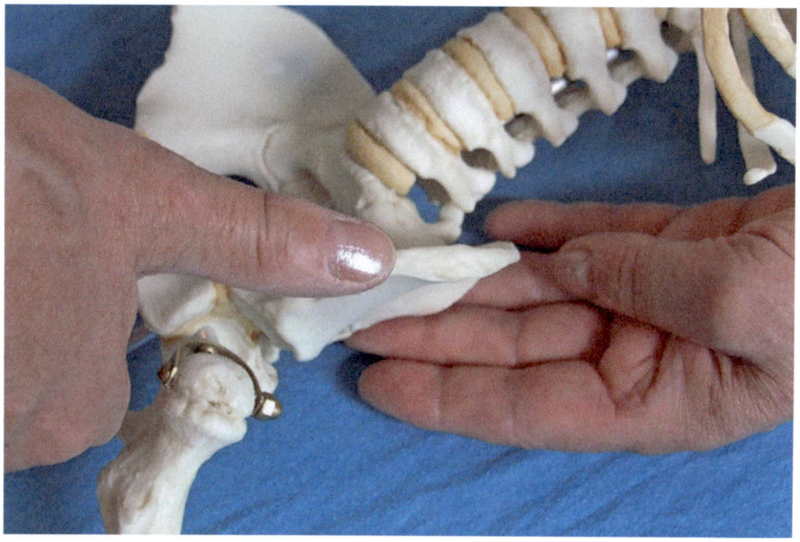

Abb. 4.71 Federungsuntersuchung des linken Sakroiliakalgelenks: Kontaktaufnahme am Skelett

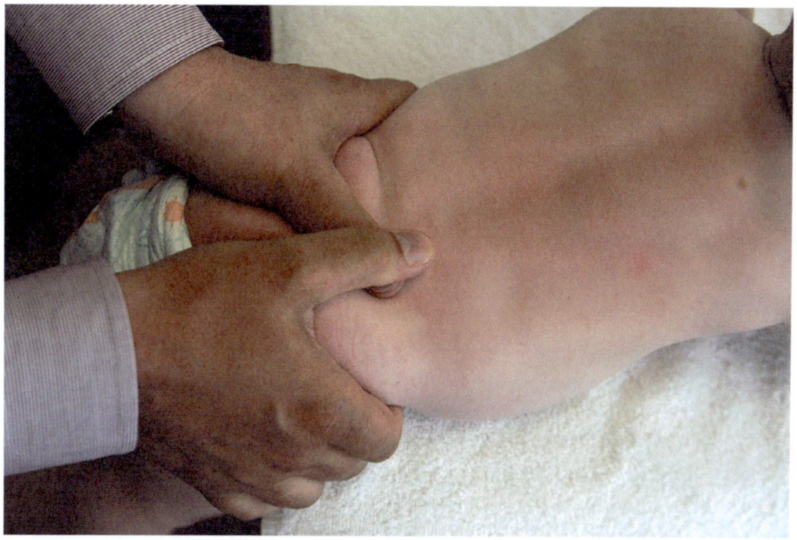

Abb. 4.72 Federungsuntersuchung des rechten Sakroiliakalgelenks in Bauchlage

Bewertung Ein weiches Rückschnellen der Kontaktflächen beim Nachlassen der Federungsbewegung ist im ungestörten Fall spürbar, ein hartes Endgefühl zeigt die Funktionsstörung an.

Federungsuntersuchung des Sakroiliakalgelenks im Kreuzgriff in Bauchlage

Analog der Untersuchung beim Erwachsenen nach Stoddard (Ärztevereinigung Manuelle Medizin 2011) liegen die Kontaktaufnahmepunkte medial des zu untersuchenden Sakroiliakalgelenks im unteren Drittel des Sakrums und lateral auf dem Ilium, neben der Spina iliaca posterior superior.

Ausgangsstellung des Patienten Baby in Bauchlage auf der Untersuchungsbank.

Ausgangsstellung des Untersuchers Er steht oder sitzt an der Seite des Kindes. Er kann auch aus der vorher geschilderten Untersuchungsstellung heraus zu Füßen des Kindes stehen.

Kontakt Der Daumen der kopfseitigen Hand wird auf den Kontaktpunkt des Sakrums (unteres Drittel) gelegt, der Daumen der fußseitigen Hand liegt im Kreuzgriff auf dem Kontaktpunkt des Iliums (Abb. 4.73).

Ausführung Beide Daumen üben eine federnde, leicht divergierende Bewegung in ventraler Richtung aus

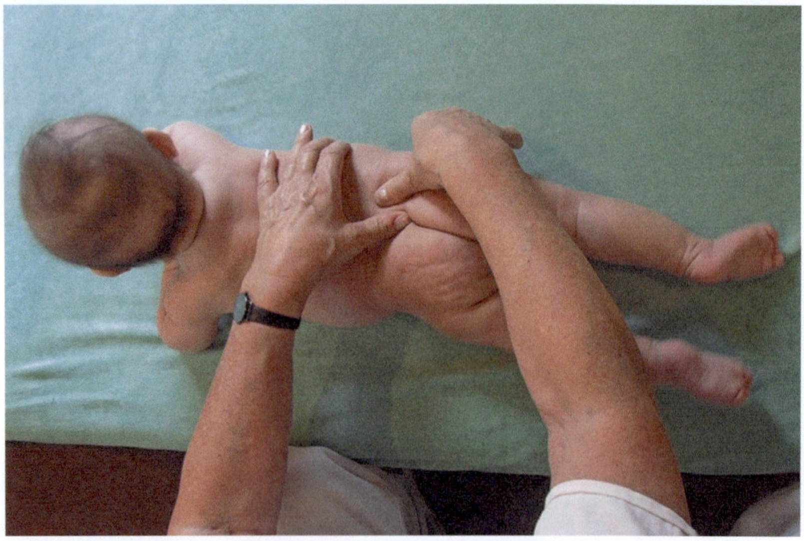

Abb. 4.73 Federungsuntersuchung des rechten Sakroiliakalgelenks in Bauchlage, Kreuzgriff

(Gegennutationsbewegung der Sakrumseite) und lassen federnd los: Man spürt den Reboundeffekt.

Bewertung Beide Gelenkpartner schnellen im ungestörten Fall zurück. Im Störungsfall fehlt diese Elastizität.

4.3 Technik der manuellen Behandlung im Säuglingsalter

Bei der Weichheit des kindlichen Gewebes und der seltenen Therapieresistenz – und auch aus Vorsichtsgründen – ist die mobilisierende Behandlung die Methode der Wahl. Eine Manipulationsbehandlung im Sinne der Impulsbehandlung stellt besonders in den Kopfgelenken die Ausnahme dar. Im Regelfall ist die Barriere als hartes Endgefühl so gut zu tasten, dass ein Verharren der Hände an der Barriere ein müheloses Release erzielt. Alle mobilisierenden Behandlungen geschehen aus der Untersuchungsstellung heraus, sodass es bei der Beschreibung der Techniken zu Wiederholungen kommt. Der Einfachheit halber sprechen wir wiederum vom Behandler und verzichten auf die Betonung, dass es sich selbstverständlich auch um eine Behandlerin handeln kann.

4.3.1 Behandlung der HWS (Okziput bis zervikothorakaler Übergang)

In Abänderung der sonst üblichen Regel, in der Reihenfolge Gelenk – Muskulatur – Faszien zu behandeln, hat es sich bei der Säuglingsbehandlung bewährt, mit der subokzipitalen myofaszialen Relaxation zu beginnen, wenn sich die Nackenregion wie so oft als besonders berührungsempfindlich darstellt. Dies äußert sich durch Geschrei des Kindes während der Palpation, Säuglinge ab dem 5. Lebensmonat versuchen, die Hände des Untersuchers abzuwehren.

Subokzipitale Releasebehandlung

Ausgangsstellung des Patienten Baby in Rückenlage.

Ausgangsstellung des Behandlers Er sitzt am Kopfende.

Kontakt Beide Hände umfassen das Köpfchen des Kindes von dorsal, die Langfingerbeeren palpieren den subokzipitalen Raum im Sinne der Schichtpalpation nach Greenman (1998). Der Behandler palpiert die einzelnen Schichten dieser Region und verweilt in der Etage, in der er eine Spannung palpiert.

Ausführung Die Fingerbeeren der Langfinger behandeln die Faszie, indem sie die Spannungsrichtung durch Divergieren der Finger einstellen. Sie verweilen an der Barriere, bis sich das Gefühl der Entspannung einstellt (direkte Behandlungsrichtung). Eine weitere Spannungsrichtung wird aufgesucht und in gleicher Weise behandelt, danach die nächst tiefere Schicht aufgesucht und in gleicher Weise verfahren bis zum Eintritt der Entspannung. Eine andere Möglichkeit ist die indirekte Behandlung, bei welcher der Behandler seine palpierenden Fingerspitzen aus der Spannungsrichtung herausführt und in Richtung „ease" das Gefühl des Unwinding abwartet. Das Unwinding ist in diesem Bereich besonders gut als Eigenbewegung des Gewebes zu spüren und vorstellbar als Reorganisationsvorgang des Bindegewebes.

Effekt Entspannung der myofaszialen Gewebe. Oftmals ändert sich im Moment der Entspannung die Verhaltensweise des Kindes, die Atmung wird ruhiger, auch ein

Aufseufzen ist hörbar. Die folgende segmentale Behandlung wird erleichtert (Abb. 4.40).

Behandlung von O/C1, Distraktion

Ausgangsstellung des Patienten Baby in Rückenlage.

Ausgangsstellung des Behandlers Der Behandler sitzt am Kopfende.

Kontakt Er umfasst von kranial-seitlich her das Köpfchen des Kindes mit beiden schalenförmig angelegten Händen. Die Langfinger erreichen die Höhe des Okziputrands. Die Beeren der beiden III. Finger liegen am Okzipitalrand, die Beeren der beiden II. Finger kaudal davon in Höhe des Atlasbogens.

Ausführung Der Behandler führt die über dem Atlasbogen liegenden II. Finger nach kaudal, wobei eine spreizende Bewegung zwischen den II. und III. Fingern entsteht (Abb. 4.74).

Effekt Der Behandler wartet in dieser Stellung den Releaseeffekt, die Spannungsverminderung, ab.

Behandlung der gestörten Anteflexion O/C1

Die Einstellung zur segmentalen Untersuchung ist der Ausgangspunkt für die Behandlung.

Ausgangsstellung des Patienten Baby in Rückenlage. Das Kind sollte keinen Nuckel zur Beruhigung erhalten, um eine unnötige muskuläre oromandibuläre Anspannung zu vermeiden.

Ausgangsstellung des Behandlers Er sitzt am Kopfende.

Kontakt Die linke Hand umfasst das Köpfchen des Kindes von dorsal, die Langfinger palpieren den subokzipitalen Raum und stützen von kraniodorsal her den Atlasbogen ab. Die Langfinger der rechten führenden Hand liegen sanft auf der Stirn (Abb. 4.75, S. 70).

Ausführung Die auf der Stirn des Kindes liegende Hand führt den Kopf in die Anteflexion (Vornicken), die andere Hand des Behandlers ertastet unter dem Hinterhaupt des Kindes in Höhe des Atlasbogens die ankommende Bewegung. Bei dieser Vornickbewegung bewegen sich die Okziputkondylen auf dem Atlas nach dorsal. Die Bewegungsachse liegt in Atlashöhe. Aus dieser Untersuchungshaltung heraus verharrt der Behandler an der Barriere und wartet das Gefühl der Entspannung ab. Der Behandler kann die Untersuchungsbewegung auch 2- bis 3-mal repetitiv durchführen. Mit dem Gefühl des Release ist die Behandlung beendet.

Effekt Das Vornicken des Kopfes ist spannungsfrei möglich.

Behandlung der gestörten Retroflexion O/C1

Die Einstellung zur segmentalen Untersuchung ist der Ausgangspunkt für die Behandlung.

Ausgangsstellung des Patienten Baby in Rückenlage.

Ausgangsstellung des Behandlers Der Behandler sitzt am Kopfende.

Kontakt Die linke Hand umfasst das Köpfchen des Kindes von dorsal, die Langfinger palpieren den subokzipitalen Raum und stützen von kraniodorsal den Atlasbogens ab.

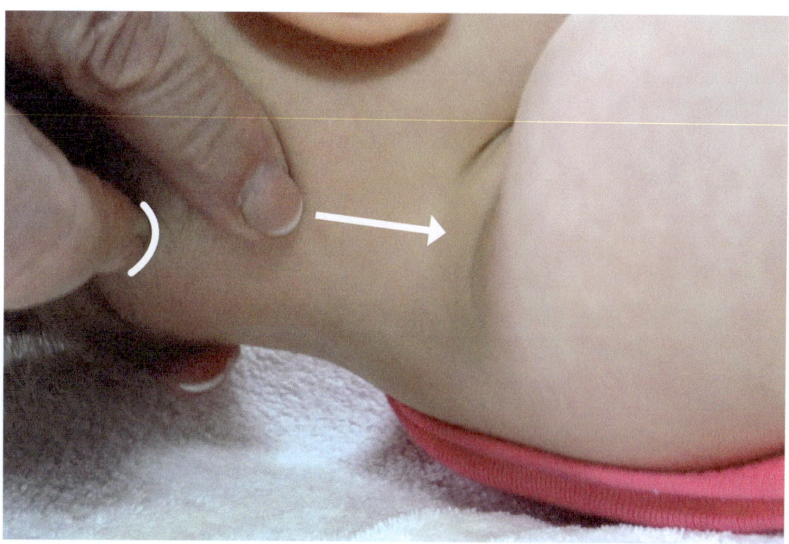

Abb. 4.74 Behandlung von O/C1. Die Distraktion wird aus der Untersuchungshaltung (siehe subokzipitale Palpation, Abb. 4.40) durchgeführt. Der II. Finger führt mit einer spreizenden Bewegung die Weichteile über dem Atlas nach kaudal, der III. Finger liegt am Okzipitalrand

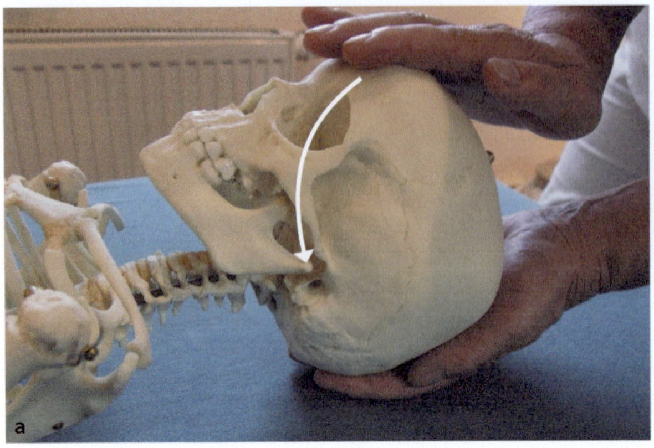

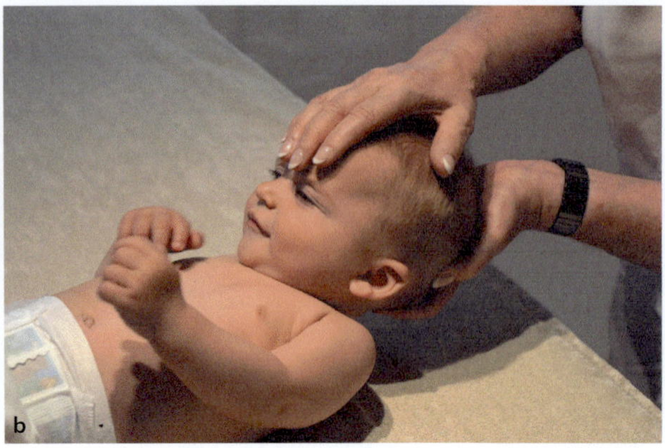

Abb. 4.75a,b Untersuchung und Behandlung der Anteflexion O/C1. (Aus Seifert und Buchmann 2013)

Die rechte führende Hand liegt mit den Langfingern sanft auf der Stirn.

Ausführung Der Behandler stellt jetzt die palpierenden Fingerbeeren der dorsal gelegenen Hand leicht auf, sodass die ventral gelegene Hand den Kopf sanft in die Retroflexion führen kann, die Bewegungsachse liegt in Höhe des Atlas (Abb. 4.76). Aus dieser Untersuchungshaltung heraus verharrt der Behandler in der gefühlten Barriere und wartet das Release ab. Eine Manipulation mit Impuls ist meist nicht erforderlich. Alternativ kann der Behandler die Untersuchungsbewegung 2- bis 3-mal repetitiv wiederholen, auch hier kommt es im Erfolgsfall zum weichen Endgefühl.

Effekt Die Rückneige des Kopfes ist spannungsfrei möglich.

Behandlung des gestörten Seitnickens O/C1

Wir beschreiben die Behandlung des Linksseitnickens. Die Einstellung zur segmentalen Untersuchung ist der Ausgangspunkt für die Behandlung.

Ausgangsstellung des Patienten Baby in Rückenlage.

Ausgangsstellung des Behandlers Der Behandler sitzt am Kopfende.

Kontakt Wie bei der Untersuchung umfasst der Behandler den Kopf des Babys mit der rechten Hand und führt ihn sanft in die Rechtsrotation. Das Ausmaß der erforderlichen Rotation ist erreicht, wenn ein Widerstand gerade zu spüren ist. Der Kopf wird jetzt minimal bis zur Spannungsfreiheit zurückgeführt. Der Untersucher legt nun seine rechte Hand breitflächig unter die rechte Schläfe des

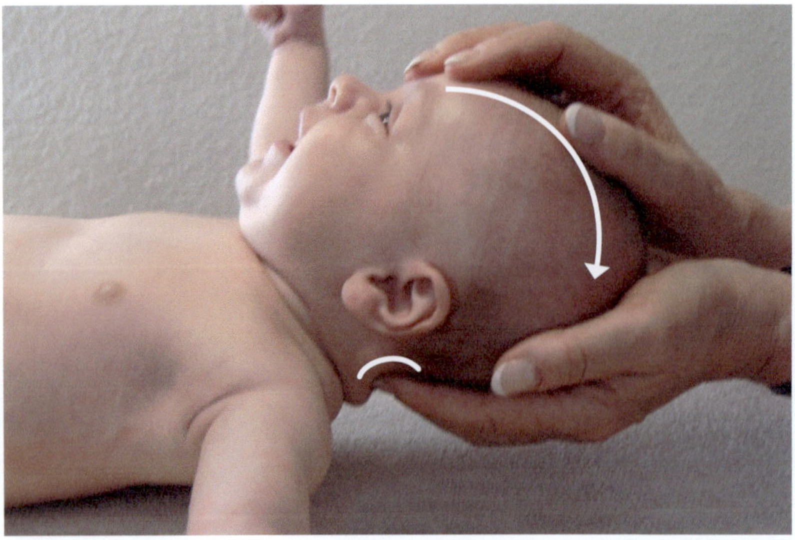

Abb. 4.76 Behandlung der gestörten Retroflexion O/C1. Besonders günstig ist die Blickwendung des Kindes nach kranial während der Behandlung

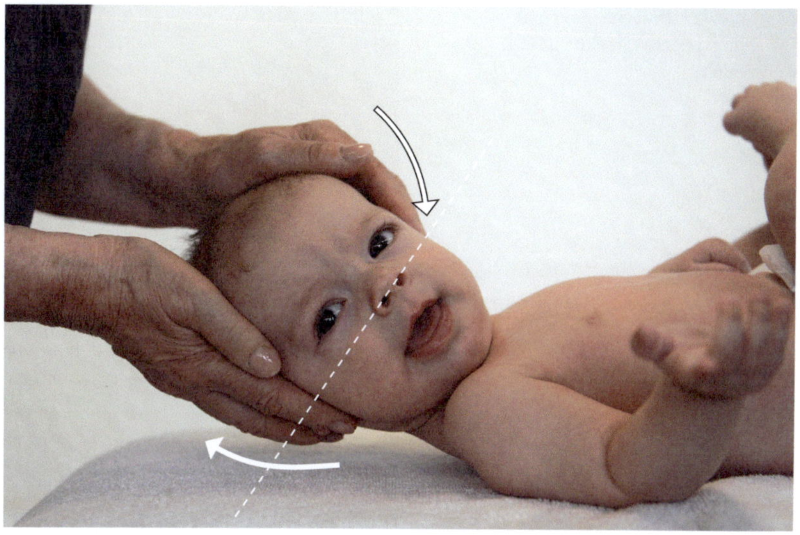

Abb. 4.77 Einstellung zur segmentalen Untersuchung und Behandlung des Linksseitnickens O/C1 in Rechtsrotationsverriegelung

Kindes, die Fingerbeeren liegen in Höhe der Okziput-C1-Achse (Verbindungslinie Nasenspitze – untere Begrenzung der Ohrmuschel). Das Mastoid ist in diesem Alter kein guter Anhaltspunkt, da es sich erst mit der Vertikalisierung des Kindes formt. Die linke Hand des Behandlers legt sich auf die linke Schläfe des Kindes, die kaudal gerichteten Fingerbeeren erreichen ebenfalls die Okziput-C1-Achse. Sie sollten diese Achse nicht überschreiten, um so eine möglichst gezielte Behandlung zu gewährleisten (Abb. 4.77). Aus dieser Untersuchungshaltung heraus wird behandelt.

Ausführung Der Behandler führt in dieser Einstellung die Seitnickbewegung nach links synchron mit beiden Händen durch, die Bewegungsachse genau beachtend. Die rechte Hand hält die Barriere durch sanften Zug in Richtung Behandler, die linke Hand führt die Seitnickbewegung durch. Der Behandler verharrt an der gefühlten Barriere und wartet das Release ab. Er kann auch repetitiv behandeln.

Effekt Die Rotation des Kopfes – sowohl aktiv als auch passiv – ist spannungsfrei möglich. Eine Manipulation mit Impuls ist nicht erforderlich.

Eine Kontrolle des Therapieerfolges nach Abschluss der Behandlung der Kopfgelenke ist die Durchführung des Labyrinthstellreflexes. Er normalisiert sich nach erfolgreicher Behandlung, das heißt, der Kopf stellt sich bei Schräghalten des Säuglings in die Senkrechte ein, die Augenachse steht waagerecht (▶ Abschn. 4.2.5, Abb. 4.45).

Behandlung der gestörten Seitneige C1 bis C7 in Ante- und Retroflexion

Ausgangsstellung des Patienten Baby in Rückenlage.

Ausgangsstellung des Behandlers Er sitzt am Kopfende.

Kontakt Der Behandler umfasst den leicht angehobenen Kopf von dorsal-lateral mit beiden supinierten Händen. Die Langfinger zeigen in die kaudale Richtung, beide Zeigefingerbeeren liegen palpierend weich seitlich am oberen Partnerwirbel in Höhe der Quer- und Gelenkfortsätze. In Anteflexion des Kopfes führen beide Zeigefinger eine Translationsbewegung im oberen Segment aus. Der Schub in die Linkstranslation entspricht der Untersuchung der Rechtsseitneige, der Schub in Richtung Rechtstranslation entspricht der Linksseitneige. Durch den Schub des Zeigefingers werden bei dieser Translationsbewegung gleichzeitig die darunter gelegenen Segmente so fixiert, dass eine gute segmentale Einstellung möglich ist.

Ausführung Aus dieser Untersuchungshaltung heraus – die Finger behalten die Stellung im Segment bei – verharrt der Behandler an der gefühlten Barriere und wartet das Release ab, er kann die Bewegung auch repetitiv durchführen (Abb. 4.78). Die gleiche Behandlung wird in leichter Retroflexion des Kopfes durchgeführt, wenn die vorhergehende Untersuchung eine gestörte Retroflexion ergab (Abb. 4.79).

Effekt Seitneige und Rotation der HWS – sowohl aktiv als auch passiv – sind entsprechend der Rotations-Seitneige-Synkinese spannungsfrei möglich.

Behandlung von Mobilitätsstörungen des Hyoids

Am Ende der Behandlung fällt bei der Kontrolluntersuchung in manchen Fällen eine myofasziale Spannung im vorderen Halsbereich auf. In diesem Fall ist noch einmal die Faszienuntersuchung in der Umgebung des Hyoids

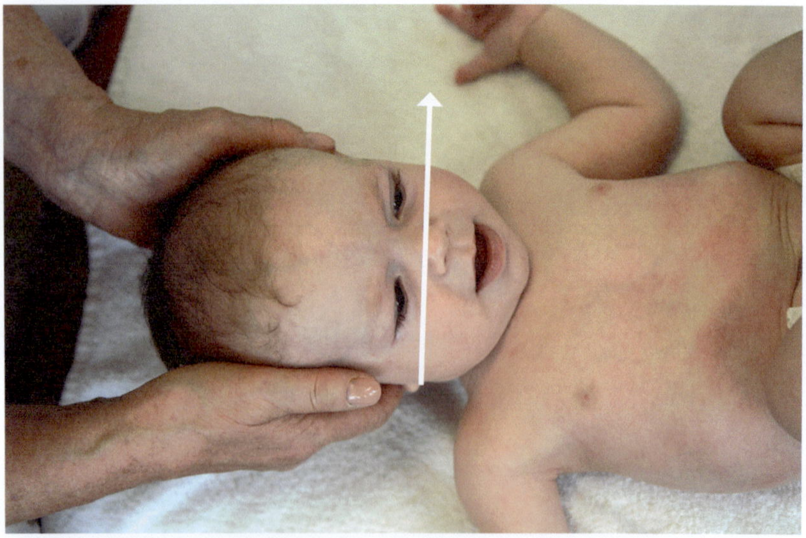

Abb. 4.78 Untersuchung und Behandlung der HWS-Seitneige in Anteflexion

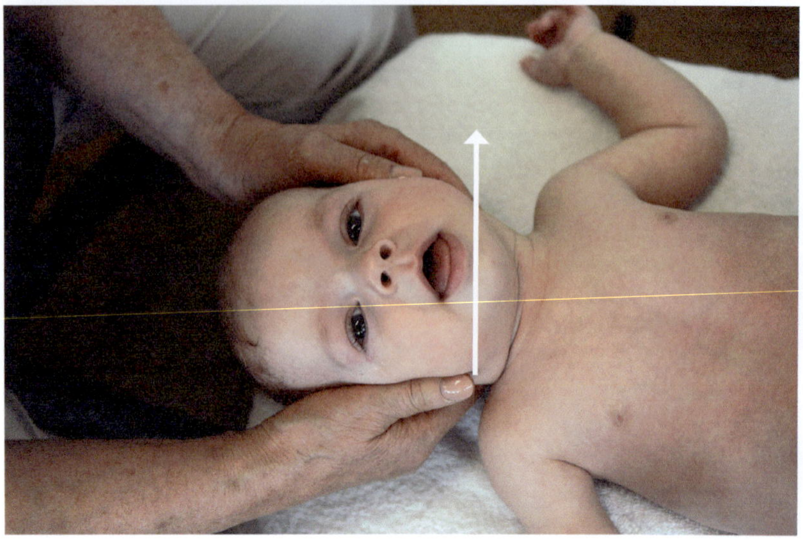

Abb. 4.79 Untersuchung und Behandlung der HWS-Seitneige in Retroflexion

durchzuführen und ggf. das Hyoid zu behandeln. Die Behandlung ist besonders bei Trink- und Saugstörungen angezeigt.

Ausgangsstellung des Patienten Baby in Rückenlage.

Ausgangsstellung des Behandlers Er sitzt seitlich am Kopfende.

Kontakt Der Behandler umfasst mit Daumen und Zeigefinger zart das Hyoid, lässt sich vom Spannungszug führen und behandelt aus dieser Untersuchungshaltung heraus (Abb. 4.53).

Ausführung Der Behandler verharrt an der Spannungsbarriere (behandelt direkt) und wartet das Release ab.

Effekt Im Erfolgsfall ist bei der myofaszialen Übersichtsuntersuchung keine Spannungsdifferenz mehr tastbar.

4.3.2 Behandlung des Thorax und der BWS

General Release beider Schlüsselbeine durch Longitudinalkompression

Diese Behandlung ist nur in seltenen Fällen erforderlich, zum Beispiel bei Zustand nach Geburtsverletzung der Klavikula.

Ausgangsstellung des Patienten Baby in Rückenlage.

Ausgangsstellung des Behandlers Er sitzt oder steht am Kopfende.

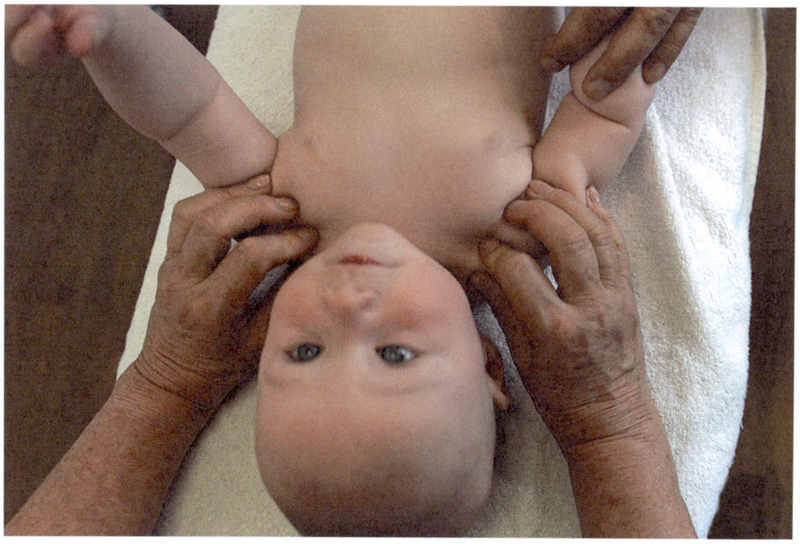

Abb. 4.80 General Release beider Schlüsselbeine durch Longitudinalkompression

Kontakt Der Behandler umfasst mit Daumen und Zeigefinger beider Hände beide lateralen Klavikulaenden. Die Finger zeigen aufeinander (Abb. 4.80).

Ausführung Aufbau eines leichten longitudinalen Kompressionsdrucks von lateral nach medial bis an die Barriere. Dieser Druck wird über mehrere Atemzüge bis zum Release gehalten. Auch eine Rückschnelltechnik zu Beginn einer erneuten Einatmungsphase ist möglich, mehrmalige Wiederholungen sind erforderlich.

Effekt Im Fall eines Erfolgs findet man bei der Nachuntersuchung keine Spannung in dieser Region.

Behandlung der gestörten Retroflexion der BWS und HWS

Eine mangelnde Aufrichtung des Säuglings in Bauchlage kann mit diesem einfachen Handgriff schnell behoben werden.

Ausgangsstellung des Patienten Baby in Bauchlage.

Ausgangsstellung des Behandlers Der Behandler sitzt oder steht seitlich.

Kontakt Der Behandler legt wie zur Untersuchung den II. und III. Finger der fußwärts gelegenen Hand paravertebral auf ein Segment des unteren Partnerwirbels in Höhe der darunterliegenden Querfortsätze. Die kopfwärts gelegene Hand liegt mit der Ulnarkante auf den palpierenden Fingerbeeren.

Ausführung Finger und Handkante üben synchron eine Federungsbewegung in ventraler Richtung aus. Die Wirbelgelenke kommen dadurch in Divergenzstellung (Abb. 4.56). Aus dieser Untersuchungsstellung heraus führt der Behandler die Bewegung repetitiv weiter, bis er den harten Anschlag nicht mehr spürt. Aus der gleichen Stellung heraus kann eine Manipulation durchgeführt werden: Unter Beibehaltung der Vorspannung an der gefühlten Barriere übt die ulnare Handkante einen kurzen schnellen Stoß nach ventral aus. Ein Knackgeräusch kann dabei ausgelöst werden.

Manipulationsbehandlung der gestörten Retroflexion der BWS unter Traktion

Ausgangsstellung Das Baby wird mit beiden Händen in Thoraxhöhe umfasst und angehoben, sodass es den Behandler anschaut.

Kontakt Der Behandler legt die Fingerbeeren der III. Finger rechts und links paravertebral auf das zu behandelnde untere Segment, etwa in Höhe der Querfortsätze (Abb. 4.81).

Ausführung Die Fingerbeeren üben beidseits eine Ventralbewegung aus und verharren an der gefühlten Barriere. Unter Beibehaltung dieser Vorspannung wird der Druck schnell, kurz und mit wenig Kraft verstärkt. Ein Knackgeräusch begleitet meist diese Prozedur. Schwere Kinder kann sich der Behandler auf seinen Oberschenkel setzen, er muss dann aber die Traktion aufrechterhalten.

Effekt Der Erfolg zeigt sich im anschließenden Test an der verbesserten BWS-Aufrichtung in Bauchlage.

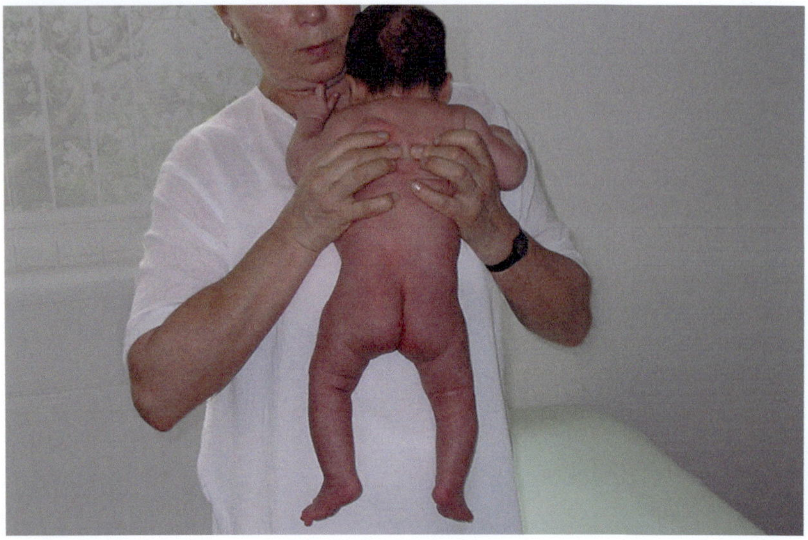

Abb. 4.81 BWS-Manipulation unter Traktion

Mobilisation und Manipulation der gestörten Rotation von BWS und LWS

Ausgangsstellung Der Behandler sitzt auf der Untersuchungsbank. Er umfasst das Baby mit beiden Händen in Thoraxhöhe und hebt es an, sodass es den Behandler anschaut. Er setzt sich das Kind auf seinen Oberschenkel, behält aber die Traktion bei (Abb. 4.82).

Kontakt Die Fingerbeeren der beiden III. Finger nehmen jetzt Kontakt auf: Bei einer gestörten Linksrotation liegt ein Kontaktpunkt auf dem rechten Querfortsatz des oberen Partnerwirbels, der zweite Kontaktpunkt ist der linke Querfortsatz des unteren Partnerwirbels (Abb. 4.83).

Ausführung Die Fingerbeeren des Behandlers üben beiderseits repetitiv eine Ventralbewegung aus oder verharren an der gefühlten Barriere und warten das Release ab. Damit wird die Linksrotation des oberen Partnerwirbels erzwungen. Auch in diesem Fall ist ein schneller kurzer Manipulationsstoß mit minimaler Kraft von kranial her möglich, aber selten erforderlich.

Behandlung der Rippen

Aus der Untersuchungshaltung heraus wird eine Ein- oder Ausatemrestriktion behandelt.

Ausgangsstellung des Patienten Baby in Rückenlage.

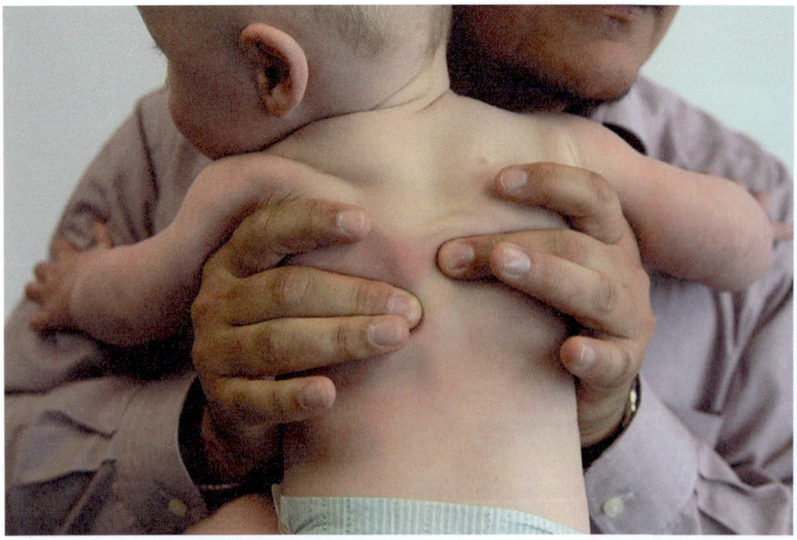

Abb. 4.82 Mobilisation der gestörten Linksrotation: Kontaktaufnahme über den Querfortsätzen der beiden benachbarten Wirbelkörper

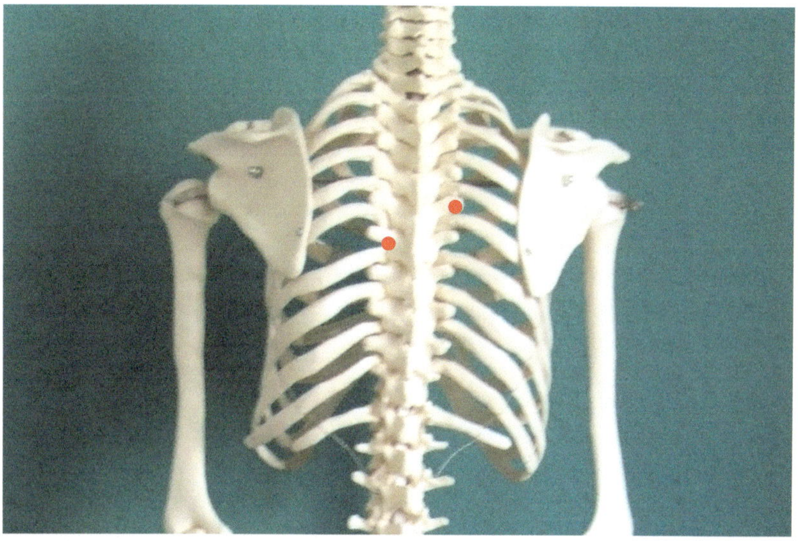

Abb. 4.83 Kontaktpunkte über den Querfortsätzen

Ausgangsstellung des Behandlers Er sitzt oder steht am Kopfende.

Kontakt Die parallel über den Rippen aufliegenden Daumen oder Langfingerbeeren palpieren die Atemexkursion (Abb. 4.84).

Ausführung Im Fall einer Aus- oder Einatemrestriktion begleiten die tastenden Finger die Atembewegung und betonen das Senken der Rippen in der Ausatemphase mehrere Atemzüge lang.

Effekt Der Behandler bemerkt danach eine Zunahme der Atemexkursion.

Behandlung der ersten Rippe

Ausgangsstellung des Patienten Baby in Rückenlage.

Ausgangsstellung des Behandlers Er sitzt am Kopfende.

Kontakt Die Zeigefingerbeere des Behandlers liegt in der Supraklavikulargrube des Kindes, am Ansatz des M. scalenus anterior, und ertastet das Heben und Senken der ersten Rippe bei der Ein- und Ausatmung. Es hat sich als günstig erwiesen, gleichzeitig beidseits zu palpieren, um Seitendifferenzen wahrzunehmen.

Ausführung Aus dieser Untersuchungshaltung heraus betont der Behandler nun die Phase des Kaudalgleitens in

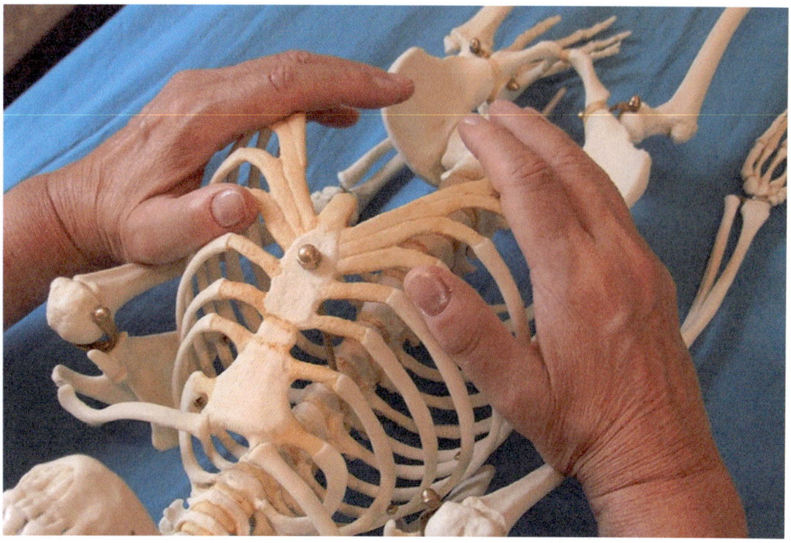

Abb. 4.84 Kontaktaufnahme bei der Rippenbehandlung

der Ausatemphase während mehrerer Atemzüge des Kindes durch sanften Druck auf das Köpfchen der ersten Rippe nach kaudal und medial (◘ Abb. 4.55, S. 57). Der Erfolg zeigt sich anschließend im seitengleich spannungsfreien Auf- und Abgleiten der ersten Rippe während der Atmung. Bei ausbleibendem Erfolg kann man einen Manipulationsschub aus der gleichen Stellung heraus durchführen: Der Zeigefinger des Behandlers verharrt an der gefühlten Barriere, er übt in der Ausatemphase einen kleinen schnellen Schub in mediokaudaler Richtung aus. Ein Knackgeräusch ist nicht zu erwarten.

Behandlung des Diaphragma thoracis

Ausgangsstellung des Patienten Baby in Rückenlage.

Ausgangsstellung des Behandlers Er sitzt am Kopfende.

Kontakt Aus der Untersuchungsstellung heraus palpieren beide Hände die Atemexkursion in unterschiedlichen Positionen: Die Kontaktaufnahme erfolgt zunächst am seitlichen Thorax auf Höhe untere Rippen (◘ Abb. 4.85). Zur Untersuchung ventral und dorsal des Thorax in Höhe des Xyphoids liegt die kopfseitige Hand quer unter dem thorakolumbalen Übergang, die fußseitige Hand liegt flach über dem epigastrischen Winkel (◘ Abb. 4.86). Anschließend erfolgt die Diaphragmabehandlung der oberen Thoraxapertur. Die Behandlung dieser Ebene ist bei Störungen des thorakalen Diaphragmas unerlässlich (◘ Abb. 4.87). Der Behandler kann auch nur eine Diaphragmaseite behandeln. Dann liegen beide Hände ventral und dorsal auf einer Thoraxseite (◘ Abb. 4.88).

Ausführung Beide Hände bauen durch leichte Kompression eine Spannung auf mit Fokussierung auf das Zwerchfell.

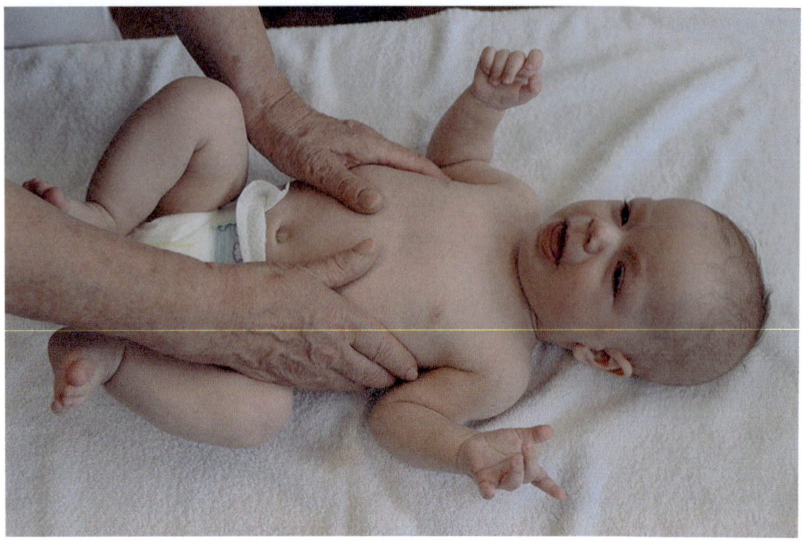

◘ **Abb. 4.85** Untersuchung und Behandlung des Diaphragma thoracis

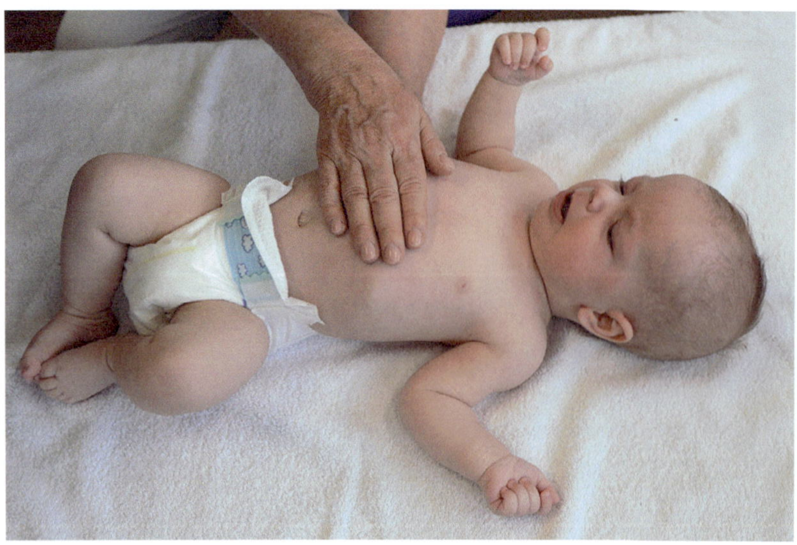

◘ **Abb. 4.86** Untersuchung und Behandlung des thorakalen Diaphragmas in der Sandwichtechnik

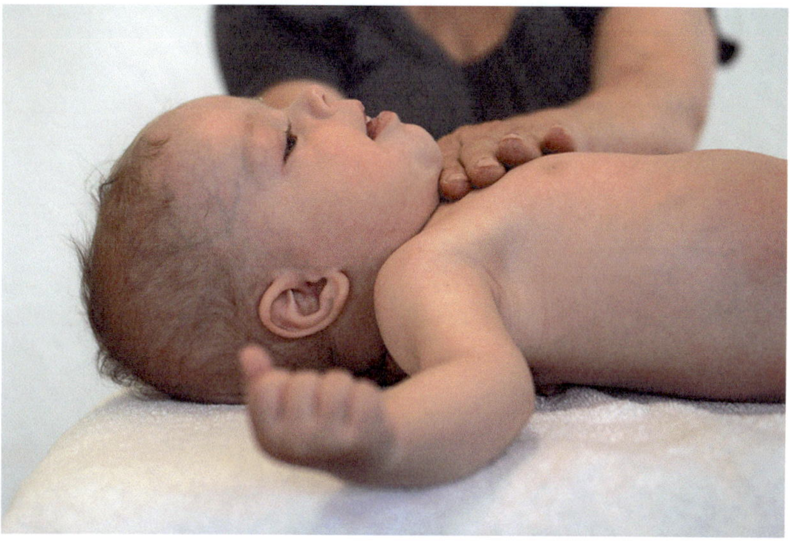

Abb. 4.87 Spannungsuntersuchung und Behandlung des zervikalen Diaphragmas

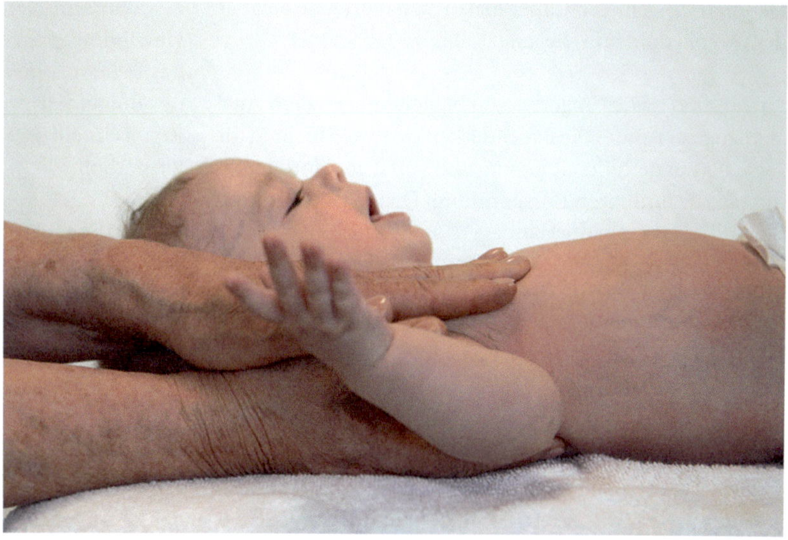

Abb. 4.88 Einseitige Spannungsuntersuchung und Behandlung des zervikalen Diaphragmas

Das Release wird abgewartet, oft spürt der Behandler dabei ein Unwinding. Eine weitere Möglichkeit der Diaphragmabehandlung ist die Recoiltechnik: Der Behandler gibt zu Beginn einer Einatemphase seinen Widerstand plötzlich auf; dies ist wegen der kurzen Atemzüge des Säuglings oft schwierig. Er registriert nach der gelungenen Behandlung eine Zunahme der Einatemexkursion.

Schockrelease

Die Technik des Schockrelease stellt eine unspezifische Aktivierung der sympathischen präaortalen Ganglien (Plexus coeliacus, hypogastricus superior/inferior, mesentericus superior) dar. Sehr unruhige Säuglinge profitieren von dieser Behandlung, besonders in Fällen, in denen man von einem Geburtstrauma ausgehen kann. Dazu gehören ein langwieriger Geburtsverlauf oder ein zwischenzeitlicher Geburtsstillstand, aber auch ein Zustand nach Sektioentbindung, bei der laut Liem et al. (2010) die natürliche Hormonausschüttung während der Wehentätigkeit ausbleibt. Ebenso sollte man Säuglinge drogen- und nikotinabhängiger Mütter dieser Behandlung unterziehen.

Ausgangsstellung des Patienten Baby in Rückenlage.

Ausgangsstellung des Behandlers Er sitzt an der Seite des Kindes.

Kontakt Die 4 Fingerbeeren der fußseitigen Hand werden senkrecht in der Mittellinie aufgestellt (Verbindungslinie zwischen Xyphoid und Nabel). Die kopfnahe Hand kann unter den Hinterkopf gelegt werden oder auch mit der

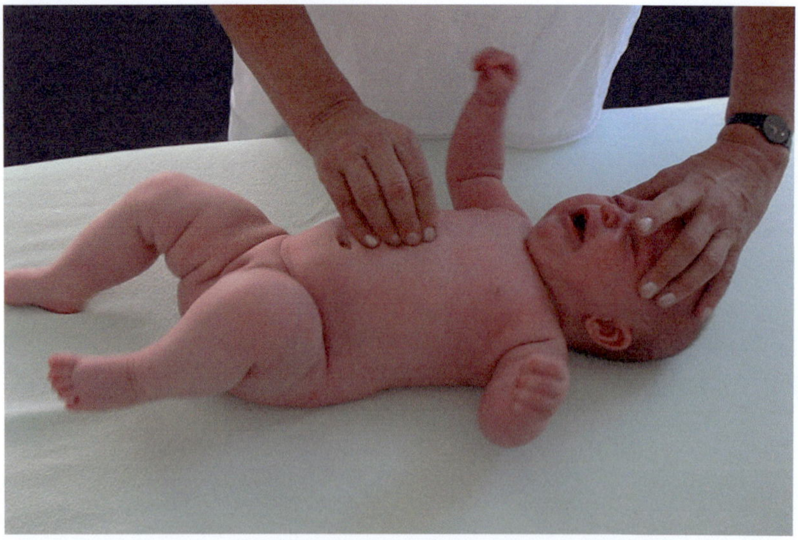

Abb. 4.89 Schockrelease

Daumen-Zeigefinger-Gabel an den Schläfen (Alae magnae des Os sphenoideum) liegen (Abb. 4.89).

Ausführung Die Fingerbeeren begleiten bei jedem Ausatemzug des Kindes die Bauchdecken ein wenig mehr in die Tiefe bis zur gefühlten Barriere und verharren dort geduldig bis zur fühlbaren Entspannung. Danach entfernt der Behandler langsam die Hände.

Behandlung des Sternums

Ausgangsstellung des Patienten Baby in Rückenlage.

Ausgangsstellung des Behandlers Er sitzt oder steht seitlich.

Kontakt Der Behandler legt beide Daumenkuppen auf das Sternum, kopfseitig auf das Manubrium, fußseitig auf das kaudale Sternumende (Abb. 4.90).

Ausführung Der Behandler spürt in manchen Fällen ein Unwinding, dem dann seine Finger folgen bis zum Gefühl des Release. Effektiver ist eine Recoiltechnik, bei welcher der Behandler nach Beginn einer Einatmungsphase eine Rückschnellbewegung durchführt und dies 3- bis 5-mal wiederholt.

Effekt Das Sternum zeigt sich bei der Nachuntersuchung spannungsfrei.

4.3.3 Behandlung des Abdomens

Nach der entsprechenden Übersichtsuntersuchung der einzelnen Organe und deren Anheftungen und ggf. der Ausschlussdiagnostik einer organischen Erkrankung behandelt der Erfahrene die Spannungsstörungen der Organanheftungen. Beim Säugling findet man bei Spei- und Gedeihstörungen

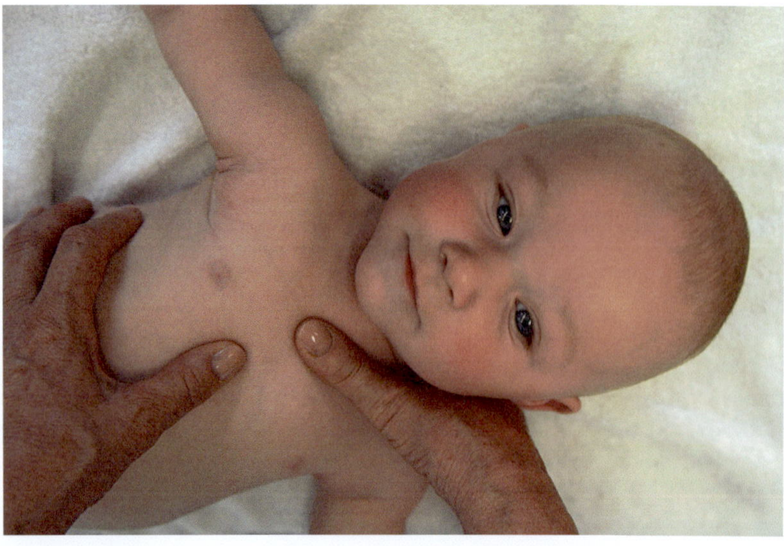

Abb. 4.90 Behandlung des Sternums

relativ häufig Funktionsstörungen im Magenbereich. Bei Säuglingen mit Obstipation finden wir am häufigsten Mobilitätsstörungen des Colon descendens und sigmoideum. An dieser Stelle wird nur auszugsweise auf einige Behandlungen eingegangen. Wir verweisen auf die osteopathische Literatur (Barral und Mercier 1987, Barral 2002, Carreiro 2004, de Coster und Pollaris 2007, Liem et al. 2010, Stone 1996).

Behandlung von Mobilitätsstörungen am Magenkorpus

Ausgangsstellung des Patienten Baby in Rückenlage.

Ausgangsstellung des Behandlers Der Behandler steht oder sitzt seitlich.

Kontakt Die Langfingerbeeren der Untersuchungshand liegen auf dem epigastrischen Winkel. Die Fingerspitzen sind kopfwärts gerichtet. Die Langfinger der anderen Hand greifen über die linken Rippen 7–9 und verschieben sie auf die Untersuchungshand zu, schaffen so mehr Raum für die Untersuchung und Behandlung (▣ Abb. 4.91).

Ausführung Aus dieser Untersuchungshaltung heraus führen beide Hände des Behandlers einen rhythmischen Wechsel zwischen Kompression und Lösen aus, bis das Gefühl der Entspannung eintritt.

Behandlung der Kardia

Ausgangsstellung des Patienten Baby in Rückenlage.

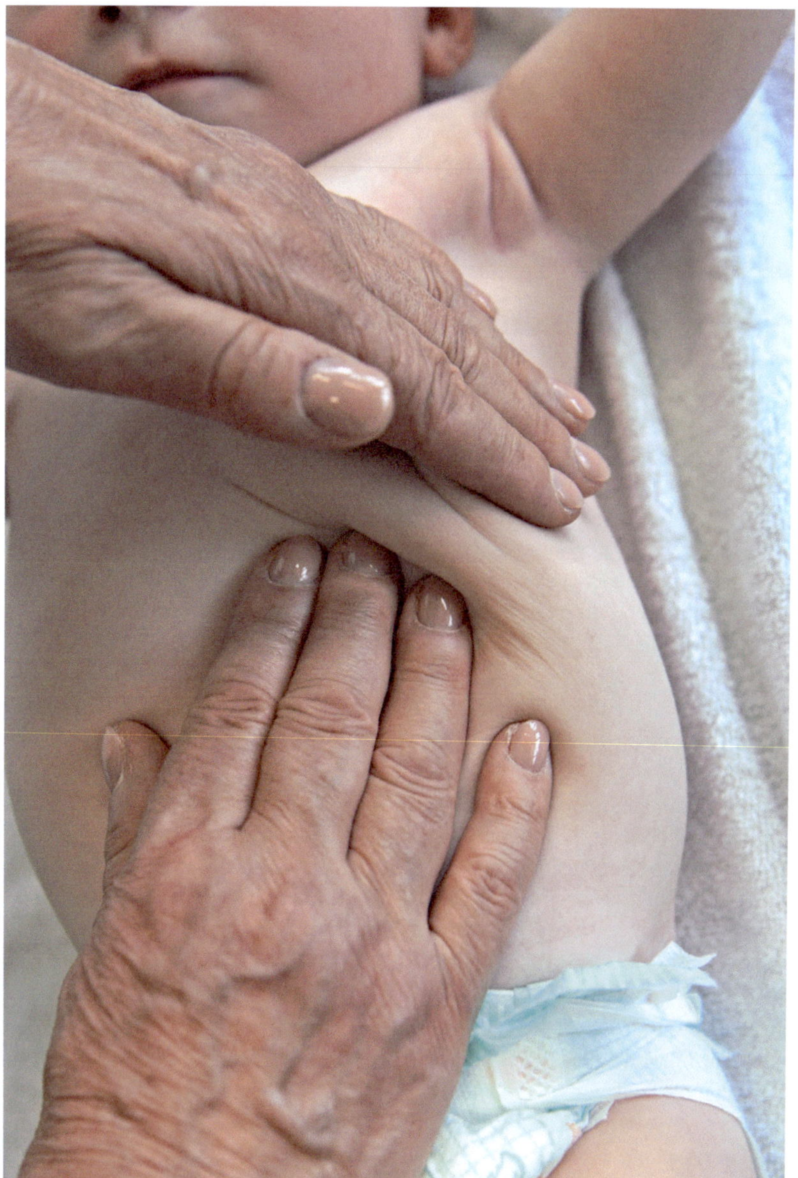

▣ **Abb. 4.91** Behandlung von Mobilitätsstörungen am Magenkorpus

Ausgangsstellung des Behandlers Er steht oder sitzt seitlich.

Kontakt Die Langfinger der Palpationshand liegen über dem epigastrischen Winkel. Die Fingerspitzen sind kopfwärts gerichtet. Die Langfinger der anderen Hand greifen über die linken Rippen 7–9 und verschieben sie auf die Untersuchungshand zu, schaffen so mehr Raum für die Behandlung.

Ausführung Die palpierenden Langfinger führen eine rhythmische langsame Bewegung des Magens aus. Der Unterschied zur Behandlung des Magenkorpus ist die mehr in die Tiefe gleitende Behandlerhand mit mehr Gewebevorschub, da die Kardia weiter dorsal liegt. Man kann den Gewebevorschub verbessern, indem man den Säugling in eine kyphotische Lage bringt.

Behandlung der paraumbilikalen Bänder

Postpartal kann es zu Spannungsstörungen im Nabelbereich kommen. Eine Releasebehandlung der Bänder ist dann erforderlich.

Ausgangsstellung des Patienten Baby in Rückenlage.

Ausgangsstellung des Behandlers Er steht oder sitzt seitlich.

Kontakt Der Behandler legt den Daumen der kranial gelegenen Hand quer auf den Nabel des Kindes. Der Daumen der kaudal gelegenen Hand liegt quer über der Symphyse. Eine divergierende Bewegung beider Kontakte stellt die Spannung des Lig. umbilicale medium (Urachus) her. Für die Behandlung der seitlichen Leistenbänder liegt die kaudal gelegene Hand entsprechend auf der Mitte des rechten beziehungsweise linken Leistenbands (▪ Abb. 4.66, S. 63 und ▪ Abb. 4.67, S. 64).

Ausführung Der Behandler verharrt in dieser Untersuchungsstellung bis zum Release.

Effekt Man verspürt am Ende eine deutliche Entspannung, manchmal vom Aufseufzen des Säuglings begleitet, wenn die Behandlung genügend sanft war.

Beispiel einer Behandlung von Colon sigmoideum und Mesocolon sigmoideum

Behandelt werden Bewegungsstörungen des Kolons in Richtung Dünndarm, Fascia iliaca, M. psoas, Uterus und linkes Sakroiliakalgelenk.

Ausgangsstellung des Patienten Baby in Rückenlage.

Ausgangsstellung des Behandlers Er steht oder sitzt auf der rechten Seite des Kindes.

Kontakt Der Behandler tastet oberhalb des linken Lig. inguinale mit 3 Fingerbeeren der palpierenden linken Hand die Sigmaschlinge. Die andere Hand stellt einen Hautvorschub von laterokaudal her und fixiert dabei das Becken (▪ Abb. 4.65, S. 63).

Ausführung Nun umfassen die palpierenden Fingerbeeren das Sigma von kaudal her, suchen die gestörte Bewegungsrichtung auf und warten geduldig das Release ab.

4.3.4 Behandlung der Lenden-Becken-Region

Behandlung des Sakrums

Ausgangsstellung des Patienten Baby in Rückenlage.

Ausgangsstellung des Behandlers Er steht oder sitzt seitlich an der Untersuchungsbank.

Kontakt Wie bei der Untersuchung legt er seine fußseitige Hand zwischen den Beinen des Kindes flach unter das Sakrum und verschiebt das Windelhöschen etwas nach kaudal. Die Langfinger schmiegen sich an das Sakrum und Steißbein, die Fingerspitzen erreichen die Sakrumbasis. Die freie von kranial kommende Hand liegt ventral auf dem Becken und fixiert damit das Kind.

Ausführung Der Behandler führt eine mobilisierende Bewegung in Längs-, Quer-, Schrägachse aus und betont mit seiner mobilisierenden Hand die vorher diagnostizierte eingeschränkte Bewegungsrichtung. Ein Nachgeben in dieser Richtung zeigt den Erfolg an. Diese Behandlung eignet sich hervorragend zur Vorbereitung der Behandlung der Sakroiliakalgelenke (▪ Abb. 4.69, S. 66).

Mobilisierende Behandlung des Sakroiliakalgelenks in Rückenlage

Ausgangsstellung des Patienten Baby in Rückenlage, quer auf der Untersuchungsbank.

Ausgangsstellung des Behandlers Er steht oder sitzt am Fußende.

Kontakt Der Behandler umfasst mit der Untersuchungshand das Becken von vorn, der palpierende Finger liegt unter dem zu behandelnden Sakroiliakalgelenk. Der Daumenballen oder die Daumenspitze der mobilisierenden

Hand liegt ventral auf dem gleichseitigen Darmbeinkamm (▪ Abb. 4.70).

Ausführung Der von ventral kommende Daumen übt eine repetitive Federungsbewegung in Richtung der dorsal unter dem Sakroiliakalgelenk gelegenen Fingerbeere aus, bis sich diese Federungsbewegung seinen tastenden Fingern mitteilt.

Mobilisierende Behandlung des Sakroiliakalgelenks in Bauchlage

Ausgangsstellung des Patienten Baby in Bauchlage quer auf der Untersuchungsbank, die Beine hängen ab den Hüftgelenken von der Bankkante herab.

Ausgangsstellung des Behandlers Wie bei der Untersuchung steht der Behandler zu Füßen des Kindes und umfasst mit den Langfingern beider Hände die beiden Beckenkämme.

Kontakt Er legt beide Daumenspitzen übereinander auf die proximale Seite des zu untersuchenden Sakroiliakalgelenks in Höhe des oberen Sakrumdrittels (▪ Abb. 4.92).

Ausführung Beide Daumen üben repetitiv einen sanften federnden Druck in ventraler Richtung aus. Ein weiches Endfedern ist im Erfolgsfall spürbar. Dieser Handgriff kann auch zur Manipulation eingesetzt werden.

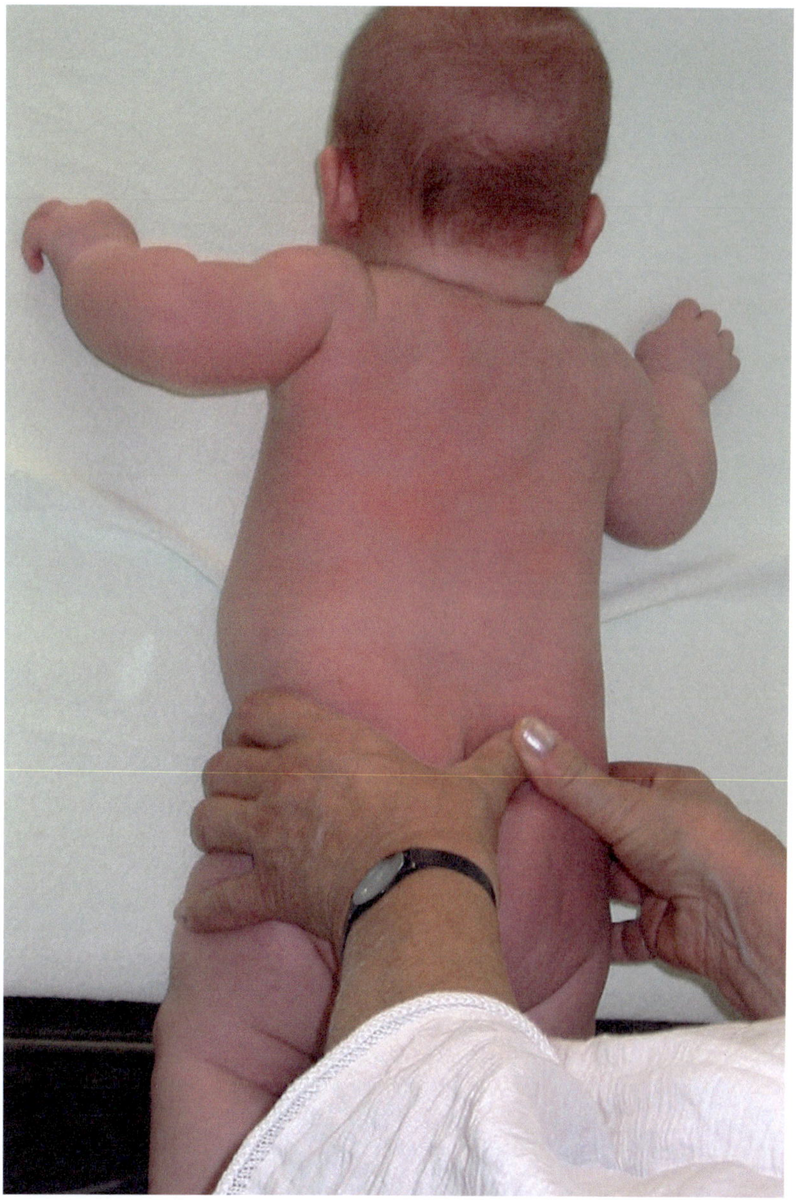

▪ **Abb. 4.92** Mobilisierende Behandlung des rechten Sakroiliakalgelenks in Bauchlage

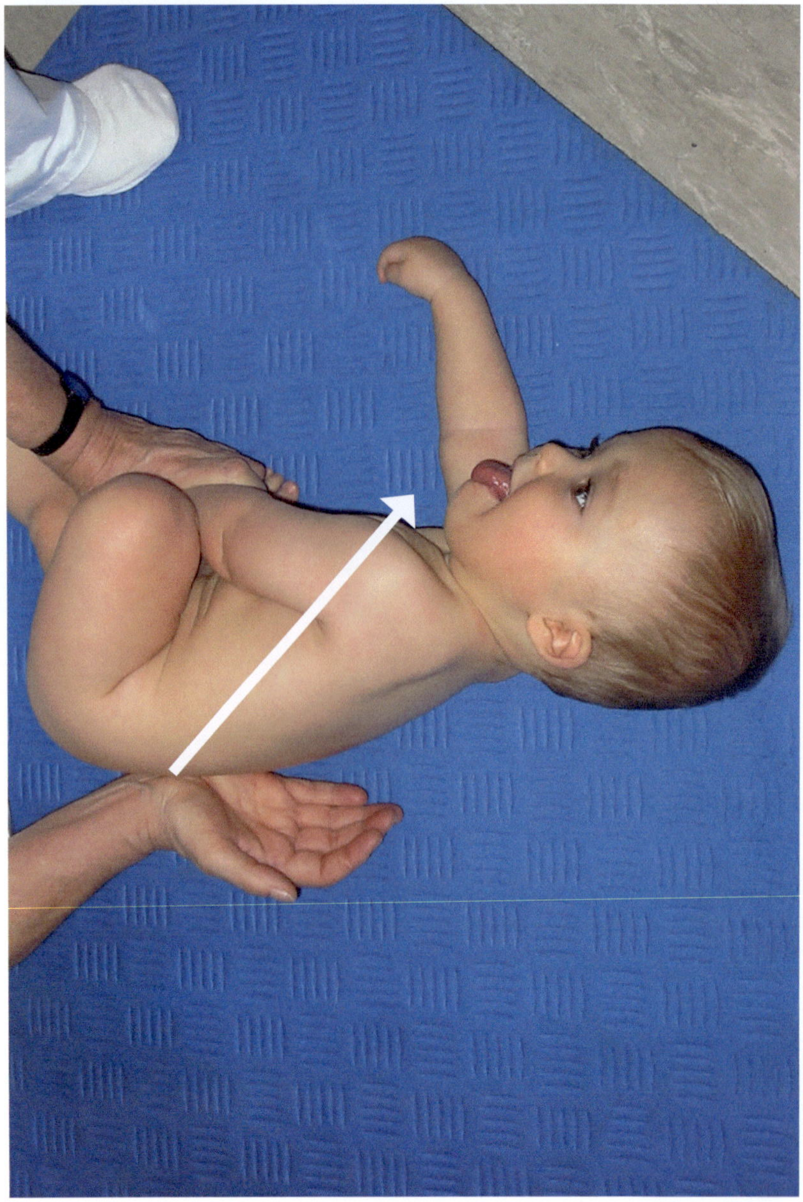

Abb. 4.93 Manipulation des rechten Sakroiliakalgelenks in Seitenlage

Manipulation des Sakroiliakalgelenks

Die Stoßmanipulation wird als Modifikation des Kubis-Handgriffs beim Erwachsenen durchgeführt.

Ausgangsstellung des Patienten Baby in Seitenlage auf der Seite des gestörten Sakroiliakalgelenks (zur Fixierung der Beckenseite).

Ausgangsstellung des Behandlers Er steht vor dem Kind.

Kontakt Der Behandler legt die Handwurzel der fußseitigen Hand auf das Sakrum in Höhe des unteren Drittels, sein Os pisiforme betont die Kontaktstelle auf dem Sakrum. Die kopfseitige Hand umfasst den Thorax von ventral bis zur Schulter, sodass das Kind in leichter Kyphose vor ihm liegt. Damit ist die Wirbelsäule unverriegelt und der Impuls wird nicht auf die LWS gelenkt.

Ausführung Der Behandler beugt sich weit über das Kind. Er übt mit der fußseitigen Hand einen kurzen schnellen Stoß in ventrokranialer Richtung aus. Sein Unterarm zeigt in die Behandlungsrichtung (Abb. 4.93).

Kleinkind- und Schulalter bis zum 18. Lebensjahr

I. Seifert, T. Schnellbacher, J. Buchmann, *Praxis der Manuellen Medizin bei Säuglingen und Kindern*,
DOI 10.1007/978-3-662-52750-4_5

5.1 Normale Entwicklung

5.1.1 Sensomotorische Entwicklung

Mit 18 Monaten haben wie in ▶ Kap. 4 dargestellt nahezu alle gesunden Kinder das freie Laufen erlernt. Nun bestimmen überwiegend umweltbedingte Anforderungen die weitere motorische Entwicklung. Genetik bestimmt Talent, aber Umweltanforderungen bestimmen Trainingsinhalte. Kinder, die im Wesentlichen „im Freien" aufwachsen, trainieren und optimieren täglich Gleichgewichtskontrolle und Koordination motorischer Abläufe und werden in der Regel auch in der Untersuchungssituation auf diesem Gebiet geschickter sein als solche, deren Leben sich zum größten Teil drinnen ohne derlei Anforderungen abspielt. Deshalb müssen die Lebensbedingungen des jeweiligen Kindes in die Beurteilung seiner motorischen Fertigkeiten mit einbezogen werden (Keller 2009). Es kann dabei nur bedingt um einen wünschenswerten Entwicklungsstand gehen. Gleichwohl sollten Eltern konstruktiv auf Möglichkeiten hingewiesen werden, wie ihr Kind diesbezüglich gefördert werden kann.

Wir möchten hier nicht in einen Diskurs über elterliches Vorbildverhalten, die Prävention immobilitätsbedingter Erkrankungen, Förderung der sozialen Integration, der Körperwahrnehmung und des Selbstvertrauens durch Sport und dergleichen eintreten, obgleich in elterlichem Vorbildfehlverhalten und mangelnder Ermutigung zur Erkundung und Erprobung der körperlichen Fertigkeiten sicherlich ein wesentlicher Grund für den häufig suboptimalen Entwicklungsstand der Kinder zu suchen ist. Aber diese gesamtgesellschaftliche Diskussion zu führen ist nicht Gegenstand dieses Buches.

Es existieren verschiedene Tests zur Beurteilung der motorischen Entwicklung von Kindern und Jugendlichen, zum Beispiel der ET 6-6-R (Macha und Petermann 2013) der MOT 4–6 (Zimmer und Volkamer 1987) oder der M-ABC-2 (Petermann 2008). Diese durchzuführen ist vor allem Entwicklungs- beziehungsweise Neuropädiatern und in sozialpädiatrischen Zentren angestellten Physiotherapeuten vorbehalten. Für den manualmedizinischen Alltag sind sie wegen ihres Umfangs nicht geeignet.

Das Hauptaugenmerk der manualmedizinisch-osteopathischen Untersuchung sollte darauf ausgerichtet sein, funktionelle Störungen aufzufinden, die zu Einschränkungen der motorischen und koordinativen Fertigkeiten des Patienten beitragen, und nicht so sehr darauf, das exakte Entwicklungsalter eines Kindes zu bestimmen. Gleichwohl ist es wichtig, den Entwicklungsstand eines Kindes einschätzen zu können, um zu bewerten, ob die gegebenen Fertigkeiten altersgerecht sind oder nicht. Nachfolgend sind nach Lebensalter geordnet Fertigkeiten dargestellt, die das Kind zum jeweiligen Zeitpunkt erlangt haben sollte. Hierbei ist zu beachten, dass eine Einschätzung des Entwicklungsstands zu einem Zeitpunkt nur eingeschränkt Auskunft über die tatsächlichen Fähigkeiten des Kindes erlaubt. Fremde Umgebung, Angst, Leistungsdruck usw. beeinflussen das Kind unter Umständen erheblich. Das Gespräch mit den Eltern und ggf. Verlaufskontrollen sind hierzu hilfreich.

Mit 2 Jahren

Mit 2 Jahren läuft ein Kind sicher vorwärts, umgeht Hindernisse und kann auch schon einige Schritte rückwärtsgehen (z. B. beim Aufziehen einer angelehnten Tür). Es rennt in mäßigem Tempo, stürzt dabei noch gelegentlich; ein Schlusssprung ist meist möglich. Treppen werden je nach Steilheit überwiegend gelaufen, nicht geklettert, eher im Nachstell- als im Wechselschritt. Manche Kinder probieren bereits das Laufrad aus. Durch die noch unvollständige Beckenaufrichtung zeigt das Kind eine Hyperlordose der Lendenwirbelsäule mit entsprechend vorgestrecktem „Babybauch" (▣ Abb. 5.1).

Coxa valga et antetorta mit etwas innenrotiertem Gang und eine Knick-Senk-Fußhaltung finden sich in diesem Alter regelhaft und sind physiologisch, bedingt durch die physiologische Antetorsion des Schenkelhalses. Die Arme werden beim Laufen – im Schultergelenk noch leicht abduziert – harmonisch mitbewegt.

Rechtshänder nutzen überwiegend die rechte Hand, Linkshänder meist noch beide Hände etwa gleich häufig. Das Kind baut Türme mit 5 oder mehr Bausteinen, blättert einzelne Seiten im Bilderbuch um und ist meist schon in der Lage, ein einfaches Durchsteckpuzzle zu bewältigen. Es finden sich erste Kenntnisse zum eigenen Körper (Bauch, Beine, Nase, Augen etc.). Es isst mit dem Löffel. Aktivitäten des Lebens nachzuahmen ist bevorzugter Spielinhalt. So werden Teddys gefüttert oder ins Bett gebracht, ein Kuchen im Sandkasten zubereitet und vorgeblich verspeist und derlei mehr. Im Spiegel oder auf Fotos erkennt sich das Kind.

Bei 80 % der Kinder hat mit 2 Jahren die Sprachexplosion bereits stattgefunden. Sie plaudern in 2-Wort-, 3-Wort-, manchmal sogar in noch längeren Sätzen und haben bereits ein Lexikon von 50 Wörtern oder mehr erworben. Bei den 20 % der Kinder mit einem geringeren Wortrepertoire („late-talker") findet die Sprachexplosion erst im darauffolgenden Halbjahr statt. Bei ihnen sollten im Verlauf Kontrolluntersuchungen durchgeführt werden, um die Behandlungsbedürftigen rechtzeitig zu identifizieren. Obligat sollten die Kinder aber jetzt ein erstes Sprachverständnis zeigen, zum Beispiel der Aufforderung „Leg den Teddy auf den Boden" Folge leisten können, auch wenn mehrere Objekte zur Auswahl stehen und die Aufgabe nicht durch Gestik unterstützt wird.

Eine weitere Diagnostik sollte obligat in folgenden Fällen erfolgen: kein freies Laufen, häufiges Stolpern, kein

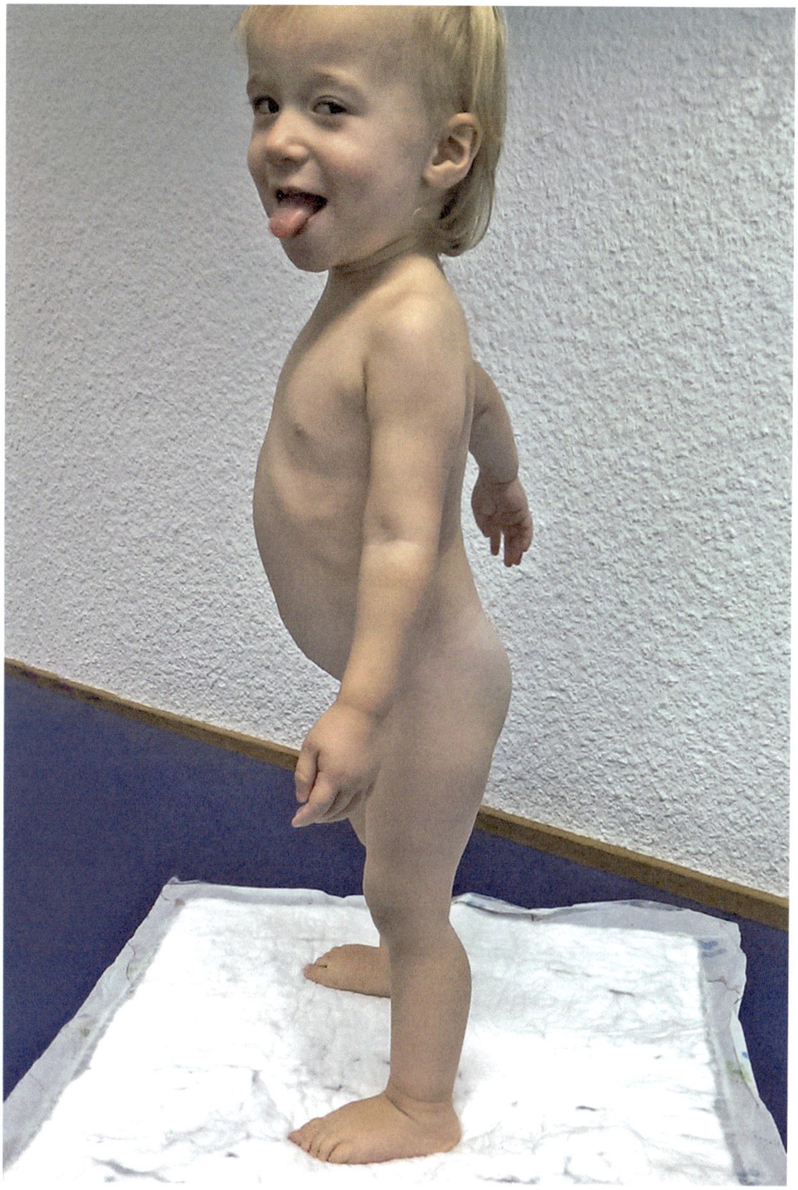

Abb. 5.1 Babybauch bei einem 3-jährigen Mädchen, im Kleinkindalter physiologisch

sinnvolles Spiel, Stereotypien, kein oder wenig Sprachverständnis, keine aktive Sprache, Defizite in mehreren Entwicklungsqualitäten oder erhebliche Defizite in einer Qualität, Verlust bereits erworbener Fähigkeiten, neurologische Auffälligkeiten.

Mit 3 Jahren

In diesem Alter geht ein Kind mit zunehmend weniger und harmonischeren Mitbewegungen sicher vor-, rück- und seitwärts, es rennt und klettert geschickt. Es läuft Treppen frei, springt die letzte Stufe herunter, schießt einen Ball und fährt Lauf- oder Dreirad. Noch immer sind Knick-Senk-Füße, Genua valga und Lendenhyperlordose physiologisch, aber rückläufig. Es baut Türme mit 10 Bausteinen und eine Brücke aus 3 Steinen nach. Das Kind zieht Kleidungsstücke an oder aus und kennt sich relativ detailliert mit dem eigenen Körper aus (Daumen, Bauchnabel, Knie). Es isst mit Gabel und Löffel und hilft stolz im Haushalt mit. Rollenspiele sind immer noch beliebter Spielinhalt, inzwischen ist auch das interaktive Spiel mit Gleichaltrigen möglich.

Bei nun großem Wortschatz von über 300 Wörtern bildet das Kind 3-Wort- oder längere Mehrwortsätze. Es folgt ersten grammatikalischen Regeln. Das Sprachverständnis ist nun sehr gut. Erstes Zählen ist möglich, ein Mengenverständnis (viel/wenig, groß/klein) ist vorhanden.

Weitere Diagnostik ist obligat bei Kontakt- oder Verhaltensstörung, weniger als 50 Worten im aktiven Wortschatz, wenig Sprachverständnis, Defiziten in mehreren Entwicklungsqualitäten oder erheblichen Defiziten in einer Qualität, Verlust bereits erworbener Fähigkeiten, neurologischen Auffälligkeiten.

Mit 4 Jahren

Mit 4 Jahren geht und rennt ein Kind sicher, umgeht Hindernisse und klettert geschickt. Fersen- und Zehenspitzengang sind möglich. Es steht mindestens 5 s auf einem Bein, auf dem dominanten länger als auf dem anderen. Eventuell ist kurzes Einbeinhüpfen möglich. Ein Ball wird geworfen. Die meisten Kinder halten das Gleichgewicht auf dem Laufrad bei beidseits gehobenen Füßen oder fahren Fahrrad ohne Stützräder. Zwischen 3 und 4 Jahren haben die allermeisten Kinder ihren Babyspeck verloren und nähern sich allmählich von den Proportionen her dem adoleszenten Erscheinungsbild an bei allerdings noch relativ großem Kopf.

Das Kind baut Türme mit über 10 Bausteinen, zeichnet ein vorgezeichnetes Kreuz oder einen Kreis nach, im Mann-Zeichen-Test malt es einen Kopffüßer – Mädchen sind meist geschickter als Jungen. Die Händigkeit ist in der Regel nun eindeutig. Das Kind zählt bis 5, benennt die Grundfarben, puzzelt. Der Wortschatz ist groß, grammatikalische Regeln werden zunehmend eingehalten, die korrekte Aussprache der meisten Konsonanten ist erworben, jedoch noch nicht zwingend erforderlich.

Weitere Diagnostik ist obligat bei Kontakt- oder Verhaltensstörung, Defiziten in mehreren Entwicklungsqualitäten oder erheblichen Defiziten in einer Qualität, Verlust bereits erworbener Fähigkeiten, neurologischen Auffälligkeiten.

Mit 5 Jahren

In diesem Alter geht, rennt und klettert ein Kind in harmonischen Bewegungsabläufen, die Ferse setzt regelhaft zuerst auf. Es zeigt sicheres federndes Einbeinhüpfen. Ein Einbeinstand ist über 10 s möglich. Das Kind fährt Fahrrad (auch viel früher möglich!), fängt einen Ball sicher und kann komplexe koordinative Anforderungen zunehmend sicher ausführen, zum Beispiel schwimmen lernen oder den Hampelmann. Knick-Senk-Füße und Genua valga sind bei manchen Kindern verschwunden, bei manchen weiter vorhanden, aber rückläufig. Viele Kinder zeigen in diesem Alter eine leichte Schulterprotraktion mit Scapulae alatae (◘ Abb. 5.2).

Das Kind baut selbst kleine Teile geschickt zusammen, zeichnet einen vollständigen, aber noch nicht proportionierten Menschen, üblicherweise mit guter Kraftdosierung im Dreipunktgriff, wobei Varianten möglich sind. Das Zählen bis 10, oft auch weiter und nicht selten auch von 5 rückwärts, ist möglich, Farben können sicher benannt werden. Rollen- und Bewegungsspiele, auch erste Regelspiele sind wesentlicher Tagesinhalt. Frustrationstoleranz und Affektkontrolle verbessern sich. Abgesehen von einem noch möglichen Sigmatismus interdentalis (anstoßendes Lispeln) ist die Muttersprache in Aussprache, Grammatik, Wortschatz und Semantik fließend erworben.

Weitere Diagnostik ist obligat bei Kontakt- oder Verhaltensstörung, Defiziten in mehreren Entwicklungsqualitäten oder erheblichen Defiziten in einer Qualität, Verlust bereits erworbener Fähigkeiten, neurologischen Auffälligkeiten.

Mit 6–11 Jahren

Koordination und Geschicklichkeit, Kraft, Ausdauer und Schnelligkeit nehmen immer mehr zu, erreichen allmählich annähernd Erwachsenenniveau, sowohl im grob- als auch im feinmotorischen Bereich. Der sogenannte motorische Stereotyp ist inzwischen etabliert. Er ist in diesem Alter gut beeinflussbar – ein Grund, weshalb gerade zu Beginn der Schulzeit besonders erfolgreich mit einem Sporttraining begonnen werden kann. Das gilt ebenso für das Erlernen eines Musikinstruments.

Knick-Senk-Füße und Genua valga haben sich in der Regel verloren. Regel- und Bewegungsspiele dominieren. Mit 10 Jahren können links und rechts sicher differenziert werden, das Kind zeichnet detailliert einen proportionierten Menschen.

Weitere Diagnostik ist obligat bei Kontakt- oder Verhaltensstörung, Defiziten in mehreren Entwicklungsqualitäten oder erheblichen Defiziten in einer Qualität, Verlust bereits erworbener Fähigkeiten, neurologischen Auffälligkeiten.

Mit 12 Jahren und älter

In diese Zeit fällt der zweite Gestaltwandel mit dem überproportionalen Längenwachstum der Extremitäten, der Ausprägung der primären und sekundären Geschlechtsmerkmale, der beginnenden Sexualität und allmählichen psychosozialen Reifung mit all den Turbulenzen, die die Pubertät mit sich bringt. Die Fähigkeiten in allen Entwicklungsqualitäten entsprechen nun dem Erwachsenenniveau.

Weitere Diagnostik ist obligat bei Kontakt- oder Verhaltensstörung, Defiziten in mehreren Entwicklungsqualitäten oder erheblichen Defizite in einer Qualität, Verlust bereits erworbener Fähigkeiten, neurologischen Auffälligkeiten.

◘ Tab. 5.1 gibt einen Überblick über den altersgerechten Entwicklungsstand von Kindern und Jugendlichen.

5.1.2 Sozioemotionale Entwicklung

Ab dem 2. Lebensjahr beginnt die „Erziehung der Gefühle". Kinder müssen erfahren, wenn sie in die „Bock- und Trotzphase" kommen, dass sie ihre Wünsche nicht durchsetzen können. Dies ist kein rationaler Prozess. Die Kinder haben noch keine Vorstellung von „richtig" und „falsch", es muss

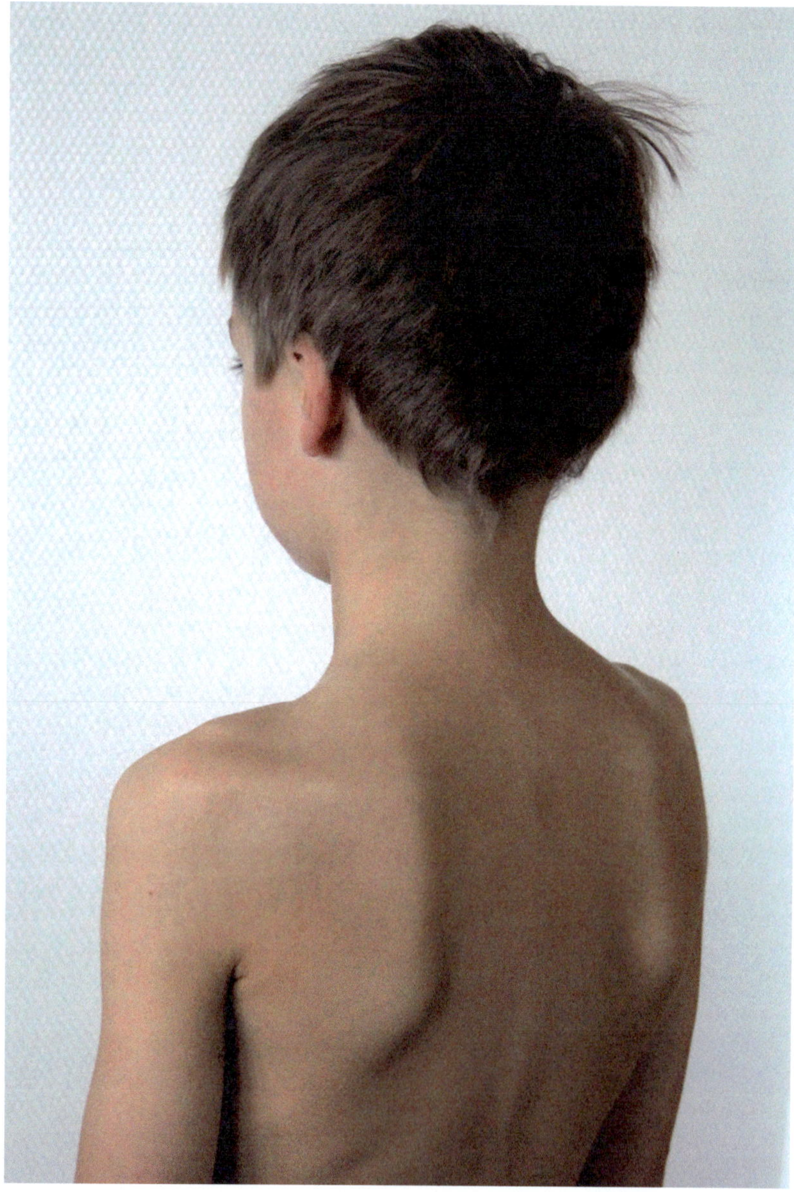

Abb. 5.2 Scapulae alatae mit Schulterprotraktion

Tab. 5.1 Überblick über den Entwicklungsstand nach Lebensalter

Alter	Entwicklungsstand
2 Jahre	Geht sicher, auch rückwärts, erstes Rennen, Schlusssprung, Treppensteigen im Nachstell- oder Wechselschritt, Durchsteckpuzzle, baut Turm mit 5 Bausteinen, 20–50 Wörter, 2-Wortsätze, gutes Sprachverständnis, interaktives Spiel mit Älteren
3 Jahre	Rennt mit weniger Mitbewegungen, kurzer Einbeinstand, klettert geschickt, schießt Ball, fährt Lauf- oder Dreirad, isst mit Löffel und Gabel, baut Turm mit 10 Bausteinen, >300 Wörter, 3-Wortsätze, interaktives Spiel mit Gleichaltrigen
4 Jahre	Fersen- und Zehenspitzengang, Einbeinstand >5 s, fährt Lauf- oder Fahrrad, wirft Ball, zeichnet Formen nach, Kopffüßer, Turm mit >10 Steinen, großes Lexikon, Grammatik wird zunehmend berücksichtigt, kennt Farben, zählt bis 5
5 Jahre	Rennt ohne Mitbewegungen, Einbeinstand >10 s, federndes Einbeinhüpfen, Hampelmann, fängt Ball, zeichnet Menschen mit Details, Muttersprache erworben, Regel- und Bewegungsspiele, zählt min. bis 10
6–11 Jahre	Fortschritte bei der Weiterentwicklung der Grob- und Feinkoordination
12–18 Jahre	Allmähliche Annäherung an das Erwachsenenniveau

ihnen vermittelt werden. Das betrifft auch den Respekt vor anderen. In diesem Alter können sie noch nicht wirklich mit anderen spielen, sie müssen durch die Eltern lernen, wie man mit anderen umgeht. Gerade in dieser Phase werden viele Familien stark verunsichert. Es fehlt oft an „Bauchgefühl", an selbst Erfahrenem, bedingt durch die heute häufigen Kleinfamilien. Kinder brauchen Grenzen, sie müssen sie ausloten und testen. Wiederum ist dies kein rationaler „Erklärungsprozess", sondern ein vermittelnder „Erziehungsprozess".

Etwa ab dem 2.–3. Lebensjahr können Kinder andere Kinder wahrnehmen, aber immer noch nicht mit ihnen kommunikativ spielen. Der Kontakt zu ihnen ist jedoch wichtig. Jetzt können sie auch lernen, kurzzeitig von den Eltern getrennt zu sein, zum Beispiel durch den Kindergartenbesuch. Sie lernen sprechen, können verbale Forderungen stellen und sich auch verweigern. Das Trotzverhalten ist in dieser Zeit oft sehr ausgeprägt. Wichtig ist es, in diesem Alter den Kindern zu vermitteln, dass sie körperliche Grenzen zu respektieren haben, Eltern, Familienmitglieder oder mitspielende Kinder zum Beispiel nicht schlagen dürfen.

Im Lebensalter von 4–6 Jahren erlernen die Kinder die Grundregeln der sozialen Kommunikation mit anderen, die nicht zur Familie gehören. Der Kindergartenbesuch ist auch in dieser Beziehung oftmals sehr förderlich. Jetzt beginnen sie, einfache rationale Erklärungen zu verstehen. Sie sollten prosoziales Verhalten vermittelt bekommen wie Belohnungsaufschub, Teilen, Abgeben und auch Verzicht. Sie können mit anderen Kindern spielen, in der Gruppe agieren und kommunizieren. Es beginnt die Entwicklung eines gefühlsbetonten Verständnisses von „ich", „nahe Personen" (wie Eltern) und „Fremden". Erst im Schulalter ist diese Trennung selbstverständlich. Hier beginnt die Erziehung auf rationaler Ebene, das Kind lernt unmittelbare Bedürfnisse zurückzustellen und sich einzuordnen. Rangkämpfe und Erkennen hierarchischer Strukturen sind an der Tagesordnung.

Ab etwa 8–9 Jahren wird die „peer-group" immer wichtiger. Die Kinder schließen sich Interessensgruppen an, die primäre Orientierung bleibt aber noch auf die Eltern bezogen. Zu dieser Zeit beginnt auch der Einfluss von Massenmedien wie Fernsehen und sozialen Medien rasant zuzunehmen. Das kumuliert zwischen dem 12. und 13. Lebensjahr. Die Jungen hinken bis zur Pubertät den Mädchen in der sozioemotionalen Entwicklung hinterher. Die Jugendlichen haben jetzt ein voll entwickeltes Körperbild, auch von den einzelnen Regionen des Körpers. Im Klassenverband agieren die Geschlechter meist getrennt beim Spielen oder in den Gruppen. Das ändert sich mit der Pubertät, etwa ab dem 14. Lebensjahr. Jetzt dominiert die „peer-group" und die Social-media-Gemeinde.

Emotionale Schwankungen werden ausgelebt, auch aggressive Impulse. Die Jugendlichen haben ein altersentsprechend (unbewusst) betont narzisstisches Verhalten in Bezug auf ihre Gefühle und ihren Körper. Sexualität wird immer wichtiger. Viele beginnen sich etwa mit dem 16. Lebensjahr in der Gesellschaft zu orientieren, entwickeln Zukunftspläne und werden rational immer erreichbarer. In unserer heutigen postmodernen Gesellschaft sollte die Ablösung vom Elternhaus um das 18. Lebensjahr herum gelingen, sei es mit der Berufsausbildung oder mit dem Studium.

All diese kurz angerissenen Prozesse unterliegen jedoch breiten interindividuellen Schwankungen.

5.2 Untersuchung des Kindes

Auch in diesem Kapitel verwenden wir bei der Technikbeschreibung vereinfachend die Bezeichnungen „Untersucher" und „Behandler" und bitten um Verständnis, dass nicht jeweils auch die weibliche Form genannt wird.

Wir gehen ähnlich wie beim Erwachsenen in bestimmter Reihenfolge vor. Prinzipiell ist der Ablauf kindgerecht zu gestalten: Man beginnt mit der orientierenden Untersuchung im Stehen, dann im Sitzen, zuletzt in Rückenlage des Kindes und vermeiden möglichst einen häufigen Lagewechsel. Diese Regel lässt sich beschwerdebedingt allerdings nicht immer einhalten. Die einzelnen Schritte sind:

- globale Untersuchung im Stehen
- Untersuchung des Gangs
- orientierende Untersuchung einer Region (Lenden-Becken-Region, Thorax, Brustwirbelsäule, Kopf und Halswirbelsäule, Extremitäten)
- weiteres Vorgehen in der Region, in der Auffälligkeiten gefunden wurden: spezielle Untersuchung des gestörten Segments und der gestörten Bewegungsrichtung, Untersuchung der Muskulatur und der Faszien der Region

Gegebenenfalls sind eine oder zwei weitere Regionen orientierend und gezielt zu untersuchen. Bisher unauffällige Regionen fallen aus dem vorläufigen Untersuchungsraster heraus. Erst danach macht sich der Untersucher ein Gesamtbild über die erhobenen Einzelbefunde. Er untersucht Verkettungen und legt nach differenzialdiagnostischen Erwägungen die Behandlungsstrategie fest.

5.2.1 Erhebung der Anamnese

Unerlässlich ist es, zunächst Fragen nach der prä- und postnatalen Phase der Kindesentwicklung zu stellen (► Abschn. 4.2.1): Was war rückwirkend gesehen pränatal und im Säuglingsalter auffällig? Konnte das Kind alternierend krabbeln? Wann konnte das Kind stehen, selbstständig laufen? Gab es in der Vorgeschichte Unfälle, Krankheiten, Operationen? Wie waren Trink- und Schreiverhalten? Bemerkten die Eltern Gangbesonderheiten, und wie wurden diese Auffälligkeiten behandelt?

Anschießend fragt der Manualmediziner gezielt nach dem Grund der Vorstellung und lässt sich über die Verhaltensweise des Kindes berichten. Während der Erhebung der Anamnese kann der Untersucher das kleine Kind bereits beobachten, entweder auf dem Schoß der Mutter oder bei seiner Beschäftigung in einer Spielecke.

Der Untersucher wendet nun seine Aufmerksamkeit dem Kind zu. Er lässt sich das Beschwerdebild noch einmal aus der Sicht des Kindes berichten (ab dem 4. Lebensjahr möglich), nimmt dann schnell Kontakt auf und fragt das Kind nach seinem Umfeld:

- Geht das Kind in den Kindergarten beziehungsweise welche Schulklasse besucht es?
- Gibt es ältere oder jüngere Geschwister?
- Nimmt das Kind am Schulsport teil? Gern oder ungern?
- Stärken oder Schwächen im Unterricht?
- Betreibt das Kind außerhalb der Schule ein Hobby (Musikinstrument, Sportart, besondere Interessen)?
- An dieser Stelle ergeben sich altersabhängig weitere Fragen nach Eigenaktivitäten: Kann das Kind alternierend Treppen bewältigen? Kann es einen Ball fangen, Fahrrad fahren, zeichnen?
- Im Fall von Schmerzen: Wo und wann bemerkt das Kind diese? Die Schwierigkeiten bei der Beantwortung dieser Frage wurde bereits erwähnt.

Der Untersucher erklärt dem Kind den nun folgenden Untersuchungsablauf. Er erklärt auch, dass er das Kind im bis auf die Unterhose entkleideten Zustand untersuchen will. Größeren Mädchen sollte man in dieser Hinsicht vorerst mehr Zugeständnisse machen und mehr Unterwäsche erlauben. Mit zunehmender Entspannung des Mädchens und allmählichem Aufbau eines Vertrauensverhältnisses wird es dann keine Schwierigkeiten mehr geben, das Kind in ausgekleidetem Zustand zu untersuchen. Eine ruhige und freundliche Atmosphäre ist Voraussetzung. Sowohl die Gesprächsführung als auch die Untersuchung und Behandlung des Kindes erfolgen ausschließlich in Gegenwart der Eltern beziehungsweise der Begleitperson.

5.2.2 Global orientierende Untersuchung

Bereits ab dem Kleinkindalter ist es möglich, eine Übersichtsuntersuchung ähnlich wie beim Erwachsenen durchzuführen (Schildt-Rudloff und Sachse 2008, Schildt-Rudloff et al. 2016), vorausgesetzt das Kind ist stehfähig und kooperativ. Das Ziel ist, sich einen Überblick über vorhandene Funktionsstörungen und deren regionale Lokalisation zu verschaffen, die Relevanz der Befunde zu erkennen und zu werten. Bei unauffälligen orientierenden Befunden einer Region spart sich der Untersucher die anschließende gezielte/segmentale Untersuchung, was den Untersuchungsgang vereinfacht.

Ausgangsposition ist der lockere ungezwungene, hüftbreite Stand des Kindes. Es sollte die Beine beidseits belasten. Ganz zu Beginn einer Untersuchung kann sich der erfahrene Untersucher der Methode des General Listening (auch Global Listening) bedienen. Diese Methode erfordert ein geübtes Tastvermögen. Der Untersucher legt seine tastende Hand locker auf den Scheitel des vor ihm stehenden Kindes und erfühlt die gewebevermittelte Mikrobewegung in Richtung der stärksten Spannung im Körper. Das ermöglicht, schnell und gleich zu Beginn der Untersuchung den ungefähren Ort der zurzeit stärksten Störung zu erfühlen (Paoletti 2011). Dieses dreidimensionale „Ganzkörperlauschen" bezeichnet Liem als „Erfühlen der stereokinetischen Propriozeption" (Liem et al. 2010).

Wenn der Test des General Listening stark auffällig wird, kann man die andere Hand auf die Stelle der geklagten Beschwerden legen (◘ Abb. 5.3). Vermindert sich das Gefühl des General Listening, so sollte man diese Region zuerst behandeln (Methode der Inhibition, ► Abschn. 3.3).

Untersuchung des Gangs

Bei sehr unruhigen Kindern sollte man damit nicht – wie beim Erwachsenen praktiziert – beginnen. Man erspart sich damit ein zu frühes fröhliches Umhertollen des Kindes, das sich danach womöglich weiteren Untersuchungen verweigert.

Der Untersucher beobachtet das gehende Kind, nur mit Unterhose oder Windelhöschen bekleidet, notfalls an der Hand der Mutter. Er beachtet folgende Details:

- Wie harmonisch ist das Gangbild? Gleichgewichtsgestörte Kinder „rudern" mit den Armen.
- Wie werden die Füße aufgesetzt und abgerollt? Innenrotation? Außenrotation?
- Differiert die Schrittlänge? Eine verkürzte Schrittlänge kann durch Bewegungseinschränkungen von Knie- und Hüftgelenk bedingt sein. Ein Versteifungshinken zeigt sich in einem deutlich geringeren Bewegungsausschlag eines Gelenks, zum Beispiel des Hüft- oder Kniegelenks.
- Differiert die Auftrittszeit? Dies ist besser zu hören als zu sehen. Eine verkürzte Auftrittsphase kann schmerzbedingt sein („Schmerzhinken").
- Wie harmonisch verhält sich die Wirbelsäule? Becken und Rumpf sollten stabil sein und bei intakter Muskulatur keine seitlichen Mitbewegungen zeigen. Dreh- und Kippbewegungen des Beckens sollten fehlen. Hingegen rotieren BWS und Thorax normalerweise

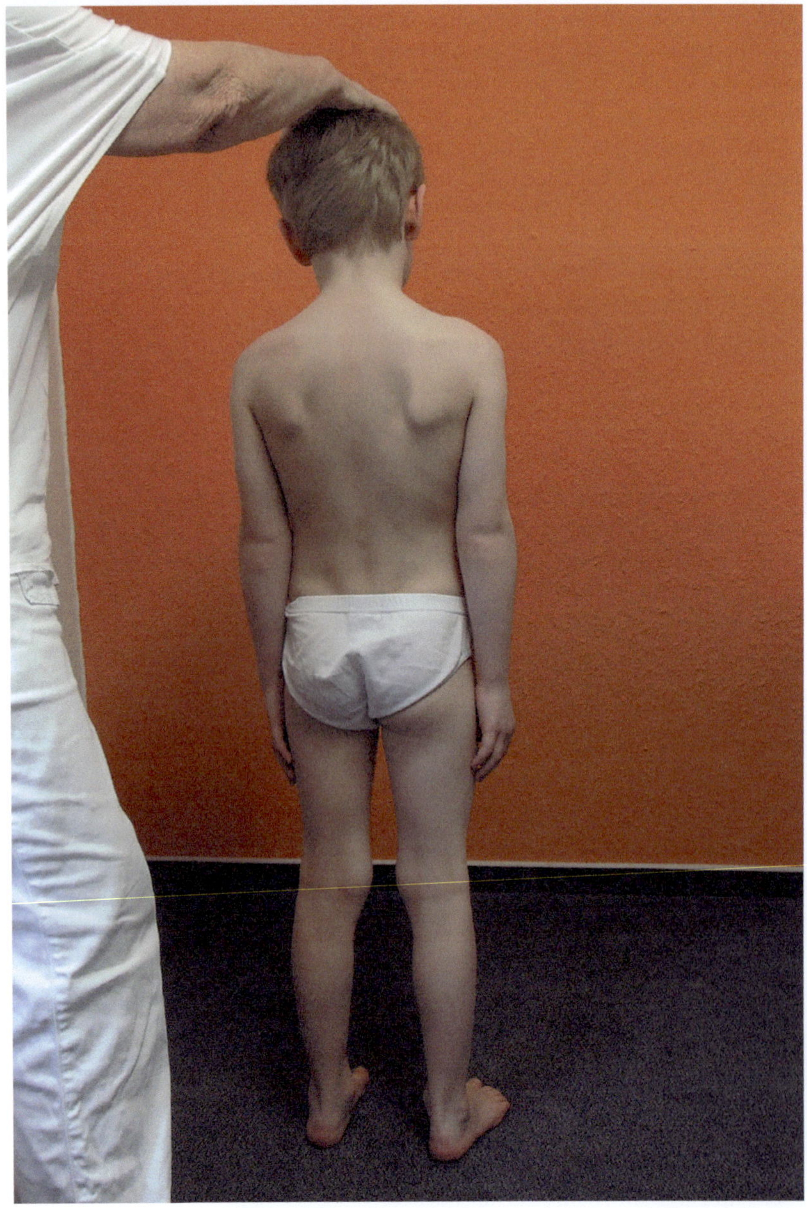

Abb. 5.3 General Listening

zu beiden Seiten harmonisch und ermöglichen die Pendelbewegungen der Arme.

- Die Pendelbewegungen der Arme sollten symmetrisch ablaufen.
- Die verschiedenen Formen des Hinkens sind zu beachten. Zum Beispiel kann bei einem Spitzfuß einer Seite, gleich welcher Ursache, das betroffene Bein beim Gehen zirkumduziert und/oder die betreffende Beckenhälfte angehoben werden. Die betroffene Extremität ist funktionell zu lang.

Aus dem Gangbild des Kindes kann der erfahrene Untersucher bereits Hinweise auf mögliche Verkettungen erhalten. Beispiel: Beim Gang eines Kindes, das wegen Kopfschmerzen vorgestellt wird, fällt eine verminderte Abrollbewegung des rechten Fußes und eine verminderte Mitbewegung der rechten Gesäßseite auf, das Muskelrelief des linken M. trapezius ist prominent, der Kopf leicht linksgeneigt. Die Überlegung des Untersuchers wäre, dass über dorsale myofasziale Verkettungen – rechter Fuß, Wadenmuskulatur, Faszienspannungen im rechten Oberschenkel, gekreuzt über das Beckendiaphragma – sich diese Spannungen nach kranial fortpflanzen bis in den zervikothorakalen Übergang mit Verspannung des linken M. trapezius und Funktionsstörungen der Kopfgelenke. Weitere Untersuchungen müssen folgen, denn in dieser Phase der Untersuchung ist weder die Diagnose der Verkettung noch eine Aussage über deren Auf- oder Absteigen oder gar über die Ursache möglich.

Es hat sich bewährt, die Schuhe des Kindes zu betrachten: Bei einseitiger Fußbelastung ändert sich der Sohlenabrieb, und man bekommt eine Vorstellung des Gangs außerhalb der Untersuchungssituation. Eine optimale Aussage, wenn auch aufwendiger, gibt die standardisierte Videoganganalyse.

Inspektion und Palpation von ventral

Es folgt die Untersuchung des Kindes im Stand. Wir stellen uns bei der Inspektion von ventral folgende Fragen (▣ Abb. 5.4 und ▣ Abb. 5.5):

- Wie sicher steht das Kind?
- Altersgerechtes Verhalten?
- Asymmetrien der Cristae iliacae? Asymmetrien der Spinae iliacae ventrales?
- Steht der Kopf gerade, geneigt, rotiert?

Inspektion von der Seite

Das Lot sollte, ausgehend vom äußeren Gehörgang, in Höhe der Ossa navicularia fallen. Eine flache Brustkrümmung verlangt eine flache Lordose der Hals- und Lendenwirbelsäule. Umgekehrt ist die Statik nur ausgeglichen, wenn eine kräftige BWS-Krümmung mit einer starken Lordose der HWS und LWS verbunden ist. In ▣ Abb. 5.6 sind in der seitlichen Ansicht Haltungsauffälligkeiten mit typischen muskulären Dysbalancen im Schulter- und auch im Beckenbereich erkennbar.

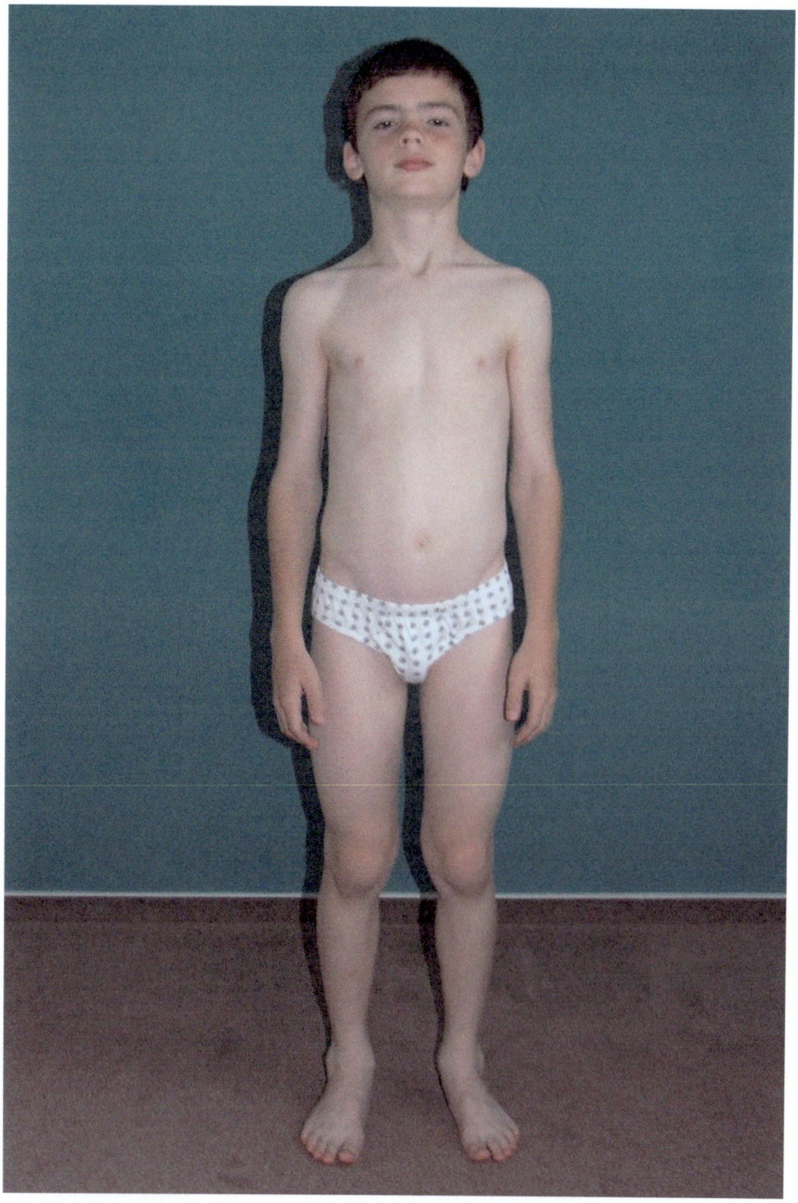

▣ **Abb. 5.4** Untersuchung im Stand, Betrachtung von vorn

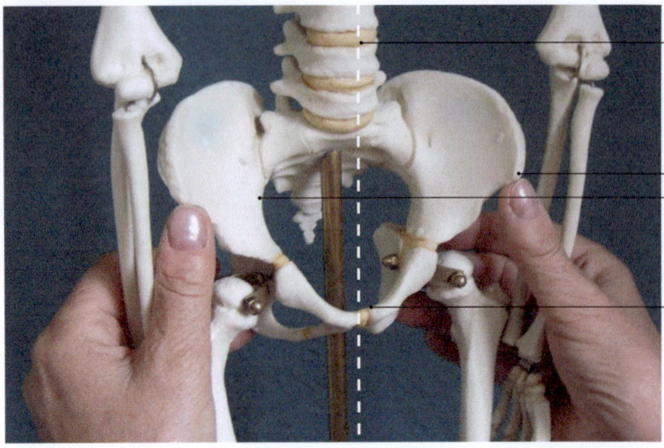

Abb. 5.5 Palpation der „Landmarks" von vorn. *SIAS* Spinae iliacae anteriores superiores, *SIPS* Spinae iliacae posteriores superiores

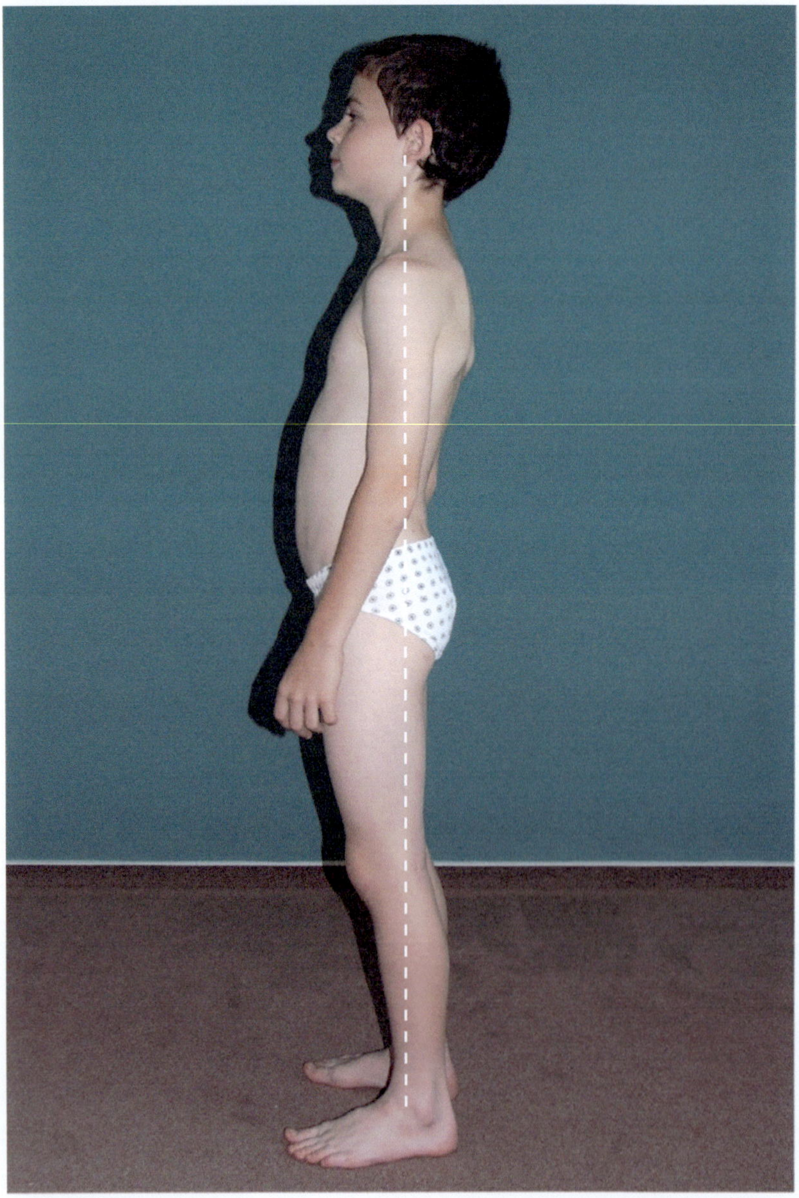

Abb. 5.6 Inspektion von der Seite. (Aus Matzen 2007, mit freundlicher Genehmigung des Elsevier-Verlags)

Inspektion und Palpation von dorsal

- Wie gerade steht das Kind? Das Lot sollte von der Mitte des Hinterhauptes auf die Sakrumkonsole und weiter zwischen die Füße fallen (Abb. 5.7).
- Betrachtung der Ferse: Rückfuß in Valgus- oder Varusstellung?
- Betrachtung und Palpation der Wadenmuskulatur. Seitendifferenz?
- Kniegelenksachse: Valgus? Varus? Genu recurvatum?
- Muskelrelief der Oberschenkel, der Glutäen, Glutäalfaltenvergleich, Palpation des Tonus der Rückenstrecker.
- Taillendreieck im Seitenvergleich. Eine Seitendifferenz verpflichtet, nach einer Skoliose zu suchen.
- Skapulae: Gleichstand? Einseitiger Hochstand? Abstehende Schulterblätter (Scapulae alatae) sind ein Hinweis auf eine muskuläre Schwäche der Skapulafixatoren. Bei einseitiger Scapula alata ist an eine Parese zu denken, bei ausgeprägten beidseitigen Scapulae alatae an eine systemische Muskelatrophie.
- Muskelrelief der Schultern (M. trapezius, M. levator scapulae, M. sternocleidomastoideus), Inspektion und Palpation.
- Klopf-, Druck- und Stauchungsschmerzen? Diese sprechen weniger für Funktionsstörungen als für

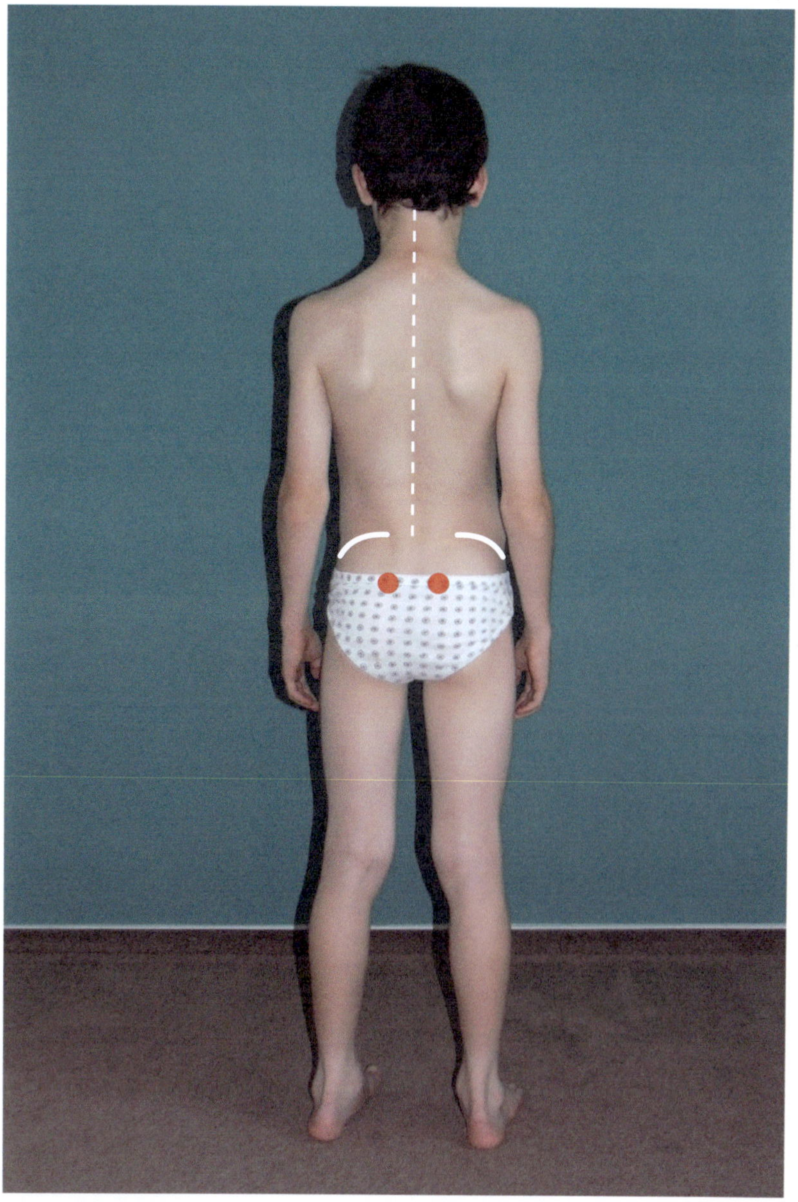

Abb. 5.7 Inspektion von dorsal. (Aus Matzen 2007, mit freundlicher Genehmigung des Elsevier-Verlags)

morphologische Erkrankungen. Eine weiterführende Differenzialdiagnostik (bildgebende Verfahren, Labordiagnostik) ist dann angezeigt.

- Palpation der Beckenkämme (▫ Abb. 5.8 und ▫ Abb. 5.9): Gleichstand? Schiefstand?
- Palpation der Spina iliaca posterior superior (SIPS) rechts und links (▫ Abb. 5.10 und ▫ Abb. 5.11): Gleichstand? Schiefstand?
- Prüfung des Einbeinstands rechts und links (▫ Abb. 5.12 und ▫ Abb. 5.13). Das gesunde Kind hebt im Einbeinstand die gegenseitige Gesäßseite an. Im Fall einer Insuffizienz des M. gluteus medius der Standseite senkt sich die gegenseitige Gesäßseite (positives Trendelenburg-Zeichen). Weitere differenzialdiagnostische Untersuchungen müssen sich dann anschließen: Liegt eine Parese, eine Muskel- oder Hüfterkrankung vor?
- Prüfung des Zehenstands: Dies ist etwa ab dem 3. Lebensjahr möglich. Die kräftige Varisierung des Rückfußes spricht für eine ausreichend kräftige Fußmuskulatur.

Bei dieser Gelegenheit kann der Untersucher schon jetzt den folgenden Vele-Test der Fußstabilisierung durchführen, wenn es anamnesebedingt darum geht, Läsionen der Nervenwurzel S1 beziehungsweise eine Instabilität der Sprunggelenke zu erkennen. Der Untersucher schiebt das Kind sanft nach vorn, ohne dass es den Fuß-Boden-Kontakt aufgibt. Die normale Reaktion auf diese Gewichtsverlagerung wird beobachtet: Strecken der

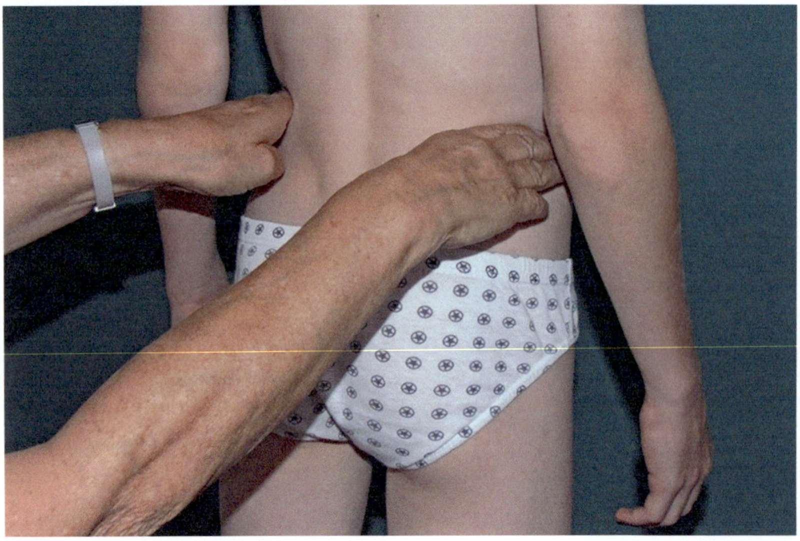

▫ **Abb. 5.8** Palpation der Cristae iliacae von dorsal. (Aus Matzen 2007, mit freundlicher Genehmigung des Elsevier-Verlags)

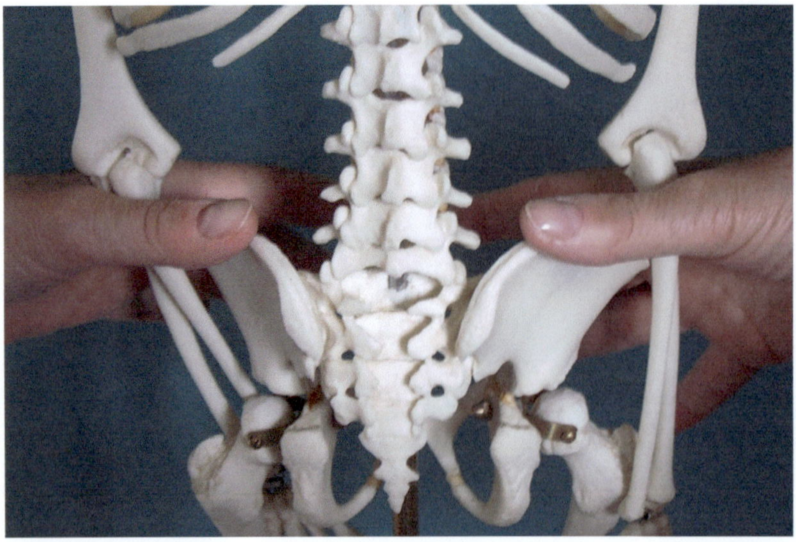

▫ **Abb. 5.9** Palpation der Cristae iliacae von dorsal. Bei kleinen Kindern tastet man mit den Daumen

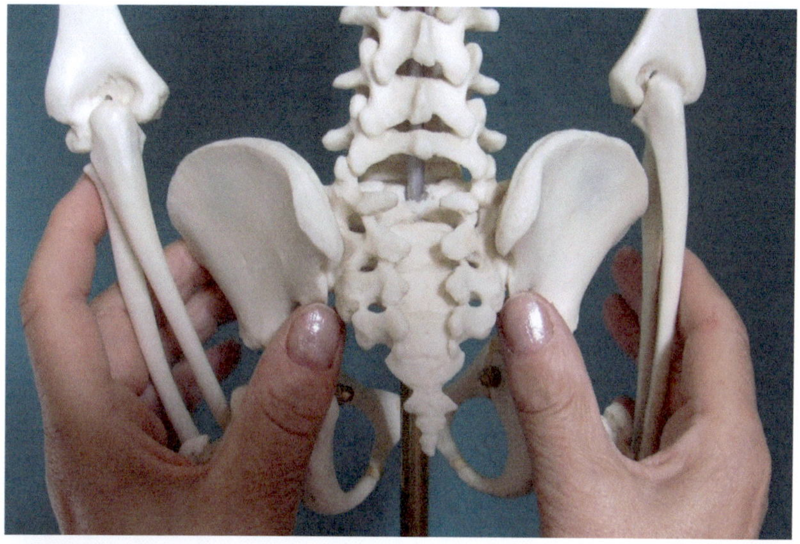

Abb. 5.10 Palpation der Spinae iliacae posteriores superiores beidseits am Skelett

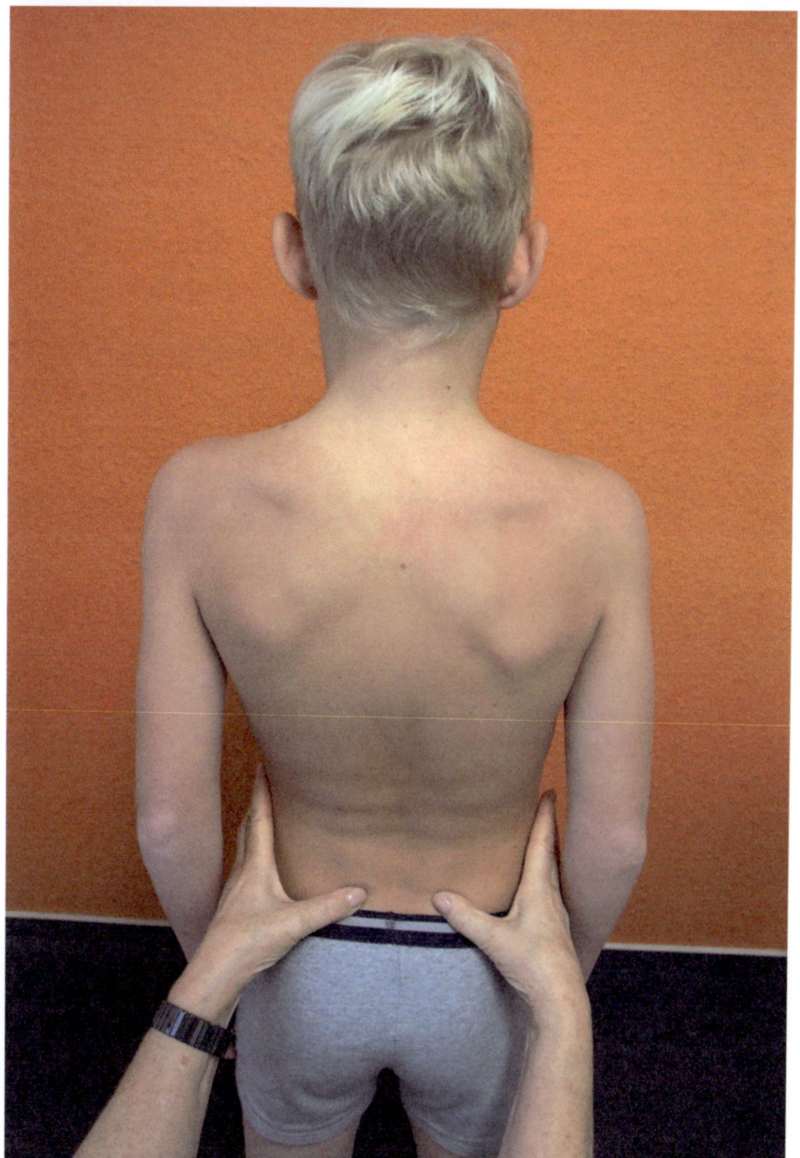

Abb. 5.11 Palpation der Spinae iliacae posteriores superiores beidseits. Beide Daumen tasten von kaudal her

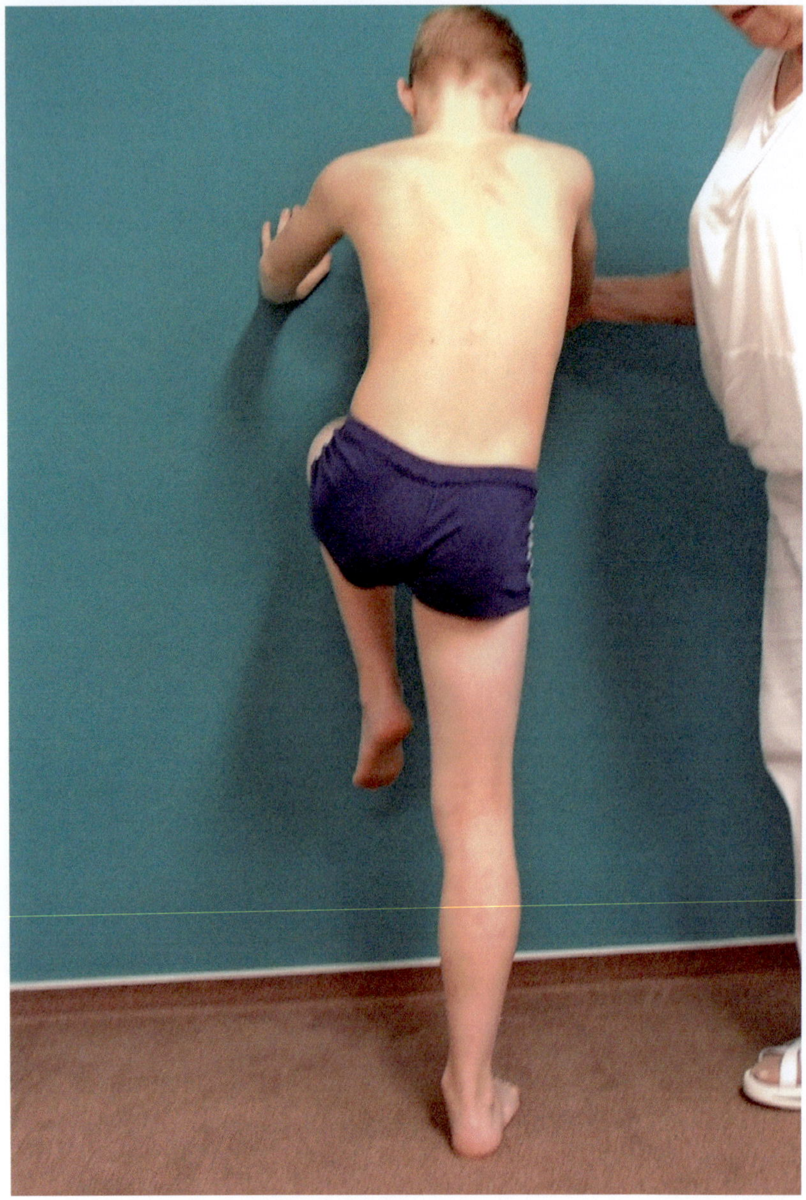

Abb. 5.12 Einbeinstand rechts normal

Zehenendgelenke, Beugen der Grundgelenke (Schildt-Rudloff et al. 2016)

Vorlaufphänomen im Stehen

Eine gute Möglichkeit, bei dieser Übersichtsuntersuchung im Stand die Seitenlokalisation von Störungen im Beckenbereich einzugrenzen, ist die Untersuchung der Spannungsphänomene.

Ausgangsstellung des Patienten Das Kind steht mit hüftbreit gespreizten Beinen.

Ausgangsstellung des Untersuchers Der Untersucher sitzt oder hockt hinter dem Kind.

Kontakt Der Untersucher tastet mit beiden Daumen von kaudal her die Spinae iliacae posteriores superiores (SIPS)

Ausführung Er fordert das Kind auf, sich zügig nach vorn zu beugen. Diese Bewegung muss dem Kind vorher gezeigt werden. Während der Bewegung bleiben die Langfinger beider Hände sehr locker – ohne zusätzlichen fazilitierenden Reiz – auf den Flanken des Kindes liegen, beide Daumen geben während der Bewegung kurz den Hautkontakt auf und legen sich sofort am Ende der Bewegung wieder auf die Spinae. Dabei tasten beide Daumen im ungestörten Fall, wie beide Spinae gleichzeitig nach vorn und oben wandern. Im Fall eines positiven Vorlaufphänomens wandert der Daumen während der Vorbeugebewegung auf einer Seite schneller nach oben und vorn als auf der anderen

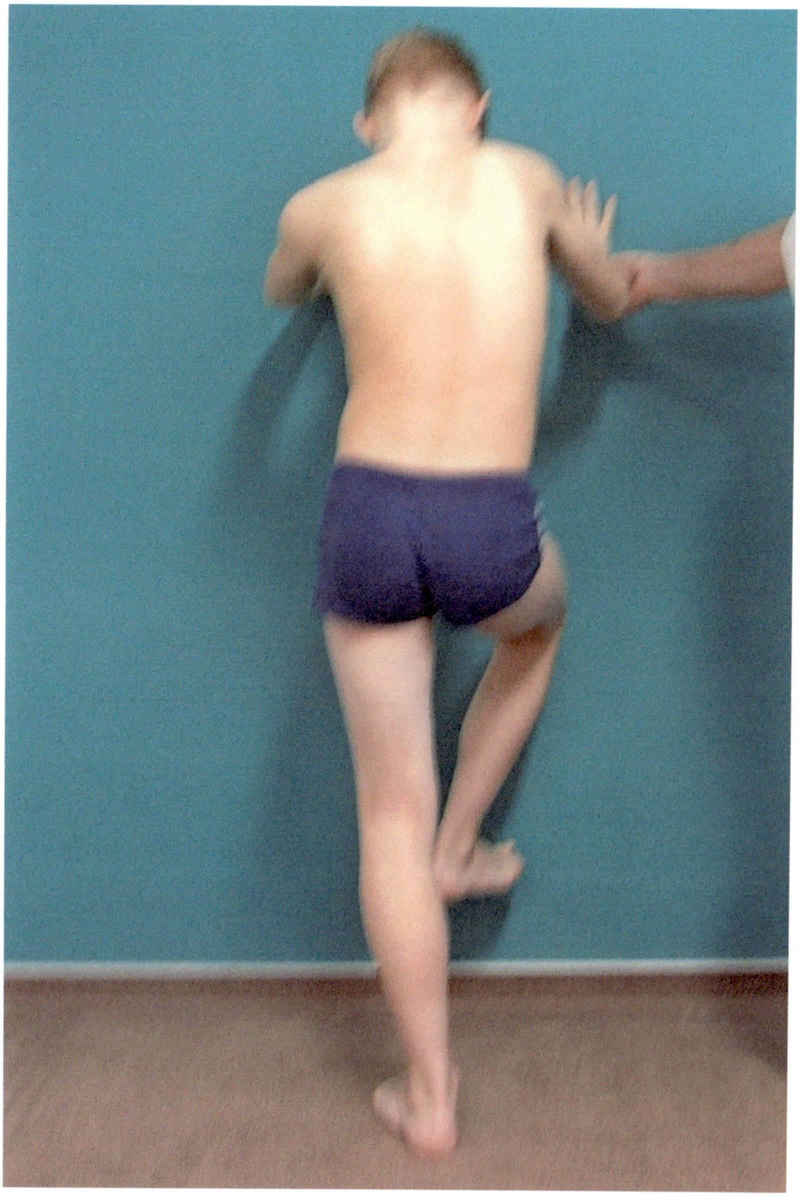

Abb. 5.13 Einbeinstand links mit positivem Trendelenburg-Zeichen. (Aus Matzen 2007, mit freundlicher Genehmigung des Elsevier-Verlags)

Seite. Am Ende der Vorbeuge ist die Position der SIPS seitendifferent, dies wird als **Endvorlauf** bezeichnet und ist das eigentliche Vorlaufphänomen (Abb. 5.14). Dieses Spannungsphänomen verschwindet nach einigen Sekunden, die SIPS stehen jetzt wieder wie zu Beginn der Untersuchung.

Bewertung Hintergrund ist eine seitendifferente Spannung im Becken als Hinweis auf eine gelenkige, myofasziale, viszerofasziale oder neurofasziale Störung, meist liegt eine Kombination mehrerer Komponenten vor. Man nennt dies **Beckenverwringung** (Schildt- Rudloff und Sachse 2008). Eine Aussage über eine genaue Lokalisation oder die Art der Störung ist mit dieser orientierenden Untersuchung nicht möglich, wohl aber die Seitenlokalisation: Auf der Seite des Vorlaufphänomens ist die Spannung erhöht. Erst die gezielte Untersuchung des Beckens und seiner Organe einschließlich möglicher Verkettungen bis in die untere Extremität gibt Aufschluss über die Ursache der Beckenverwringung.

Davon abweichend, als **Anfangsvorlauf** bezeichnet, kann eine Spina gleich zu Beginn der Vorbeuge voranwandern, das heißt, die Bewegung des Sakrums wird sofort auf das Ilium der betroffenen Seite übertragen. In der Endvorbeuge bleibt die SIPS im Vorlauf bestehen. Dieses Spannungsphänomen wird als Zeichen einer Funktionsstörung der betroffenen Beckenseite gesehen, eine Störung des Sakroiliakalgelenks ist wahrscheinlich, aber nicht obligat. Auch hier führt erst die gezielte Untersuchung (Federungsuntersuchung der Sakroiliakalgelenke) zur Feststellung der Ursache des positiven Anfangsvorlaufs.

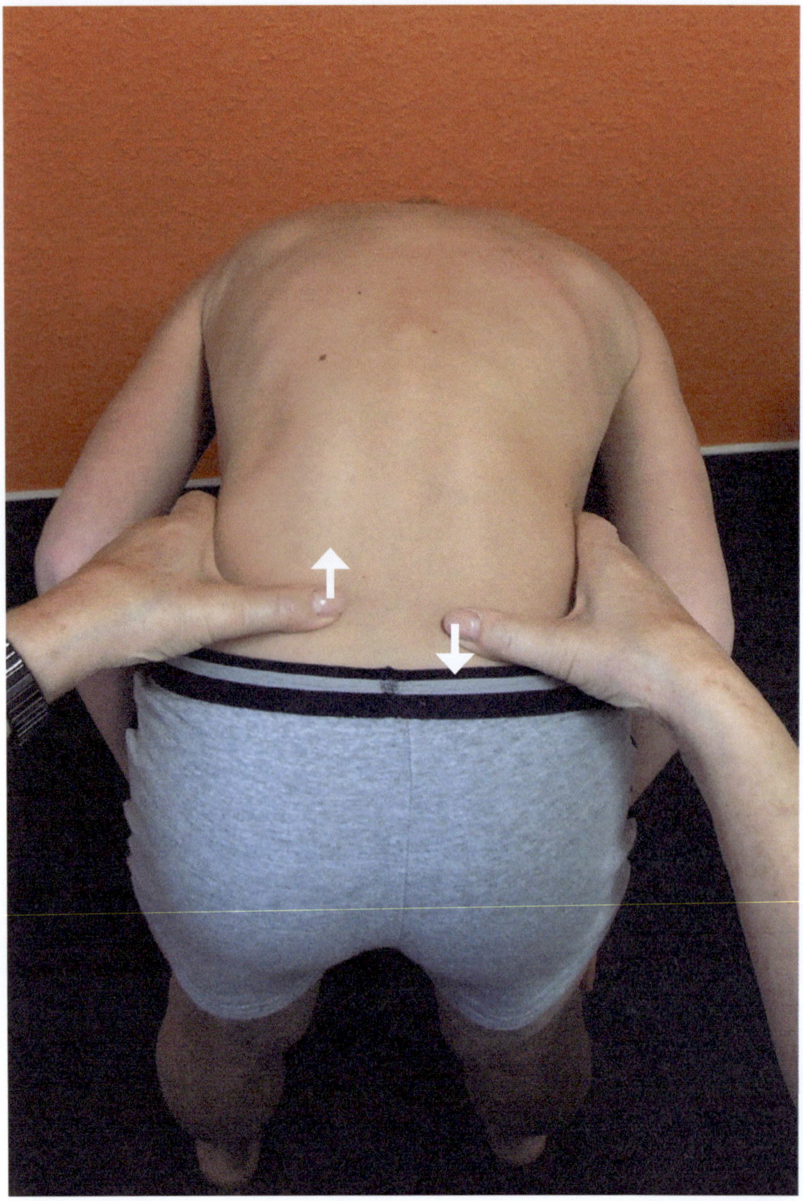

Abb. 5.14 Vorlaufphänomen links im Stehen

Vorlaufphänomen im Sitzen

Diese Untersuchung sollte später durchgeführt werden, wenn das Kind im Sitzen untersucht wird, um ein unnötiges Hin und Her zu vermeiden. Sinn dieser Untersuchung ist, die Ursache des positiven Vorlaufs weiter einzugrenzen. Durch die Sitzposition sind Spannungen aus den unteren Extremitäten ausgeschaltet.

Ausgangsstellung des Patienten Das Kind sitzt auf der Untersuchungsbank.

Ausgangsstellung des Untersuchers Der Untersucher steht hinter dem Kind.

Kontakt Er palpiert wie bei der Untersuchung im Stehen die SIPS von dorsal-kaudal und fordert das Kind auf, sich nach vorn zu neigen (Abb. 5.15). Auch diese Bewegung muss dem Kind vorher gezeigt werden.

Bewertung Fehlt bei diesem Test im Sitzen der Vorlauf, der vorher im Stehen positiv war, so kann der Untersucher daraus schließen, dass die Störung unterhalb des Beckens liegt. Das können zum Beispiel Muskelverspannungen der ischiokruralen Muskulatur, Hüftstörungen oder Kniegelenkerkrankungen sein. Ist das Vorlaufphänomen sowohl im Stehen als auch im Sitzen positiv, so sind die Störungen im kranialer gelegenen Bereich zu suchen.

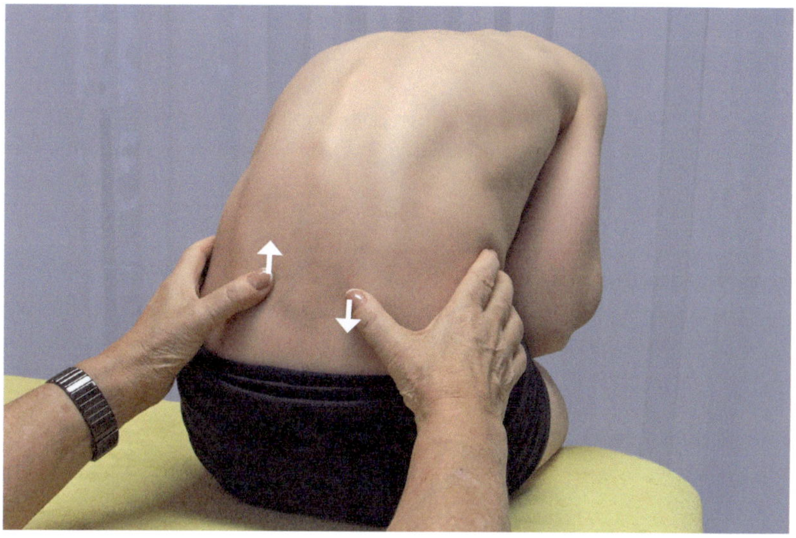

Abb. 5.15 Vorlaufphänomen links im Sitzen

Untersuchung der variablen Beinlängendifferenz

Diese Untersuchung nach Derbolowski überprüft ebenfalls die Spannungsverhältnisse im Becken. Der Test ist besonders als Verkettungstest (▶ Abschn. 4.3, ▶ Abschn. 5.2.11) aussagekräftig.

Ausgangsstellung des Patienten Das Kind liegt auf dem Rücken in der Mittellinie der Untersuchungsbank. Die Füße überragen das Bankende so, dass die Malleolengabeln in gleicher Höhe über der Bankkante liegen.

Ausgangsstellung des Untersuchers Er steht am Fußende.

Ausführung Der Untersucher beobachtet die symmetrische Lage der Malleolen und fordert nun das Kind auf, sich aufzusetzen. In der Sitzposition des Kindes am Ende der Bewegung wird die Beinlänge erneut beobachtet (Abb. 5.16).

Bewertung Im ungestörten Fall sind die Malleolen im Sitzen in gleicher Höhe. Im Fall einer einseitigen Spannung im Beckenbereich sieht man einen Vorschub der Spannungsseite, das heißt, das Bein dieser Seite scheint jetzt länger zu sein als das Bein der ungestörten Seite. Auch dieser Spannungstest lässt noch keinen Rückschluss auf eine spezielle Ursache zu.

Spine-Test (Storchtest, Einbeintest)

Ausgangsstellung des Patienten Das Kind steht mit hüftbreit gespreizten Beinen.

Ausgangsstellung des Untersuchers Er steht oder hockt hinter dem Kind.

Kontakt Der Untersucher palpiert mit einem Daumen den Dorn des 5. Lendenwirbels, mit dem zweiten Daumen die

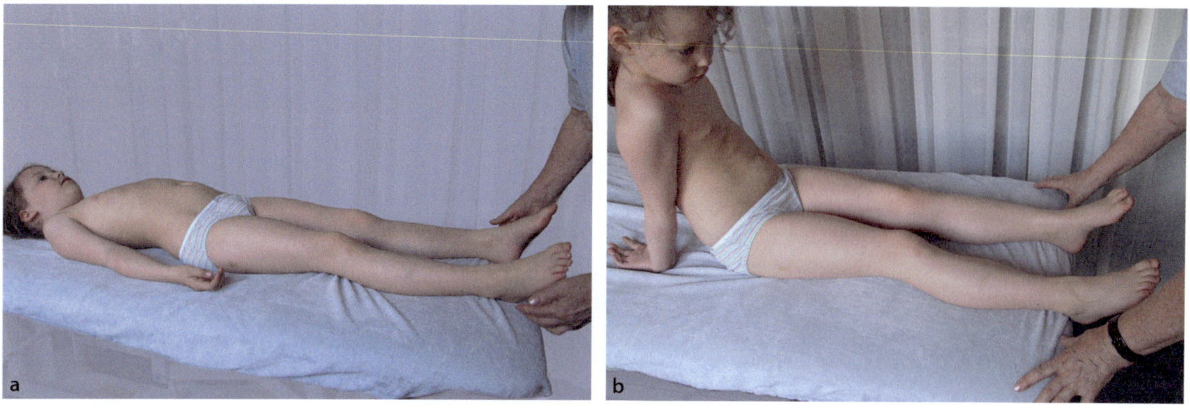

Abb. 5.16a,b Untersuchung der variablen Beinlängendifferenz. **a** Im Liegen keine Beinlängendifferenz, **b** im Sitzen scheint das rechte Bein länger zu sein

SIPS der zu untersuchenden Seite. Er fordert das Kind auf, das Knie dieser Seite anzuheben.

Bewertung Infolge der physiologischen Rückdrehung des Iliums bei der Hüftbeugung entfernen sich beide Daumen im ungestörten Fall voneinander, die SIPS wandert nach kaudal (◻ Abb. 5.17). Fehlt dieses Divergieren beider Palpationsstellen, so folgert der Untersucher, dass das Ilium dieser Seite in seiner physiologischen Rotationsbewegung nach dorsal gehindert ist. Die weiterführende gezielte Untersuchung des Iliums beziehungsweise des Sakroiliakalgelenks dieser Seite ist erforderlich.

◻ Tab. 5.2 zeigt eine Zusammenfassung der Untersuchungen und differenzialdiagnostische Erwägungen.

Myofasziale Ganzkörperuntersuchung (Ten Steps)

Diese Untersuchung ist hervorragend geeignet, Regionen mit vermehrter Spannung („Störstellen") übersichtsmäßig zu erkennen. Von kaudal nach kranial fortschreitend induziert man dazu eine kleine Bewegung und nimmt dabei wahr, in welchem Ausmaß das Gewebe Widerstand leistet. Es handelt sich also um eine Form der Spannungswahrnehmung:

1. Füße: Umfassen beider Vorfüße und Induktion einer kleinen Supinations-/Pronationsbewegung (◻ Abb. 5.18)
2. Beine: Umfassen der Beine oberhalb der Knöchelgabel, minimale Traktion der Beine in Längsachse (◻ Abb. 5.19)

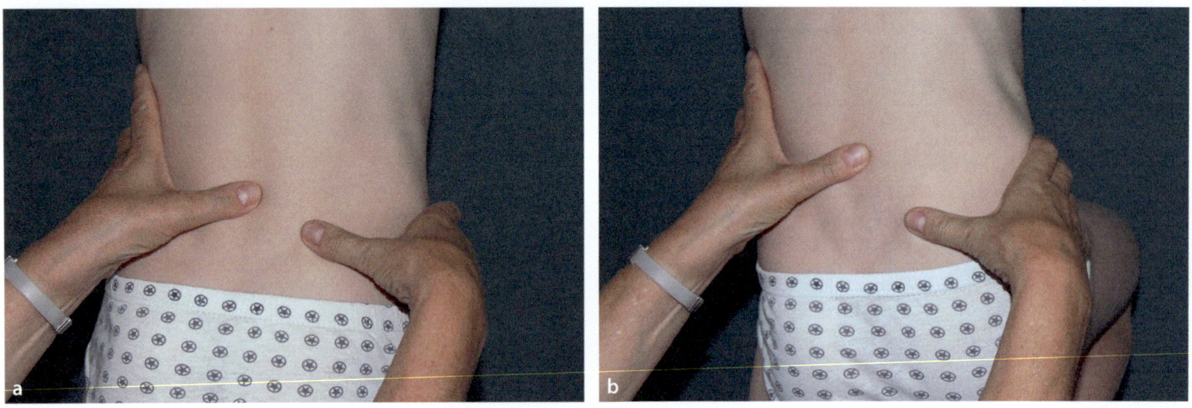

◻ **Abb. 5.17a,b** Spine-Test rechts, Normalbefund. **a** Beidseitiger Stand, Palpation des Dorn des 5. Lendenwirbels und der SIPS, **b** nach Anheben des rechten Beines verstärkt sich bei ungestörter Iliumrotation rechts die Distanz zwischen L5-Dorn und SIPS

◻ **Tab. 5.2** Zusammenfassung und differenzialdiagnostische Erwägungen

Palpationsbefund	Befundinterpretation	Differenzialdiagnostik
Alle Beckenpunkte stehen ventral und dorsal parallel keine Spannungsphänomene	Normalbefund	Funktionsstörungen im Beckenbereich sind unwahrscheinlich, jedoch nicht sicher auszuschließen
Alle 3 Palpationspunkte auf einer Seite stehen ventral und dorsal tiefer als auf der Gegenseite keine Spannungsphänomene	Beckentiefstand einer Seite	Beinverkürzung – durch Wachstumsdifferenz, z. B. genetisch bedingt – nach Fraktur oder destruktiver Erkrankung der Extremität – durch Deformierung, z. B. Coxa vara, Hüftbeugekontraktur, Genu valgum, Crus varum, Fußdeformität
Ventrale und dorsale Palpationspunkte stehen auf einer Seite tiefer als auf der Gegenseite positive Spannungsphänomene	Iliumscherdysfunktion (Upslip/Downslip) auf der Spannungsseite (◻ Abb. 5.58 u. ◻ Abb. 5.59)	Iliumscherdysfunktion – traumatisch bedingt (Sturz auf eine Gesäßseite oder auf ein Bein) – in Zusammenhang mit anderen Funktions- oder Strukturstörungen im Rahmen eines Verkettungssyndroms

Tab. 5.2 Fortsetzung

Palpationsbefund	Befundinterpretation	Differenzialdiagnostik
Diskrepanz aller Beckenpunkte vorn/hinten, z. B. SIPS vorn hoch-, hinten tiefstehend positives Vorlaufphänomen am Ende der Vorbeuge	Beckenverwringung	Suche nach Funktionsstörungen auf der Seite des Vorlaufphänomens durch weitere gezielte manuelle Diagnostik: – Gelenkstörung der Wirbelsäule, besonders der Schlüsselregionen – Muskelstörung – viszerale Ursachen Der Ausschluss von Funktionsstörungen der unteren Extremitäten ergibt sich aus der Untersuchung des Vorlaufphänomens im Sitzen Strukturerkrankungen sind auszuschließen!
Diskrepanz aller Beckenpunkte vorn/hinten positiver Anfangsvorlauf	Funktionsstörung vermutlich im Bereich der Seite des Vorlaufs	Suche nach Funktionsstörungen des Sakroiliakalgelenks, des lumbosakralen Übergangs, viszeral Strukturerkrankungen sind auszuschließen!

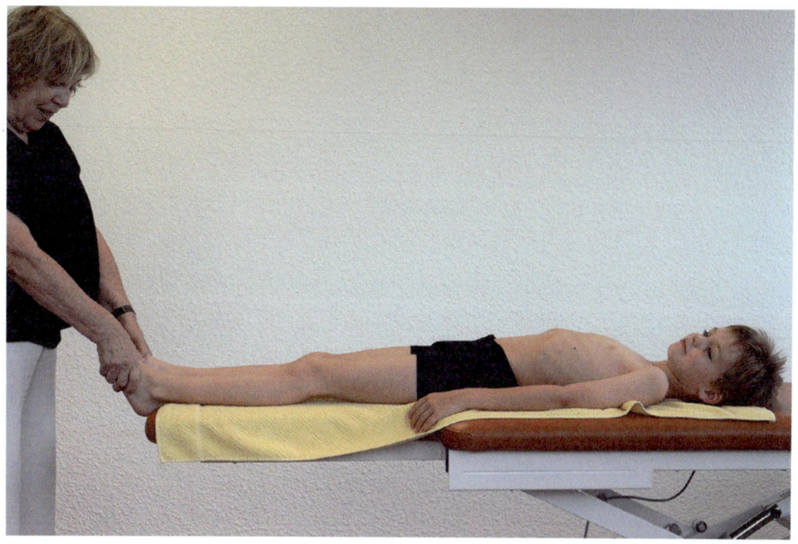

Abb. 5.18 Schritt 1: Supinations-/Pronationsbewegung der Füße

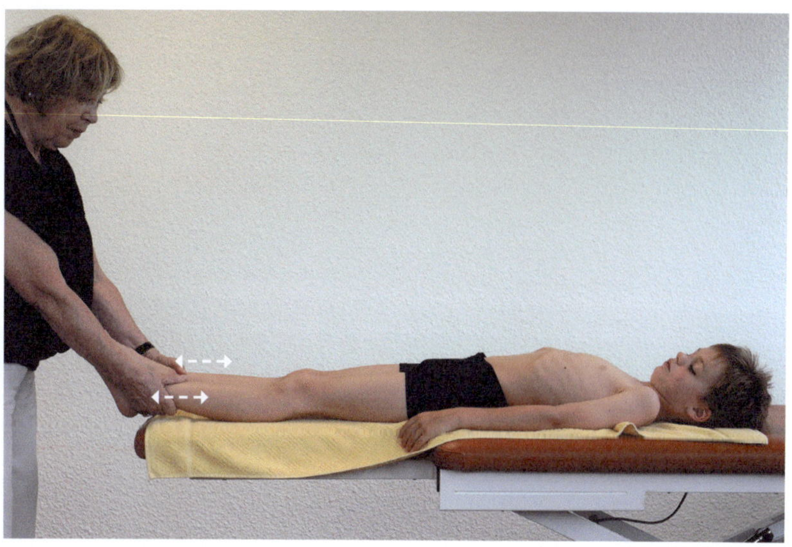

Abb. 5.19 Schritt 2: Traktion in Längsachse der Beine

3. Becken, Rocking-Test: Beide Daumen oder Daumenballen umfassen den Darmbeinkamm von ventral und üben eine leichte Schaukelbewegung aus. Das vermehrte Spannungsgefühl auf einer Seite weist auf eine Störung im Beckenbereich hin, intestinal oder parietal (◘ Abb. 5.20).
4. Thorax, transversal: Beide Hände liegen seitlich am unteren Thorax und führen eine Transversalbewegung durch. Spannungsgefühl auf einer Seite kann ein Hinweis auf eine parietale oder viszerale Störung in dieser Region sein (◘ Abb. 5.21).
5. Thorax, anterior-posterior: Beide Hände liegen locker links und rechts auf dem Thorax. Sie üben beidseits eine federnde anterior-posteriore Bewegung durch. Die verstärkte Spannung auf einer Seite weist auf eine parietale oder viszerale Störung hin (Rippen, Sternum, Brustwirbelsäule, Herz, Lunge, deren Faszien; ◘ Abb. 5.22).
6. Unterarme: Supinations- und Pronationsbewegung. Eine Störung im Bereich der oberen Extremitäten ist wahrscheinlich (◘ Abb. 5.23).
7. Arme: minimaler Längszug beidseits bei erhobenen Armen (◘ Abb. 5.24).
8. Schultergürtel: Rocking-Test wie im Beckenbereich. Ein Spannungsgefühl auf einer Seite veranlasst den Untersucher, nach einer parietalen (Schultergelenk? Klavikulafraktur? Rippenverletzung?) oder viszeralen Störung (Lunge?) zu suchen (◘ Abb. 5.25).
9. Halswirbelsäule, Translationsbewegung: Beide Hände liegen rechts und links paravertebral der Halswirbelsäule. Eine in beiden Richtungen ausgeführte Translationsbewegung in verschiedenen Höhen sucht nach Spannungen, die den Untersucher auf Störungen der Halswirbelsäule und/oder Halsfaszien hinweisen (◘ Abb. 5.26).

◘ **Abb. 5.20** Schritt 3: Rocking-Test des Beckens

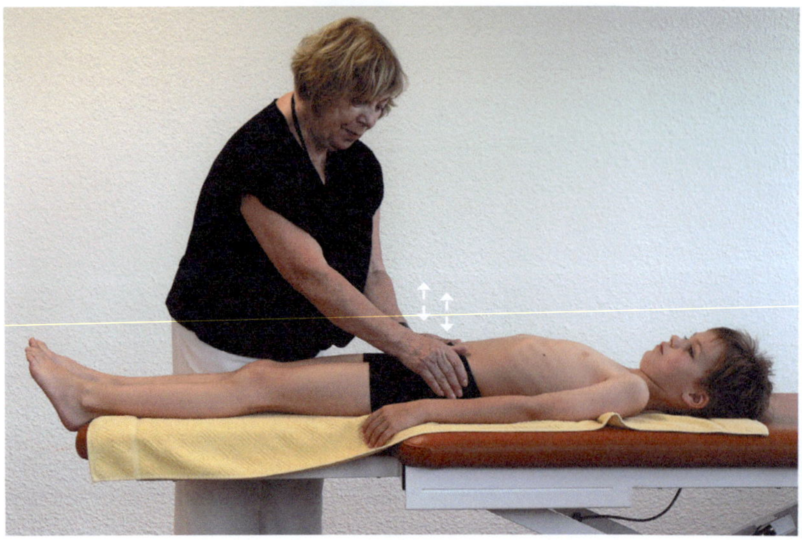

◘ **Abb. 5.21** Schritt 4: Transversalbewegung am Thorax

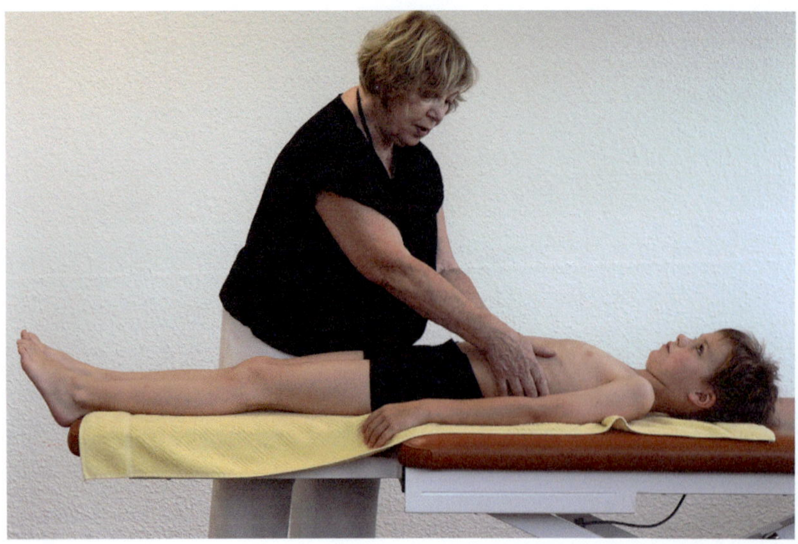

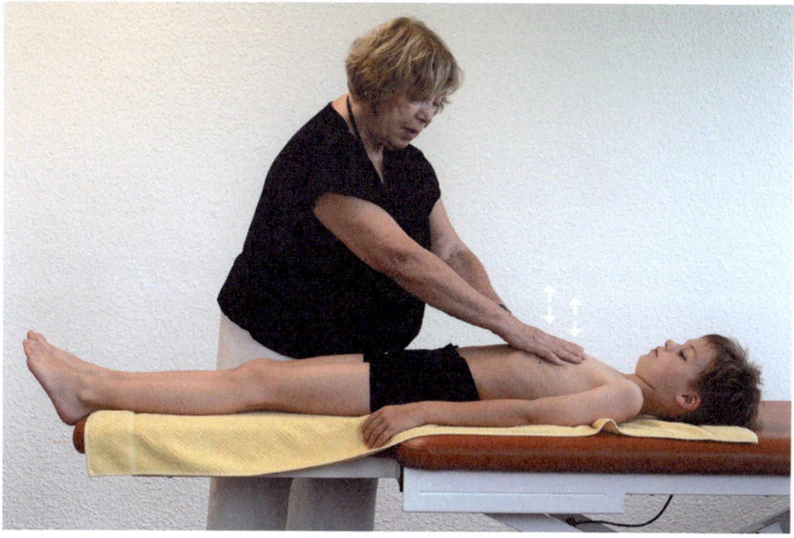

Abb. 5.22 Schritt 5: anterior-posteriore Bewegung am Thorax

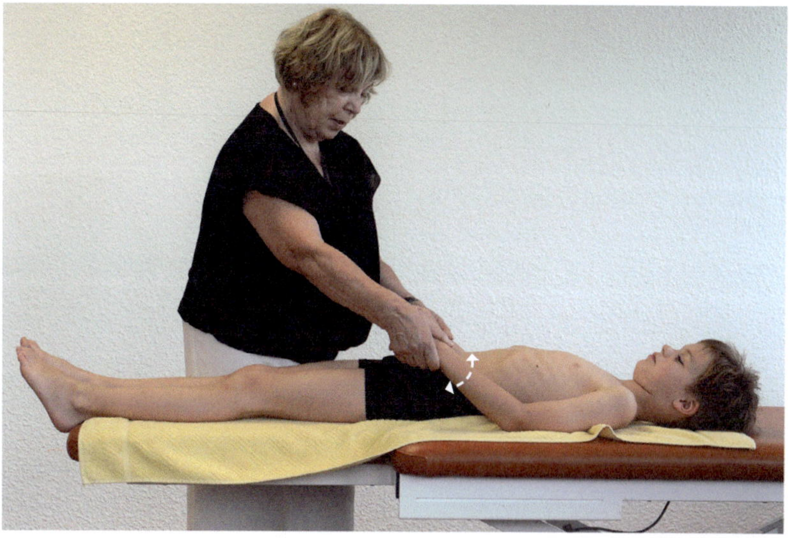

Abb. 5.23 Schritt 6: Supinations- und Pronationsbewegung der Arme

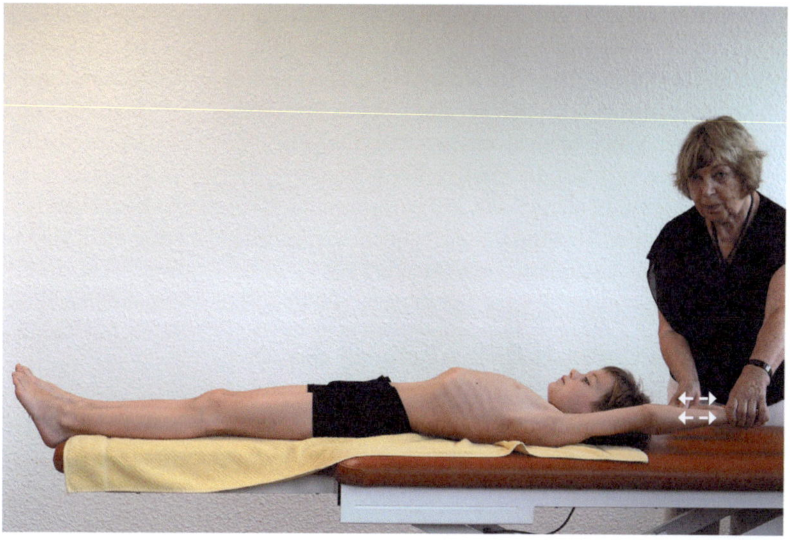

Abb. 5.24 Schritt 7: minimaler Längszug beidseits bei erhobenen Armen

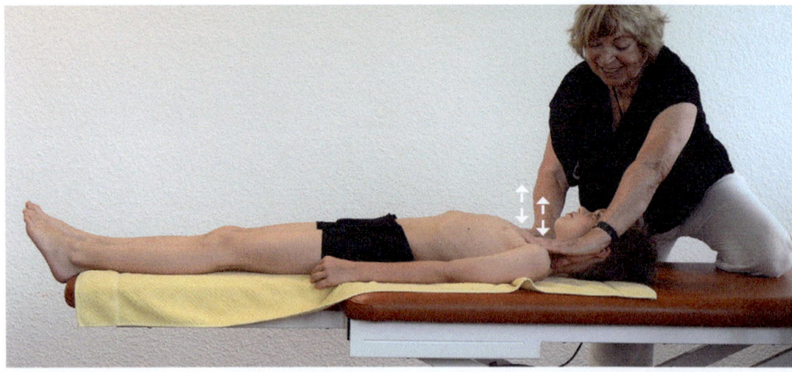

Abb. 5.25 Schritt 8: Rocking-Test des Schultergürtels

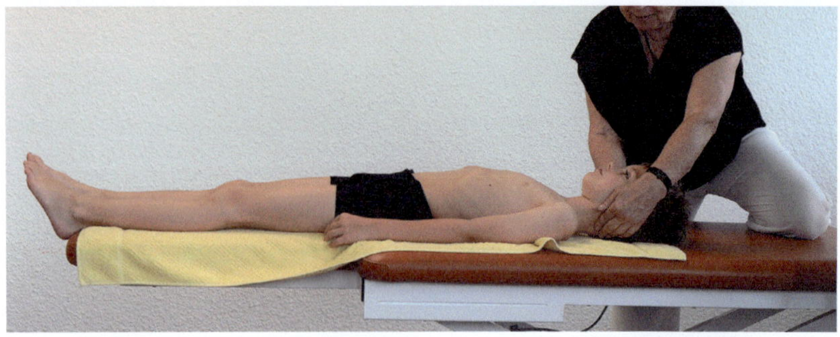

Abb. 5.26 Schritt 9: Translationsbewegung der Halswirbelsäule

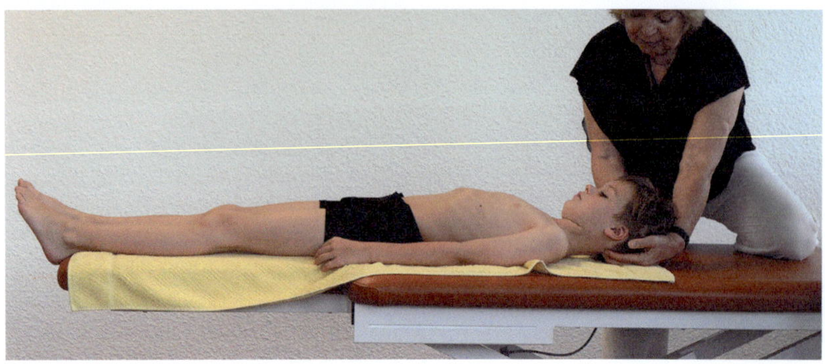

Abb. 5.27 Schritt 10: subokzipitales Tasten

10. Subokzipitales Tasten: Die Langfinger des Untersuchers üben eine dorsolaterale Traktionsbewegung in Höhe der Okziputkondylen aus und tasten Spannungsunterschiede. Es kann sich um eine intraossäre Störung des Os occipitale handeln, um Duraspannungen, Funktionsstörungen der Kopfgelenke oder der Temporomandibulargelenke. Mit Störungen im kraniosakralen Rhythmus ist zu rechnen, sogenannte Strains sind zu diagnostizieren (Abb. 5.27).

5.2.3 Orientierende Untersuchung der Lenden-Becken-Region

Wir führen die folgenden Untersuchungen der Bewegungsausmaße zügig mit sanft führender Hand durch und beobachten dabei:

- wie harmonisch die Bewegung abläuft,
- ob das Kind bei der Untersuchung Unbehagen oder Schmerzen äußert,
- es zu Ausweichbewegungen kommt, möglicherweise schmerzbedingt.

Zu bedenken ist, dass aus der Einschränkung der Bewegung nicht auf Funktionsstörungen allein der Wirbelsäulengelenke, sondern auch der Muskulatur sowie der inneren Organe zu schließen ist. Alle Bewegungsrichtungen sollten dem Kind – sanft geführt – vorher gezeigt werden.

Orientierende Untersuchung der Vorbeuge

Ausgangsstellung des Untersuchers Der Untersucher steht oder sitzt, abhängig von den Größenverhältnissen, hinter dem Kind.

Bewertung Der immer wieder beschriebene Finger-Boden-Abstand, das heißt, das Erreichen des Bodens mit den Fingerspitzen bei der Vorbeuge, ist kein Kriterium für eine besonders gute Beweglichkeit der Wirbelsäule. Auch bei sehr wenig beweglicher Lendenwirbelsäule erreichen die Fingerspitzen des Kindes den Fußboden, wenn sich das Kind in den Hüftgelenken taschenmesserähnlich nach vorn beugt. Man sollte daher besser beobachten, wie harmonisch sich die Dorne bei der Vorbeuge „entfalten", ob eine Schmerzreaktion des Kindes bei dieser Bewegung deutlich wird und ob möglicherweise schmerzbedingte Ausweichbewegungen sichtbar werden, zum Beispiel eine gleichzeitige Seitneige des Rumpfes (◘ Abb. 5.28). Kommt es bei der Vorneige zu einer sichtbaren Thoraxniveauerhöhung auf einer Seite („Rippenbuckel"), so ist das ein sicheres Skoliosezeichen, eine Folge der fixierten Rotationsstellung der Wirbelkörper.

Orientierende Untersuchung der Rückneige

Ausgangsstellung des Untersuchers Der Untersucher steht seitlich und hinter dem Kind

Ausführung Der Untersucher sichert mit beiden Händen den Thorax des Kindes, fordert es auf, nach oben zu schauen und sich zurückzuneigen (◘ Abb. 5.29).

Bewertung Er beobachtet, wie harmonisch sich diese Bewegung der Lendenwirbelsäule mitteilt. Jede Schmerzäußerung nimmt er wahr. Eine mögliche „Blickdiagnose" ist eine entstehende Querfalte als Zeichen einer lokalen Hypermobilität.

Orientierende Untersuchung der Seitneige

Ausgangsstellung des Untersuchers Der Untersucher sitzt oder hockt der Untersucher hinter dem Kind.

Ausführung Er fordert es auf, sich zur Seite zu neigen, ohne die Kniegelenke zu beugen. Der Untersucher führt diese Bewegung passiv mit, um Ausweichbewegungen des Kindes zu vermeiden. Er verhindert auch, dass das Kind den Bodenkontakt eines Fußes bei der Seitneigebewegung aufgibt (◘ Abb. 5.30, S. 107).

Bewertung Wie weit die Fingerspitzen des Kindes die Außenseiten der Kniegelenke erreichen, ist ein gutes Kriterium für das Ausmaß der Seitneigebewegung im Seitenvergleich. Noch wichtiger ist bei dieser Untersuchung die Beobachtung der Bewegungseinschränkung in mehreren Ebenen: Die Kombination der Seitneigestörung mit einer Einschränkung der Retroflexion kann ein Hinweis auf die gestörte Konvergenzbewegung in einem Segment auf der Konkavseite sein. Die Kombination einer Seitneige- und Anteflexionseinschränkung ist ein Hinweis auf eine Divergenzstörung in einem Segment auf der Konvexseite. Diese einfache Einschätzung erleichtert die Segmenteinstellung bei der folgenden segmentalen Untersuchung.

Zusätzlich gibt uns die Seitneigeuntersuchung einen besonderen Hinweis auf die Beckensynkinese. Unter **Beckensynkinese** ist zu verstehen, dass im Normalfall, das heißt, bei physiologischer Lendenlordose, die Seitneige der Lendenwirbelsäule mit einer Rotation zur Gegenseite gekoppelt ist; dies ist eine Folge der physiologischen Stellung der Wirbelgelenke (Lovett 1905, Fryette 1954). Das Becken wird in die Rotation mitgenommen, der Untersucher erkennt die Mitrotation deutlich. Voraussetzung ist, dass das Kind in einer normalen, leicht lordotischen Stellung steht. Die harmonische Beckensynkinese zeigt sich gleich zu Beginn der Seitneigebewegung, verantwortlich sind die physiologischen Mitbewegungen der Gelenke vom thorakolumbalen Übergang bis etwa L3 (Anfangssynkinese). Nach einem kurzen Verharren wird während

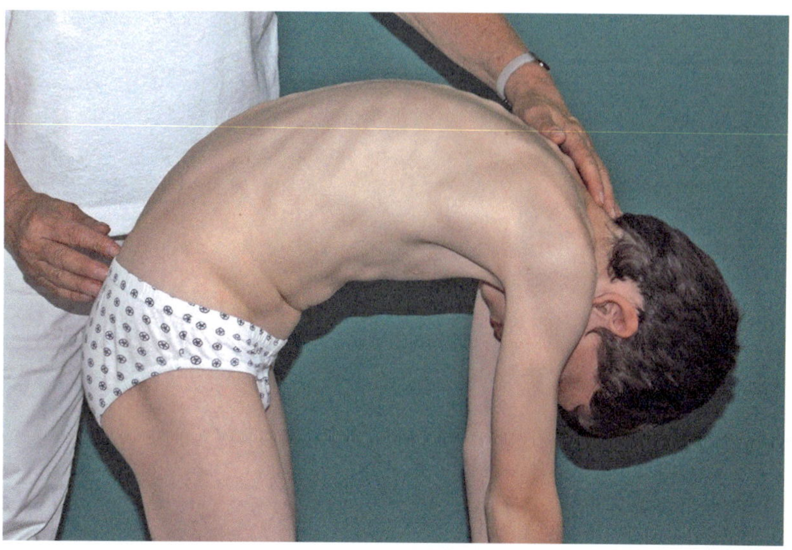

◘ **Abb. 5.28** Orientierende Untersuchung der Vorbeuge

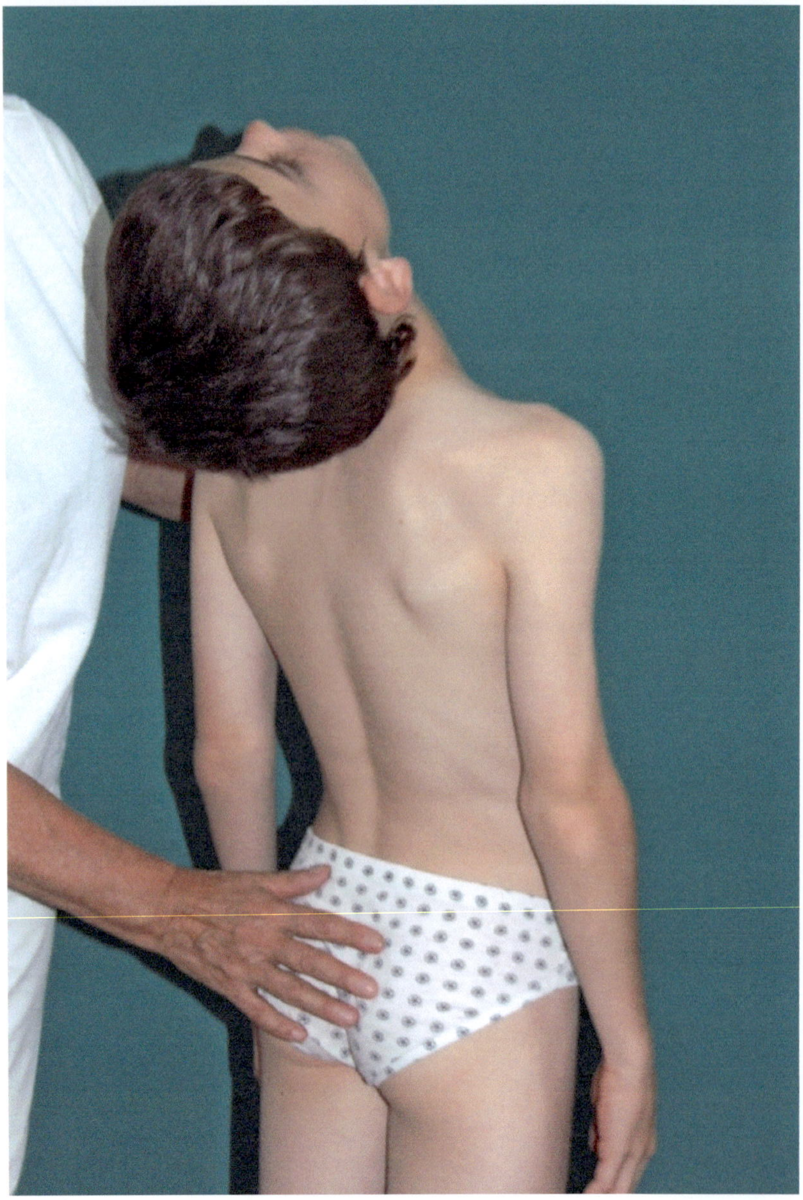

Abb. 5.29 Orientierende Untersuchung der Rückneige

der weitergeführten Seitneige am Bewegungsende nochmals eine verstärkte Rotation deutlich, verursacht durch die physiologische Rotationssynkinese der Gelenke der unteren Lendenwirbelsäule (Endsynkinese).

Fehlt die physiologische Anfangssynkinese, so lässt dies Rückschlüsse auf Funktionsstörungen der oberen Lendenwirbelsäule zu. Bei Fehlen der physiologischen Endsynkinese schließt der Untersucher auf Funktionsstörungen der unteren Lendenwirbelsäule beziehungsweise des konkavseitigen Sakroiliakalgelenks. Das bedeutet für die weitere Untersuchung, dass sich der Untersucher auf diese Region konzentrieren kann und nicht sämtliche Segmente untersuchen muss, eine Zeitersparnis für den Untersucher und verminderte Belastung der Geduld des Kindes.

Orientierende Untersuchung des Sakroiliakalgelenks

Dieser Test (Zeichen nach Patrick und Kubis) ist nicht spezifisch für die Untersuchung des Sakroiliakalgelenks, er ist auch positiv bei Funktionsstörungen des Hüftgelenks, bei muskulären Spannungen im Becken-Bauch-Bereich und – seltener – bei lumbosakralen Funktionsstörungen.

Ausgangsstellung des Patienten Das Kind liegt auf dem Rücken.

Ausgangsstellung des Untersuchers Der Untersucher steht seitlich an der Liege mit Blick zu den Füßen des Kindes.

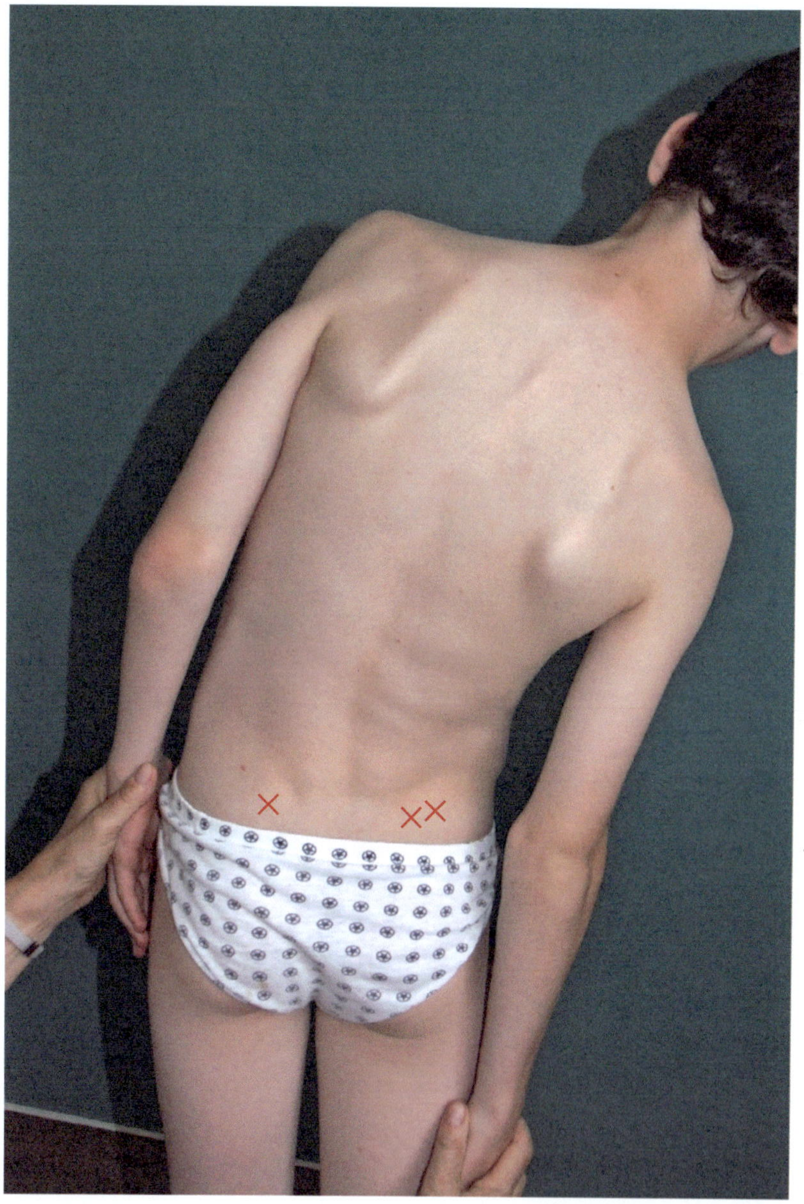

Abb. 5.30 Orientierende Untersuchung der Seitneige. Bei der Rechtsseitneige rotieren die LWS und das Becken physiologisch nach links. X: Bewegung nach dorsal, XX: Bewegung nach ventral

Kontakt Für die Untersuchung der rechten Seite fixiert der Untersucher mit einer Hand die linke Beckenseite und den linken Oberschenkel des Kindes auf der Unterlage. Er stellt mit der anderen Hand das rechte Bein so auf, dass der Fuß in Höhe des gegenseitigen Kniegelenks zu stehen kommt.

Ausführung Der Untersucher führt nun das aufgestellte rechte Bein in die Abduktion (Abb. 5.31).

Bewertung Beurteilt werden der Bewegungsausschlag im Seitenvergleich sowie das weiche oder harte Endgefühl am Ende der Abduktion. Verminderte Abduktion, Anspannung der Hüftadduktoren und das Gefühl des harten Anschlags sprechen für eine Funktionsstörung und verpflichten zur weiteren gezielten Untersuchung des Iliosakralgelenks, der unteren Lendenwirbelsäule, des Hüftgelenks und der Muskulatur. Im akuten Schmerzfall äußert das Kind manchmal bei der Abduktionsbewegung Schmerzen im Adduktorenbereich.

Orientierende Untersuchung des Sakroiliakalgelenks über die gebeugte Adduktion

Auch dieser Test ist ein unspezifischer Spannungstest.

Ausgangsstellung des Patienten Das Kind liegt auf dem Rücken.

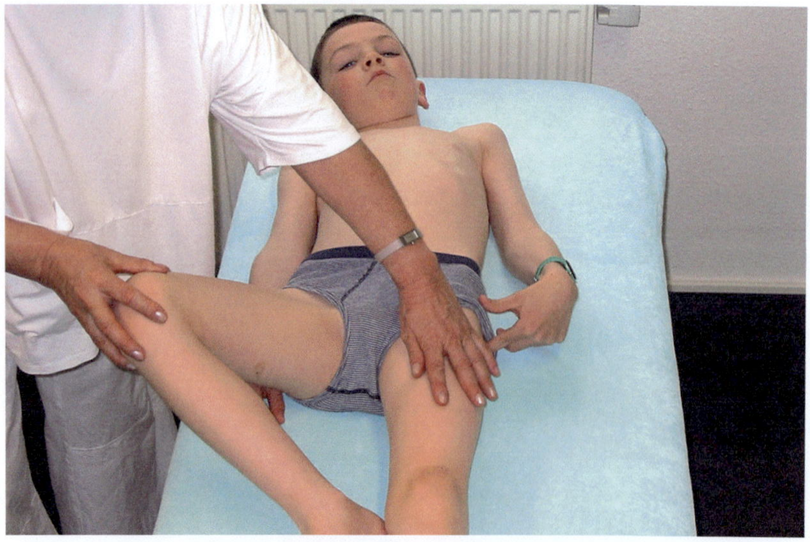

Abb. 5.31 Untersuchung des rechten Sakroiliakalgelenks nach Patrick-Kubis

Ausgangsstellung des Untersuchers Der Untersucher steht auf der gegenüberliegenden Seite der Bank, Blick zum Kind.

Kontakt Der Untersucher umfasst mit der fußseitig liegenden Hand das gebeugte Knie der Untersuchungsseite und beugt das Hüftgelenk bis zum rechten Winkel. Seine kopfseitige Hand fixiert das Becken und palpiert die SIAS der zu untersuchenden Seite.

Ausführung Der Untersucher führt das Bein in die spannungsfreie Endadduktion. Die Bewegung ist beendet, sobald die betreffende Beckenseite sich mitbewegt oder das Kind Schmerzen angibt (Abb. 5.32).

Bewertung Ein ungestörtes Sakroiliakalgelenk lässt diese Adduktion mindestens bis 40° zu, das Kniegelenk erreicht die Höhe des gegenseitigen Hüftgelenks. Im Fall einer Störung bemerkt man schon vorher einen Widerstand und eventuell eine Schmerzangabe des Kindes. Dabei wird der Schmerz auf die Gesäßseite oder in die Leistenbeuge lokalisiert. Wichtig sind vor allem Seitendifferenzen. Der Test ist ein Spannungstest und pathologisch bei Sakroiliakalstörung, aber auch bei Hüftgelenkstörung und Verspannung des M. piriformis. Die weiterführende Diagnostik ist nun erforderlich.

5.2.4 Orientierende Untersuchung von Thorax und BWS

Untersuchung der Atemexkursion

Ausgangsstellung des Patienten Das Kind sitzt. Diese Untersuchung kann auch in Rücken- und auch in Bauchlage (siehe unten) durchgeführt werden.

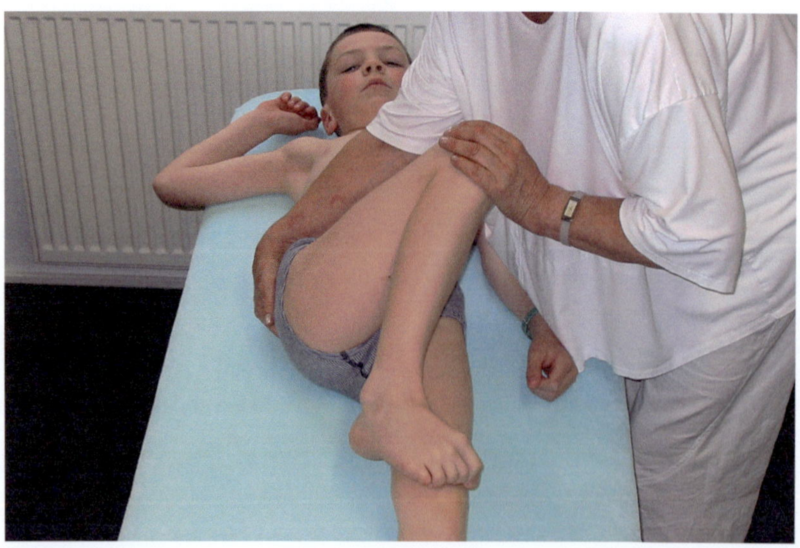

Abb. 5.32 Orientierende Untersuchung des rechten Sakroiliakalgelenks, Untersuchung der gebeugten Adduktion

Ausgangsstellung des Untersuchers Der Untersucher steht hinter dem Kind.

Ausführung Er beobachtet die Rippenexkursion während der ruhigen Ein- und Ausatmung.

Bewertung Der Untersucher beobachtet die Atemexkursion des Kindes. Er registriert, dass im Fall einer Rippenfunktionsstörung einzelne Rippen die harmonische Atemexkursion nicht mitmachen. Eine oder mehrere Rippen bewegen sich beim Einatmen nicht nach außen beziehungsweise gleiten beim Ausatmen nicht in die Tiefe (Ein- und Ausatemrestriktion). Hier muss weiter gezielt untersucht werden. Eine Pleuritis oder Pneumonie kann die Ursache sein, Funktionsstörungen der Rippen können zum Beispiel auch durch ein Trauma verursacht sein.

Orientierende Untersuchung der Anteflexion und Retroflexion der BWS

Ausgangsstellung des Patienten Das Kind sitzt auf der Untersuchungsbank, die Arme vor dem Körper verschränkt oder die Hände im Nacken gefaltet und die Ellenbogen vorn zusammengeführt.

Ausgangsstellung des Untersuchers Er steht seitlich hinter dem Kind.

Ausführung Er fordert das Kind auf, sich zuerst nach vorn (◘ Abb. 5.33), dann nach hinten zu beugen (◘ Abb. 5.34). Er führt die Vor- und die Rückneige des Rumpfes sanft mit und beobachtet, wie harmonisch die Vorneige und anschließend die Rückneige abläuft. Die Kriterien sind die gleichen wie bei der orientierenden Untersuchung der LWS.

Orientierende Untersuchung der Rotation von BWS und Rippenthorax

Die praktische Durchführung der Untersuchung der Rotation gestaltet sich beim Kind schwierig; sie muss vom Untersucher so mitgeführt werden, dass keine Ausweichbewegung den Untersuchungsablauf stört. Die Untersuchung erlaubt eine grobe Einschätzung der Lokalisation der Bewegungseinschränkung.

Ausgangsstellung des Patienten Das Kind sitzt auf der Untersuchungsbank, die Arme vor dem Körper verschränkt.

Ausgangsstellung des Untersuchers Der Untersucher steht seitlich hinter dem Kind und fixiert mit einer flachen Hand absichernd das Becken.

Ausführung Er fordert das Kind auf, seinen Rumpf erst zur einen, dann zur anderen Seite zu drehen, und führt die Rotationsbewegung zu beiden Seiten sanft mit. Er beobachtet das Ausmaß der möglichen Rotation zu beiden Seiten und registriert Ausweichbewegungen oder Schmerzäußerungen des Kindes. Er beobachtet ein Mitlaufen der Dorne zur entgegengesetzten Seite der Rotation, von kranial nach kaudal fortlaufend, auch die Mitbewegung der Rippen (◘ Abb. 5.35).

Bewertung Allein aus dem Ausmaß der schmerzfrei möglichen Rotation kann sich der Untersucher ein Bild über die Höhe der Bewegungseinschränkung machen. Ein Stopp der geführten Rotationsbewegung gleich zu Beginn der Rotationsbewegung spricht für eine Funktionsstörung der oberen BWS-Region, ein Stopp bei einer stärkeren Rotationsstellung betrifft die kaudalen Abschnitte (häufiger Befund). Die weitere gezielte segmentale Untersuchung kann sich nun auf dieses Gebiet der Rotationsbehinderung beschränken.

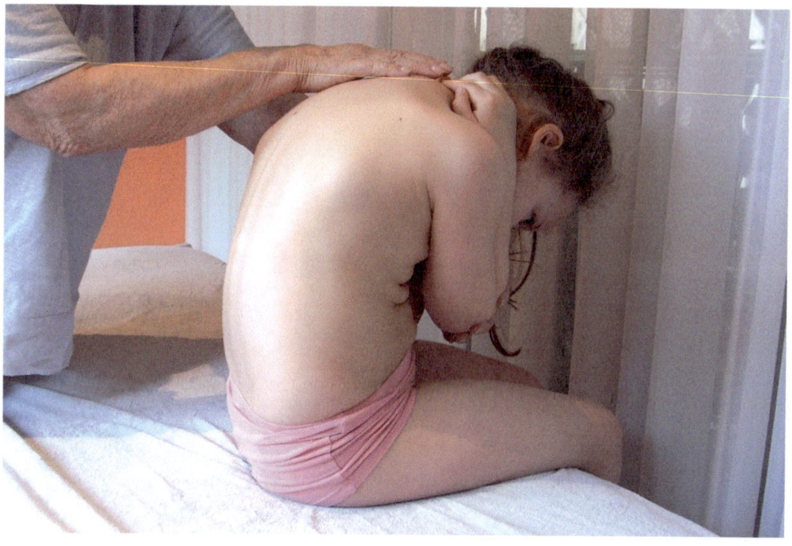

◘ **Abb. 5.33** Orientierende Untersuchung der Anteflexion der BWS

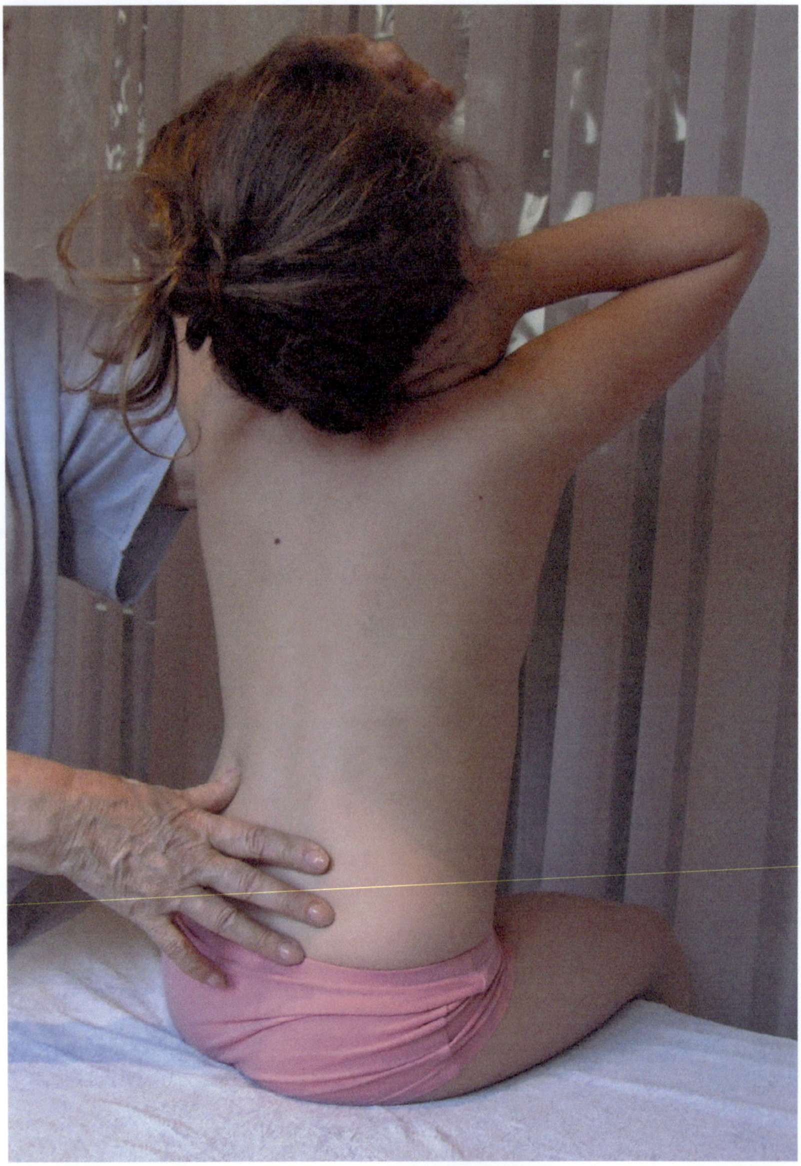

Abb. 5.34 Orientierende Untersuchung der Retroflexion der BWS

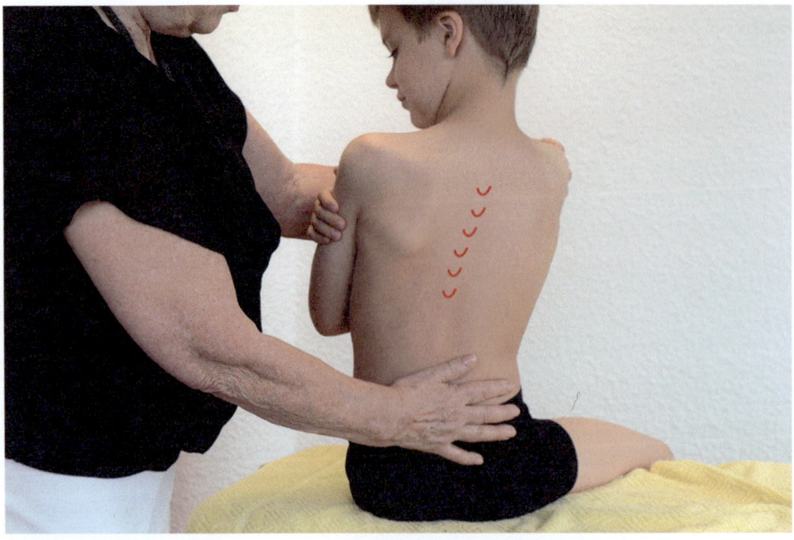

Abb. 5.35 Orientierende Untersuchung der Rotation der BWS. Die Linksrotationsbewegung ist schmerzfrei nur bis zu einem Winkel von 40° möglich. Die Dorne rotieren etwa bis Th6/7 zur Gegenseite. Bei der nachfolgenden segmentalen Rotationsuntersuchung nach links wird sich der Untersucher auf diese Region beschränken

Zu beachten ist, dass bei dieser orientierenden Untersuchung Zwerchfellverspannungen, Atemdysfunktionen und Gelenkstörungen im Schultergürtel die Bewegung beeinträchtigen können.

Orientierende Untersuchung der Atemexkursion von BWS und Rippen

Ausgangsstellung des Patienten Das Kind liegt auf dem Bauch, die Füße überragen die Bankkante, um unnötige Spannungen zu vermeiden.

Ausgangsstellung des Untersuchers Er sitzt oder kauert seitlich, Augen in Thoraxhöhe des Kindes.

Ausführung Er beobachtet in der Einatemphase die gleichmäßige Kyphosierung der BWS und die Weitung des Thorax, in der Ausatemphase die Abflachung der BWS und das Senken der Rippen. Eine leicht verminderte Atemexkursion auf Höhe von Th3 bis Th6 ist beim Kind physiologisch (▣ Abb. 5.36).

Bewertung Eine Unterbrechung der Bewegung weist auf Funktionsstörungen von BWS und Rippen hin, aber auch auf Zwerchfellstörungen und – auf reflektorischem Weg – auf Störungen der inneren Organe.

5.2.5 Orientierende Untersuchung der HWS (Okziput bis zervikothorakaler Übergang)

Auch für diese Region gilt das bereits oben Erwähnte: Nicht das absolute Bewegungsausmaß ist entscheidend, sondern die seitengleiche, harmonische Bewegung. Ein konstitutionell hypermobiles Kind wird die Halswirbelsäule zu beiden Seiten um 90° drehen können. Für ein konstitutionell hypomobiles Kind wäre ein Rotationsausmaß von 60° zu beiden Seiten durchaus im Normbereich.

Inspektion und Palpation

Der Untersucher betrachtet die Kopfhaltung und das Schultermuskelrelief. Er palpiert die Dorne auf Druckschmerzhaftigkeit und führt die Spannungspalpation durch für die paravertebrale Muskulatur, M. trapezius, M. levator scapulae, M. supraspinatus, M. infraspinatus, M. sternocleidomastoideus, Scapula und obere Rippen.

Orientierende Untersuchung der Anteflexion der HWS

Ausgangsstellung des Patienten Das Kind sitzt auf der Untersuchungsbank.

Ausgangsstellung des Untersuchers Er steht seitlich hinter dem Kind.

Ausführung Er fordert das Kind auf, den Kopf vorzuneigen, führt die Bewegung sanft mit und beobachtet, wie harmonisch die Anteflexion abläuft. Er nimmt Ausweichbewegungen und Schmerzäußerungen zur Kenntnis. Zu unterscheiden ist ein Vorneigen als Gesamtbewegung der Halswirbelsäule (▣ Abb. 5.37) und ein Vornicken der oberen Halswirbelsäule (▣ Abb. 5.38). Für die Untersuchung der Vornickbewegung fixiert der Untersucher das Kinn des Kindes am Thorax.

Bewertung In manchen Fällen wird ein Schmerz ausgelöst, der den Untersucher zu differenzialdiagnostischen Erwägungen zwingt. Zum Beispiel kann ein Schmerz bei der Vornickbewegung bei posttraumatischer Instabilität

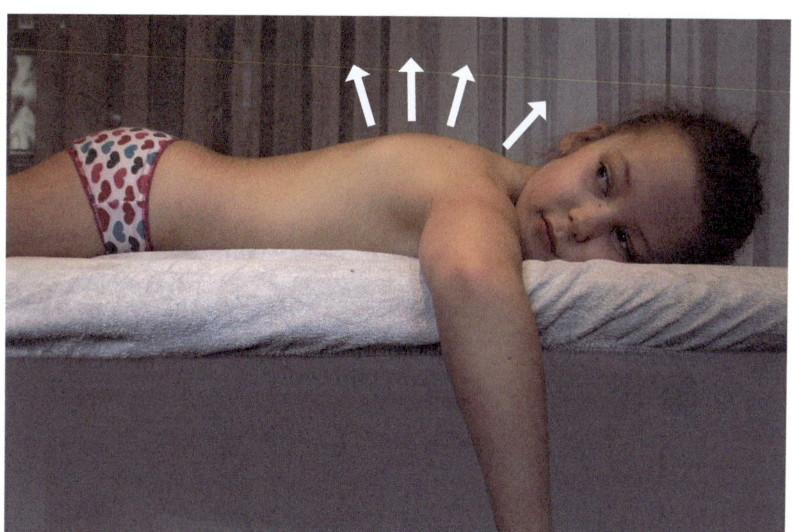

▣ **Abb. 5.36** Orientierende Untersuchung der Atemexkursion von BWS und Rippen

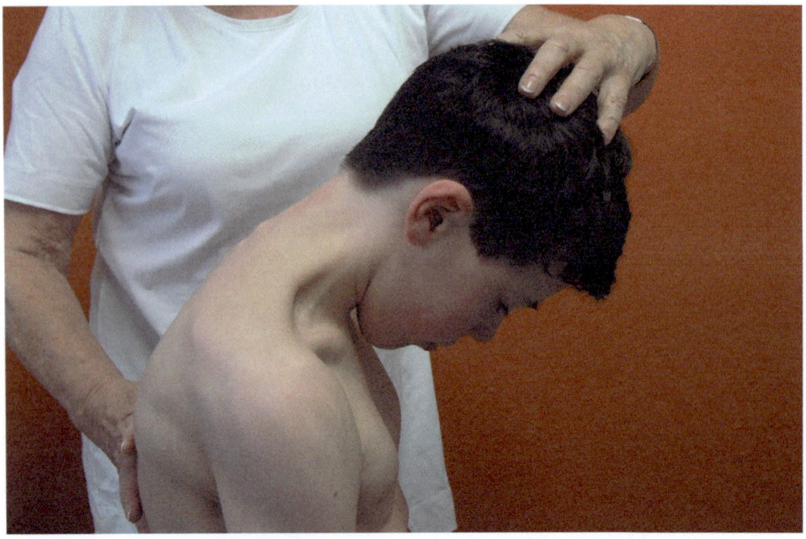

Abb. 5.37 Orientierende Untersuchung der Vorbeuge der Halswirbelsäule

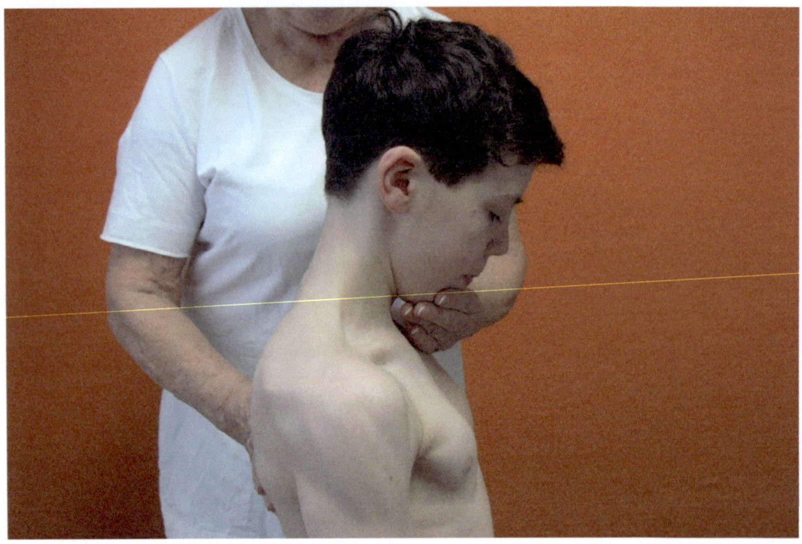

Abb. 5.38 Orientierende Untersuchung des Vornickens der Halswirbelsäule

O/C1 ausgelöst werden. Für einen Ligamentschmerz C1/2 spricht der auftretende Schmerz nach einigen Sekunden des Haltens in Anteflexion.

Orientierende Untersuchung der Retroflexion der HWS

Ausgangsstellung des Patienten Das Kind sitzt auf der Untersuchungsliege.

Ausgangsstellung des Untersuchers Er steht vor dem Kind.

Ausführung Das Kind wird aufgefordert, nach oben zu schauen und den Kopf zurückzuneigen. Der Untersucher unterstützt von dorsal und kaudal her Halswirbelsäule und Thorax und führt die Retroflexion über die Stirn des Kindes mit (Abb. 5.39). Der Untersucher beobachtet, wie harmonisch die Retroflexion nach kaudal fortschreitet, ein Stopp der Bewegung im Störungsfall ist deutlich sicht- und spürbar.

- Für die Retroflexionsuntersuchung der oberen Halswirbelsäule stellt der Untersucher eine Hand dorsal parallel zum Hals auf, die radiale Zeigefingerkante liegt in Höhe des Segmentes C1. Mit der ventral gelegenen Hand auf der Stirn des Kindes führt der Untersucher den Kopf in eine Rücknickbewegung. Diese Bewegung ist beendet, wenn die dorsal liegende Zeigefingerkante die ankommende Bewegung spürt.
- Für die Retroflexionsuntersuchung der mittleren Halswirbelsäule stellt der Untersucher die dorsal liegende Handkante in der mittleren Halswirbelsäule

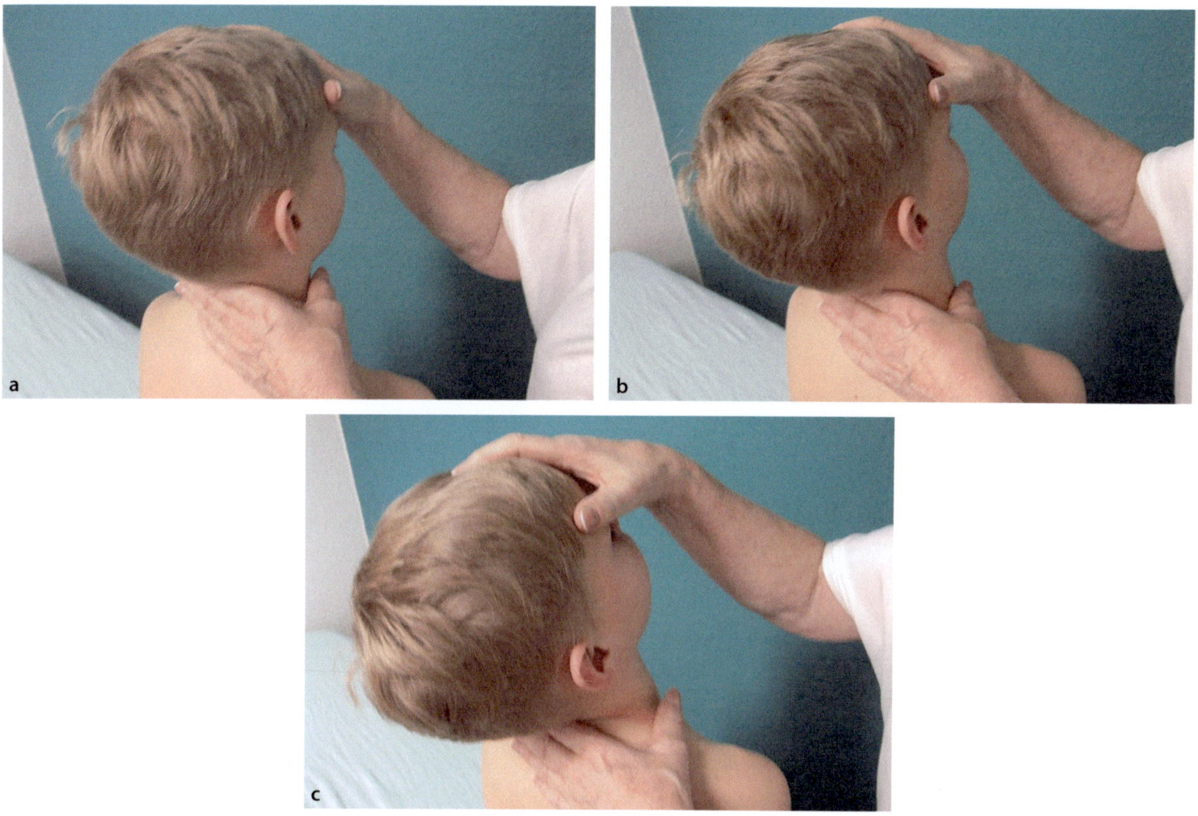

Abb. 5.39a–c Orientierende Untersuchung der Retroflexion für die obere (a), mittlere (b) und untere (c) HWS

auf. Er führt mit der anderen Hand die Retroflexion weiter, bis die dorsal gelegene Hand die Mitbewegung ertastet.

- Für die Retroflexionsuntersuchung des zervikothorakalen Übergangs kann der Untersucher die Retroflexionsbewegung weiter fortführen, die dorsal fixierende und tastende Hand liegt jetzt in Höhe der oberen Brustwirbelsäule.

Die Einschränkung der Retroflexion in diesem Bereich ist am häufigsten und oft schon sichtbar bei der Beobachtung des Kindes bei der spontanen Rückneigebewegung.

Bewertung Bei diesen Etagenuntersuchungen der Retroflexion stellt die dorsal gegenhaltende Hand die Begrenzung der geführten Bewegung ein und tastet das entsprechend harte Endgefühl. Damit ist eine weitere Eingrenzung der Bewegungseinschränkung bereits möglich.

Orientierende Untersuchung der Seitneige der HWS

Ausgangsstellung des Patienten Das Kind sitzt auf der Untersuchungsliege.

Ausgangsstellung des Untersuchers Der Untersucher steht seitlich hinter dem Kind. Er führt die Seitneigebewegung über den Kopf des Kindes durch.

Ausführung Der Untersucher hat auch bei dieser orientierenden Untersuchung die Möglichkeit, die Suche nach der Höhe der bestehenden Störung auf 3 Etagen der Halswirbelsäule zu fokussieren, indem die aufgestellte Hand auf der konkaven Seite ein „Mitlaufen" der Seitneigebewegung erspürt und damit das Weiterführen der Seitneigebewegung begrenzt. Die sanft führende konvexseitige Hand verspürt ein hartes Endgefühl im Störungsfall (Abb. 5.40).

- Für die orientierende Untersuchung der Seitneige der oberen Halswirbelsäule stellt der Untersucher die konkavseitige Hand parallel zum Hals des Kindes so auf, dass die radiale Zeigefingerkante in Höhe der Kopfgelenke liegt. Der Untersucher führt den Kopf des Kindes in eine Seitnickbewegung auf diese Zeigefingerkante zu, bis diese die ankommende Bewegung spürt.
- Für die Untersuchung der Seitneige der mittleren Halswirbelsäule wird die konkavseitige Hand etwas kaudaler aufgestellt, sodass die HWS-Seitneige etwa bis C4 freigegeben ist.

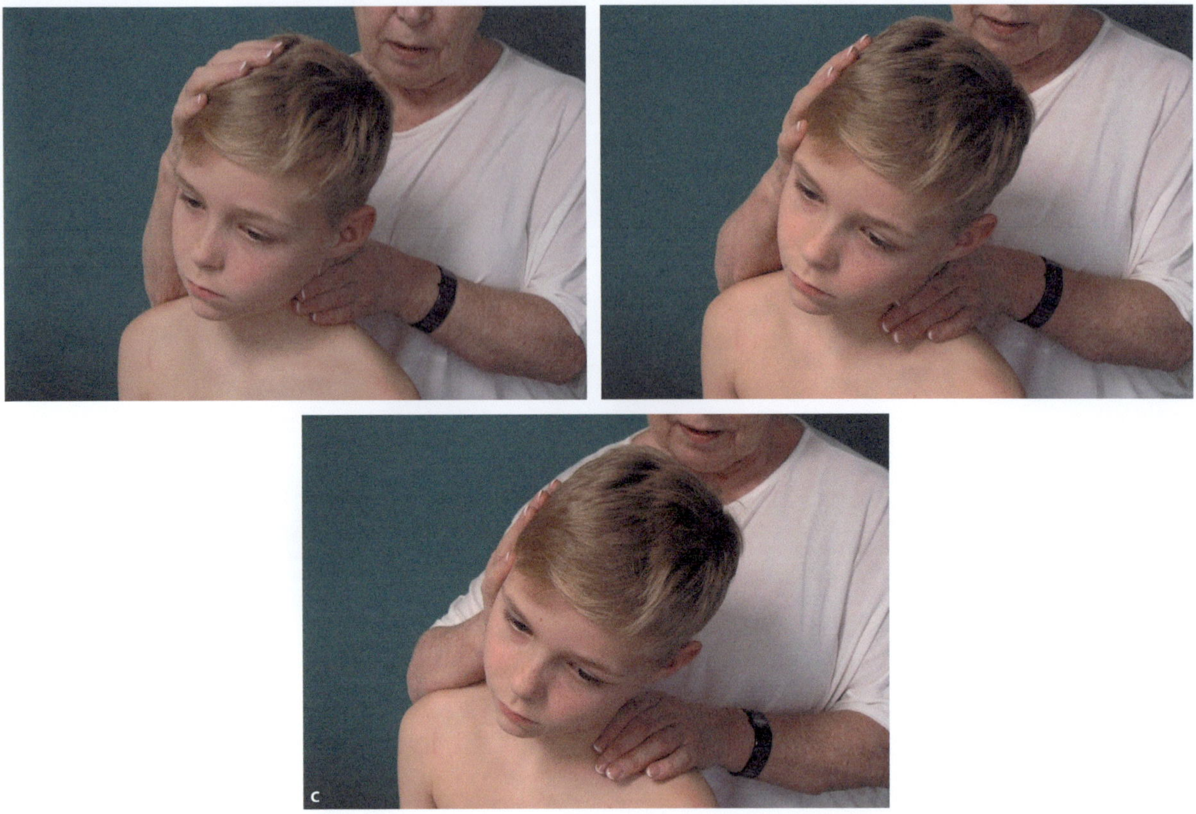

■ **Abb. 5.40a–c** Orientierende Untersuchung der Seitneige für die obere (**a**), mittlere (**b**) und untere (**c**) HWS

- Für die Seitneigeuntersuchung der unteren Abschnitte liegt die Hand flach auf der Schulter auf. Die Seitneigebewegung erreicht nun den zervikothorakalen Übergang.

Bewertung Sobald der Untersucher bei der Seitneigebewegung einen Widerstand spürt, beendet er die Bewegung. In Folge der physiologischen Synkinese, der Seitneige und gleichsinnigen Rotation der Halswirbelkörper (Jirout 1970), ist ein Bewegungsstopp deutlich tastbar. Doch kann die verspannte oder verkürzte Nackenmuskulatur die passiv durchgeführte Seitneige ebenfalls begrenzen (Mm. trapezii, levatores scapulae, serrati): In diesem Fall spannt sich die Muskulatur der Konvexseite sicht- und tastbar bei der Untersuchung in allen Etagen an.

Orientierende Untersuchung der Rotation der HWS

Ausgangsstellung des Patienten Das Kind sitzt auf der Untersuchungsliege.

Ausgangsstellung des Untersuchers Er steht hinter dem Kind.

Ausführung Zur Beurteilung der Gesamtbeweglichkeit führt der Untersucher den Kopf des Kindes sanft in die beidseitige Rotation. Die Untersuchung ist gut zum Seitenvergleich geeignet. Speziell zur Beurteilung der Rotation der oberen HWS, also der Segmente O/C1/C2/C3, kann der Untersucher eine sehr aussagekräftige orientierende Untersuchung durchführen, indem er den Kopf des Kindes in die maximale Anteflexion bringt. Durch Bandspannung sind damit die unteren Halssegmente verriegelt. Das Kind lehnt sich an den Thorax des Untersuchers an, dieser stützt das Kinn des Kindes mit der aufgestellten linken Hand (für die Untersuchung der Linksrotation) am Thorax des Kindes ab. Damit wird die maximale Anteflexion beibehalten. Der Untersucher umfasst nun mit seiner rechten Hand die linke Hinterkopfseite des Kindes und führt den Kopf sanft in eine Seitneige nach rechts, eine nur minimale Bewegung um eine sehr kurze Achse vom Vertex bis C3 (■ Abb. 5.41). Für die orientierende Untersuchung der Rechtsrotation wechselt der Untersucher entsprechend die Hände.

Für die orientierende Untersuchung des zervikothorakalen Übergangs verriegelt der Untersucher die kranial liegenden Segmente durch Retroflexion der HWS. Der

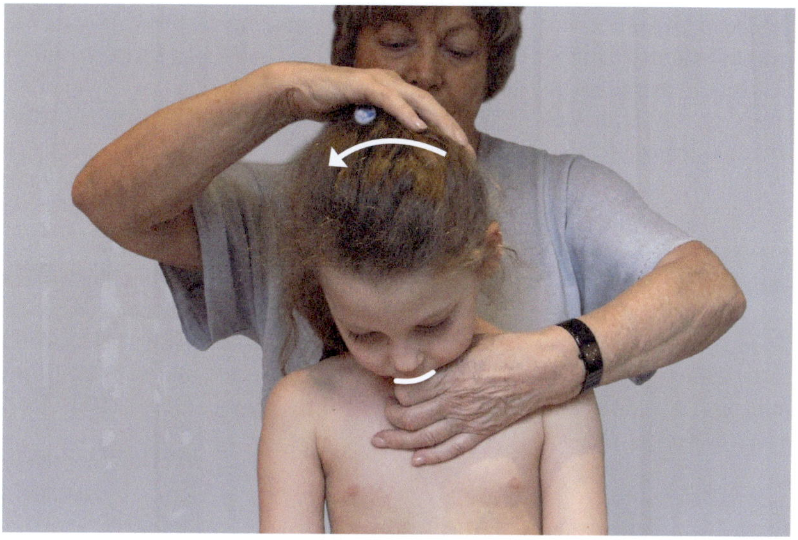

Abb. 5.41 Orientierende Rotationsuntersuchung nach links für die obere HWS

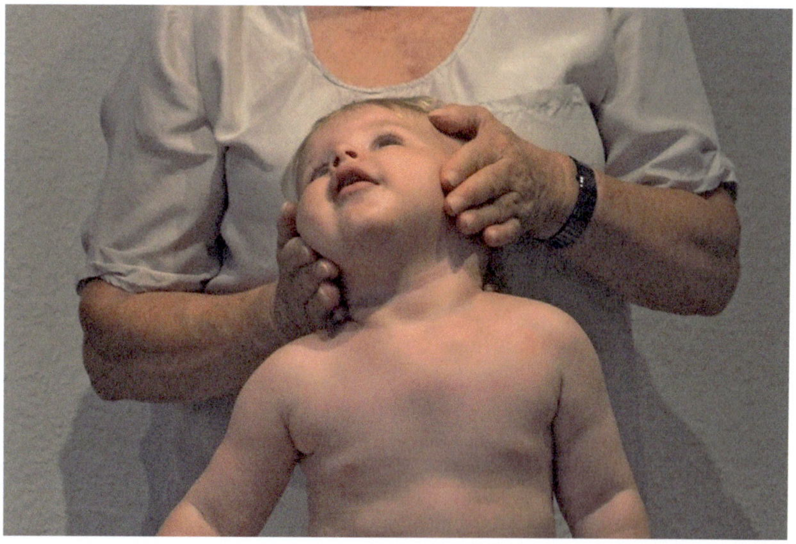

Abb. 5.42 Orientierende Untersuchung der Rotation zervikothorakal nach rechts

Untersucher umfasst den Kopf des Kindes von beiden Seiten, führt den Kopf in die spannungsfrei mögliche Retroflexion und anschließend in die spannungsfrei mögliche Rotation zu beiden Seiten um die senkrechte Körperachse (Abb. 5.42).

Bewertung Seitenunterschiede, Schmerzäußerungen des Kindes oder ein sehr geringer Bewegungsausschlag sowie eine harte Endspannung lassen eine Funktionsstörung der Rotation vermuten und veranlassen den Untersucher, gezielt segmental weiter zu untersuchen. Weitere Ursachen einer Seitendifferenz können Muskelverspannungen, Blockierungen der oberen Rippen sowie Faszienspannungen sein.

Orientierende Untersuchung von Okziput und Atlas

Für diese „gedrehte Seitneige" werden die kaudal gelegenen Segmente durch Rotationseinstellung (ca. 45°) verriegelt.

Ausgangsstellung des Patienten Das Kind sitzt auf der Untersuchungsbank, angelehnt an den Untersucher.

Ausgangsstellung des Untersuchers Er steht hinter dem Kind.

Kontakt Die Hand der zu untersuchenden Seite ist seitlich am Hals des Kindes aufgestellt, die radiale Handkante liegt in Höhe C1. Der Untersucher führt mit der anderen Hand den Kopf des Kindes sanft in eine mittlere und spannungsfreie Rotationsstellung zur Gegenseite und von dort in die Seitneige in Richtung der gegenseitigen Schulter, wodurch eine Kombinationsbewegung zwischen Seitneige und Retroflexion entsteht.

Ausführung Die mobilisierende Hand führt den Kopf des Kindes über das Hypomochlion der radialen Handkante in die Seitneige (◘ Abb. 5.43).

Bewertung Eine Funktionsstörung des Segments O/C1 gestattet diese Bewegung nicht ohne Widerstand, die Spannung ist deutlich tastbar. Störfaktoren sind auch im orofazialen System zu suchen.

Globale orientierende Untersuchung des zervikothorakalen Übergangs

Im Folgenden wird beispielhaft die Untersuchung der rechten Seite beschrieben.

Ausgangsstellung des Patienten Das Kind sitzt auf der Untersuchungsbank, angelehnt an den Untersucher.

Ausgangsstellung des Untersuchers Er steht hinter dem Kind.

Kontakt Für die Untersuchung der rechten Seite des zervikothorakalen Übergangs umfasst der Untersucher mit seiner rechten Daumen-Zeigefinger-Gabel den Halsansatz des Kindes von rechts, dabei liegt die Daumenspitze rechts am Dorn C7, die Langfinger rechts-seitlich am Halsansatz. Er rotiert die Halswirbelsäule des Kindes nach links. Diese Bewegung ist beendet, wenn die Rotation am tastenden rechten Daumen palpabel wird.

Ausführung Der Untersucher neigt nun den Kopf des Kindes über die rechte Handkante in die Rechtsseitneige (Richtung rechter Hüfte, ◘ Abb. 5.44).

Bewertung Diese Funktionsbewegung ist spannungsfrei nur möglich bei ungestörter erster Rippe, ungestörten Segmenten C6 bis Th2 und nicht verspannter Nackenmuskulatur. Fehlende Elastizität wird auch durch eine gestörte dorsale Halsfaszie verursacht.

5.2.6 Orientierende Untersuchung der oberen Extremitäten

Anschließend können die Gelenke der oberen Extremitäten im Sitzen untersucht werden (Sachse et al. 2012). Eine orientierende Untersuchung der Komplexbewegung gibt Aufschluss darüber, ob diese Region aus dem Raster der weiteren Untersuchung herausfallen kann oder ob der Untersucher das weitere Augenmerk auf die oberen Extremitäten lenken muss. Der Untersucher fordert das Kind auf, die folgenden Bewegungsablauf nachzuahmen: Abduktion beider Arme bis zur Senkrechten, dort klatscht das Kind in die Hände, dreht beide Arme nach außen, sodass die Handflächen nach außen zeigen, und führt nun beide Hände, Handrücken an Handrücken, auf den Schoß, dabei rotiert es beide Unterarme nach außen, bis beide Hände in Supination auf dem Schoß liegen. Es ist erstaunlich, dass ein Kind ab dem 4. Lebensjahr diese Bewegung mühelos nachahmen kann, vorausgesetzt, es liegt keine Koordinationsstörung oder Funktionsstörung vor.

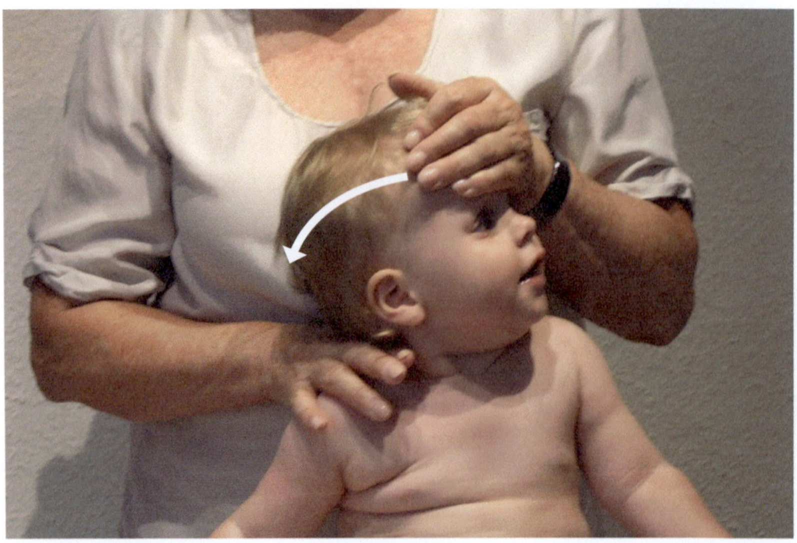

◘ **Abb. 5.43** Orientierende Untersuchung des Segments O/C1, „gedrehte Seitneige". Der Untersucher führt die Funktionsbewegung des Kopfes von der Stirn her in Richtung rechter Schulter des Kindes aus. Da das Kind sehr klein ist, kann der Untersucher nicht die ganze rechte Hand, sondern nur die radiale Handkante unter das Okziput legen

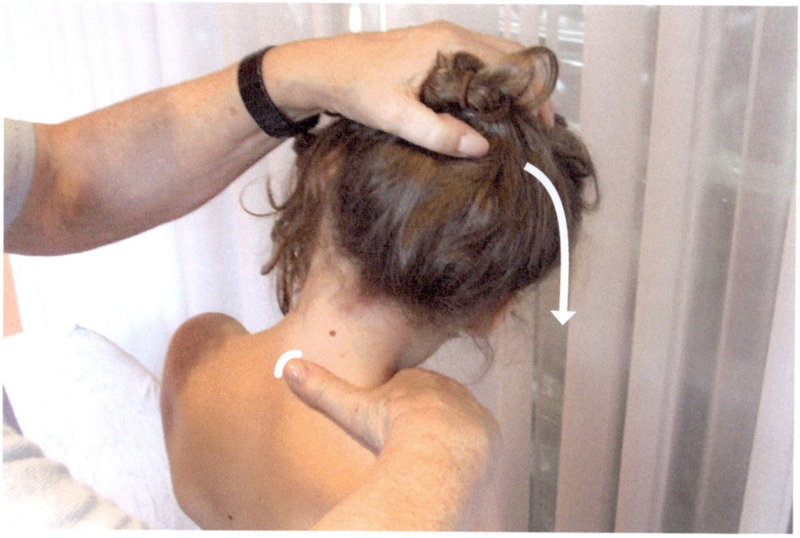

Abb. 5.44 Globale orientierende Untersuchung des zervikothorakalen Übergangs

Findet der Untersucher Seitendifferenzen oder hat er Hinweise auf eine Störung der Extremitäten bei der myofaszialen Übersichtsuntersuchung, so sind die Extremitäten weiter zu untersuchen. Da die Untersuchung der Extremtäten beim Kind und Erwachsenen gleich sind, wird hier auf die genaue Beschreibung verzichtet und auf die entsprechende Literatur verwiesen (Sachse et al. 2012).

5.2.7 Orientierende Untersuchung der oromandibulären Region

Die oromandibuläre Region ist eine wichtige Schlüsselregion, besonders im Kleinkind- und Schulalter. Ihr wird daher besondere Aufmerksamkeit gewidmet. Unterschiedliche Funktionen, nämlich Nahrungsaufnahme und -aufbereitung, Sprechen, Atmen, Mimik, aber auch die Raumorientierung erfordern aus heutiger Sicht eine Zusammenarbeit des oromandibulären Systems mit weiteren Systemen im Körper:

- gesamter Kauapparat mit Kiefergelenken, Zahnreihen, Kau-, Schluck-, Sprachmuskulatur, mimischer Muskulatur
- Gesichts-, Schädelknochen und deren Suturen
- gesamte HWS bis zur oberen Thoraxapertur
- Fasziensystem Kopf/Hals/Thorax
- neurophysiologische Verbindungen

Alle Störungen in diesem Bereich haben eine besondere pathogene Relevanz, Verkettungssyndrome unter Beteiligung des oromandibulären Systems sind beim Kind nahezu regelhaft. Aus dieser Erkenntnis heraus gehört heute die Funktionsanalyse zum Standardprogramm sowohl des Manualmediziners als auch des Kieferorthopäden (Kopp und Sebald 1999a,b). Bei der orientierenden regionalen Untersuchung achtet der Untersucher am sitzenden Kind auf Symmetrieverhältnisse: Stehen Augen- und Mundachse parallel? Bemerkt der Untersucher eine Anspannung der perioralen Muskulatur (M. orbicularis oris, Mm. zygomaticus major et minor, Platysma, typische Anspannung des M. mentalis mit Einziehungen am Kinn), eventuell eine ständige Kaubewegung (vorausgesetzt das Kind hat keinen Kaugummi im Mund)? Atmet das Kind mit offenem Mund? Wie ist die Aussprache?

Die anschließende Palpationsuntersuchung gibt Aufschluss über Schmerzzustände: Der Untersucher palpiert beide Unterkiefer bis zum Tragus, die Zeigefingerbeeren tasten die Bewegung der Kiefergelenke vor dem Tragus, während das Kind den Mund öffnet und schließt. Vom äußeren Gehörgang aus ist eine Schmerzhaftigkeit der Kiefergelenke besonders gut zu erkennen, außerdem lässt sich die Bewegungsqualität der Kondylen im Seitenvergleich beobachten und tasten. Der Untersucher palpiert anschließend den Tonus der Kaumuskulatur.

Beobachtung beim Mundöffnen und -schließen

Das Kind wird aufgefordert, den Mund weit zu öffnen. Die Mundöffnung gilt als ausreichend, wenn der Abstand der Schneidezähne so groß ist, dass die Mittelknöchel des 2. bis 4. Fingers des Kindes hineinpassen würden (Abb. 5.45). Der Untersucher achtet auch auf den harmonischen Verlauf der Mittellinie zwischen den vorderen oberen und unteren Schneidezähnen. Kopp et al. (2002) unterscheiden folgende Formen der Abweichung von der Mittellinie:

- **Dyskoordination:** Während des Öffnungs- und Schließvorgangs kommt es zu mehreren Abweichungen von der Mittellinie. Am Ende der Bewegung wird wieder die Grundposition eingenommen.

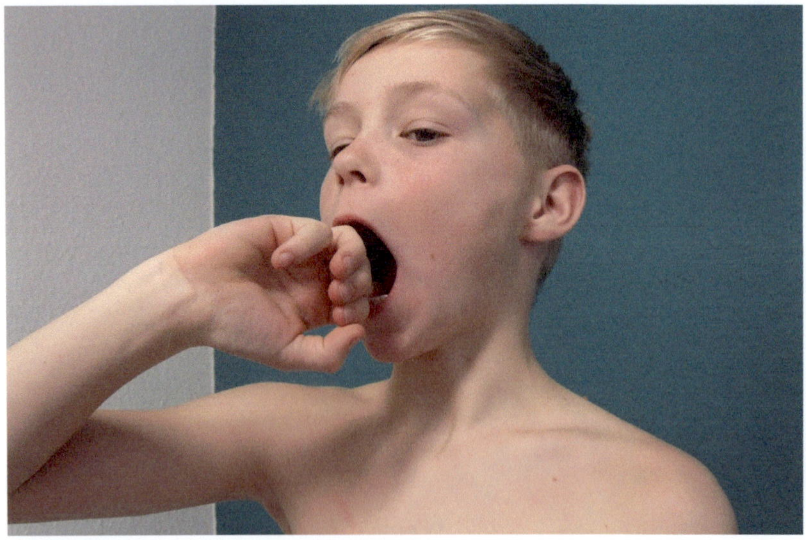

Abb. 5.45 Maximale Mundöffnung, Normalbefund

- **Deviation:** Während des Öffnungs- und Schließvorgangs kommt es zu einer starken Abweichung, auch hier wird am Ende des Öffnungsvorgangs wieder die Grundposition erreicht.
- **Deflexion:** Eine Mittelstellung wird am Ende der Bewegung nicht erreicht. Auch in Ruhestellung ist ein Abweichen des Unterkiefers nach einer Seite deutlich.

Eine Abweichung der Öffnungslinie spricht für eine Störung eines oder beider Kiefergelenke oder auch für muskuläre Dysbalancen und verpflichtet zu weiteren Untersuchungen (▶ Abschn. 5.2.11). Knackgeräusche können durch Struktur- oder auch durch Diskusstörungen der Kiefergelenke bedingt sein.

Bei dieser Übersichtsuntersuchung kann der Untersucher bereits die Kauflächen der Zähne betrachten und nach Abrasionen suchen (Bruxismus!). Am Ende der orientierenden Untersuchung steht die Untersuchung der Protrusion und Retrusion sowie die Lateralverschiebung des Unterkiefers, sowohl aktiv als auch isometrisch orientierend. Dies gelingt am besten, wenn das Kind aufgefordert wird, seinen Unterkiefer gegen den Finger des Untersuchers zu spannen. Schmerzäußerung und Asymmetrie verpflichten den Untersucher zu weiteren Untersuchungen der einzelnen Muskeln (▶ Abschn. 5.2.11).

5.2.8 Gezielte Untersuchung der Lenden-Becken-Region

Die segmentalen Untersuchungen sind dann erforderlich, wenn sich bei der orientierenden Untersuchung Hinweise auf Funktionsstörungen in diesem Bereich ergaben oder anamneseorientiert, zum Beispiel wenn das Kind Beschwerden in diesem Bereich äußerte.

Kombinierte Untersuchung der Anteflexion und der Seitneige der LWS

Diese rationelle Untersuchung ist besonders bei kleinen Kindern geeignet.

Ausgangsstellung des Patienten Das Kind liegt auf dem Rücken am Bankrand, nahe dem Untersucher. Die Untersuchungsbank sollte hochgestellt sein, dies ist bequemer für den Untersucher.

Ausgangsstellung des Untersuchers Der Untersucher steht vor dem Kind an der Längsseite der Untersuchungsbank.

Kontakt Der Untersucher legt das ihm zugewandte Bein des Kindes über dessen gegenseitiges Bein. Dann schiebt er den fußseitigen Arm unter dem Knie des Kindes hindurch und legt die Hand auf das Knie, das in der Ausgangsstellung dem Untersucher näher lag (Abb. 5.46). Nun führt er beide Knie- und Hüftgelenke in die maximale Beugestellung, indem er sich mit dem ganzen „Paket" in die Anteflexion der LWS des Kindes begibt. Nun hat der Untersucher beide Beine des Kindes sicher im Griff. Die kopfseitige Hand wird nun unter das Becken des Kindes gelegt, die Fingerbeeren palpieren die benachbarten Dorne von dorsal her, sobald sie sich während der Beugebewegung von der Unterlage abheben.

Ausführung Die fußseitige Hand des Untersuchers führt Beine, Becken und LWS immer weiter in die Beugung, sodass die dorsal liegenden Fingerbeeren das Spreizen der Dorne bei der Anteflexionsbewegung spüren können. Mit zunehmender Beugebewegung wandern die palpierenden Fingerbeeren fortlaufend von kaudal nach kranial. Mit jeder Zunahme der Anteflexionshaltung der LWS wird ein

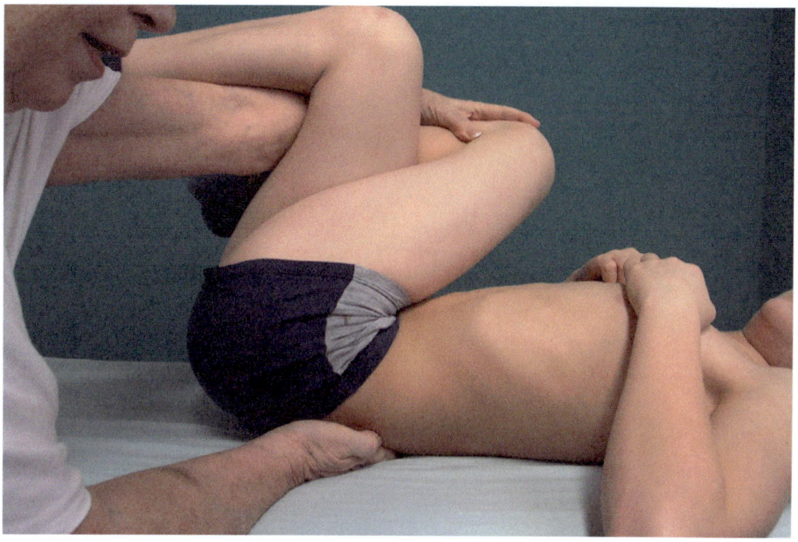

Abb. 5.46 Kombinierte segmentale Untersuchung von Anteflexion und Seitneige der LWS. Die dorsal gelegenen Finger tasten die Dorne, die sich bei der Beugebewegung von der Unterlage abheben: Anteflexion, anschließend Rechts- und Linksseitneige

weiteres kraniales Segment für die Palpation freigegeben: Die bewegungsführende Hand führt im Anschluss an die Untersuchung der Anteflexion die Seitbewegung zu beiden Seiten aus, die Monitorfinger palpieren die seitliche Mitbewegung der beiden Dorne des zu untersuchenden Segmentes: Zuerst wandert der Dorn des unteren Partnerwirbels zur Seite, ihm folgt danach der Dorn des kranialen Wirbels. Der Untersucher muss beachten, dass das Kind seine Beine keinesfalls streckt, um die ischiokrurale Muskulatur nicht schmerzhaft zu dehnen.

Diese Untersuchung ist scheinbar kompliziert, für die Kinderuntersuchung aber hervorragend geeignet, da aus dieser Untersuchungsstellung Anteflexion sowie Seitneige nach rechts und nach links mit einem Handgriff untersucht und dem Kind ein mehrfacher Lagewechsel erspart werden kann.

Segmentale Untersuchung der Anteflexion der LWS

Diese Untersuchung ist erforderlich, wenn bei der Übersichtsuntersuchung im Stand ein Vorbeugedefizit deutlich war.

Ausgangsstellung des Patienten Das Kind liegt auf der Seite am vorderen Bankrand, der Kopf ist mit einem Kissen unterlegt. Die Liege ist tiefgestellt, etwa auf Höhe der Knie des Untersuchers.

Ausgangsstellung des Untersuchers Der Untersucher steht vor dem Kind.

Kontakt Er legt die gebeugten Kniegelenke des Kindes auf seine beiden Oberschenkel. Er umfasst mit dem kranial gelegenen Unterarm fixierend den Thorax des Kindes von dorsal, die Fingerbeere des II. oder III. Fingers palpiert den Raum zwischen beiden Partnerdornen. Der kaudal gelegene Unterarm des Behandlers schmiegt sich von dorsal her um Oberschenkel, Becken und Kreuzbein des Kindes, die Langfingerbeeren liegen in Höhe des unteren Wirbelpartners des zu untersuchenden Segments.

Ausführung Der Untersucher führt mit seinen Oberschenkeln und dem kaudal gelegenen Arm eine Anteflexion der LWS von kaudal nach kranial durch, verbunden mit einem kleinen Dorsalschub in Richtung der palpierenden Langfingerbeere seiner kranial gelegenen Hand. Diese tastet das Spreizen der beiden benachbarten Dorne (Abb. 5.47 und Abb. 5.48).

Bewertung Im gestörten Fall ist das Spreizen der Dorne nicht tastbar, die Beugebewegung läuft dann über das gestörte Segment hinweg. Der Untersucher spürt im Segment eine harte Endspannung.

Segmentale Untersuchung der Retroflexion der LWS

Diese Untersuchung gestaltet sich beim Kind sehr viel einfacher als beim Erwachsenen.

Ausgangsstellung des Patienten Das Kind liegt auf der Seite, diagonal so auf der Unterlage, dass das Becken untersuchernah am Bankrand liegt, die Hüften leicht, die Kniegelenke rechtwinklig gebeugt. Der Oberkörper liegt bankrandnäher, der Kopf ist mit einem kleinen Kissen unterlegt.

Ausgangsstellung des Untersuchers Er steht seitlich vor dem Kind.

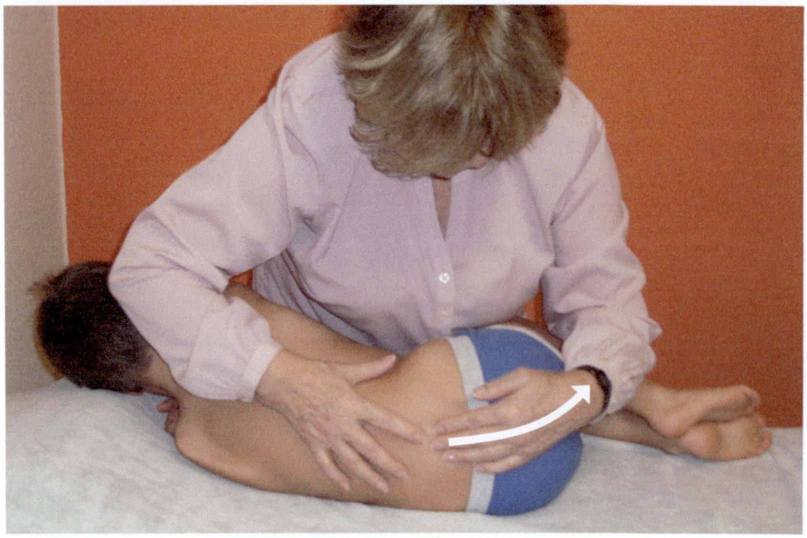

Abb. 5.47 Segmentale Untersuchung der Anteflexion

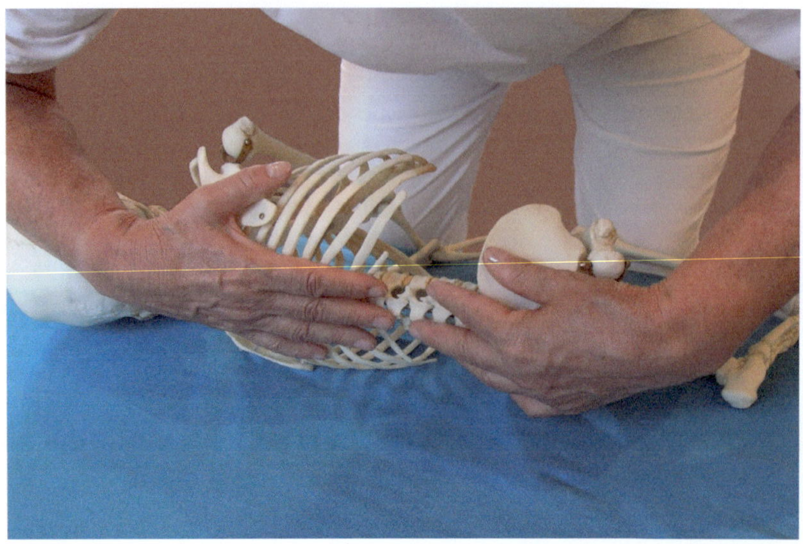

Abb. 5.48 Segmentale Untersuchung der Anteflexion, Kontaktaufnahme am Skelett

Kontakt Der Untersucher umfasst mit der fußnahen Hand beide Unterschenkel des Kindes oberhalb der Malleolen. Kopfnaher Unterarm und Hand stützen den Rumpf des Kindes von dorsal ab, die palpierenden Finger liegen interspinal im zu untersuchenden Segment.

Ausführung Der Untersucher führt nun die Beine des Kindes nach dorsal und induziert damit eine Retroflexion von Becken und LWS. Die dorsal liegenden Finger palpieren von Segment zu Segment fortschreitend, wie sich der untere Dorn dem oberen nähert (Abb. 5.49).

Bewertung Im gestörten Fall findet im blockierten Segment keine Bewegung statt, die Retroflexion läuft darüber hinweg zum nächsten Segment.

Segmentale Seitneigeuntersuchung der LWS

Diese Untersuchung ist erforderlich, wenn bei der Übersichtsuntersuchung im Stand die Seitneige eingeschränkt war. Man kann auf diese Untersuchung verzichten, wenn man die Kombinationsuntersuchung Anteflexion/Seitneige wählt.

Ausgangsstellung des Patienten Das Kind liegt auf der Seite am Bankrand, der Kopf ist mit einem kleinen Kissen unterlegt, beide Beine sind gebeugt. Die eingeschränkte Bewegungsrichtung, ermittelt aus der orientierenden Seitneigeuntersuchung, muss oben liegen. Die Oberschenkel des Kindes liegen auf der Bank, seine Kniegelenke liegen am Vorderrand der Bank.

Ausgangsstellung des Untersuchers Der Untersucher steht vor dem Kind.

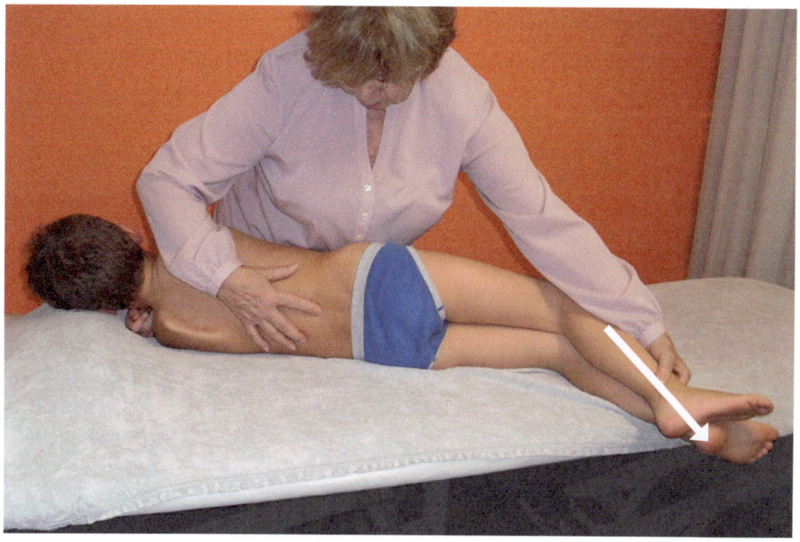

Abb. 5.49 Segmentale Untersuchung der Retroflexion der LWS. Der Untersucher führt mit der linken Hand die Beine in Richtung Verlängerung der Unterschenkel und damit die LWS in die Retroflexion

Kontakt Der kranial gelegene Arm umfasst den Thorax des Kindes fixierend von dorsal her, die palpierende Fingerbeere des II. oder III. Fingers liegt tastend interspinal.

Ausführung Der Untersucher umfasst mit dem kaudal gelegenen Arm die beiden gebeugten Unterschenkel des Kindes von der Unterlage her und führt über den Hebelarm der Hüft- und Kniegelenke eine Seitneige der LWS aus. Die dorsal liegende Fingerbeere tastet die Annäherung beider Dorne auf der Konkavseite (Abb. 5.50). Bei dem nächstfolgenden kranial gelegenen Segment wird die Seitneige stufenweise weitergeführt.

Bewertung Im Fall einer Störung ist interspinal keine Annäherung tastbar, die Seitbewegung läuft über dieses Segment hinweg.

Die weiterführende gezielte Diagnostik der Funktionsstörungen der Sakroiliakalgelenke (SIG) ist nun erforderlich. Deren Funktionsstörungen sind beim Kind besonders gut palpabel.

Federungsuntersuchung des Sakroiliakalgelenks in Rückenlage über das gebeugte Bein

Diese Untersuchung eignet sich für größere Kinder.

Ausgangsstellung des Patienten Das Kind liegt auf dem Rücken.

Ausgangsstellung des Untersuchers Der Untersucher steht auf der Gegenseite der Störung mit Blick zum Kind.

Kontakt Der Untersucher umfasst mit der fußseitigen Hand das gebeugte Knie der Untersuchungsseite und führt dieses Bein spannungsfrei bis zum Ende in die Adduktion.

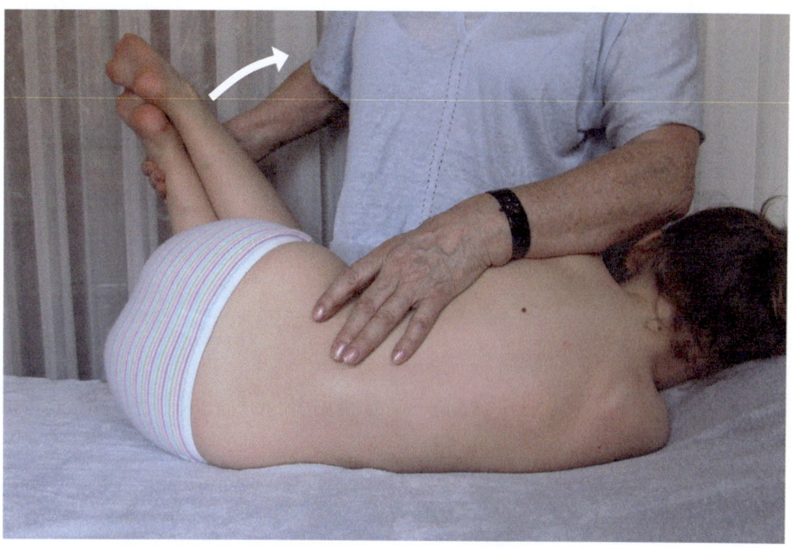

Abb. 5.50 Segmentale Seitneigeuntersuchung der LWS

Die kopfseitig liegende Monitorhand umfasst das Ilium von dorsal, die palpierenden Fingerspitzen tasten unter dem Sakroiliakalgelenk.

Ausführung Er führt in dieser Haltung einen Federungsschub auf das Knie des Kindes in Oberschenkelrichtung aus. Die Monitorhand tastet die am Sakroiliakalgelenk ankommende Federungsbewegung zwischen Ilium und Sakrum (■ Abb. 5.51).

5

Bewertung Im Fall einer Störung ist diese Federung nicht tastbar.

Federungsuntersuchung des Sakroiliakalgelenks in Rückenlage

Die Federungsbewegung kann auch über das Ilium direkt erfolgen. Sie ist für kleine Kinder geeignet (▶ Abschn. 4.2.8).

Ausgangsstellung des Patienten Das Kind liegt auf dem Rücken.

Ausgangsstellung des Untersuchers Der Untersucher steht seitlich vom Kind auf der Gegenseite der Störung.

Kontakt Der Untersucher legt seinen kopfseitigen Unterarm über den Bauch des Kindes, seine Langfinger umfassen den Darmbeinkamm der zu untersuchenden Seite, die palpierenden Fingerbeeren liegen unter dem oben gelegenen Sakroiliakalgelenk.

Ausführung Der Untersucher übt mit dem Handballen der fußseitigen Hand oder bei kleineren Kindern mit dem Daumen einen leichten federnden Druck auf den Darmbeinkamm der Untersuchungsseite aus (Außenrotationsbewegung des Os coxae) und tastet, wie sich diese Bewegung dem Sakroiliakalgelenk mitteilt (■ Abb. 5.52 und ■ Abb. 5.53).

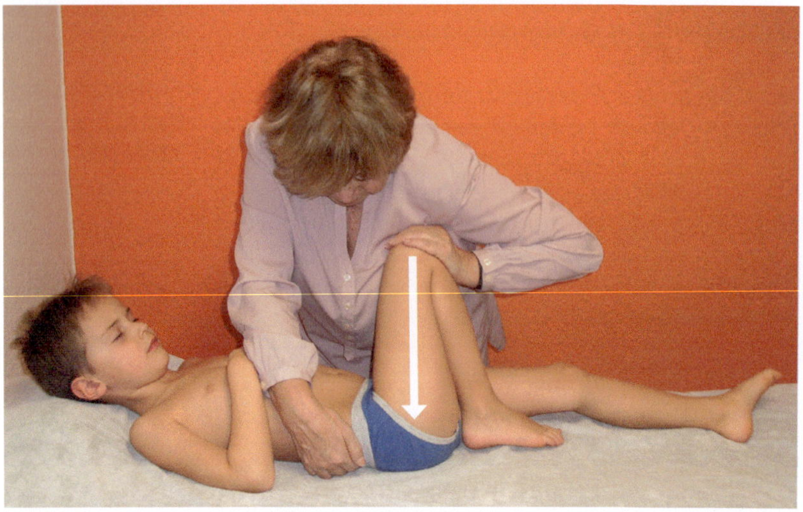

■ **Abb. 5.51** Federungsuntersuchung des Sakroiliakalgelenks über das gebeugte Bein

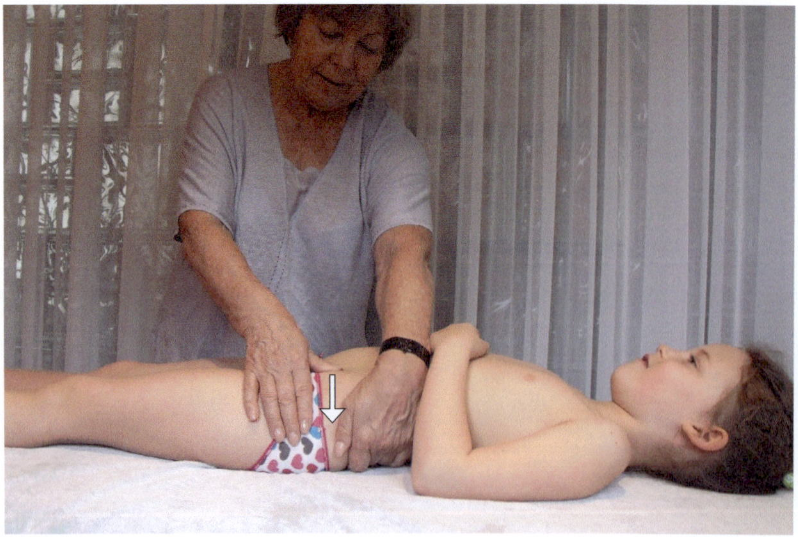

■ **Abb. 5.52** Federungsuntersuchung des linken Sakroiliakalgelenks in Rückenlage

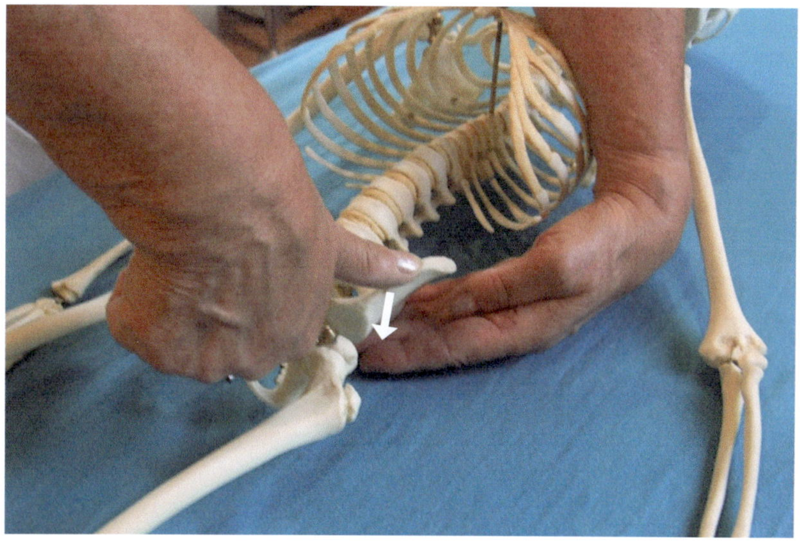

Abb. 5.53 Federungsuntersuchung des linken Sakroiliakalgelenks: Kontaktaufnahme am Skelett

Bewertung Im Störungsfall ist die Federungsbewegung als harter Anschlag spürbar, die palpierenden Finger tasten in diesem Fall die sakroiliakale Bewegung nicht oder unzureichend.

Federungsuntersuchung des Sakroiliakalgelenks im Kreuzgriff in Bauchlage

Ausgangsstellung des Patienten Das Kind liegt auf dem Bauch, die Füße überragen die Bankkante zur Vermeidung zusätzlicher Spannungen.

Ausgangsstellung des Untersuchers Der Untersucher steht auf der Bankseite mit Blick zum Kind.

Kontakt Die kopfseitige Hand liegt kaudal gerichtet mit dem Hypothenar auf dem unteren Sakrumdrittel. Der Daumen der fußseitigen Hand liegt lateral des Sakroiliakalgelenks auf dem Ilium.

Ausführung Der Untersucher übt mit beiden Händen eine Federungsbewegung in Bankrichtung auf beiden Kontaktpunkten aus, die fußseitige Hand bewegt sich in kranialer Richtung, die kopfwärts gelegene Hand in kaudaler Richtung (Gegennutationsbewegung der zu untersuchenden Sakrumseite, Abb. 5.54). Eine Variante bei kleinen Kindern zeigt Abb. 4.73, S. 134.

Bewertung Der Druckauf- und -abbau der Federungsbewegung wird mit beiden Händen wahrgenommen; ein fehlender Reboundeffekt zeigt die gestörte Funktion an.

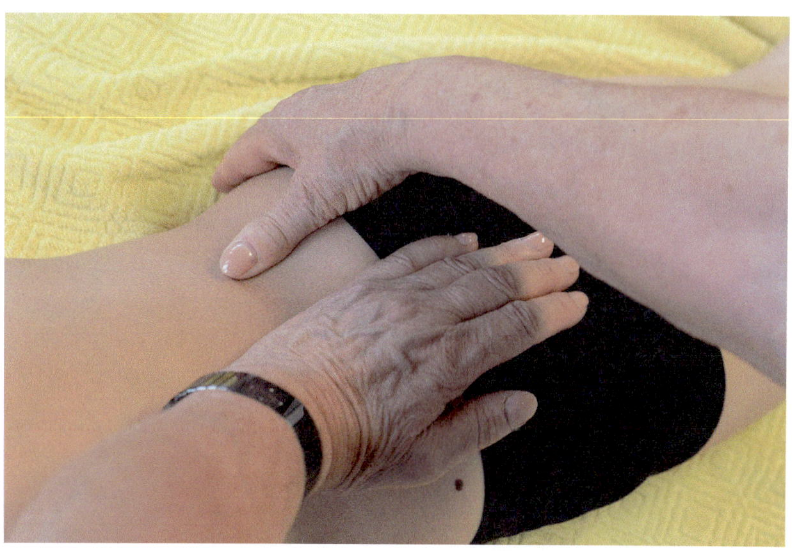

Abb. 5.54 Untersuchung der Federungsbewegung des rechten Iliosakralgelenks in Bauchlage

Untersuchung der Sakrumbeweglichkeit

Ähnlich wie bei der Säuglingsuntersuchung wird nun die Beweglichkeit des Sakrums in allen Bewegungsachsen überprüft.

Ausgangsstellung des Patienten Kind in Rückenlage.

Ausgangsstellung des Untersuchers Der Untersucher steht oder sitzt seitlich an der Untersuchungsbank in Höhe des Beckens des Kindes.

Kontakt Er legt seine fußseitige Hand von kaudal her flach unter das Sakrum. Sein Handteller liegt unter der Sakrumspitze und dem Steißbein, die Fingerspitzen liegen unter der Sakrumbasis (Abb. 5.55 und Abb. 5.56).

Ausführung Der Untersucher führt eine mobilisierende Bewegung in Längs-, Quer- und Schrägachse aus und tastet, wie das Sakrum im ungestörten Fall dieser Bewegung ohne fühlbaren Widerstand folgt. Im Fall einer gestörten Bewegungsrichtung folgt das Sakrum dieser Bewegung nicht. Gegebenenfalls tastet der Untersucher nun auch den kraniosakralen Rhythmus.

Positionsuntersuchung des Os ilium

Im Rahmen der weiteren Untersuchung des Beckens in Rückenlage ergibt sich oft die Notwendigkeit, nach Positionsveränderungen des Iliums zu suchen, besonders dann, wenn die Übersichtsuntersuchungen im Stand asymmetrische „landmarks" und Spannungsphänomene

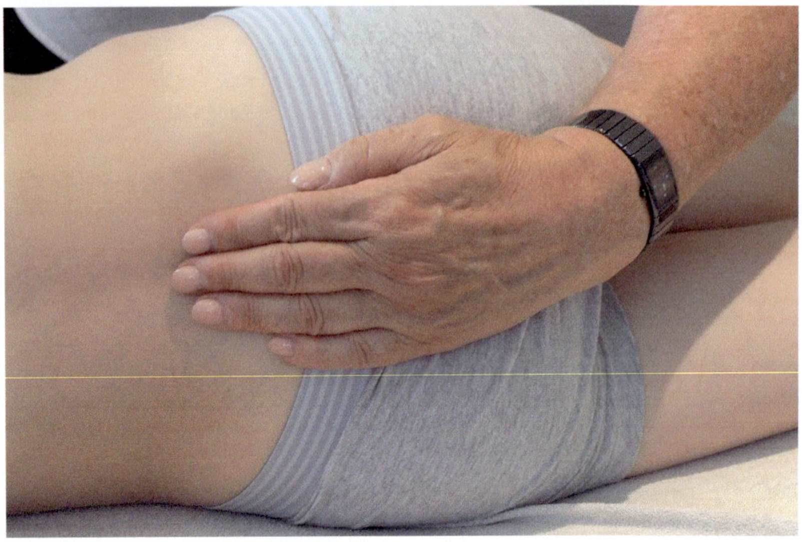

Abb. 5.55 Untersuchung der Sakrumbeweglichkeit, Kontaktaufnahme

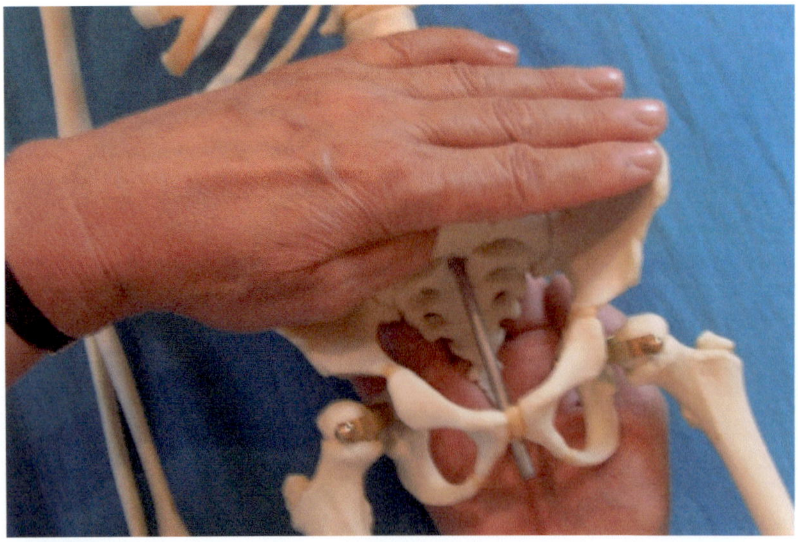

Abb. 5.56 Untersuchung der Sakrumbeweglichkeit am Skelett

gezeigt haben. Diese Störungen sind bis zum Kleinkindalter selten, sie treten mit fortschreitendem Wachstum häufiger auf, traumabedingt, im Rahmen von Verkettungssyndromen, auch intestinal verursacht. Man sucht dazu die Palpationspunkte des Beckens in Rückenlage des Kindes auf.

Ausgangsstellung des Patienten Kind in Rückenlage, parallel zur Bankkante und ohne jegliche Seitabweichung, vom Untersucher sorgfältig gelagert.

Ausgangsstellung des Untersuchers Er steht seitlich an der Untersuchungsbank, Gesicht zum Kind.

Kontakt Er legt beide Daumen von ventral auf beide Spinae iliacae anteriores superiores (SIAS) und umfasst mit den Langfingern die Darmbeine des Kindes. Die Fingerbeeren der beiden Mittelfinger liegen beidseits unter den Spinae iliacae posteriores superiores (SIPS).

Ausführung Die Position der beiden Hände, verglichen mit der Mittellinie (Nabel bis Symphyse), geben Auskunft über die Position der „landmarks" des Beckens (Abb. 5.57).

Positionsdiagnose Ilium-Upslip (Iliumscherdysfunktion)

Das Ilium einer Seite, in der Regel bei der myofaszialen Voruntersuchung als spannungserhöhte Seite diagnostiziert, steht kranialer. In diesem Fall tasten Daumen und Mittelfinger dieser Seite beide Spinae weiter kranial gegenüber der Vergleichsseite (Abb. 5.58).

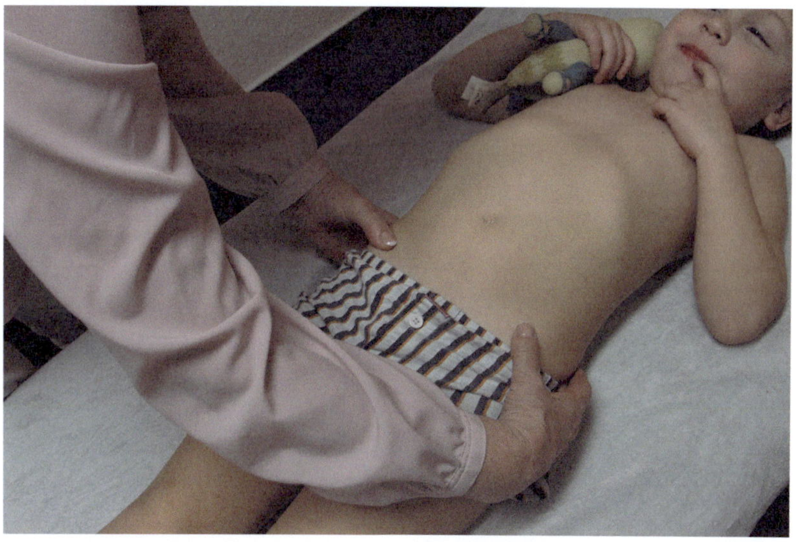

Abb. 5.57 Positionsuntersuchung des Os ilium

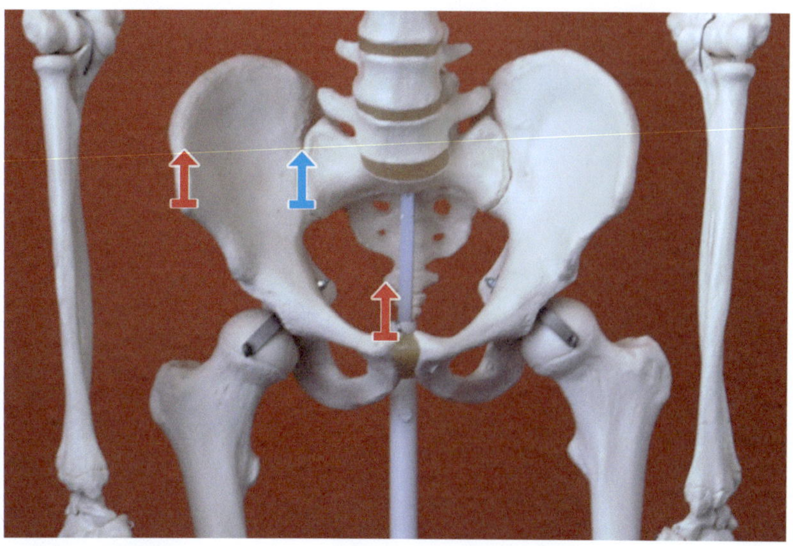

Abb. 5.58 Ilium-Upslip rechts. *Rot* ventrale Marker, *blau* dorsaler Marker

Positionsdiagnose Ilium-Downslip

Das Ilium einer Seite, in der Regel bei der myofaszialen Voruntersuchung als spannungserhöhte Seite diagnostiziert, steht kaudaler. In diesem Fall tasten Daumen und Mittelfinger dieser Seite beide Spinae kaudaler gegenüber der Vergleichsseite (◘ Abb. 5.59).

Positionsdiagnose Iliumrotation nach anterior

Auf der Spannungsseite (myofasziale Voruntersuchung) ist das Ilium in der Transversalachse nach vorn rotiert. Der ventral tastende Daumen dieser Seite steht hier tiefer, der dorsal palpierende Langfinger steht kranialer (◘ Abb. 5.60).

Positionsdiagnose Iliumrotation nach posterior

An der Spannungsseite steht der ventral palpierende Daumen kranialer, der dorsal palpierende Langfinger kaudaler (◘ Abb. 5.61).

Positionsdiagnose Ilium-Inflare

An der Spannungsseite ist das Ilium innenrotiert: Der ventral palpierende Daumen (SIAS) steht der Mittellinie näher als auf der Vergleichsseite. Die dorsal tastenden Langfinger tasten SIPS lateraler (◘ Abb. 5.62).

Positionsdiagnose Ilium-Outflare

An der Spannungsseite ist das Ilium außenrotiert, entsprechend tastet der Untersucher die Spina iliaca anterior etwas weiter lateral als auf der Gegenseite (◘ Abb. 5.63).

Untersuchung der Symphyse

Der Hoch- oder Tiefstand einer Symphysenseite kann durch muskuläre oder ligamentäre Spannungen im Becken bedingt sein. Er kann auch Folge eines Traumas sein, zum Beispiel eines Sturzes auf das Gesäß oder einer Stauchung nach Sturz auf ein Kniegelenk.

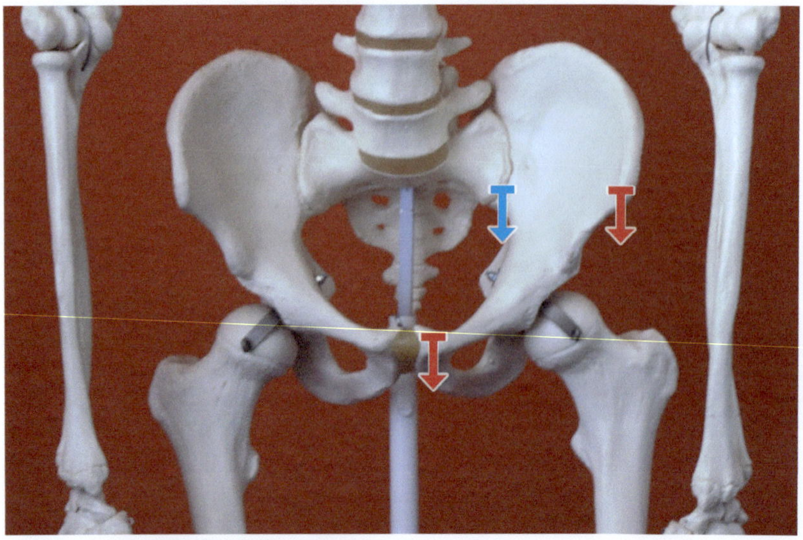

◘ **Abb. 5.59** Ilium-Downslip links. *Rot* ventraler Marker, *blau* dorsaler Marker

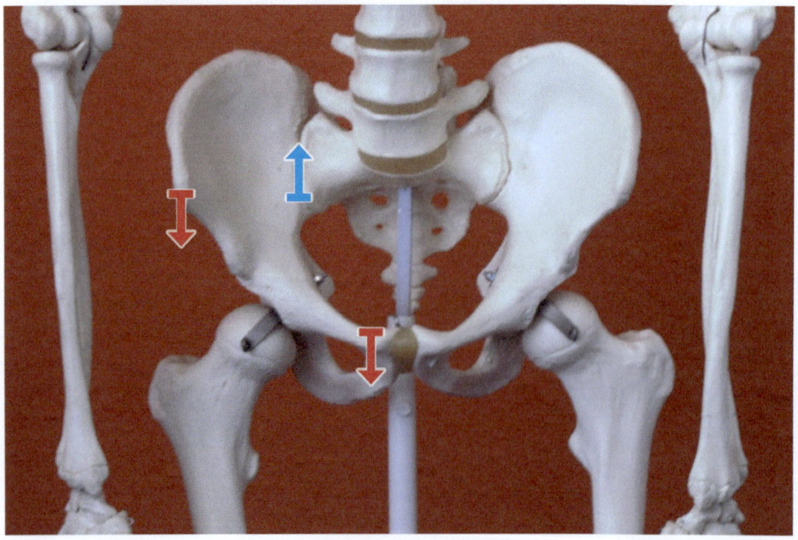

◘ **Abb. 5.60** Iliumrotation nach anterior rechts. *Rot* ventrale Marker, *blau* dorsaler Marker

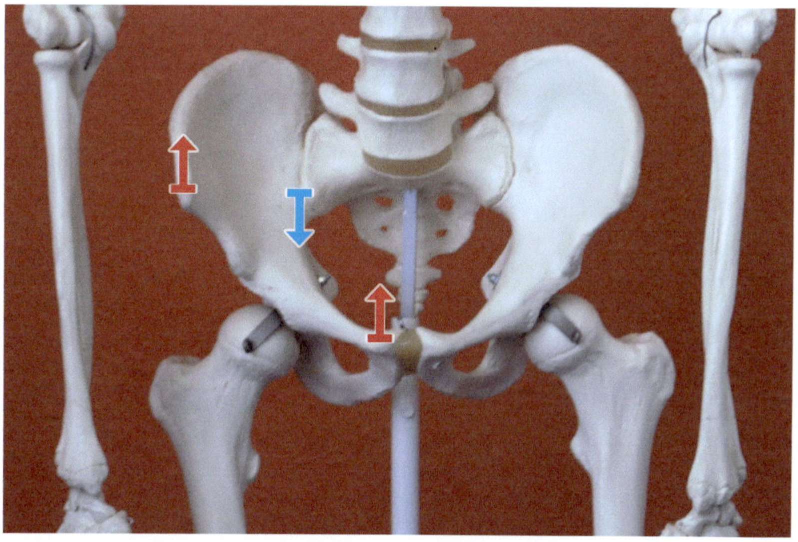

Abb. 5.61 Iliumrotation nach posterior rechts. *Rot* ventrale Marker, *blau* dorsaler Marker

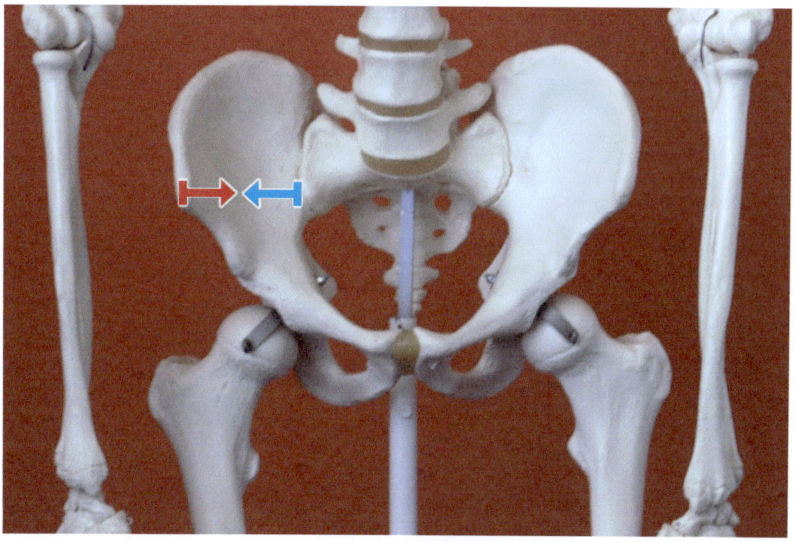

Abb. 5.62 Ilium-Inflare rechts. *Rot* ventrale Marker, *blau* dorsaler Marker

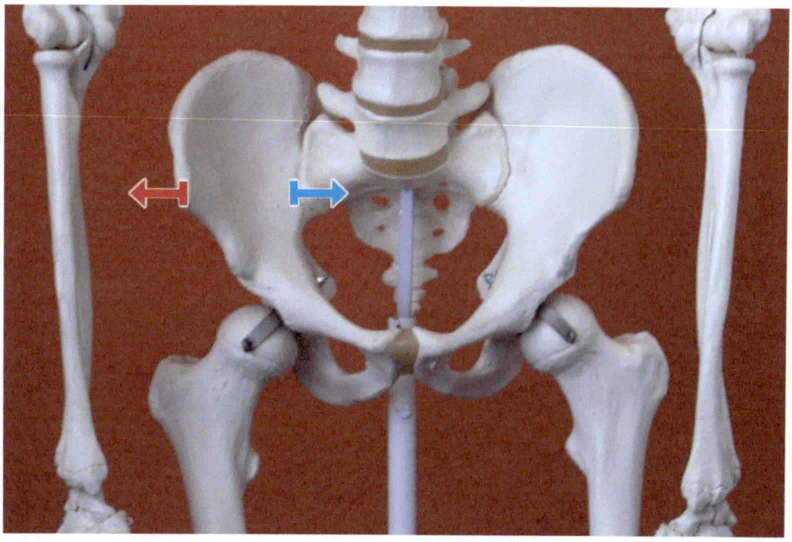

Abb. 5.63 Ilium-Outflare rechts *Rot* ventrale Marker, *blau* dorsaler Marker

Ausgangsstellung des Patienten Das Kind liegt auf dem Rücken; zur Entspannung der Bauchdecken sind die Kniegelenke mittels einer Knierollenunterlage gebeugt.

Ausgangsstellung des Untersuchers Er steht seitlich.

Kontakt Der Untersucher legt eine Hand auf den Bauch des Kindes, die palpierenden Fingerbeeren sind am oberen Symphysenrand.

5

Ausführung Er palpiert unter Hautvorschub mit den Langfingern die Symphyse am Oberrand (▣ Abb. 5.64).

Bewertung Im Fall einer Asymmetrie gilt die Seite als gestört, auf der in der orientierenden Übersichtsuntersuchung im Stehen Spannungsphänomene auftraten (Pubis superior oder inferior).

Pubis superior

Auf der Seite der Spannungsphänomene steht der Oberrand des Os pubis höher (▣ Abb. 5.65).

Pubis inferior

Auf der Seite der Spannungsphänomene steht der Oberrand des Os pubis tiefer (▣ Abb. 5.66).

Laut Greenman sind Rotationsstörungen des Iliums am häufigsten; sie sind Folge einer muskulären Dysbalance. Die Scherdysfunktionen nach kranial oder – seltener – nach kaudal sind häufig traumatischer Ursache (Greenman 1996).

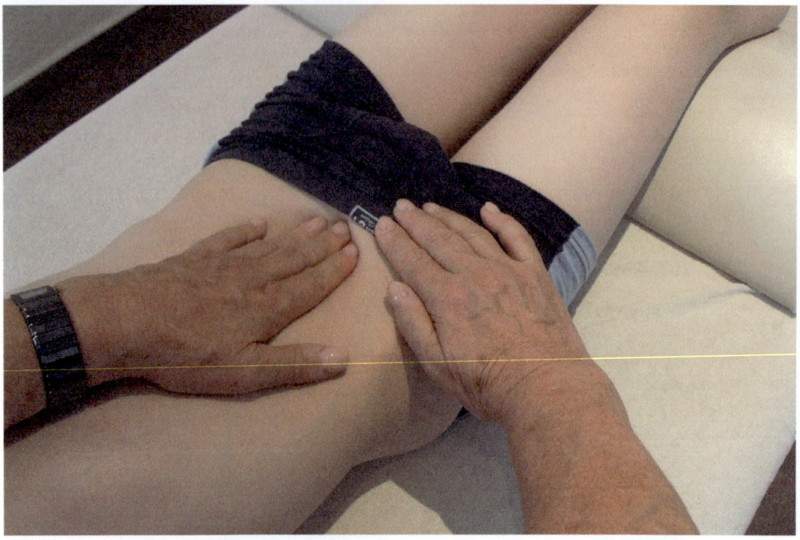

▣ **Abb. 5.64** Untersuchung der Symphyse

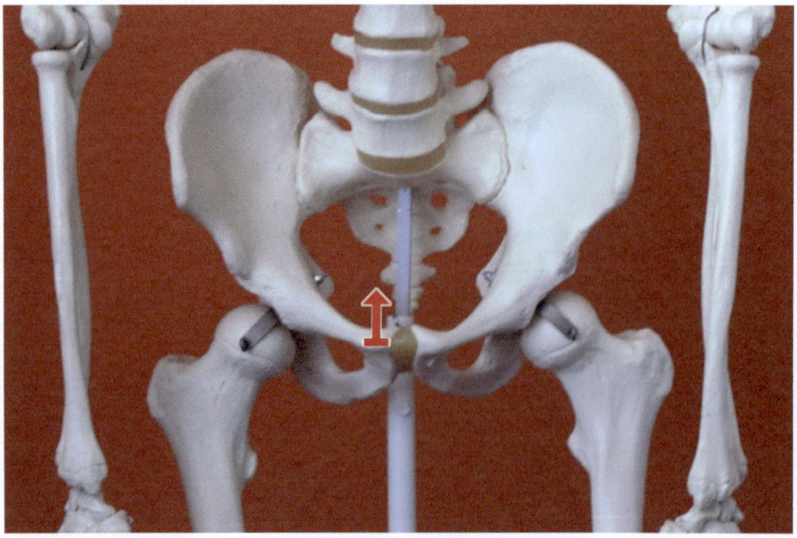

▣ **Abb. 5.65** Pubis superior rechts

Abb. 5.66 Pubis inferior rechts

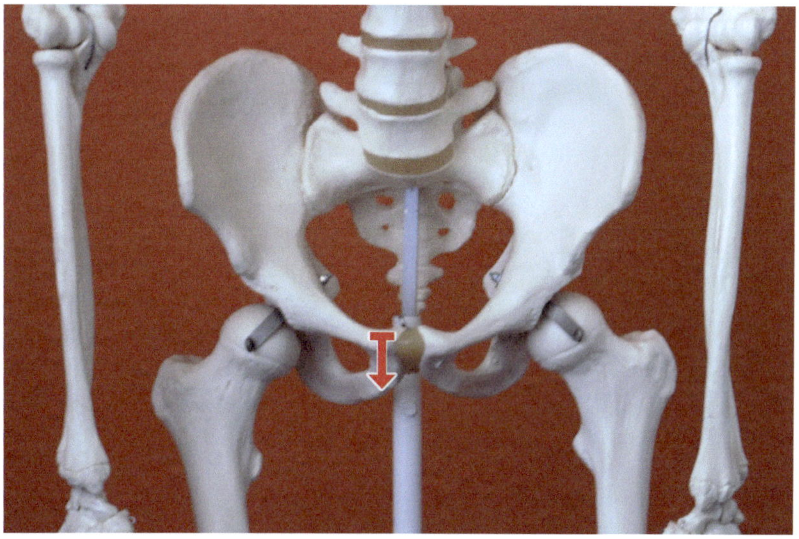

Untersuchung einiger Muskeln der Lenden-Becken-Region

Bei Funktionsstörungen der Lenden-Becken-Region ist immer auch die Muskulatur mit betroffen. Bei einer Beckenverwringung können alle oder einzelne Muskeln seitendifferent verspannt sein. Das gilt auch bei oder nach intestinalen Störungen.

Palpation des M. psoas

Ausgangsstellung des Patienten Das Kind liegt auf dem Rücken.

Ausgangsstellung des Untersuchers Er steht seitlich an der Untersuchungsbank, Gesicht zum Kind.

Kontakt Der Untersucher palpiert mit seinen Langfingern unter Hautvorschub weich die Bauchdecken lateral des M. rectus abdominis in der Tiefe (Abb. 5.67).

Ausführung Im Normalfall ist der M. psoas nicht tastbar. Im pathologischen Fall spürt der Untersucher eine meist schmerzhafte Spannung in ganzer Länge des Muskels. Befund und auch Schmerz verstärken sich, wenn das Kind nach entsprechender Aufforderung das gleichseitige Bein minimal anhebt.

Bewertung Ursachen des positiven Tastbefundes können intestinal sein, zum Beispiel Appendizitis, Ileus, Abszesse. Dann ist eine Differenzialdiagnostik (serologische

Abb. 5.67 Untersuchung des M. psoas rechts. Die Finger des Untersuchers gleiten unter Hautvorschub in die Tiefe, von lateral nach medial tastend

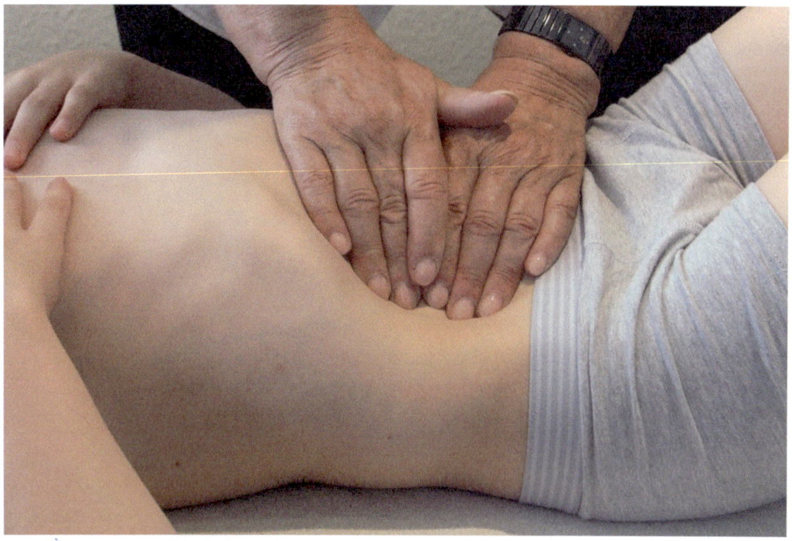

Untersuchung, Entzündungszeichen) notwendig. Auch morphologische Prozesse im Bereich der Lendenwirbelsäule, zum Beispiel Entzündung, Destruktion, können vorliegen und machen ebenfalls eine Differenzialdiagnostik erforderlich. Aber auch Funktionsstörungen im Bereich der LWS, des thorakolumbalen Übergangs, des Sakroiliakalgelenks und des Hüftgelenks können einen positiven Psoasbefund verursachen. So kann die schmerzhafte Psoasverspannung eines der reflektorisch algetischen Krankheitszeichen darstellen als Reaktion auf einen nozizeptiven Reiz. Schließlich können Verspannung und Verkürzung im Rahmen der Spastik bei infantiler Zerebralparese zugrunde liegen. Selten findet sich dabei eine Verkürzung des M. psoas allein, betroffen sind meist in typischer Weise auch Hüftadduktoren und Kniebeuger.

Palpation des M. iliacus

Ausgangsstellung des Patienten Das Kind liegt auf dem Rücken. Die Kniegelenke sind mit einem kleinen Polster unterlegt.

Ausgangsstellung des Untersuchers Der Untersucher steht seitlich an der Untersuchungsbank, Gesicht zum Kind.

Kontakt Der Untersucher palpiert mit den Fingerbeeren beider Hände unter Hautvorschub die Region oberhalb der Leistenbeugenmitte.

Ausführung Die Finger gleiten nach dorsal in die Tiefe und tasten nur im pathologischen Fall den dann auch schmerzhaften M. iliacus parallel zum Leistenband (▣ Abb. 5.68).

Bewertung Bei Verspannung des M. iliacus bei morphologischen Störungen im Unterbauch wie Zystitis, Adnexitis ist die differenzialdiagnostische Abklärung der Entzündungsparameter erforderlich. Liegt eine Funktionsstörung des gleichseitigen Iliosakralgelenks vor, muss eine gezielte Untersuchung folgen. Auch Erkrankungen des gleichseitigen Hüftgelenks können vorliegen. Dann ist eine differenzialdiagnostische Abklärung serologisch, röntgenologisch, ggf. mit MRT einzuleiten.

Untersuchung des M. piriformis

Ausgangsstellung des Patienten Das Kind liegt auf dem Bauch. Seine Fußspitzen überragen den Bankrand, um zusätzliche Spannungen zu vermeiden.

Ausgangsstellung des Untersuchers Der Untersucher steht seitlich an der Untersuchungsbank, Gesicht zu den Beinen des Kindes.

Kontakt Der Untersucher palpiert mit den Fingerbeeren beider Hände die Verbindungslinie vom Trochanter major zum S1-Dorn unterhalb des M. gluteus maximus.

Ausführung Die Finger gleiten von laterokranial nach mediokaudal in die Tiefe und tasten nur im pathologischen Fall den dann auch schmerzhaften Muskel.

Bewertung Der M. piriformis gilt als Kennmuskel für das gleichseitige Hüftgelenk. Er ist jedoch ebenfalls tastbar bei Störungen der unteren LWS und des Sakroiliakalgelenks.

Untersuchung der Hüftregion

Die nicht selten ungenauen Beschwerdeangaben des Kindes machen es erforderlich, im Anschluss an die orientierende Untersuchung die Hüftregion genauer zu untersuchen, besonders dann, wenn die bei der globalorientierenden

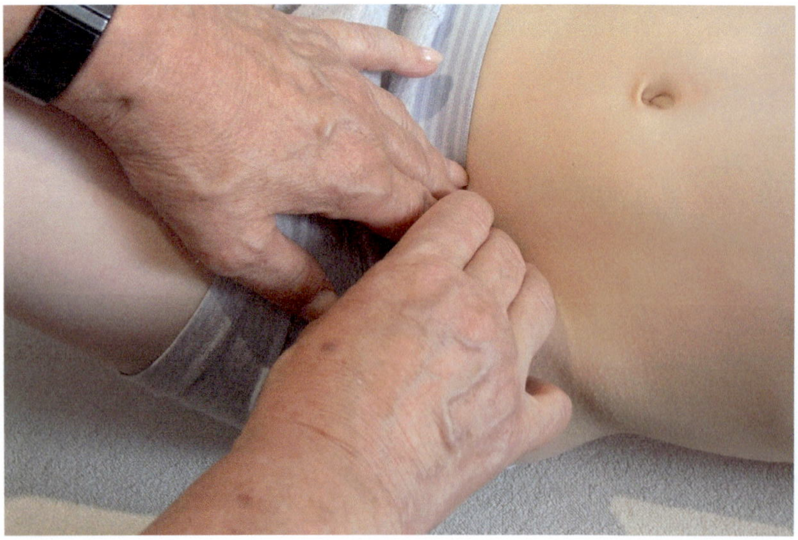

▣ **Abb. 5.68** Palpation des M. iliacus links

Untersuchung durchgeführte Ganganalyse Hinweise auf eine Pathologie dieses Bereiches ergab.

Untersuchungsgang im Anschluss an die orientierenden Untersuchungen:

- Palpation mit der Suche nach vorhandenen Schmerzpunkten in Rückenlage (Azetabulum, Trochanter major).
- Untersuchung des Bewegungsausmaßes der Hüftgelenke. Zu beachten sind konstitutionelle Unterschiede der Hüftbeweglichkeit. Seitenvergleiche rechts-links sind immer durchzuführen. Dabei ist das **Kapselmuster** des Hüftgelenks zu beachten (Cyriax 1975, Sachse et al. 2012): Bei einer intraartikulären Störung des Hüftgelenks ist primär und am deutlichsten die Innenrotation eingeschränkt und schmerzhaft, zu Beginn oftmals nur als fühlbare Endspannung erkennbar. Erster Hinweis ist der harte Bewegungsanschlag, noch bevor es zur Bewegungseinschränkung kommt. Die Untersuchung ist besonders hilfreich bei der Differenzierung zwischen einer Funktionsstörung des Hüft- und des Sakroiliakalgelenks, was oft Schwierigkeiten bereitet, denn die Schmerzlokalisation ist bei Kindern besonders unsicher, außerdem ist die gestörte Abduktion im Patrick-Kubis-Test bei beiden Störungen positiv.
- Untersuchung von **Extension/Flexion** (bei der Untersuchung der Extension ist die Lendenlordose auszugleichen mittels Thomas-Handgriff, um ein Streckdefizit nicht zu übersehen).
- Untersuchung von **Abduktion/Adduktion** bei rechtwinkliger Hüftbeugung mit Seitenvergleich in Rückenlage.
- Untersuchung von Außen-/Innenrotation. Wegen der besonderen Bedeutung der Innenrotation sei diese Untersuchung hier gesondert beschrieben:

Untersuchung der Innenrotation der Hüftgelenke

Ausgangsstellung des Patienten Das Kind liegt auf dem Rücken.

Ausgangsstellung des Untersuchers Er steht seitlich in Höhe der Füße des Kindes.

Kontakt Der Untersucher bringt Knie und Hüfte der Untersuchungsseite in rechtwinklige Beugestellung.

Ausführung Er führt nun mit beiden Händen eine Innenrotation des Hüftgelenks durch und beachtet das weiche Endgefühl oder im pathologischen Fall den harten Anschlag.

Bewertung Einschränkung der Innenrotation im Seitenvergleich sowie Auslösung von Schmerzen sprechen für eine Störung des Hüftgelenks. Oft bemerkt man eine Mitbewegung des Beckens als schmerzbedingte Ausweichbewegung des Kindes.

Die Untersuchung in Bauchlage (◘ Abb. 5.69) gestattet besser und übersichtlicher einen gleichzeitigen Seitenvergleich

- Als Drehmann-Zeichen (Hinweis auf eine Epiphyseolysis capitis femoris oder Morbus Perthes) bezeichnet man die Tatsache, dass eine Beugung in Mittelstellung des Hüftgelenks eingeschränkt ist, diese sich aber bei gleichzeitiger Außenrotation verbessert. Auf diesen Test sollte der Untersucher niemals verzichten.
- Prüfung der Funktion von Iliosakralgelenken, Ilium und Sakrum wie beschrieben.
- Untersuchung der inneren Organe im Mittel- und Unterbauch.

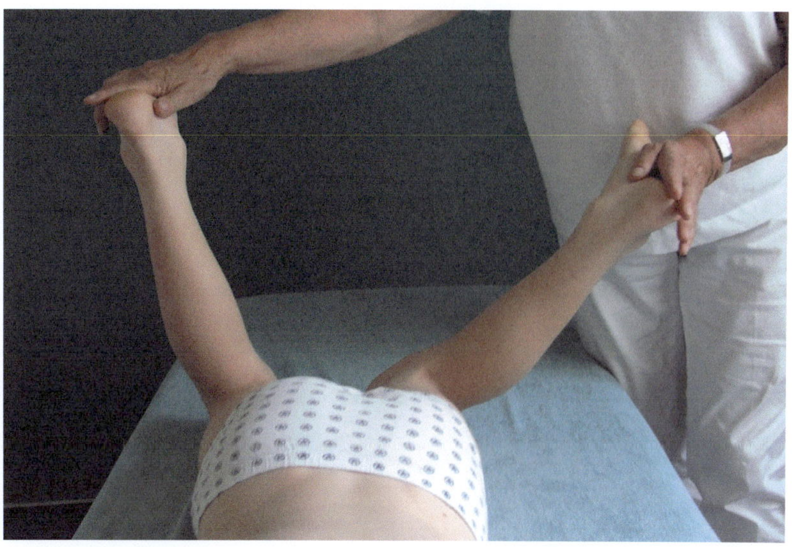

◘ **Abb. 5.69** Untersuchung der Innenrotation der Hüftgelenke in Bauchlage, Bewegungseinschränkung rechts

- Muskeluntersuchung: Eine Bewegungseinschränkung außerhalb des Kapselmusters ohne harten Anschlag spricht für eine verminderte Verlängerungsfähigkeit der posturalen Muskulatur. Diese ist anschließend zu prüfen: Schmerz- und Spannungspalpation, isometrische Kraftprüfung, Prüfung der Verlängerungsfähigkeit. Meistbetroffene Muskeln sind M. psoas, Hüftadduktoren, ischiokrurale Muskulatur, M. piriformis. Es folgt die Analyse des Muskeleinsatzes im Bewegungsstereotyp.
- Prüfung viszeraler, parietaler und vasaler Zusammenhänge.
- Als zusätzlicher Test wird ein Impingementtest empfohlen: Durch Flexion, Innenrotation und Adduktion der Hüftgelenke wird ein unspezifischer Schmerz ausgelöst (Holmich und Dienst 2006). Wir fanden bei den von uns untersuchten Kindern keine spezifische Aussage bei diesem Test.

5.2.9 Gezielte Untersuchung von Thorax und BWS

Auch hier gilt der Grundsatz, dass die spezielle Untersuchung dieser Region nur erforderlich ist, wenn die orientierende Untersuchung Störungshinweise ergab oder das Kind in diesem Bereich über Schmerzen klagt. Die segmentale Untersuchung der BWS in Seitenlage ist der Untersuchung im Sitzen möglichst vorzuziehen, da der Untersucher damit das Kind besser „im Griff" hat. Die Wahrscheinlichkeit von Ausweichbewegungen wird dadurch reduziert. Den speziellen Untersuchungen im Sitzen ist im Untersuchungsablauf die orientierende regionale Untersuchung der BWS vorausgegangen.

Segmentale Rotationsuntersuchung der BWS am Bewegungsanfang

Diese Untersuchung ist ab Th4 durchführbar. Für die kranial gelegenen Segmente gelten die Regeln des zervikothorakalen Übergangs.

Ausgangsstellung des Patienten Das Kind sitzt quer auf der Untersuchungsbank, die Hände sind im Nacken verschränkt, die Ellenbogen vorn zusammengeführt.

Ausgangsstellung des Untersuchers Der Untersucher steht seitlich hinter dem Kind und umfasst mit der führenden Hand die beiden gebeugten Arme und den Thorax des Kindes von vorn. Er verhindert damit jegliche Ausweichbewegung des Kindes.

Kontakt Die palpierenden Fingerspitzen 2 und 3 der Monitorhand liegen locker auf den Dornen der beiden zu untersuchenden Partnerwirbel, alle Fingergelenke sind in lockerer Beugehaltung (◘ Abb. 5.70). Dies garantiert die beste Palpationsgenauigkeit.

Ausführung Der Untersucher führt nun den Rumpf des Kindes mit kleinen Ausschlägen rechts und links der Mittellinie in die Rotation und palpiert mit den Fingerspitzen 2 und 3 der Monitorhand, wie im ungestörten Fall zuerst der obere Dorn, danach der untere Dorn auf die Gegenseite der Rotation wandern.

Bewertung Im Störungsfall laufen beide Dorne zugleich auf die Gegenseite der Rotation. Diese Palpation der geringen Bewegungsausschläge erfordert die besondere Konzentration des Untersuchers, ist aber eine optimale Möglichkeit, beim Kind die gestörte Rotation zu beiden Seiten zu erkennen.

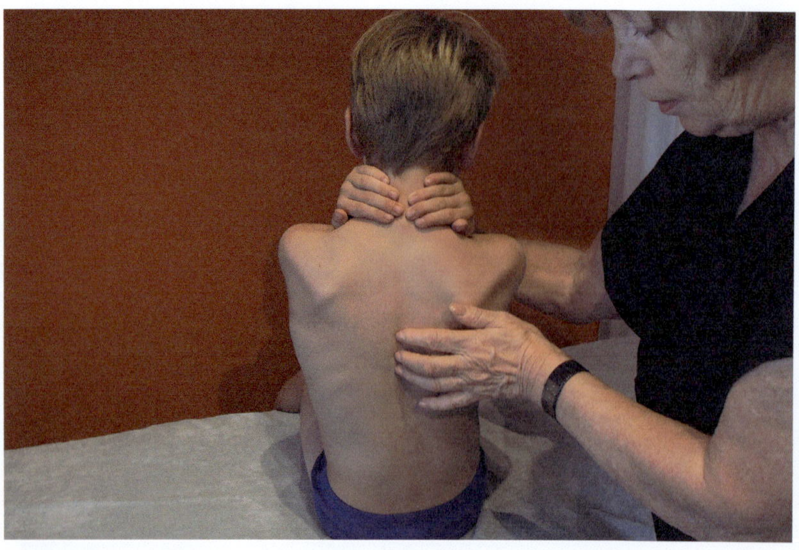

◘ **Abb. 5.70** Segmentale Rotationsuntersuchung der BWS. Kleine Rotationsbewegungen rechts und links der Mittellinie sind an der Dornbewegung palpabel. Zuerst rotiert der obere Dorn, anschließend der untere Dorn in die Gegenrichtung der Rotation

Segmentale Rotationsuntersuchung der BWS am Bewegungsende

Die Untersuchung ist besonders für größere Kinder geeignet, sie gilt für die mittlere bis untere BWS, hier dargestellt am Beispiel der Untersuchung der Rechtsrotation.

Ausgangsstellung des Patienten Das Kind sitzt auf der Untersuchungsbank, größere Kinder im Reitsitz am Bankende. Beide Arme sind im Nacken verschränkt, die Ellenbogen liegen geschlossen unterhalb des Kinns.

Ausgangsstellung des Untersuchers Der Untersucher steht unmittelbar hinter dem Kind, etwas rechts.

Kontakt Der Untersucher umfasst mit seinem rechten Arm den Thorax und die verschränkten Arme des Kindes von vorn, seine rechte Hand reicht bis auf die linke Schulter des Kindes. Er achtet auf die Erhaltung der exakten Längsachse, ggf. schmiegt der Untersucher den Thorax des Kindes an sich an. Er stützt mit der linken flachen Hand den Thorax des Kindes von links ab, der Daumen liegt gespreizt an dem zu untersuchenden Segment, die Daumenspitze von links zwischen den beiden Dornen.

Ausführung Der Untersucher führt mit seinem rechten Arm den Thorax und die BWS in eine Rechtsrotation und tastet mit dem linken Daumen, wie diese Rotation zuerst den oberen, danach den unteren Dorn erreicht. Der Behandler nimmt nun mit dem linken Daumen Kontakt mit dem nächstfolgenden Segment auf und ertastet mit einer weiteren Rotationszugabe die ankommende Dornbewegung in diesem Segment (◘ Abb. 5.71).

Bewertung Im Normalfall ist tastbar, wie mit jedem Bewegungszuwachs die Rotation von Segment zu Segment nach kaudal abläuft. Im pathologischen Fall läuft die Rotationsbewegung über das betreffende Segment hinweg.

Segmentale Untersuchung der Anteflexion der BWS

Ausgangsstellung des Patienten Das Kind liegt in Seitenlage an der Vorderkante der Untersuchungsliege, die Hände sind im Nacken verschränkt. Beide Beine sind locker gebeugt.

Ausgangsstellung des Untersuchers Der Untersucher steht vor dem Kind.

Kontakt Er umfasst mit dem kopfseitigen Unterarm den Nacken und die verschränkten Arme des Kindes von kranial (wichtig!), die Hand liegt flach auf dem Rücken des Kindes. Damit hat der kopfseitige Arm des Untersuchers den Oberkörper des Kindes in guter Führung. Der fußseitige Unterarm des Untersuchers umfängt und stützt den Rumpf des Kindes von dorsal, eine Langfingerspitze (Monitorfinger) liegt tastend zwischen den Dornen der beiden zu untersuchenden Wirbel (◘ Abb. 5.72).

Ausführung Der kopfseitige Arm führt eine Anteflexion des Oberkörpers durch, ausbuckelnd in Richtung des Monitorfingers. Dieser tastet das Spreizen der beiden Dorne bei der Anteflexionsbewegung (◘ Abb. 5.73).

Bewertung Im Fall einer Funktionsstörung ist diese Bewegung nicht fühlbar, man bemerkt auch einen harten

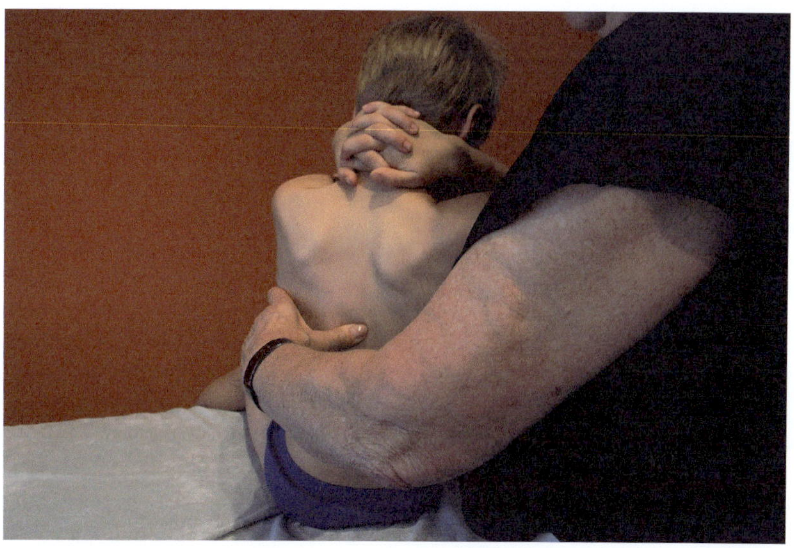

◘ **Abb. 5.71** Segmentale Untersuchung der Rechtsrotation der BWS am Bewegungsende. Der linke Daumen palpiert die ankommende Bewegung des Dornes bei der Rotationsbewegung

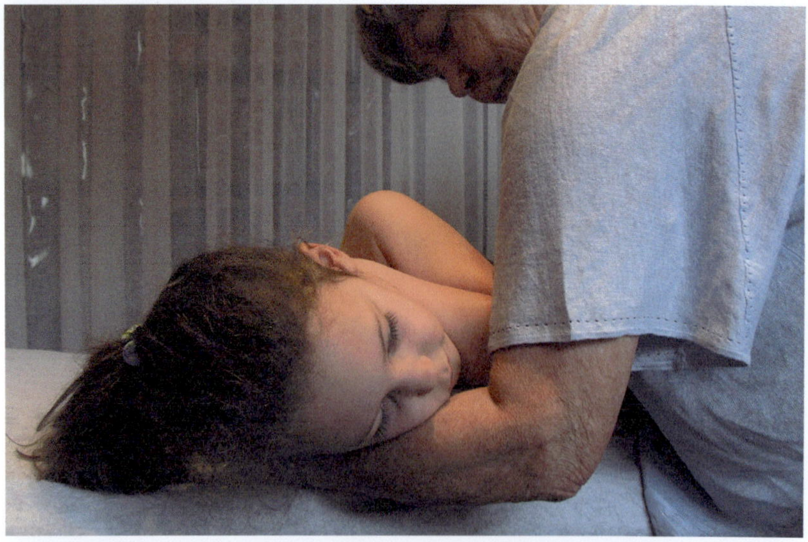

Abb. 5.72 Segmentale Untersuchung der Anteflexion der BWS, Kontaktaufnahme von ventral

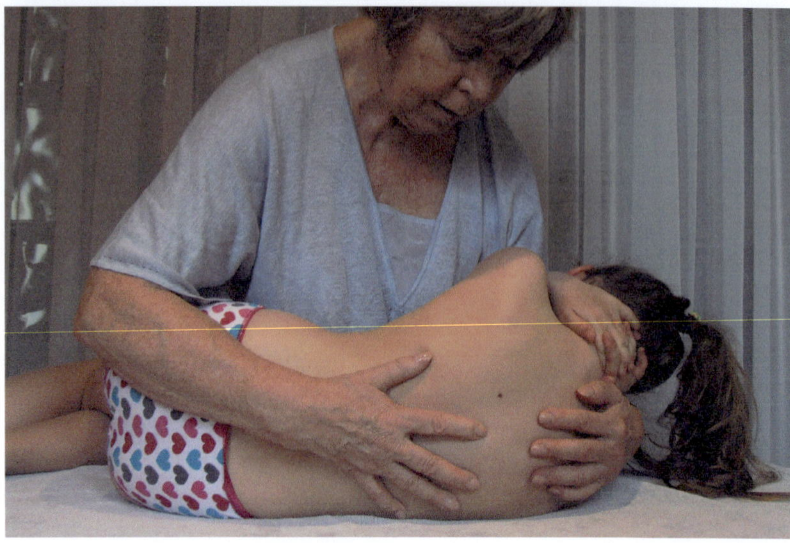

Abb. 5.73 Segmentale Untersuchung der Anteflexion der BWS. Die rechte Zeigefingerspitze palpiert interspinal die Spreizung der Dorne während der Anteflexionsbewegung. Je kleiner das Kind ist, desto besser ist der Partnerkontakt zwischen der bewegenden kranial gelegenen Hand und dem kaudal tastenden Finger

Anschlag und ein Hinweglaufen der Anteflexionsbewegung über das Segment hinaus.

Segmentale Untersuchung der Retroflexion der BWS

Ausgangsstellung des Patienten Das Kind liegt in Seitenlage am untersuchernahen Bankrand, beide Beine sind locker gebeugt, die Hände im Nacken verschränkt.

Ausgangsstellung des Untersuchers Der Untersucher steht vor dem Kind.

Kontakt Er umfasst mit dem kopfseitigen Arm beide Arme des Kindes von kaudal her, umfasst dabei Schulter, Nacken und Kopf des Kindes. Die Fingerspitzen reichen bis zum zervikothorakalen Übergang oder bis zur oberen Thoraxregion, je nach Größe des Kindes. Mit dem fußseitigen Unterarm kann der Behandler jetzt den Rumpf des Kindes von dorsal her absichernd stützen, die Fingerspitzen palpieren die Dorne der beiden zu untersuchenden Partnerwirbel. Der Untersucher legt eine Fingerspitze (Monitorfinger) interspinal in das zu untersuchende Segment (Abb. 5.74 und Abb. 5.75).

Ausführung Die kopfseitige Hand ist die mobilisierende Hand, sie führt den Rumpf des Kindes in die Retroflexion, von kranial nach kaudal fortschreitend, während die dorsal palpierende Fingerspitze von Segment zu Segment nach kaudal weiterwandert und kontrolliert, wie sich bei dieser Bewegung die beiden benachbarten Dorne einander nähern.

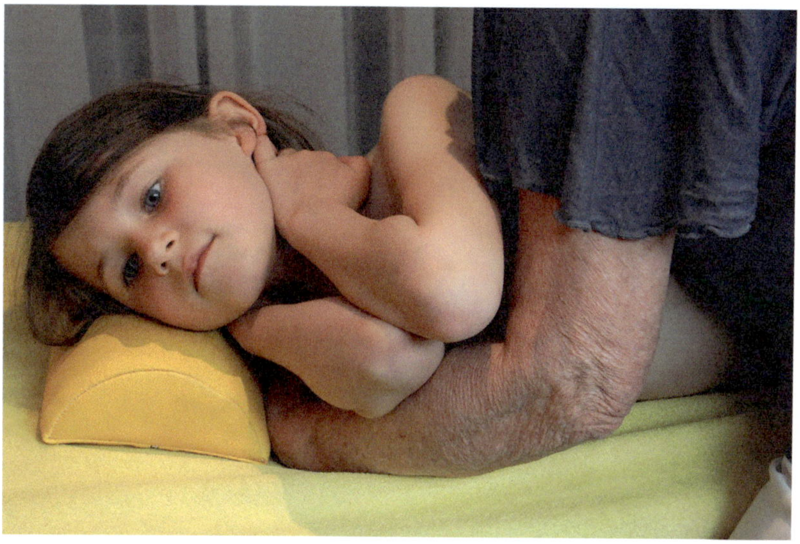

Abb. 5.74 Segmentale Untersuchung der Retroflexion der BWS. Im Gegensatz zur segmentalen Untersuchung der Anteflexion trägt der Behandler bei dieser Untersuchung die Arme des Kindes von kaudal her

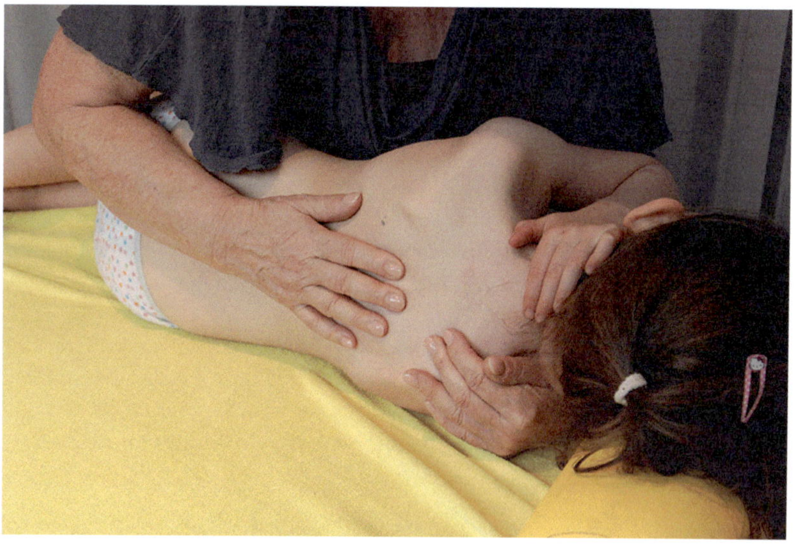

Abb. 5.75 Segmentale Untersuchung der Retroflexion der BWS, Betrachtung von dorsal. In diesem Fall erlauben es die Größenverhältnisse, dass die von ventral und kranial kommende Hand die obere Thoraxregion erreicht. Der III. Finger der rechten Hand (Monitorfinger) palpiert die Annäherung der Dorne bei der Retroflexionsbewegung

Bewertung Im gestörten Fall ist diese Bewegung nicht palpabel, die Retroflexion läuft über das gestörte Segment hinweg nach kaudal.

Gezielte Untersuchung der Rippen 2–6

Ausgangsstellung des Patienten Das Kind liegt auf der Seite an der Vorderseite der Untersuchungsbank. Die zu untersuchenden Rippen liegen oben.

Ausgangsstellung des Untersuchers Der Untersucher steht vor dem Kind.

Kontakt Er umfasst mit dem kopfseitigen Arm den oben liegenden Oberarm des Kindes von ventral und führt ihn in die Elevation. Der fußseitige Arm umfasst den Thorax des Kindes unterstützend von dorsal, die tastenden Fingerspitzen liegen am Angulus costae der oben gelegenen Thoraxseite (Abb. 5.76).

Ausführung Während der Behandler den elevierten Oberarm des Kindes nach dorsal führt, tasten seine dorsal liegenden (Monitor-)Finger die Federung der einzelnen Rippen.

Bewertung Im Fall einer Störung fehlt das Gefühl der weichen Endfederung.

Segmentale Federungsuntersuchung der BWS

Diese Untersuchung erlaubt auch die Federungsuntersuchung der LWS.

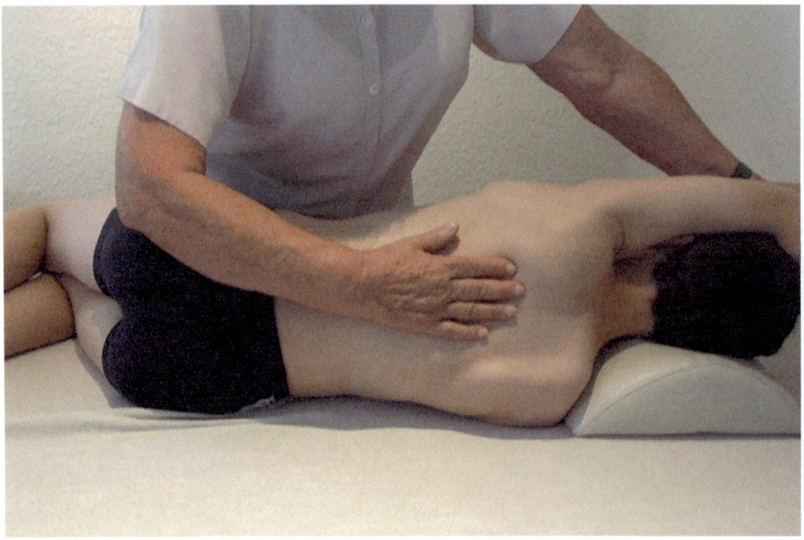

Abb. 5.76 Gezielte Untersuchung der linken Rippen 2–6. Die Finger 2 und 3 palpieren die fortlaufende Federungsbewegung bei der Rückneigebewegung des Thorax

Ausgangsstellung des Patienten Das Kind liegt auf dem Bauch, den Kopf auf eine Seite gedreht, die Füße überragen die Bankkante zur Vermeidung zusätzlicher Spannungen.

Ausgangsstellung des Untersuchers Er steht seitlich.

Kontakt Der Untersucher legt die fußwärts gelegene Hand mittig flach auf die BWS, der II. und III. Finger befinden sich paravertebral in Höhe der darunterliegenden Querfortsätze, die kopfwärts gelegene Hand liegt mit der Ulnarkante auf den palpierenden Fingerbeeren 2 und 3 (Abb. 5.77).

Ausführung Durch Druck der oben gelegenen Handkante auf die Langfinger wird ein Schub in ventraler Richtung ausgeübt. Die Wirbelgelenke kommen dadurch in Divergenzstellung.

Bewertung Die Diagnose ergibt sich aus dem Federungsendgefühl (hart oder weich).

Sternumpalpation auf fasziale Störungen

Ausgangsstellung des Patienten Das Kind liegt auf dem Rücken.

Ausgangsstellung des Untersuchers Er steht neben dem Kind.

Kontakt Der Untersucher legt einen Daumen auf das kraniale, den anderen Daumen auf das kaudale Ende des Sternums (Abb. 5.78). Bei größeren Kindern benutzt er die Daumenballen.

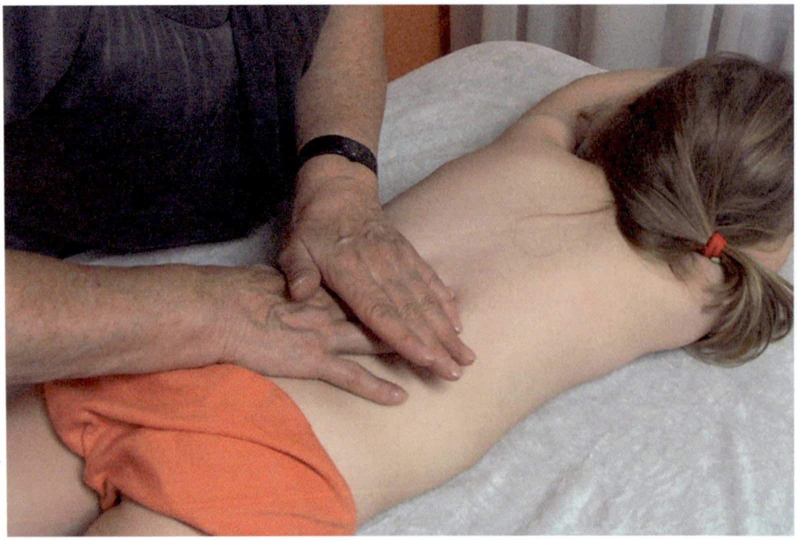

Abb. 5.77 Segmentale Federungsuntersuchung der BWS, hier des dorsolumbalen Übergangs. Federnder Schub der oben gelegenen Hand nach ventral. Anmerkung: Das Kind sollte besser beide Arme parallel zum Körper legen!

■ **Abb. 5.78** Sternumpalpation

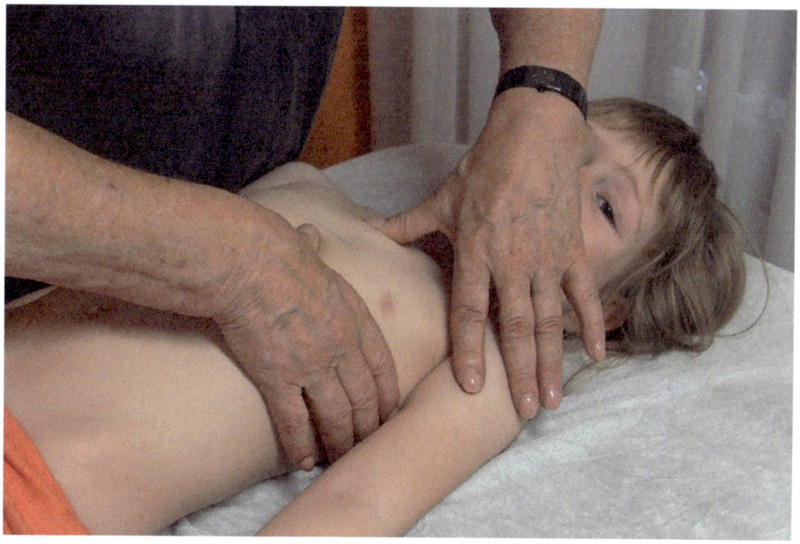

Ausführung Der Untersucher führt eine mobilisierende Bewegung in Längs-, Quer- und Schrägachse aus und tastet, wie das Sternum im ungestörten Fall dieser Bewegung ohne fühlbaren Widerstand folgt. Er führt beide Daumen annähernd zueinander und tastet das elastische Nachgeben.

Bewertung Diese Elastizität fehlt bei intraossären und faszialen Störungen.

Beide Daumenkontakte können variabel auch auf das Manubrium sterni und den Processus xyphoideus gelegt werden, um die Störung weiter zu differenzieren. Der Übergang in die direkte oder indirekte Behandlung aus dieser Untersuchungsstellung heraus hat sich als praktisch erwiesen.

Untersuchung der Klavikula auf intraossäre und fasziale Störungen

Ausgangsstellung des Patienten Das Kind liegt auf dem Rücken.

Ausgangsstellung des Untersuchers Der Untersucher sitzt oder steht am Kopfende der Behandlungsliege.

Kontakt Daumen und Zeigefinger der medial liegenden Hand tasten über dem Sternoklavikulargelenk. Daumen und Zeigefinger der lateral liegenden Hand umfassen das laterale Klavikulaende (■ Abb. 5.79).

Ausführung Der Untersucher führt beide Hände zueinander.

■ **Abb. 5.79** Untersuchung der linken Klavikula

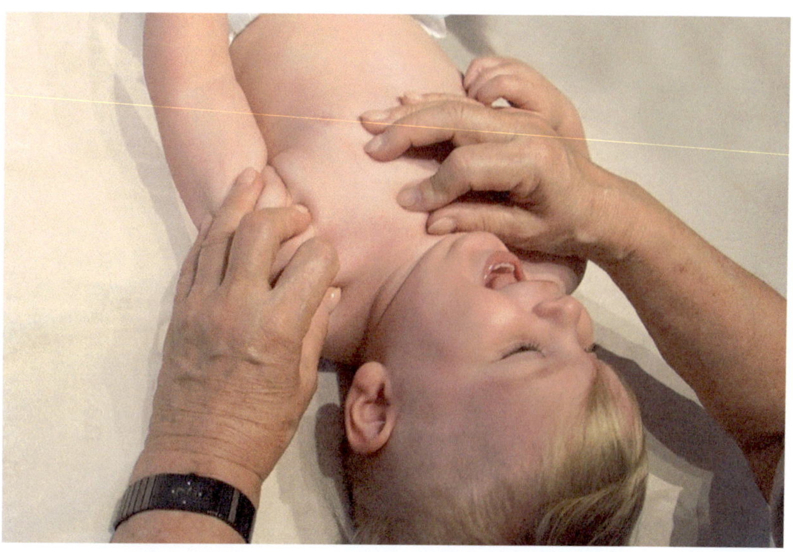

Bewertung Im Normalfall ist eine weiche Kompression fühlbar. Im Fall von intraossären oder faszialen Störungen fühlt man eine Starre.

Untersuchung der Schulterregion

Bei der gezielten Untersuchung der Schulterregion geht der Untersucher in systematischer Reihenfolge vor:

- Gelenkfunktionsprüfung des Schultergelenks: Sie unterscheidet sich nicht von der Untersuchung am Erwachsenen. Untersucht wird die aktive und passive Elevation, Abduktion, Innen- und Außenrotation. Die Bewegungseinschränkung des Schultergelenks im Rahmen des Kapselmusters in der Reihenfolge Abduktion – Außenrotation – Innenrotation weist den Behandler auf die Störung im Gelenk selbst und in der Kapsel hin (Cyriax 1975, Sachse et al. 2012). Bewegungseinschränkungen außerhalb des Kapselmusters (beim Kind häufiger) veranlassen zu weiterer gezielter Untersuchung.
- Übersichtsuntersuchung der Halswirbelsäule, ggf. später die gezielte Untersuchung.
- Untersuchung des Akromioklavikular- und des Sternoklavikulargelenks.
- Federungsprüfung der Rippen 1–4.
- Prüfungen auf morphologische und funktionelle Störungen der Rotatorenmanschette. Dazu gehören die isometrische Untersuchung der Einzelmuskeln und das Aufsuchen von Triggerpunkten.
- Das Drop-arm-Zeichen gilt als sicheres Zeichen einer Läsion der Rotatorenmanschette: Eine aktive Abduktion ist gleich zu Beginn der Bewegung in keiner Stellung möglich (Brkic et al. 2015).
- Prüfung auf Spannungsveränderungen der Faszien, Ligamente und myofasziale Verbindungen von Sternum, Klavikula, Hyoid und Rippen, zervikalen und thorakalen Faszien.
- Impingementtests zum Nachweis einer subakromialen Enge:
  - Painful-arc-Zeichen: Der Untersucher hebt den langgestreckten Arm des Kindes in die Abduktion. Ein Schmerz wird im Winkel von ca. 60–120° ausgelöst.
  - Zeichen nach Neer: Schmerzprovokation bei Elevation des innenrotierten Arms und fixierter Skapula.
  - Zeichen nach Hawkins-Kennedy: Der Untersucher führt eine Innenrotation des elevierten und im Ellenbogen gebeugten Arms durch und provoziert so einen Schmerz.

Die letztgenannten Untersuchungen sind erforderlich bei Sport treibenden Jugendlichen und entsprechen jenen im Erwachsenenalter.

Untersuchung des Schultergelenkspiels nach kaudal

Ausgangsstellung des Patienten Das Kind sitzt auf der Untersuchungsbank.

Ausgangsstellung des Untersuchers Der Untersucher steht hinter dem Kind. Er umfasst von dorsal/kaudal her den Oberarm der Untersuchungsseite und führt im Schultergelenk eine Abduktion von ca. 80° durch.

Kontakt Der Untersucher legt die Daumen-Zeigefinger-Gabel seiner anderen Hand von kranial her auf den zu tastenden Humeruskopf lateral des Akromions.

Ausführung Er führt mit dieser Hand den Humeruskopf federnd nach kaudal (◘ Abb. 5.80).

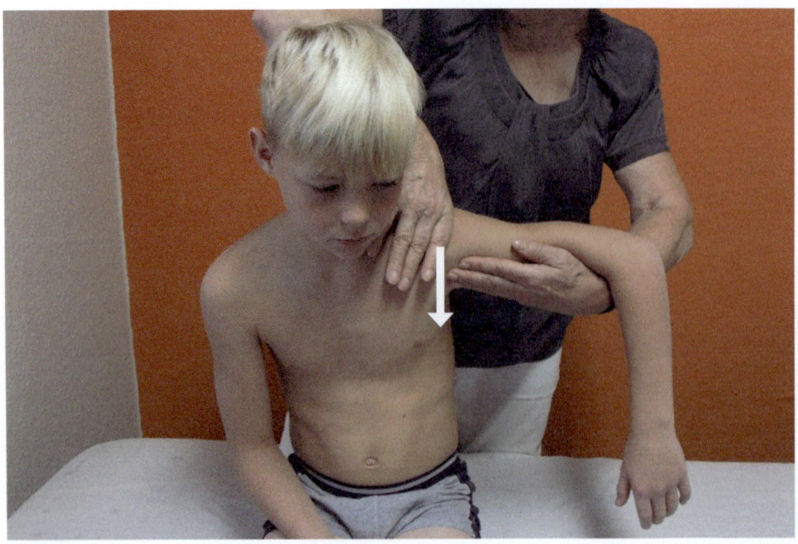

◘ **Abb. 5.80** Untersuchung des Schultergelenkspiels nach kaudal. Die repetitive Durchführung ist die Therapie

Beurteilung Eine weiche Federung zeigt das ungestörte Gelenkspiel an. Ein hartes Endgefühl spricht für eine Funktionsstörung.

Untersuchung des Schultergelenkspiels nach dorsal

Ausgangsstellung des Patienten Das Kind liegt auf dem Rücken.

Ausgangsstellung des Untersuchers Der Untersucher sitzt neben dem Kind, mit Blick zu dessen Gesicht. Er beugt den Ellenbogen des Kindes maximal und stützt diesen an seinem Thorax ab. Das Schultergelenk des Kindes ist im Winkel von 45° nach vorn angehoben.

Kontakt Der Untersucher umfasst mit beiden Händen von dorsal her den Oberarm des Kindes. Die Langfinger beider Hände liegen an der Ventralseite des Oberarms des Kindes, so proximal wie möglich.

Ausführung Der Untersucher führt mit beiden Händen eine Dorsal- und Kaudalbewegung des Humeruskopfes aus. Er variiert die Untersuchungsrichtung in verschiedenen Winkelstellungen des Schultergelenks (■ Abb. 5.81).

Bewertung Die weiche Federung zeigt das ungehinderte Gelenkspiel an. Ein harter Bewegungsanschlag, begleitet von einer Mitbewegung der Weichteile bis zum Schulterblatt, spricht für eine Funktionsstörung.

Untersuchung des translatorischen Gleitens des Humeroskapulargelenks nach dorsal

Ausgangsstellung des Patienten Das Kind liegt auf dem Bauch. Die Füße überragen die untere Bankkante, um unnötige Spannungen zu vermeiden.

Ausgangsstellung des Untersuchers Der Untersucher steht auf der Seite des zu untersuchenden Schultergelenks, Gesicht zum Kopf des Kindes.

Kontakt Der Untersucher legt die lockere Faust der patientenfernen Hand sehr flach unter den Humeruskopf, der Daumen zeigt nach medial. Der Unterarm des Kindes wird von der ventralen Seite her mit dem Behandlerunterarm unterstützt, bei kleinen Kindern nur mit dem Handrücken. Die Zeigefinger-Daumen-Gabel der patientennahen Hand wird jetzt von dorsal her auf den proximalen Gelenkpartner gelegt, so kommt die Schwimmhaut auf dem Skapulahals zu liegen.

Ausführung Der Untersucher übt einen Schub seiner patientennahen Hand nach ventral aus (relative Dorsalbewegung des Humeruskopfes, ■ Abb. 5.82).

Bewertung Das freie sowie das eingeschränkte Gelenkspiel sind gut zu tasten.

Untersuchung der Dorsalverschiebung des Akromioklavikulargelenks

Ausgangsstellung des Patienten Das Kind liegt auf dem Rücken.

Ausgangsstellung des Untersuchers Er steht auf der Untersuchungsseite neben dem Kind, Gesicht zum Kind.

Kontakt Der Untersucher unterlegt mit der dem Kind ferngelegenen Hand Humeruskopf und Skapula, der abgespreizte Daumen liegt ventral auf dem Akromion des Kindes, die Langfinger dorsal. Der Daumenballen der kindnahen Hand wird jetzt auf das laterale Klavikulaende gelegt.

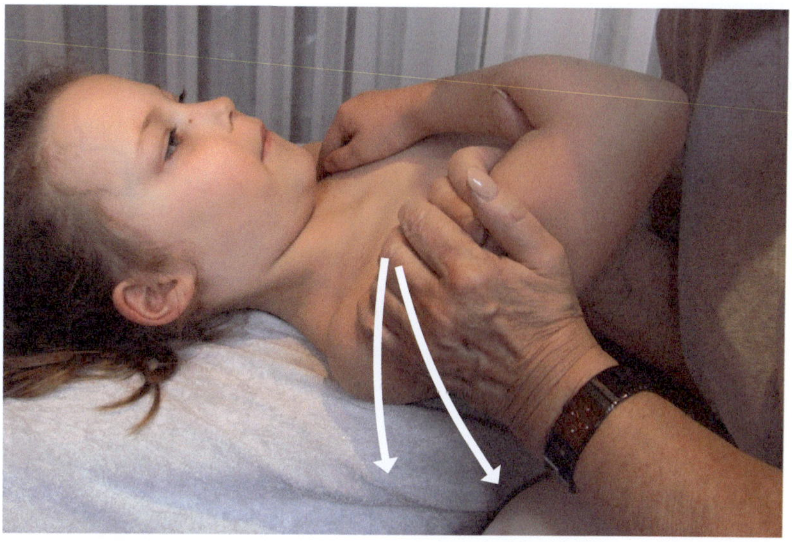

■ **Abb. 5.81** Untersuchung des Schultergelenkspiels nach dorsal. Die repetitive Durchführung ist die Therapie

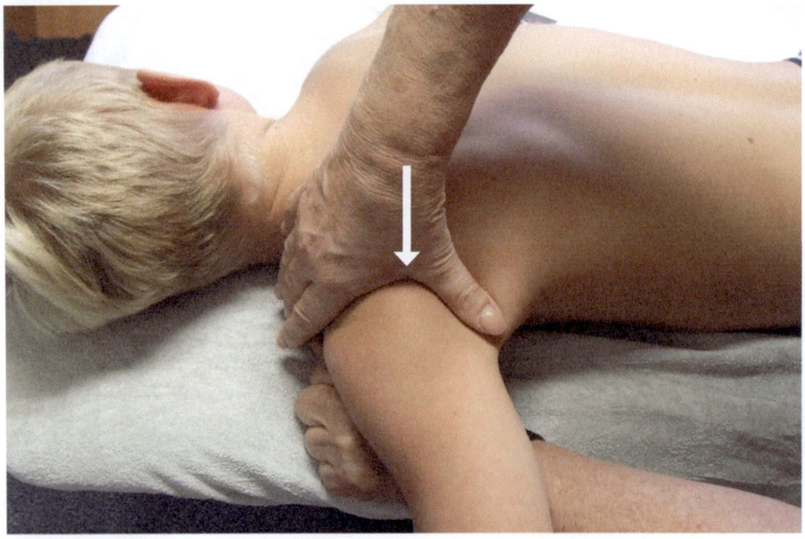

Abb. 5.82 Untersuchung des linken Humeroskapulargelenks: translatorisches Gleiten des distalen Gelenkpartners nach dorsal. Die repetitive Durchführung ist die Therapie

Ausführung Der Untersucher übt mit dem Daumenballen eine Federungsbewegung nach dorsal aus, die Bewegung kommt aus seiner Schulter heraus, bei kleinen Kindern nur aus der Hand. Die lateral gelegene Hand verhindert die Mitbewegung des distalen Gelenkpartners (Abb. 5.83).

Bewertung Im ungestörten Fall wird ein weiches Federn empfunden. Ein hartes Endgefühl spricht für eine Blockierung, übermäßige Bewegungsausschläge sprechen für eine Hypermobilität. Ein Seitenvergleich ist nützlich, um konstitutionelle Besonderheiten zu erkennen.

Untersuchung der Kranialverschiebung des Akromioklavikulargelenks

Ausgangsstellung des Patienten Das Kind liegt auf dem Rücken.

Ausgangsstellung des Untersuchers Der Untersucher sitzt am Kopfende.

Kontakt Er umfasst mit dem kindfernen Unterarm den Oberarm des Kindes von der Seite her, die Langfinger umfassen seinen gebeugten Ellenbogen. Der Daumen des körpernahen Arms liegt auf dem lateralen Klavikulaende und fixiert dieses, bei größeren Kindern fixiert der Daumenballen das laterale Klavikulaende.

Ausführung Der Untersucher führt nun über das Ellenbogengelenk des Kindes eine Kranialbewegung des Oberarms in seiner Längsrichtung aus. Die andere Hand beziehungsweise der Daumen bewirkt den Gegenhalt am Klavikulaende (Abb. 5.84).

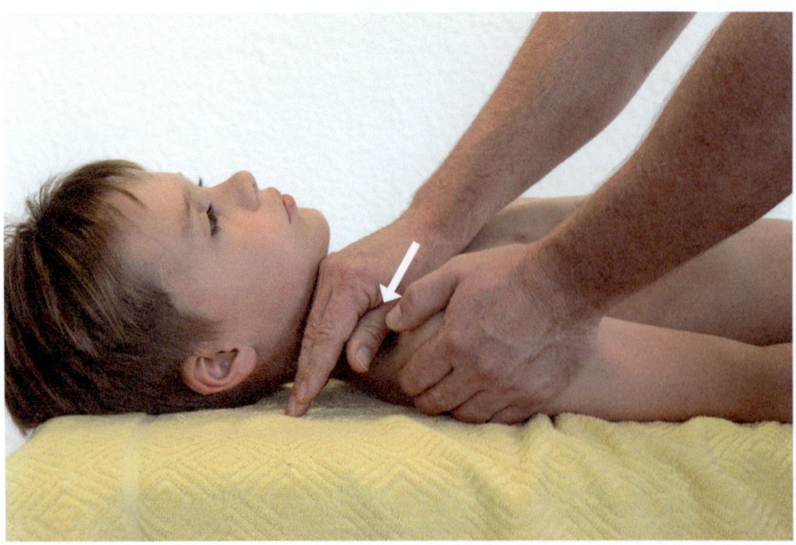

Abb. 5.83 Untersuchung der Dorsalverschiebung des proximalen Gelenkpartners des Akromioklavikulargelenks in Rückenlage. Die repetitive Durchführung ist die Therapie

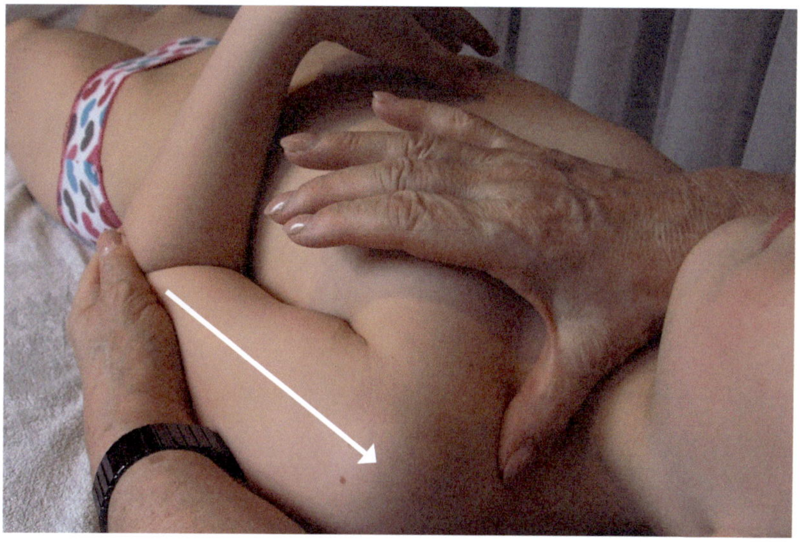

Abb. 5.84 Untersuchung der Kranialverschiebung des distalen Gelenkpartners des Akromioklavikulargelenks. Die repetitive Durchführung ist die Therapie

Bewertung Im ungestörten Fall wird ein weiches Federn empfunden. Ein hartes Endgefühl spricht für eine Blockierung, übermäßige Bewegungsausschläge sprechen für eine Hypermobilität.

Untersuchung beider Sternoklavikulargelenke im Seitenvergleich

Ausgangsstellung des Patienten Das Kind liegt auf dem Rücken.

Ausgangsstellung des Untersuchers Der Untersucher sitzt am Kopfende.

Kontakt Er legt beide Daumen und Zeigefinger auf jeweils beide lateralen Gelenkpartner des Sternoklavikulargelenks (Abb. 5.85).

Ausführung Er bewegt federnd das proximale Klavikulaende mit dieser Daumen-Zeigefinger-Gabel nach dorsal, kaudal und ventral.

Bewertung Im ungestörten Fall wird ein weiches Federn empfunden. Ein hartes Endgefühl spricht für eine Blockierung. Übermäßige Bewegungsausschläge sprechen für eine Hypermobilität.

Untersuchung der Ellenbogen- und Handregion

Auf die Beschreibung der Untersuchungstechniken der Ellenbogen- und Handregion wird an dieser Stelle verzichtet, sie entsprechen jenen am Erwachsenen (Sachse et al. 2012).

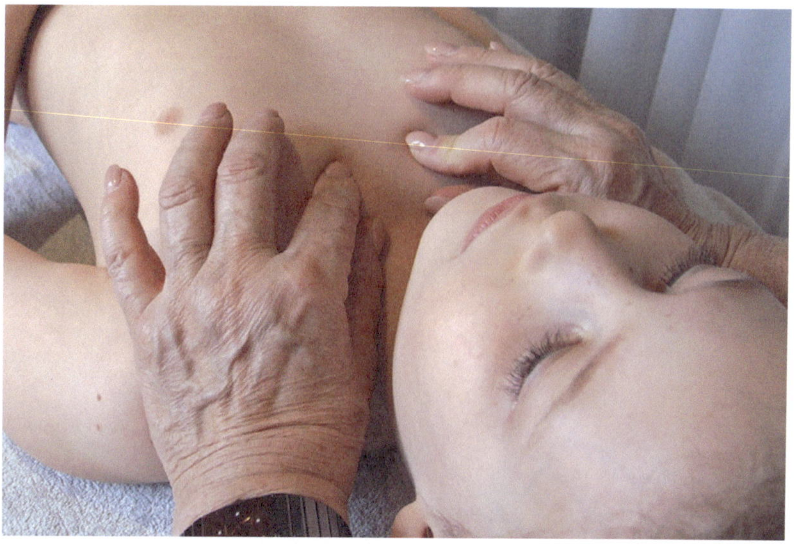

Abb. 5.85 Untersuchung beider Sternoklavikulargelenke im Seitenvergleich in Rückenlage. Daumen und Zeigefinger umfassen das proximale Klavikulaende jeweils rechts und links und bewegen es nach dorsal, kranial und kaudal. Die repetitive Durchführung ist die Therapie

Tab. 5.3 Isometrische Prüfung betroffener Muskel

isometr. Prüfung	betroffener Muskel
Abduktion	M. supraspinatus
Außenrotation	M. infraspinatus, M. teres minor
Innenrotation	M. subscapularis, M. pectoralis major
Elevation der Schulter, Beugung des Ellenbogens	M. biceps brachii

5

Isometrische Muskelfunktionsprüfung des Schultergelenks

Diese Untersuchungen werden im Sitzen durchgeführt; das Kind soll gegen den dosierten Widerstand des Behandlers anspannen. Ein dabei ausgelöster Schmerz spricht für eine Muskelläsion oder für aktive Triggerpunkte (Tab. 5.3).

Myofasziale Untersuchung der Skapula-Thorax-Verbindungen

Diese Untersuchung ist im Anschluss an die Untersuchung der Halsfaszien (▶ Abschn. 5.2.10) sowie die myofasziale Untersuchung der Skapula-Thorax-Verbindungen schließen sich an.

Ausgangsstellung des Patienten Das Kind liegt auf der Seite am vorderen Bankrand, die zu untersuchende Seite liegt oben.

Ausgangsstellung des Untersuchers Der Untersucher steht an der Längsseite der Bank, dem Kind zugewandt.

Kontakt Der Untersucher unterfasst und trägt den Oberarm des Kindes von ventral her und umfasst die Skapula mit den weichen Ulnarkanten beider Hände (Abb. 5.86). Bei kleinen Kindern reicht es, die Skapula mit der Daumen-Zeigefinger-Gabel beider Hände zu umfassen.

Ausführung Der Untersucher führt mit beiden Händen eine synchrone Bewegung der Skapula auf ihrer Unterlage in alle Richtungen durch. Er erkennt die gestörte Bewegungsrichtung und geht ggf. in die Behandlung über, indem er an der gestörten Barriere das Release abwartet (Behandlungstechnik nach Chila; Chila und Fitzgerald 2010).

Untersuchung der medialen Anheftungen der Klavikula

Ausgangsstellung des Patienten Das Kind liegt auf dem Rücken.

Ausgangsstellung des Untersuchers Der Untersucher sitzt am Kopfende der Behandlungsliege.

Kontakt Er tastet mit Daumen und Zeigefinger oder Zeige- und Mittelfinger der medialen Hand das Sternoklavikulargelenk. Die laterale Hand liegt auf der Schulter.

Ausführung Die Hand an der Schulter bewegt die Schulter nach ventral, dorsal und nach kaudal und verlängert so die Strukturen der dorsalen, ventralen und kranialen Ligamentzüge der Ligg. sternoclavicularia (Abb. 5.87).

Bewertung Im ungestörten Fall geben die Ligamente schmerzlos nach, im gestörten Fall bemerkt der Untersucher mit der medialen Hand eine Mitbewegung im Sternoklavikulargelenk. Dies ist die Ausgangsstellung für die myofasziale Behandlung.

Untersuchung der lateralen Anheftungen der Klavikula

Die Untersuchungsstellung ist die gleiche wie bei der Untersuchung der medialen Anheftungen der Klavikula.

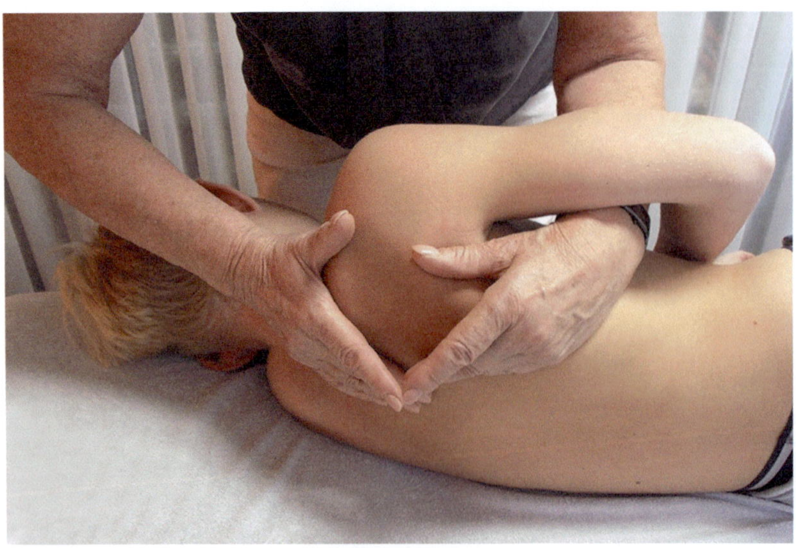

Abb. 5.86 Myofasziale Untersuchung der Skapula-Thorax-Verbindungen

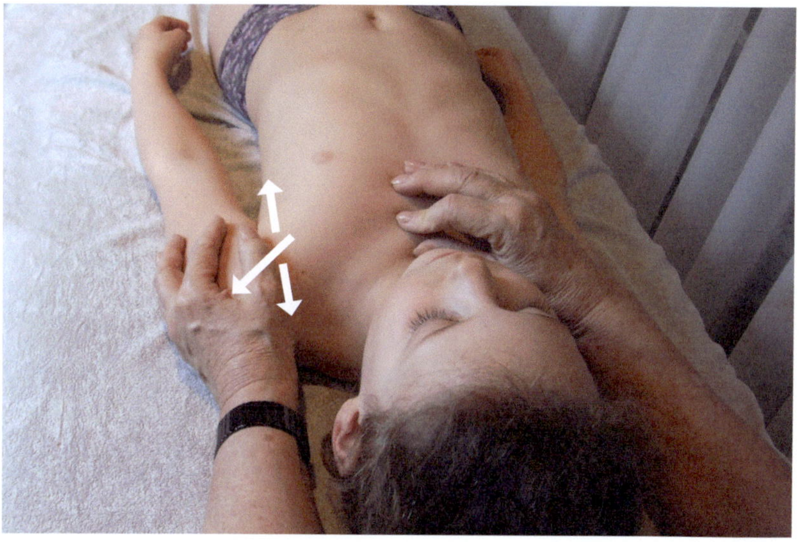

Abb. 5.87 Untersuchung der medialen Anheftungen der linken Klavikula

Ausgangsstellung des Patienten Das Kind liegt auf dem Rücken.

Ausgangsstellung des Untersuchers Der Untersucher sitzt am Kopfende der Behandlungsliege.

Kontakt Der Untersucher umfasst und fixiert mit Daumen und Zeigefinger der medial gelegenen Hand von ventral her das mediale Ende der Klavikula, die andere Hand umfasst von lateral-ventral her die Schulter mit Humeruskopf, lateralem Skapulaende und Korakoid.

Ausführung Nach diagonalem Spannungsaufbau zwischen beiden Händen führt der Untersucher das Korakoid nach kaudal (Lig. coronoideum) und nach medial (Lig. trapezoideum).

Bewertung Im ungestörten Fall geben die Ligamente schmerzlos nach. Fehlende Elastizität und harte Endspannung sind pathologisch.

Untersuchung des Lig. coracoacromiale

Ausgangsstellung des Patienten Das Kind liegt auf dem Rücken.

Ausgangsstellung des Untersuchers Er sitzt am Kopfende der Behandlungsliege.

Kontakt Der Untersucher nimmt mit einem Daumen Kontakt am Processus coracoideus auf, der andere Daumen liegt über dem Akromion.

Ausführung Nach diagonalem Spannungsaufbau zwischen beiden Daumen führt der Untersucher das Korakoid nach medial (Abb. 5.88).

Bewertung Fehlende Elastizität und harte Endspannung sind pathologisch. Eine Hypermobilität ist gut tastbar, entscheidend ist der Seitenvergleich.

Untersuchung einiger Thoraxmuskeln auf Verlängerungsfähigkeit

Diese Untersuchung ist erforderlich, wenn es um die Klärung von kindlichen muskulären Dysbalancen im Schultergürtel geht.

Untersuchung des M. pectoralis major

Ausgangsstellung des Patienten Das Kind liegt auf dem Rücken nahe der Bankkante.

Ausgangsstellung des Untersuchers Der Untersucher steht an der Untersuchungsseite, er schaut in Richtung Gesicht des Kindes.

Kontakt Er legt die banknahe Hand flächig fixierend quer über den Thorax des Kindes, die Langfinger in Muskelfaserrichtung.

Ausführung Der Untersucher umfasst mit seiner bankfernen Hand den gebeugten Ellenbogen mit Unter- und Oberarm des Kindes unter Außenrotation im Schultergelenk und führt ihn in die schmerz- und spannungsfreie Abduktion. Für die Pars sternalis des Muskels wird der Arm rechtwinklig abduziert (Abb. 5.89). Für die Pars abdominalis abduziert der Untersucher den Arm in Verlaufsrichtung der Muskelfasern in kranialer Richtung (Abb. 5.90). Für die Pars clavicularis (kurze Fasern) bleibt der Arm adduziert und innenrotiert (Abb. 5.91).

Bewertung Im Normalfall erreicht der Arm des Kindes schmerzlos mindestens die Horizontale. Verminderte Verlängerungsfähigkeit und ein hartes Endgefühl sprechen für

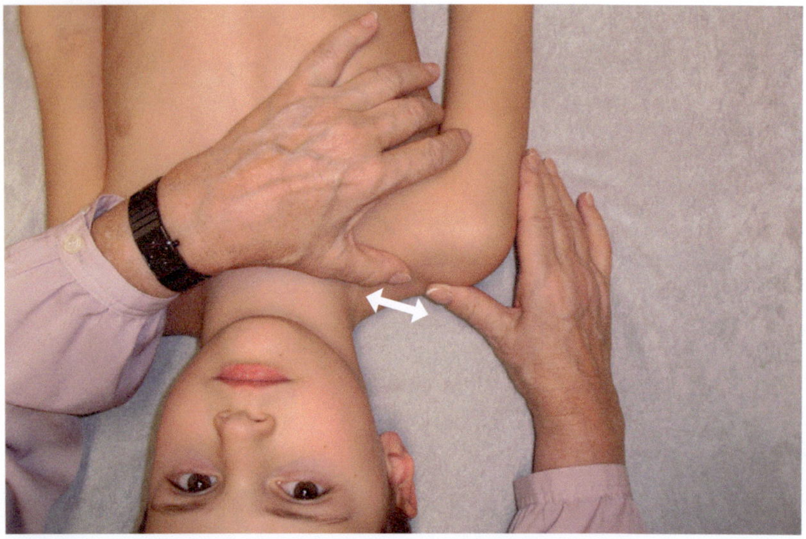

Abb. 5.88 Untersuchung des Lig. coracoacromiale

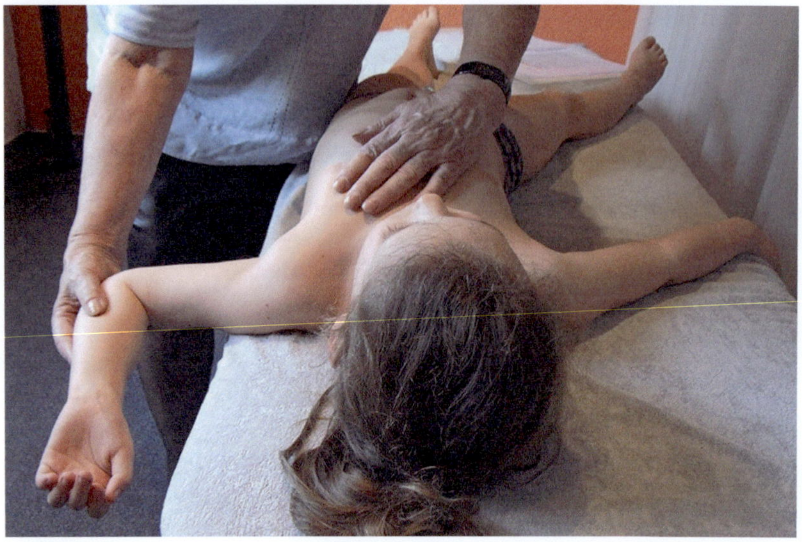

Abb. 5.89 Untersuchung auf Verlängerungsfähigkeit des M. pectoralis major, Pars sternalis

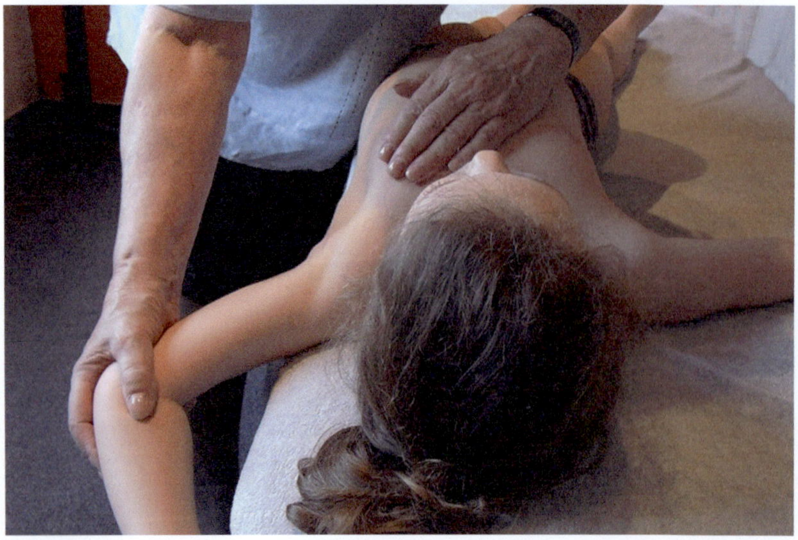

Abb. 5.90 Untersuchung auf Verlängerungsfähigkeit des M. pectoralis major, Pars abdominalis

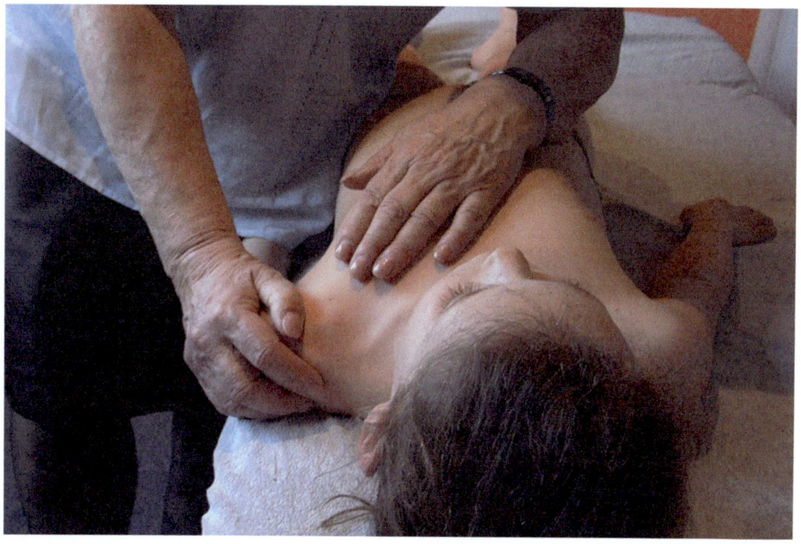

Abb. 5.91 Untersuchung auf Verlängerungsfähigkeit des M. pectoralis major, Pars clavicularis. Der Untersucher fixiert mit seinem Bein den Arm der Untersuchungsseite in Adduktion und Innenrotation

eine funktionelle Verkürzung, absolute Starre ohne jede Möglichkeit der Verlängerung für eine strukturelle Verkürzung. Triggerpunkte können nun aufgesucht werden.

Untersuchung des M. pectoralis minor

Ausgangsstellung des Patienten Das Kind liegt auf dem Rücken, der Arm der Untersuchungsseite ist in Innenrotation an der Bankkante abgelegt.

Ausgangsstellung des Untersuchers Er steht an der Untersuchungsseite, schaut in Richtung Gesicht des Kindes und legt die banknahe Hand flächig fixierend quer über den Thorax des Kindes in Höhe der oberen Rippen.

Kontakt Der Untersucher tastet mit seiner bankfernen Hand unterhalb des M. pectoralis major den Ansatz des M. pectoralis minor in der Tiefe.

Ausführung Die bankferne Handwurzel liegt auf dem Korakoid entsprechend des Muskelansatzes. Sie führt über die Schulter des Kindes die Verlängerungsbewegung in Richtung des Faserverlaufs des Muskels aus (Abb. 5.92).

Bewertung Im Normalfall ist ein Bewegungszuwachs schmerz- und spannungsfrei einstellbar. Triggerpunkte können jetzt aufgesucht werden.

Die Untersuchung des Diaphragma thoracis ist in ▶ Abschn. 5.2.12 beschrieben.

Untersuchung der thorakolumbalen Faszie

Ausgangsstellung des Patienten Das Kind liegt auf dem Bauch. Die Füße überragen entspannt die Bankkante.

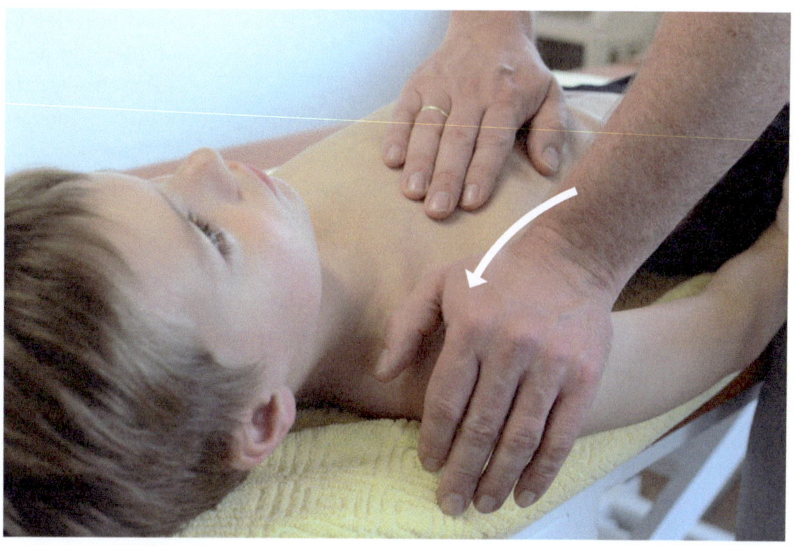

Abb. 5.92 Untersuchung des rechten M. pectoralis minor auf Verlängerungsfähigkeit

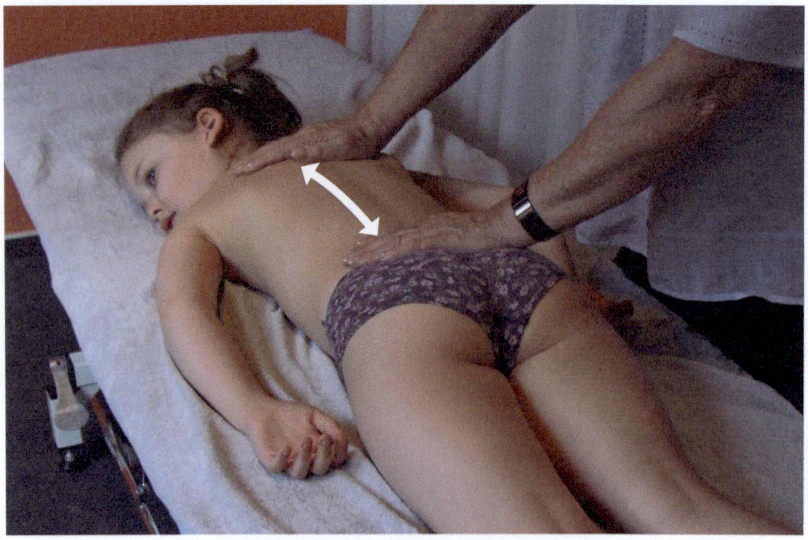

Abb. 5.93 Untersuchung der thorakolumbalen Faszie. Die kranial gelegene Untersucherhand liegt in unterschiedlicher Höhe auf der BWS. Die kaudal gelegene Hand liegt auf dem Becken

Ausgangsstellung des Untersuchers Der Untersucher steht seitlich mit Blick zum Kind.

Kontakt Er legt seine kaudal gelegene Hand fixierend auf die Sakrumbasis, seine kranial gelegene Hand breitflächig auf die obere oder mittlere BWS.

Ausführung Der Untersucher baut mit beiden Händen eine Spannung auf, Zugrichtung kraniokaudal und anschließend diagonal (Abb. 5.93).

Bewertung Er registriert die Richtung der größten Spannung und das harte Endgefühl. Aus dieser Stellung heraus kann der Untersucher in die Behandlung übergehen, direkt oder indirekt.

5.2.10 Gezielte Untersuchung der HWS (Okziput bis zervikothorakaler Übergang)

Zur Erinnerung: Nur diejenigen Bewegungsrichtungen sind segmental zu untersuchen, die bei der orientierenden Voruntersuchung als eingeschränkt diagnostiziert wurden! Die gezielte Untersuchung ist ebenso indiziert bei Schmerzangabe des Kindes in diesem Bereich, beginnend mit den Untersuchungen im Sitzen.

Bei jeglichem Verdacht auf eine Strukturläsion, zum Beispiel bei einem Trauma in der Anamnese, ist als Provokationstest die isometrische Anspannung in alle Bewegungsrichtungen ähnlich der Untersuchung beim Erwachsenen durchzuführen. Wird ein Spannungsschmerz ausgelöst, ist die weitere Strukturdiagnostik erforderlich.

Segmentale Untersuchung O/C1 („Rotationsendfedern")

Beispielhaft wird die Untersuchung der linken Seite beschrieben.

Ausgangsstellung des Patienten Das Kind sitzt entspannt auf der Untersuchungsliege, angelehnt an den Untersucher. Die Liege ist möglichst so gestellt, dass sich der Kopf des Kindes in Schulterhöhe des Untersuchers befindet.

Ausgangsstellung des Untersuchers Der Untersucher steht hinter dem Kind.

Kontakt Der Untersucher beugt den Kopf des Kindes leicht nach vorn. Die mobilisierende (in diesem Fall rechte) Hand umfasst mit den Langfingern die linke Gesichtsseite und rotiert den Kopf nach rechts. Mithilfe seiner rechten Schulter gibt der Behandler der oberen HWS eine leichte Linksseitneige und entspannt dadurch Muskulatur und Faszien. Seine tastende Fingerbeere der linken Hand liegt im Winkel zwischen Mastoid und Unterkiefer (über dem Atlasquerfortsatz).

Ausführung Er führt über seine rechte Hand eine weitere Rotationsfederungsbewegung am Bewegungsende durch und spürt in der Fingerbeere der linken Hand dabei diese Bewegung in der Tiefe (Abb. 5.94).

Bewertung Das harte Endgefühl – besonders im Seitenvergleich – gestattet die Diagnose einer Funktionsstörung O/C1.

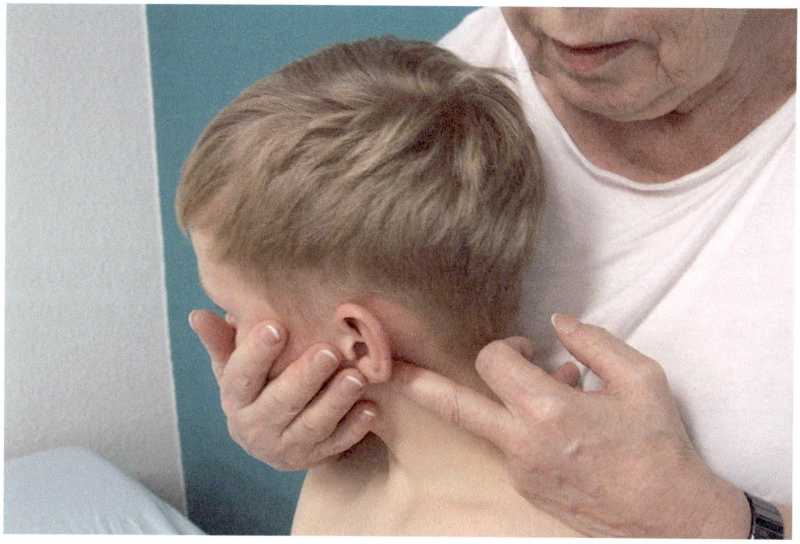

Abb. 5.94 Segmentale Untersuchung O/C1 links („Rotationsendfedern")

Segmentale Rotationsuntersuchung C1/2

Ausgangsstellung des Patienten Das Kind sitzt entspannt auf der Untersuchungsliege.

Ausgangsstellung des Untersuchers Der Untersucher steht seitlich hinter dem Kind.

Kontakt Er ertastet mit der Zeigefingerspitze den Dorn von C2 von dorsal, die Handwurzel ist abgestützt. Mit der anderen mobilisierenden Hand über die Stirn des Kindes führt er eine minimale Rotation zu beiden Seiten durch, exakt in Körperlängsachse (Abb. 5.95 und Abb. 5.96).

Ausführung Der tastende dorsal liegende Finger spürt das Mitlaufen der Rotationsbewegung erst nach einem Rotationswinkel von ca. 20°, bis zu diesem Punkt bewegt sich der Dorn nicht mit.

Bewertung Im Störungsfall im Segment C1/2 wird das Mitlaufen der Rotationsbewegung gleich zu Beginn der Bewegung wahrgenommen.

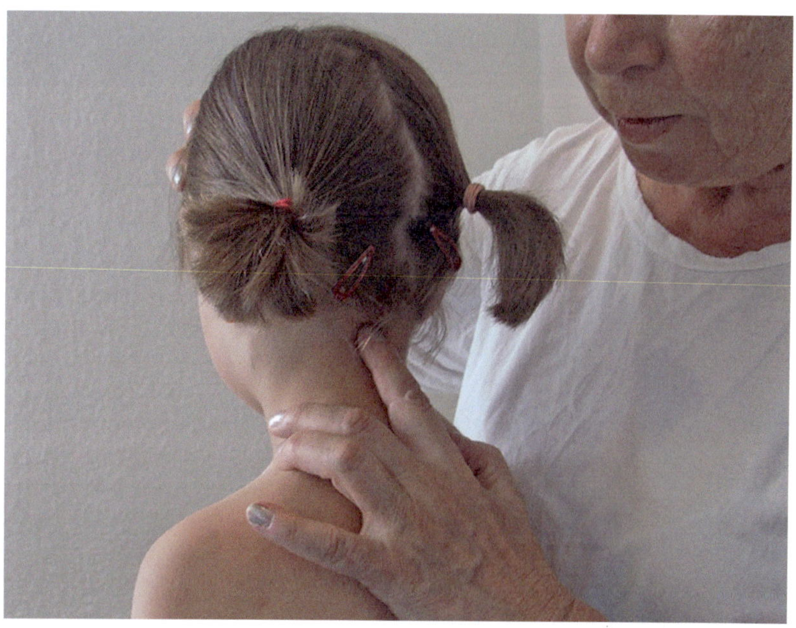

Abb. 5.95 Segmentale Rotationsuntersuchung C1/2

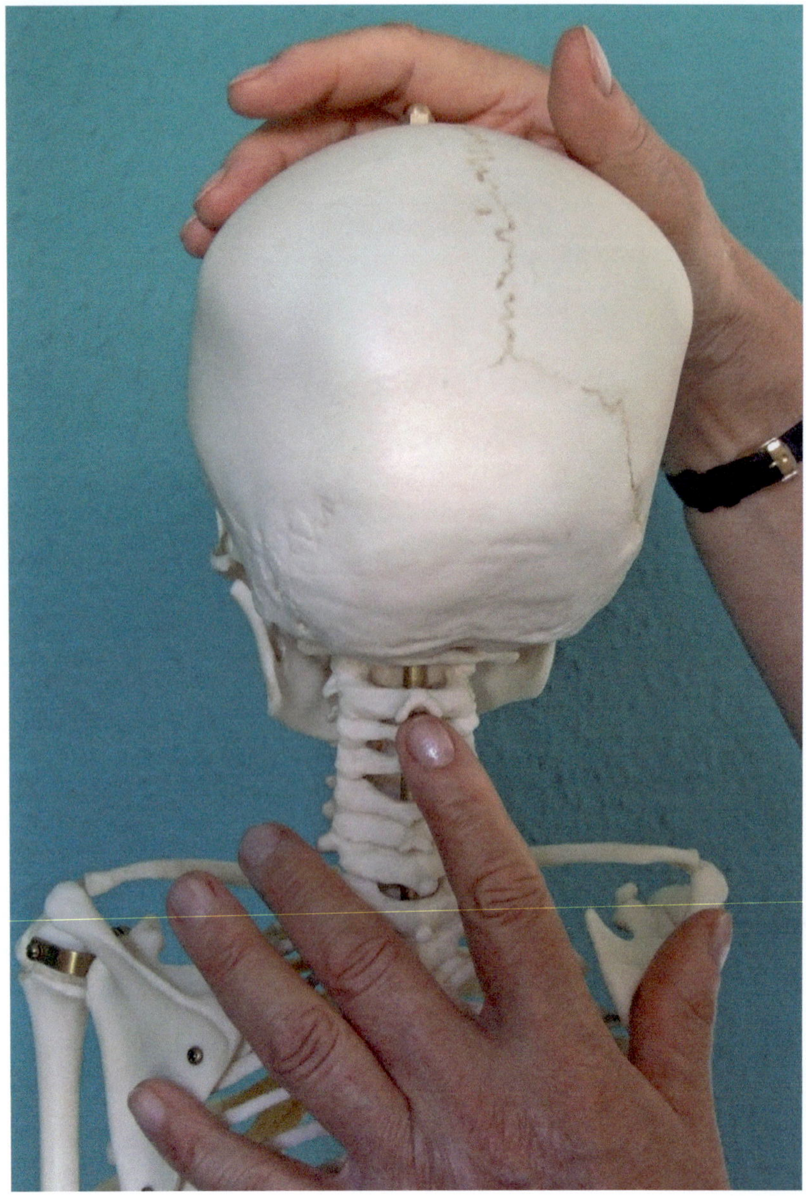

Abb. 5.96 Segmentale Rotationsuntersuchung C1/2, Kontaktaufnahme am Skelett

Segmentale Untersuchung der Rotation C2 bis C6

Ausgangsstellung des Patienten Das Kind sitzt entspannt auf der Untersuchungsliege.

Ausgangsstellung des Untersuchers Der Untersucher steht hinter dem Kind, etwas seitlich.

Kontakt Er umfasst von dorsal her mit der Daumen-Zeigefinger-Gabel den Bogen und den Gelenkfortsatz des unteren Partnerwirbels.

Ausführung Mit der anderen führenden Hand umfasst der Untersucher das Kinn des Kindes und rotiert die obere HWS zu sich her, auf seinen tastenden Daumen zu, ohne eine Seitneige zuzulassen (Abb. 5.97 und Abb. 5.98). Diese Rotationsbewegung ist beendet, sobald bei der dorsal tastenden Daumen-Zeigefinger-Gabel die Rotationsspannung spürbar ist. Unter Zugabe einer minimalen Rotation werden die kaudalen Segmente in dieser Weise fortlaufend bis zum Segment C6 untersucht. Die Rotationsuntersuchung zur Gegenseite macht einen Positionswechsel des Untersuchers erforderlich.

Bewertung Als Normalbefund gilt, dass von kranial nach kaudal ein Bewegungszuwachs mit zunehmender Rotation spannungsfrei tastbar ist. Das Fehlen eines Rotationszuwachses, verbunden mit einem harten Anschlag, spricht für eine Funktionsstörung in diesem Segment.

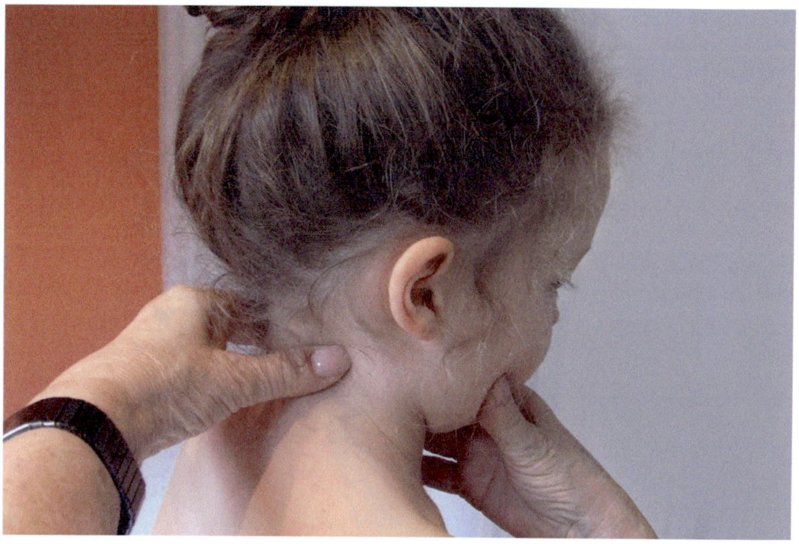

Abb. 5.97 Segmentale Untersuchung der Rotation C3/4

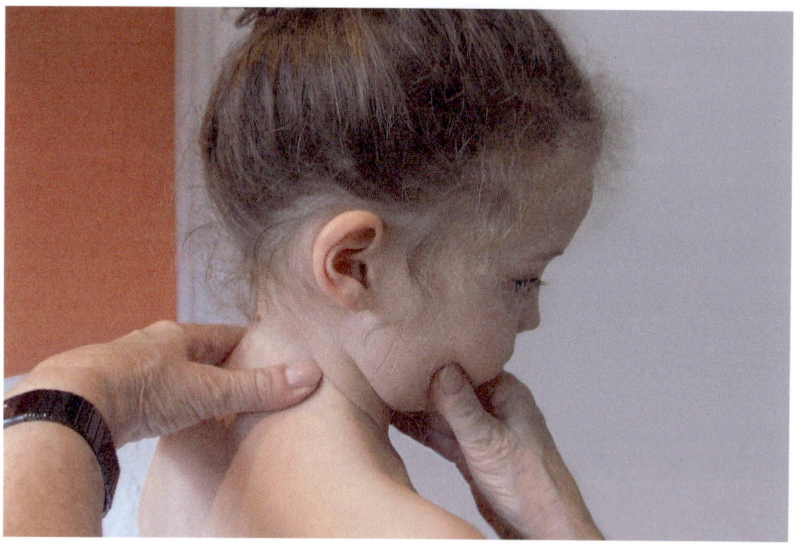

Abb. 5.98 Segmentale Untersuchung der Rotation C5/6

Segmentale Untersuchung der Rotation des zervikothorakalen Übergangs

Ausgangsstellung des Patienten Das Kind sitzt quer auf der Untersuchungsbank. Größere Kinder können sich in den Reitsitz am Bankende begeben. Die Untersuchungsbank sollte hochgestellt sein.

Ausgangsstellung des Untersuchers Der Untersucher steht unmittelbar hinter dem Kind.

Kontakt Er legt die Fingerbeeren seiner beiden Mittelfinger seitlich rechts und links neben den oberen Partnerdorn (ab C7), die Zeigefingerbeeren rechts und links seitlich an den unteren Partnerdorn.

Ausführung Das Kind wird aufgefordert, im Wechsel nach links und rechts zu schauen („zur Mama, zum Papa"). Der Behandler spürt im ungestörten Fall, wie zuerst der obere Dorn auf die Gegenseite der Rotation wandert und danach der untere Dorn dieser Rotationsbewegung folgt (Abb. 5.99).

Bewertung Im Fall einer Funktionsstörung bewegen sich beide Dorne gleichzeitig (wie „verklebt").

Federungsuntersuchung der ersten Rippe

Beispielhaft wird die Untersuchung der rechten Seite beschrieben.

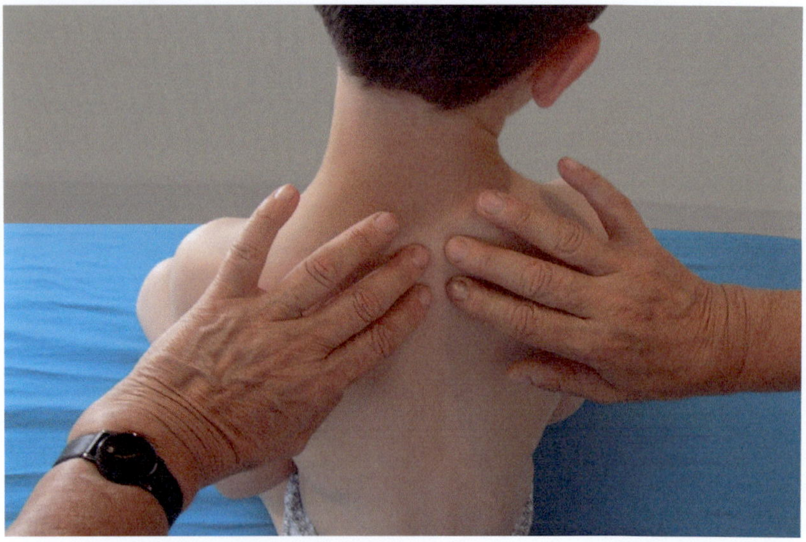

Abb. 5.99 Segmentale Untersuchung der zervikothorakalen Rotation. Der Untersucher tastet während der aktiven Kopfrotation, wie zuerst der obere Dorn, danach der untere Dorn zur Rotationsgegenseite wandert

Ausgangsstellung des Patienten Das Kind sitzt quer auf der Untersuchungsbank, angelehnt an den Untersucher.

Ausgangsstellung des Untersuchers Der Untersucher steht hinter dem Kind.

Kontakt Er legt die radiale Zeigefingerkante seiner rechten Hand von oben her auf die Supraklavikularregion über dem Ansatz der rechten ersten Rippe, der Daumen ist abgespreizt und erreicht den Dornfortsatz des Wirbel Th1 wie bei der globalen Übersichtsuntersuchung des zervikothorakalen Übergangs (Abb. 5.44, S. 117).

Ausführung Der Untersucher führt mit der linken Hand den Kopf des Kindes in die leichte Seitneige nach rechts und Rotation nach links, bis er mit dem Daumen der rechten Hand das Ankommen der Rotation gerade wahrnimmt. Nun führt er mit der radialen Zeigefingerkante seiner rechten Hand eine Federungsbewegung sanft in Richtung linker Hüfte aus. Sein rechter Ellenbogen ist so aufgestellt, dass der Unterarm die Schubrichtung anzeigt (Abb. 5.100).

Bewertung Im ungestörten Fall ist diese Federung ohne Widerstand weich möglich. Die Beobachtung der atemsynchronen Auf- und Abbewegung der ersten Rippe ist während der Untersuchung möglich. Ein Seitenvergleich ist immer sinnvoll.

Alle weiteren segmentalen Untersuchungen werden im Liegen durchgeführt.

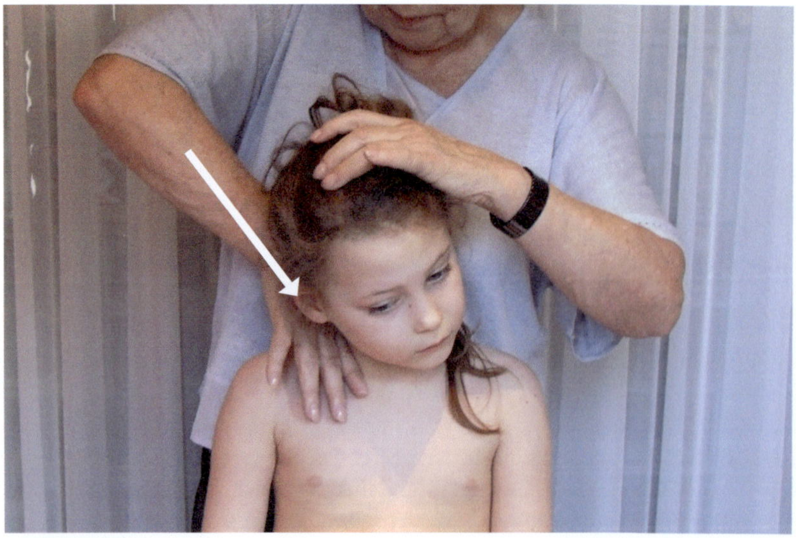

Abb. 5.100 Federungsuntersuchung der ersten Rippe rechts. Diese Einstellung ist Ausgangspunkt für die Behandlung

Segmentale Untersuchung der Anteflexion O/C1

Ausgangsstellung des Patienten Das Kind liegt auf dem Rücken.

Ausgangsstellung des Untersuchers Der Untersucher sitzt am Kopfende.

Kontakt Die linke Hand liegt breitflächig unter dem Kopf des Kindes, die Langfingerbeeren palpieren den subokzipitalen Raum und stützen von kraniodorsal den Atlasbogen ab. Die rechte führende Hand liegt sanft auf der Stirn.

Ausführung Die auf der Stirn des Kindes liegende Hand führt den Kopf in die Vornickbewegung, die Bewegungsachse liegt in Atlashöhe. Mit dieser Vornickbewegung gleiten die Okziputkondylen auf den Atlaskonsolen nach dorsal (◘ Abb. 5.101).

Bewertung Man empfindet im ungestörten Fall ein weiches Endgefühl, im gestörten Fall mit einiger Übung einen harten Anschlag. Der Untersucher diagnostiziert eine Anteflexionsstörung O/C1, muss aber bedenken, dass gestörte Kiefergelenke und subokzipitale Muskelverspannung das „joint play" stören können.

Segmentale Untersuchung der Retroflexion O/C1

Beispielhaft dargestellt ist die Untersuchung in Rechtsrotationsverriegelung.

Ausgangsstellung des Patienten Das Kind liegt auf dem Rücken.

Ausgangsstellung des Untersuchers Der Untersucher sitzt am Kopfende, etwas seitlich.

Kontakt Der Untersucher umfasst den Kopf des Kindes mit beiden Händen seitlich und führt den Kopf in die Rechtsrotation, bis eine Spannung fühlbar und am Muskelrelief des M. sternocleidomastoideus sichtbar ist. Aus dieser Spannung führt er den Kopf wieder minimal zurück, sodass die Rotation jetzt spannungsfrei eingestellt ist. Der Untersucher legt seine rechte Handfläche unter die rechte Schläfe, die Langfinger umfassen das Kinn des Kindes, der Unterarm trägt den Kopf des Kindes.

Ausführung Der Untersucher stellt nun die radiale Zeigefingerkante des linken Arms in Höhe des Atlasbogens von dorsal her ein. Durch einen nach anterior gerichteten Schub entsteht hier das Hypomochlion. Die Langfinger am Kinn bewegen den Kopf über dieses Hypomochlion in eine sanfte Retroflexion (◘ Abb. 5.102).

Bewertung Im ungestörten Fall ist diese Retroflexionsfederungsbewegung weich tastbar. Bei einer Störung fühlt der Untersucher einen harten Anschlag. In diesem Fall ist spürbar, dass diese Bewegung dem Kind unangenehm ist.

Segmentale Untersuchung des Seitnickens O/C1 in Rotationsverriegelung

Ausgangsstellung des Patienten Das Kind liegt auf dem Rücken.

Ausgangsstellung des Untersuchers Der Untersucher sitzt am Kopfende.

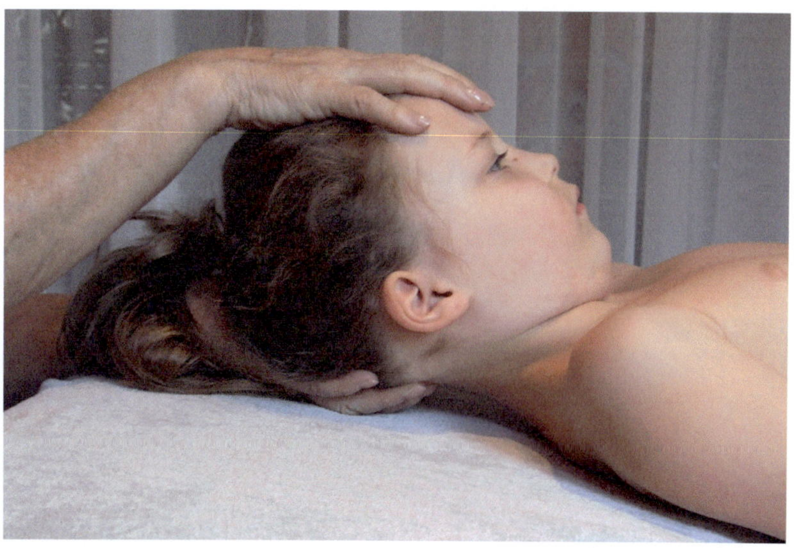

◘ **Abb. 5.101** Segmentale Untersuchung der Anteflexion O/C1

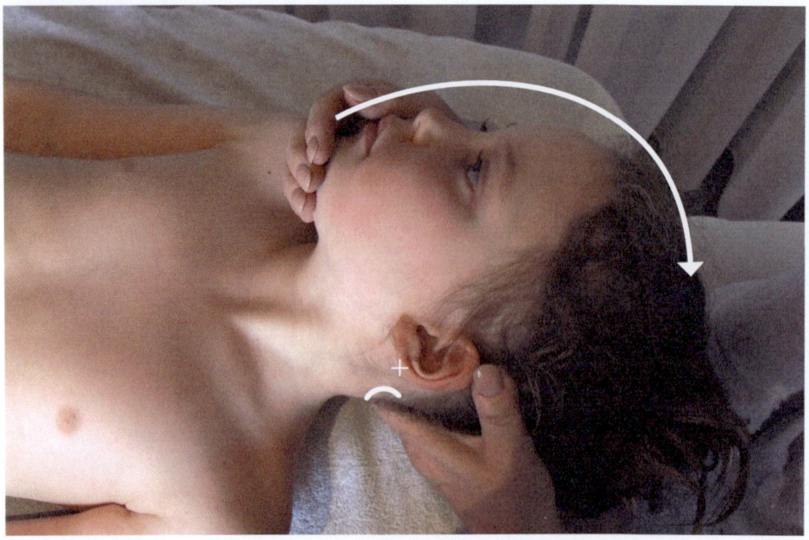

Abb. 5.102 Segmentale Untersuchung der Retroflexion O/C1

Kontakt Beide Behandlerhände umfassen den Kopf schalenförmig seitlich unter leichter Anteflexion des Kopfes, sie führen den Kopf des Kindes in die spannungsfreie Rotation. Die Fingerspitzen der oben gelegenen Hand liegen am unteren Ohrpol, die Finger 4 und 5 hinter dem Mastoid. Der Untersucher führt den Kopf in die spannungsfreie Rotation (Verriegelung der kaudalen Segmente), sodass sich der M. sternocleidomastoideus noch nicht anspannt (siehe oben!).

Ausführung Beide Untersucherhände führen nun eine Synchronbewegung aus unter Berücksichtigung der subokzipitalen Bewegungsachse: Die unten gelegene Hand übt einen leichten Zug in Richtung Untersucher aus, zusätzlich eine Neigebewegung zur oben gelegenen Seite. Die oben gelegene Hand übt eine Translationsbewegung zur unten gelegenen Seite aus, wobei die Finger 4 und 5 diese Nickbewegung spüren. Das ist ein Federungstest des Seitnickens zur oben gelegenen Seite (Abb. 5.103).

Bewertung Die Diagnose ergibt sich aus dem Endfederungsgefühl.

Segmentale Untersuchung des Seitnickens C1/2

Das Segment C1/2 ist ohne Rotationsverriegelung zu untersuchen, die Einstellung ist daher besonders schwierig. Sie wird hier am Beispiel des Seitnickens nach rechts beschrieben.

Ausgangsstellung des Patienten Das Kind liegt auf dem Rücken.

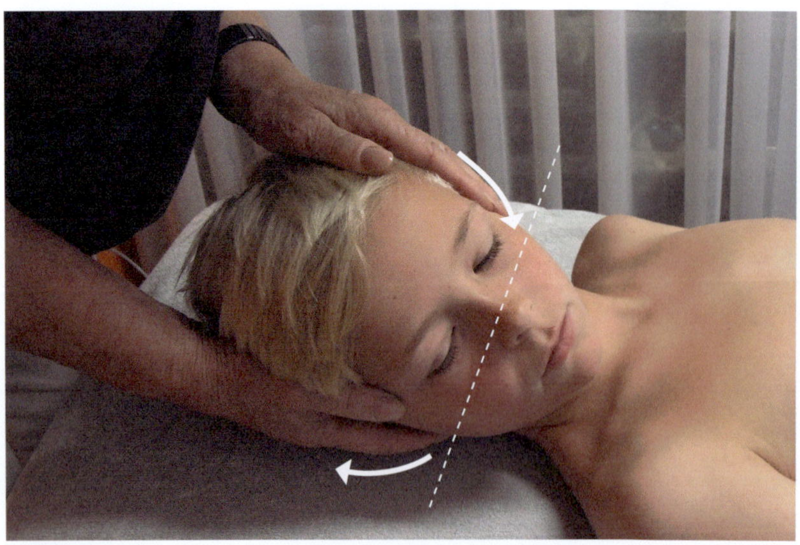

Abb. 5.103 Segmentale Untersuchung des Seitnickens O/C1 nach links in Rückenlage in Rechtsrotationsverriegelung

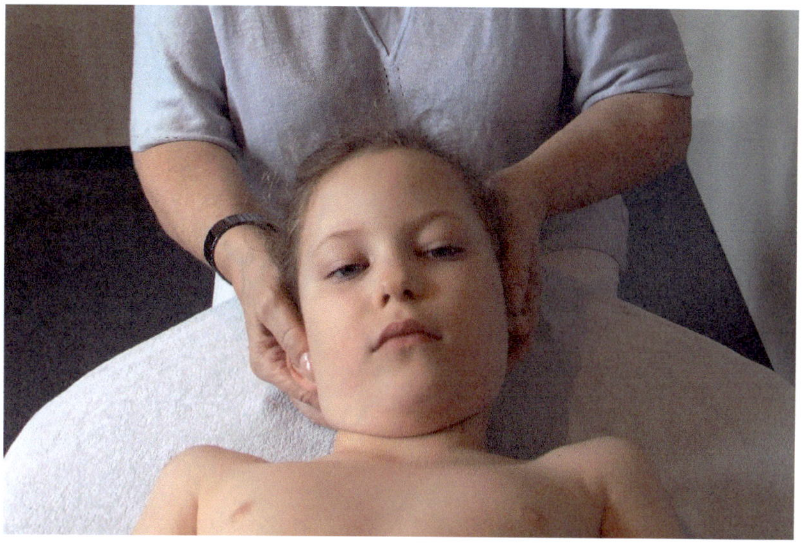

Abb. 5.104 Segmentale Untersuchung des Seitnickens C1/2 nach rechts (Translationsbewegung nach links)

Ausgangsstellung des Untersuchers Der Untersucher sitzt am Kopfende.

Kontakt Beide Hände umfassen den Kopf schalenförmig seitlich unter leichter Anteflexion. Eine Rotation der HWS ist zu vermeiden. Die Zeigefingerbeeren liegen rechts und links in Höhe der Atlasbögen (Abb. 5.104).

Ausführung Der Behandler führt das Segment in eine Linkstranslationsbewegung für das Seitnicken nach rechts, indem er mit dem rechten Zeigefinger den Schub betont, gezielt genau in diesem Segment. Die kaudal liegenden Segmente sind dadurch gestreckt und werden am „Mitlaufen" gehindert. Der Zeigefinger der rechten Hand nimmt diesen Bewegungsimpuls in der Konvexität wahr, verstärkt tastbar durch die physiologische synkinetische Rotationsbewegung.

Bewertung Zu tasten ist die Endspannung beziehungsweise im gestörten Fall das harte Endgefühl. Auch in diesem Segment kann eine Störung im oromandibulären System zu einer Fehldeutung führen.

Segmentale Untersuchung der Seitneige in Kombination mit Ante- und Retroflexion C2 bis C7

Diese Untersuchung ist eine rationelle Untersuchungsmethode und eignet sich besonders, wenn bei der Übersichtsuntersuchung mehrere Bewegungsebenen eingeschränkt waren. Man untersucht die Translation der Segmente strickleiterartig von Segment zu Segment fortlaufend von kranial nach kaudal, zunächst in Ante-, danach in Retroflexion.

Ausgangsstellung des Patienten Das Kind liegt auf dem Rücken.

Ausgangsstellung des Untersuchers Der Untersucher sitzt am Kopfende.

Kontakt Beide Hände umfassen den Kopf schalenförmig seitlich, die Langfinger tragen den Kopf. Beide radialen Zeigefingerkanten umfassen von beiden Seiten dorsal den Wirbelbogen und Querfortsatz des oberen Partnerwirbels.

Ausführung Zur Untersuchung in *Anteflexion* hebt der Untersucher den Kopf des Kindes in eine Anteflexion bis an das zu untersuchende Segment heran. Er führt das Segment in eine Rechtstranslationsbewegung für das Seitnicken nach links, indem er mit dem linken Zeigefinger den Schub nach rechts betont, gezielt genau in diesem Segment. Die kaudal liegenden Segmente sind dadurch gestreckt und werden am „Mitlaufen" gehindert. Der Zeigefinger der rechten Hand nimmt diesen Bewegungsimpuls wahr, verstärkt spürbar durch die physiologische synkinetische Rotationsbewegung. Anschließend führt der Untersucher die Translationsbewegung nach links in analoger Weise durch. Von kranial nach kaudal gleiten die Hände von Segment zu Segment. Der Untersucher erkennt das gestörte Segment am harten Anschlag. Eine leichte Kompression der Halswirbelsäule in Längsrichtung über den Untersucherthorax erleichtert die spannungsfreie Einstellung. Das gleiche Verfahren folgt dann in *Retroflexionseinstellung* segmental, wieder von kranial nach kaudal wandernd (Abb. 5.105).

Bewertung Eine Seitneigestörung in Kombination mit der Einstellung in Retroflexion spricht für eine Konvergenzstörung der Gelenkfacetten der Konkavseite, eine Seitneige-Anteflexionsstörung für eine Divergenzstörung der Gelenkfacetten der konvexen Seite. Die exakte Segmenteinstellung bei dieser Untersuchung ist hilfreich beim anschließend mühelos möglichen Übergang in die Mobilisations- oder Manipulationsbehandlung.

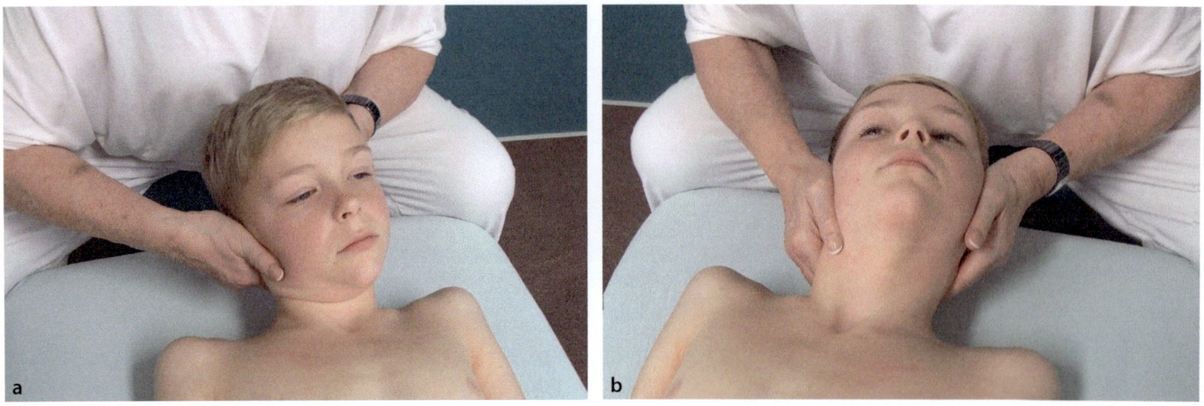

Abb. 5.105a,b Segmentale Untersuchung der HWS-Seitneige. **a** In Anteflexion, **b** in Retroflexion

Segmentale Untersuchung der Seitneige von C3 bis zum zervikothorakalen Übergang

Diese Untersuchung gestattet eine sehr genaue Lokalisation der Seitneigestörung.

Ausgangsstellung des Patienten Das Kind liegt auf der Seite am vorderen Bankrand, die Beine locker gebeugt.

Ausgangsstellung des Untersuchers Der Untersucher steht vor dem Kind.

Kontakt Er umfasst den Kopf des Kindes mit der kopfseitigen Hand von vorn, Unterarm und Hand tragen den Kopf unter leichter Traktion, die ulnare Handkante umschließt den oberen Segmentpartner von der Bankseite her. Wenn die Größenverhältnisse es gestatten, kann der Untersucher die Stirn des Kindes an seinem Oberarm abstützen. Auf eine Neutralstellung der Halswirbelsäule ist zu achten, da jegliche Retroflexion eine segmentale Untersuchung unmöglich macht. In manchen Fällen ist die HWS in eine leichte Anteflexion zu führen, um die einzelnen HWS-Segmente besser darstellen zu können. Der fußseitige Unterarm stützt nun den Thorax des Kindes von dorsal, während die Daumen-Zeigefinger-Gabel das untere Segment umfasst.

Ausführung Die tragende kopfseitige Hand des Untersuchers führt mit der Ulnarkante eine Lateraltranslationsbewegung nach oben im Segment durch (Abb. 5.106). Für das nächste Segment geben beide Hände das Segment frei und gleiten eine Etage weiter nach kaudal. Diese Untersuchung ist bis zum Segment C6 zu beiden Seiten möglich. Der Untersucher nimmt von Segment zu Segment wahr, ob diese Translationsbewegung spannungsfrei möglich ist. Ab C7 ist die dorsal tastende Hand so zu legen, dass der Daumen sich am Dorn des unteren Partnerwirbels von der Gegenseite her einhängt, während der Unterarm den Rücken des Kindes abstützt. Die führende Hand liegt im zervikothorakalen Winkel und führt die Seitneigebewegung aus. Der

Abb. 5.106 Segmentale Untersuchung der Seitneige von C3 bis C7. Schub der kranial gelegenen Hand (ulnare Handkante) nach links

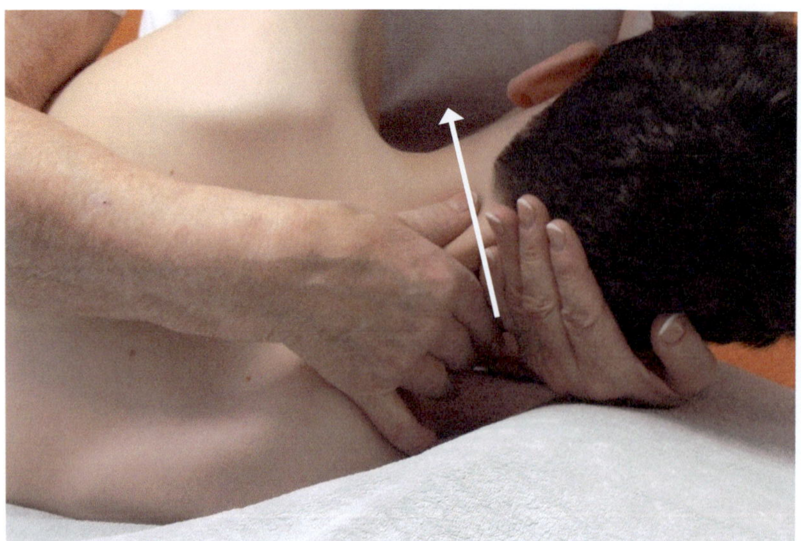

Arm hält den Kopf in leichter Retroflexion. Beide Behandlerhände haben keinen Kontakt zueinander (◘ Abb. 5.107).

Bewertung Im gestörten Fall hat er das Gefühl eines harten Anschlags am Bewegungsende und des Mitlaufens der Bewegung nach kaudal über das Segment hinaus.

Segmentale Untersuchung der Retroflexion von C3 bis zum zervikothorakalen Übergang

Ausgangsstellung des Patienten Das Kind liegt auf der Seite am vorderen Bankrand, die Beine sind gebeugt.

Ausgangsstellung des Untersuchers Der Untersucher steht vor dem Kind.

Kontakt Er umfasst den Kopf des Kindes mit der kopfseitigen Hand von vorn, Unterarm und Hand tragen den Kopf, die ulnare Handkante liegt leicht betont unter dem oberen Gelenkpartner. Eine Retroflexion und Rotation des Kopfes ist zu vermeiden. Wenn die Größenverhältnisse es gestatten, kann der Untersucher die Stirn des Kindes an seinem Oberarm abstützen. Der fußseitige Unterarm stützt nun den Thorax des Kindes von dorsal, während die Daumen-Zeigefinger-Gabel das untere Segment umfasst. Der Untersucher muss darauf achten, seine beiden Untersuchungskontakte so eng herzustellen, dass kein weiteres Segment dazwischen liegt.

Ausführung Der Untersucher führt eine Verschiebung des oberen Segmentpartners mit der kopfseitigen Hand nach dorsal durch und tastet, ähnlich wie bei der Untersuchung der Seitneige, ob diese Translationsbewegung im Segment spannungsfrei möglich ist (◘ Abb. 5.108). Ab C7 ist die kaudal gelegene tastende Hand so zu legen, dass die Fingerspitzen des II. oder III. Fingers den Dorn des unteren

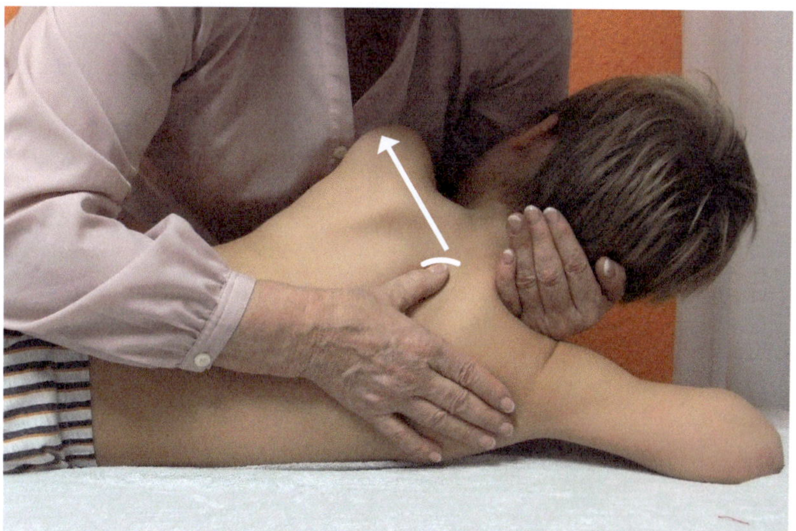

◘ **Abb. 5.107** Segmentale Untersuchung der Seitneige zervikothorakal. Beide Hände haben bei dieser Untersuchung nicht mehr den idealen Partnerkontakt

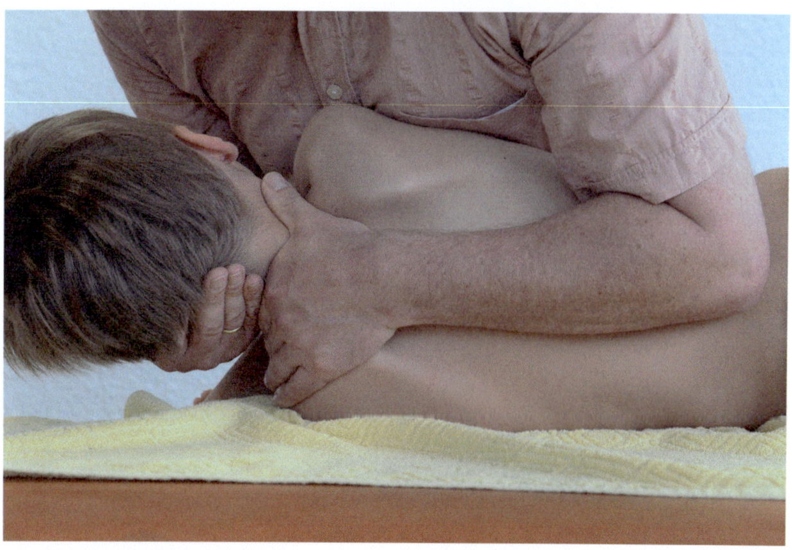

◘ **Abb. 5.108** Segmentale Untersuchung der Retroflexion von C3 bis C7. Schub der kranial gelegenen Hand (ulnare Handkante) nach dorsal

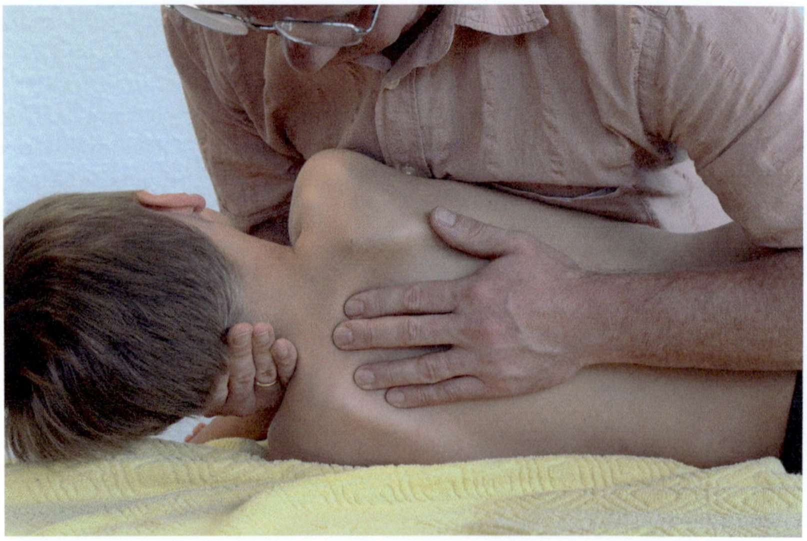

Abb. 5.109 Segmentale Untersuchung der Retroflexion im zervikothorakalen Übergang. Schub der kranial gelegenen Hand (ulnare Handkante) nach dorsal. Gegenhalt mit der linken Hand von dorsal

Partnerwirbels von dorsal her palpieren, der Unterarm kann den Rumpf des Kindes von dorsal stützen. Die kopfwärts gelegene und mobilisierende Hand umfasst das Muskelrelief des Nackens. Beide Hände haben bei dieser Untersuchung nicht mehr den idealen Partnerkontakt. Der Kopf sollte bei dieser Untersuchung in eine leichte Retroflexion gebracht werden (Abb. 5.109).

Bewertung Im gestörten Fall hat er das Gefühl eines harten Anschlags am Bewegungsende und des Mitlaufens der Bewegung nach kaudal über das Segment hinaus.

Anamneseorientiert, oder wenn sich Hinweise bei der myofaszialen Übersichtsuntersuchung ergeben haben, ist es erforderlich, im Anschluss an diese Untersuchungen die Muskulatur und die Faszien sowie das oromandibuläre System zu untersuchen.

Untersuchung der Hals-Nacken-Muskeln auf Verlängerungsfähigkeit des Gesamtmuskels

Untersuchung des M. trapezius, Pars descendens

Ausgangsstellung des Patienten Das Kind liegt auf dem Rücken.

Ausgangsstellung des Untersuchers Der Untersucher sitzt am Kopfende.

Kontakt Er legt die Hand der Untersuchungsseite flach und breitflächig auf die Schulter des Kindes und umfasst mit der anderen Hand die Halswirbelsäule von dorsal her. Die Langfinger liegen an der Untersuchungsseite des Halses.

Ausführung Der Untersucher bringt den Muskel in die schmerzfreie Verlängerung (HWS-Seitneige in die Gegenrichtung ohne Rotation) und führt die Schulter nach kaudal (Abb. 5.110).

Bewertung Ein schmerzfreies Divergieren von Ursprung und Ansatz ist im ungestörten Fall möglich. Ist eine Verlängerung des Muskels nicht schmerzfrei möglich, so ist auf eine funktionelle Verkürzung zu schließen. Bei dieser Gelegenheit kann der Untersucher Triggerpunkte aufsuchen.

Untersuchung der Mm. scaleni

Ausgangsstellung des Patienten Das Kind liegt auf dem Rücken.

Ausgangsstellung des Untersuchers Der Untersucher sitzt am Kopfende.

Kontakt Er legt 2 Langfingerspitzen der distal gelegenen Hand auf die Mm. scaleni, unmittelbar hinter dem kaudalen Teil des M. sternocleidomastoideus, die Hand liegt auf der Schulter des Kindes. Die proximal gelegene Hand ist seitlich an HWS und Kopf aufgestellt.

Ausführung Der Untersucher führt die Halswirbelsäule mit der aufgestellten Hand in die Gegenseitneige, tastet dabei mit dem Zeigefinger der lateral gelegenen Hand die Anspannung am Ansatz der Mm. scaleni. Die Hand auf der Schulter des Kindes registriert und verhindert ein Mitgehen der Schulter (Abb. 5.111).

Bewertung Fehlender Zuwachs der Seitneigebewegung und schmerzhafte Anspannung unter dem tastenden Finger

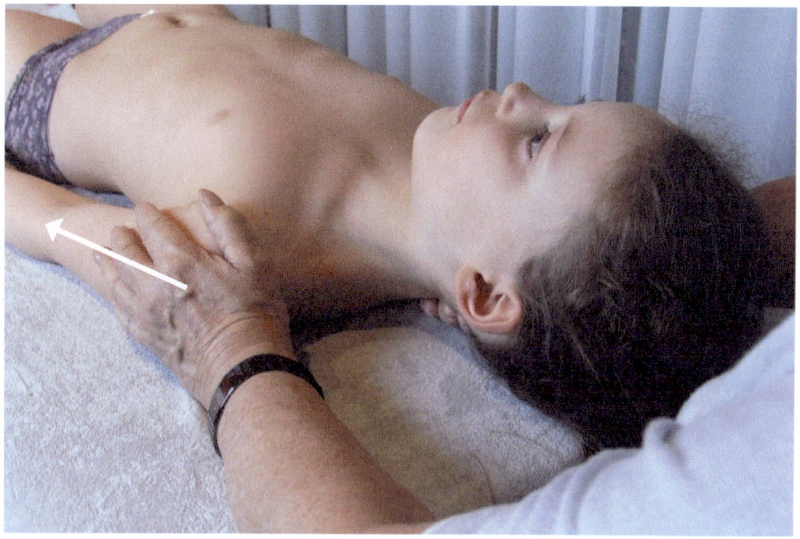

Abb. 5.110 Untersuchung des linken M. trapezius, Pars descendens

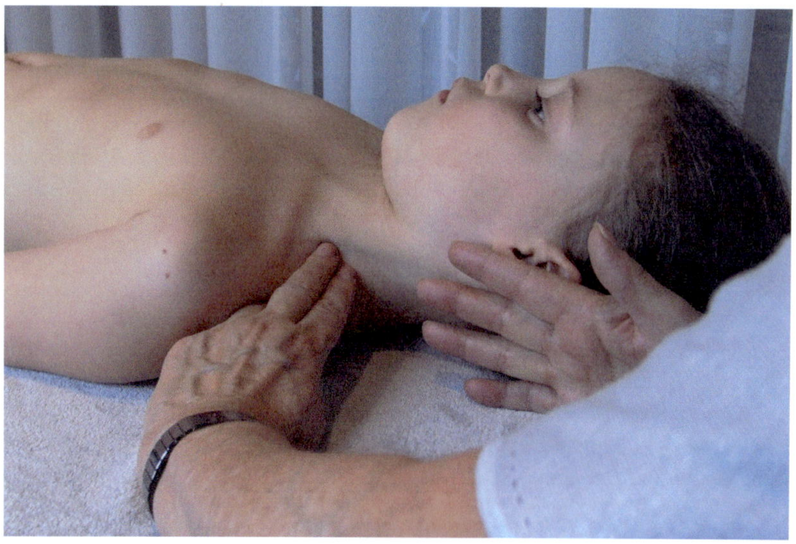

Abb. 5.111 Untersuchung der Mm. scaleni links

sprechen für eine funktionelle Verkürzung. Triggerpunkte können jetzt aufgesucht werden.

Untersuchung des M. levator scapulae

Ausgangsstellung des Patienten Das Kind liegt auf dem Rücken

Ausgangsstellung des Untersuchers Der Untersucher sitzt am Kopfende.

Kontakt Er umfasst mit der Hand der Untersuchungsseite flach und breitflächig kranial die Schulter des Kindes. Die Langfinger der anderen Hand umfassen die Halswirbelsäule von dorsal und heben die obere Halswirbelsäule und den Hinterkopf in die Anteflexion (Abb. 5.112).

Ausführung Der Untersucher hebt den Kopf des Kindes weiter in die Anteflexion sowie in die Seitneige und Rotation zur anderen Seite (Verlängerungsstellung des Muskels). Bei größeren Kindern kann der Untersucher den Ellenbogen auf der Bank abstützen.

Bewertung Ein schmerz- und spannungsfreies Divergieren von Ursprung und Ansatz ist im ungestörten Fall möglich. Ist eine Verlängerung des Muskels nicht möglich, so ist auf eine Verkürzung zu schließen. Bei dieser Gelegenheit kann der Untersucher Triggerpunkte aufsuchen.

Untersuchung der kurzen Nackenstrecker

Ausgangsstellung des Patienten Das Kind liegt auf dem Rücken, der Kopf ist mit einem kleinen Kissen unterlegt.

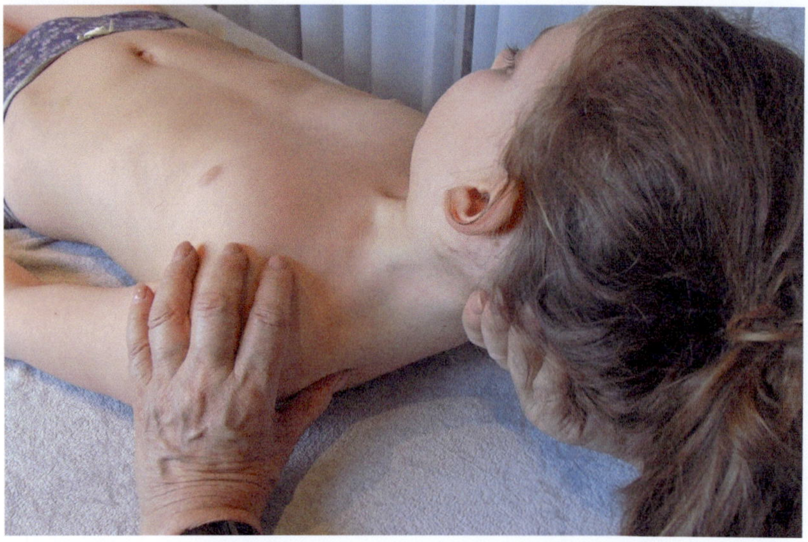

Abb. 5.112 Untersuchung des M. levator scapulae links. Die rechte Untersucherhand führt den Kopf in die Anteflexion, Rechtsseitneige und Rechtsrotation

Ausgangsstellung des Untersuchers Der Untersucher sitzt am Kopfende.

Kontakt Er umfasst mit beiden Händen den Kopf von dorsal, die Langfingerspitzen liegen subokzipital.

Ausführung Der Untersucher ertastet die subokzipitale Muskulatur und führt den Kopf in die Anteflexion (Abb. 5.113).

Bewertung Im ungestörten Fall ist die Palpation nicht schmerzhaft und eine Zugabe der Kopfnickbewegung schmerz- und spannungsfrei möglich. Im gestörten Fall ist eine Zugabe der Anteflexion mit einer erhöhten Endspannung verbunden. Der Untersucher kann nun Triggerpunkte aufsuchen. Ein typischer Hinterkopfschmerz tritt nach einigen Sekunden des Haltens als sogenannter Ligamentschmerz auf. Er weist auf eine Hypermobilität oder Instabilität im Segment C1/C2 hin.

Untersuchung der Faszien im Hals-Nacken-Bereich

Während der regionalen Untersuchung ist es erforderlich, nach Faszienspannungen zu suchen, besonders wenn die Beweglichkeit eingeschränkt ist, ohne dass relevante Gelenk- und Muskelstörungen gefunden wurden, außerdem bei allen Verkettungssyndromen, bei denen die Faszienketten eine der Spannungsüberträger sind.

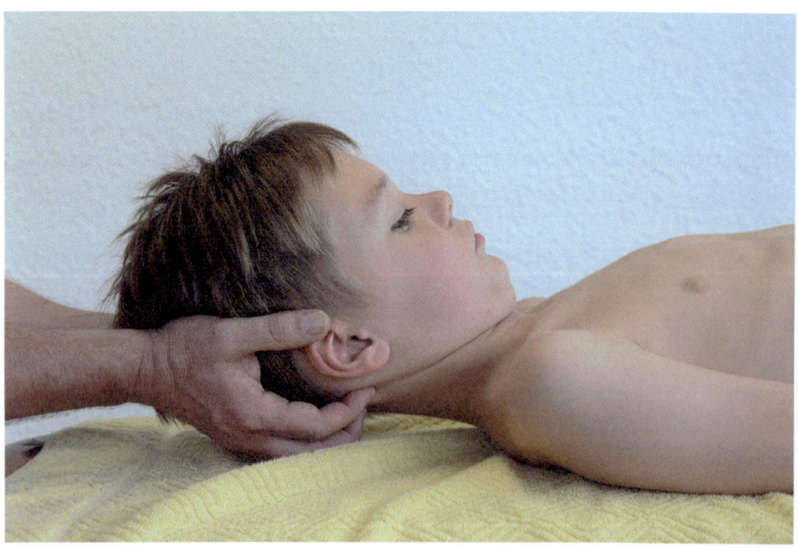

Abb. 5.113 Untersuchung der kurzen Nackenstrecker

Untersuchung der ventralen oberflächlichen Halsfaszie über die schräge Rückneige

Ausgangsstellung des Patienten Das Kind sitzt auf der Untersuchungsbank, an den Untersucher angelehnt.

Ausgangsstellung des Untersuchers Der Untersucher steht hinter dem Kind.

Kontakt Der Untersucher legt seine flache Hand breitflächig unter die Mandibula des Kindes und führt so den Kopf in die spannungsfreie Rotation. Die andere Hand umfasst den Thorax von vorn, die Langfinger liegen auf der Klavikula der Untersuchungsseite.

Ausführung Unter Abstützen des Thorax wird der Kopf langsam in Rückneige geführt, bis an der Hand am Kinn die Flächenspannung ankommt. Man prüft die weiche Endspannung und die Elastizität (◻ Abb. 5.114).

Untersuchung der dorsalen oberflächlichen Halsfaszie über die schräge Vorneige

Die Untersuchungsstellung entspricht der orientierenden Übersichtsuntersuchung des zervikothorakalen Übergangs (◻ Abb. 5.44, S. 117).

Ausgangsstellung des Patienten Das Kind sitzt auf der Untersuchungsbank, an den Untersucher angelehnt.

Ausgangsstellung des Untersuchers Der Untersucher steht hinter dem Kind.

Kontakt Wie für die Untersuchung der rechten Seite des zervikothorakalen Übergangs umfasst der Untersucher mit seiner rechten Daumen-Zeigefinger-Gabel den Halsansatz des Kindes von rechts, dabei liegt die Daumenspitze rechts am Dorn C7, die Langfinger rechts-seitlich am Halsansatz. Er rotiert die Halswirbelsäule des Kindes nach links. Diese Bewegung ist beendet, wenn die Rotation am tastenden rechten Daumen palpabel wird.

Ausführung Der Untersucher neigt nun den Kopf des Kindes über die rechte Handkante in die Rechtsseitneige (Richtung rechter Hüfte).

Bewertung Fehlende Elastizität spricht für eine Mitbeteiligung der dorsalen Faszien. Aus dieser Stellung heraus ist die direkte oder indirekte Behandlung möglich.

Untersuchung der myofaszialen Spannung am Hyoid

Ausgangsstellung des Patienten Das Kind liegt auf dem Rücken.

Ausgangsstellung des Untersuchers Der Untersucher sitzt am Kopfende.

Kontakt Der Untersucher legt die Fingerbeeren des II. oder III. Fingers beider Hände rechts und links des Hyoids, ohne jeglichen Druck auszuüben, um Schmerz in dieser empfindlichen Region zu vermeiden.

Ausführung Leichte Verschiebeimpulse nach beiden Seiten sowie nach oben und unten werden ausgeführt, um so das Nachgeben der Faszie und der hyoidalen Muskulatur seitenvergleichend zu beurteilen (◻ Abb. 5.115).

Bewertung Eine auftretende Barrierespannung nach kranial/kaudal und rechts/links zeigt die Störung an. Aus dieser Stellung heraus ist die Behandlung möglich. Man kann bei einer tiefen Einatmung auch differenzieren

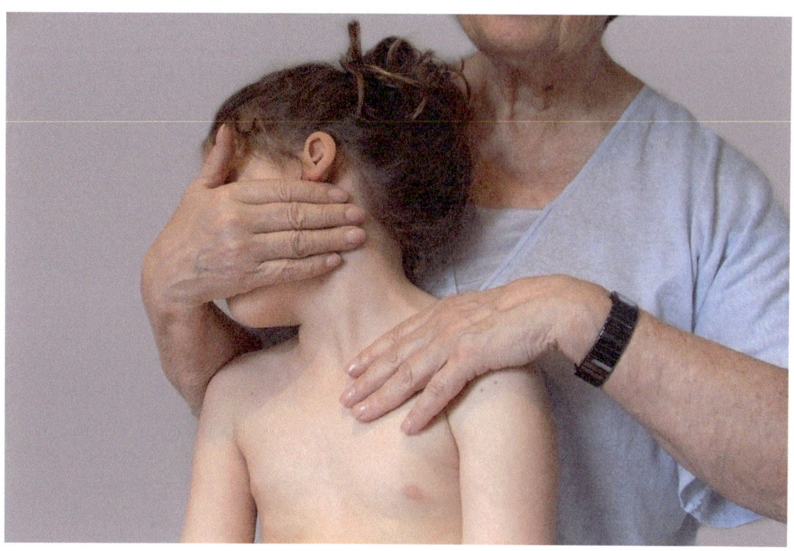

◻ **Abb. 5.114** Untersuchung der ventralen oberflächlichen Halsfaszie links

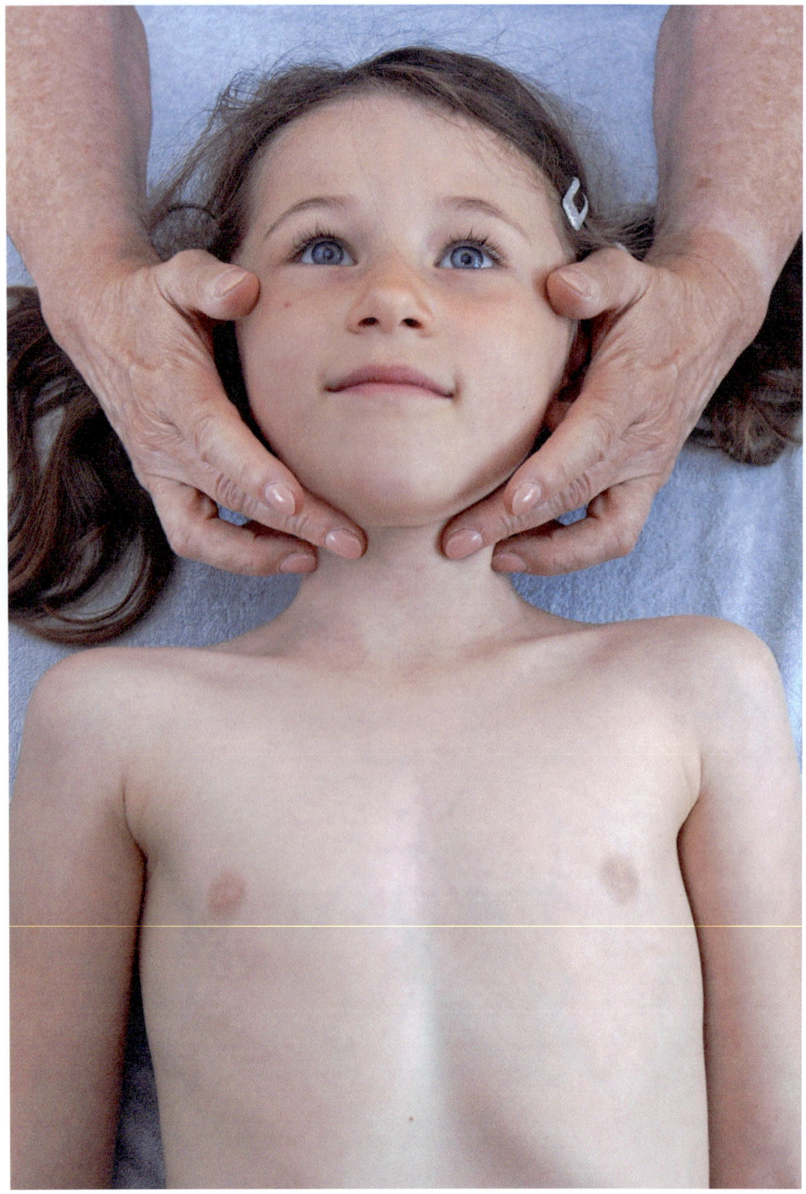

Abb. 5.115 Untersuchung der myofaszialen Spannung am Hyoid

zwischen einem parietalen und einem pulmonalen Problem: Für ein pulmonales Problem spricht, wenn die Spannung am Hyoid in der gehaltenen Einatmung zunimmt.

Untersuchung der mittleren Halsfaszie

Hier wird untersucht, welche Anteile der mittleren Halsfaszie das Hyoid nach kaudal, kranial oder zur Seite ziehen.

Ausgangsstellung des Patienten Das Kind liegt auf dem Rücken.

Ausgangsstellung des Untersuchers Der Untersucher sitzt am Kopfende.

Kontakt Er legt die Fingerbeeren des I. und II. Fingers einer Hand rechts und links des Hyoids, ohne jeglichen Druck auszuüben, um Schmerz zu vermeiden.

Ausführung Der Untersucher legt für den sternalen Teil der infrahyoidalen Muskulatur den Daumen der freien Hand auf den Oberrand des Sternums, für den klavikulären Teil an die Klavikula, für den skapulären Teil den Daumenballen auf die Schulter. Die Faszienspannung wird jeweils in allen 3 Richtungen distanzverlängernd langsam aufgebaut (Abb. 5.116).

Bewertung Fehlende Verlängerungsfähigkeit und hartes Endgefühl sprechen für eine Störung. Aus dieser Stellung heraus ist die direkte oder indirekte Behandlung möglich.

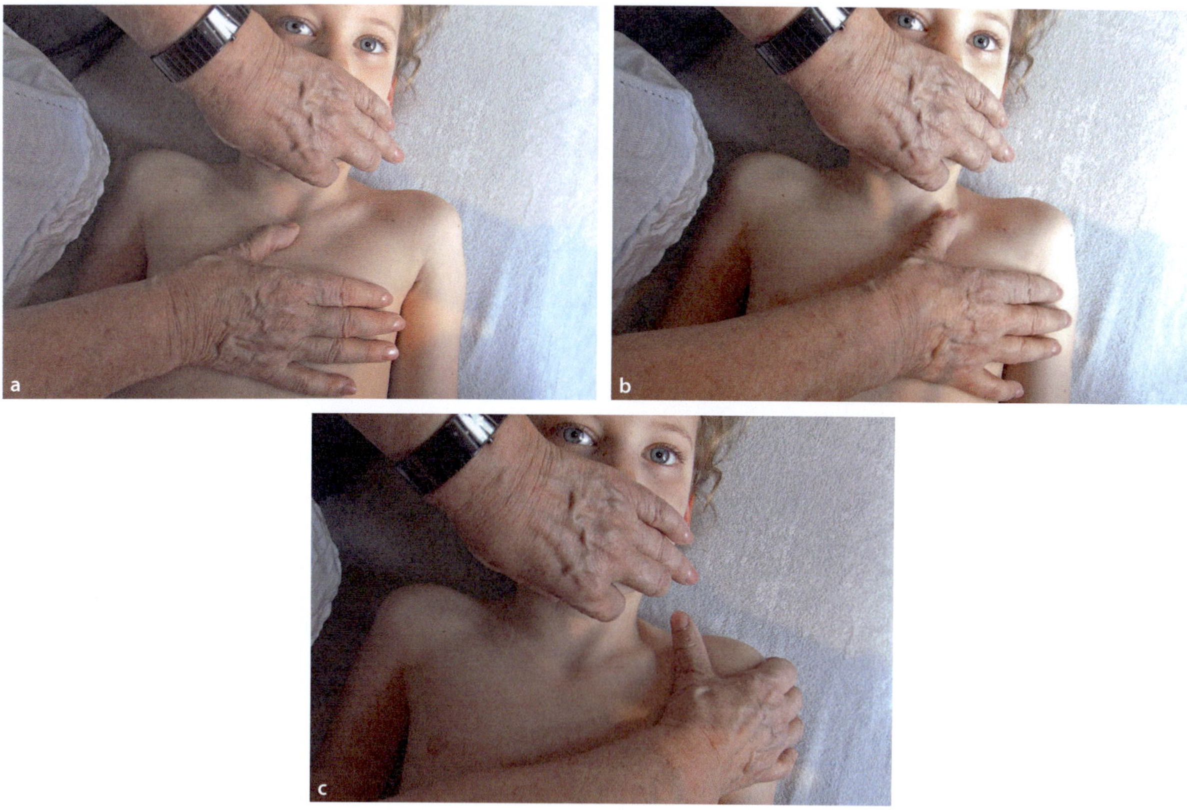

Abb. 5.116a–c Untersuchung der mittleren Halsfaszie. **a** Sternaler Anteil, **b** klavikulärer Anteil, **c** skapulärer Anteil

5.2.11 Gezielte Untersuchung der oromandibulären Region

Anamneseorientiert oder wenn sich auffällige Befunde bei der orientierenden Untersuchung ergaben (▶ Abschn. 5.2.7), wird das oromandibuläre System in allen Einzelheiten untersucht.

Untersuchung der Bissverhältnisse

Ausgangsstellung des Patienten Das Kind sitzt auf der Untersuchungsliege.

Ausgangsstellung des Untersuchers Der Untersucher steht vor dem Kind. Er fordert das Kind auf, die Zähne zusammenzubeißen und macht ihm das vor.

Bewertung Für die Beurteilung der Zahnstellung muss der Untersucher die Anforderungen an die „Norm" kennen, in der die möglichst spannungsfreie Stellung der Kiefergelenke und eine ausgeglichene Muskulatur gewährleistet sind (Angle-Klasse I):

- Die Mittellinien der oberen und unteren Schneidezähne sollten übereinanderliegen.
- Die oberen Frontzähne sollten die unteren um 1–3 mm überragen.
- Die oberen und unteren Eckzähne stoßen beim Beißen zuerst aufeinander.
- Die Eckzähne des Oberkiefers stehen gegenüber dem Unterkiefer „auf Lücke". Die sogenannte Eckzahnführung ist wichtig für die muskulär geführte Kau- und Mahlbewegung.
- Der vordere Höcker des oberen ersten Molars beißt in das mittlere zentrale Grübchen des unteren ersten Molars.
- Die Molaren des Ober- und Unterkiefers berühren sich beim Zubeißen gleichzeitig.

Diese Kriterien gelten sowohl für das Milchgebiss als auch für das Wechselgebiss des Kindes. Alle Abweichungen von der Norm, sowohl transversal, vertikal als auch sagittal, werden registriert. Beispiele:

- Überbiss, Angle-Klasse II: Der Oberkiefer ist im Verhältnis zum Unterkiefer zu groß und/oder steht zu weit nach ventral. Die oberen Schneidezähne überragen die unteren um mehr als 3 mm.
- Progenie, Angle-Klasse III: Der Unterkiefer ist vorverlagert, die unteren Schneidezähne stehen vor den

oberen. Wachstumsdifferenzen zwischen Ober- und Unterkiefer sind möglich.

- Kreuzbiss: Einzelne oder alle Zähne einer Unterkieferseite stehen vor den oberen Zähnen. Die Zähne stehen nicht mehr normal übereinander, eine Abweichung der Zahnmittellinie ist häufig.
- Offener Biss: Beim Aufbeißen stehen nicht alle Zähne übereinander. Es bestehen Lücken vorn oder seitlich. In der Wachstumsphase der Zähne ist ein offener Biss physiologisch.
- Kopfbiss: Die oberen und unteren Frontzähne stehen direkt übereinander.
- Tiefer Biss: Die oberen Frontzähne überdecken die unteren um mehr als ein Drittel der Zahnhöhe.
- Abweichung der Schneidezahnmittellinie: Dies kann auch ohne Fehlbiss vorhanden sein und weist in Verbindung mit Gelenkknacken und/oder Schmerzen in den Kiefergelenken auf morphologische oder funktionelle Störungen der Kiefergelenke hin. Allerdings wird die Bedeutung der Mittellinienverschiebung kontrovers beurteilt. Dußler et al. (2002) fanden keine Korrelationen zwischen den einzelnen kieferorthopädischen Befunden und orthopädischen Auffälligkeiten. Aus osteopathischer Sicht ist eine Deviation des Unterkiefers ein sicheres Zeichen für die gestörten Bewegungen zwischen Os temporale und Mandibula. „Fehlpositionierung" der Ossa temporalia sind nach Magoun (1974) deshalb immer zu behandeln.

Palpation der Kiefergelenke von außen

Ausgangsstellung des Patienten Das Kind sitzt auf der Untersuchungsliege.

Ausgangsstellung des Untersuchers Der Untersucher steht vor dem Kind.

Ausführung Der Untersucher palpiert die Kiefergelenke vor dem Tragus und von dorsal her im Porus acusticus externus auf Druckschmerz und Deviation der Gelenkanteile beim Mundöffnen und -schließen und auf Knackgeräusche. Ein Druckschmerz deutet auf morphologische Ursachen hin (Entzündung, Verletzung). Hinweise auf Kindesmisshandlung sind zu beachten. Das linke Kiefergelenk ist traumatisiert, wenn der Schläger Rechtshänder ist, ein leider nicht seltenes Geschehen.

Untersuchung des Gelenkspiels der Kiefergelenke von außen

Ausgangsstellung des Patienten Das Kind sitzt auf der Untersuchungsliege, an den Untersucher angelehnt.

Ausgangsstellung des Untersuchers Er steht hinter dem Kind. Er achtet auf eine entspannte Kieferhaltung. Das Kind sollte keine Kaubewegung machen (kein Kaugummi!) und den Mund ein wenig öffnen.

Kontakt Zur Untersuchung vorwiegend des linken Kiefergelenks umfasst der Untersucher mit seiner rechten Hand die Stirn des Kindes von vorn und rotiert den Kopf ein wenig nach links. Er umfasst den Unterkiefer des Kindes breitflächig mit der linken Hand, sodass die Fingerbeeren unter dem rechten Kiefergelenk liegen (▣ Abb. 5.117).

Ausführung Eine Zugbewegung der linken Hand führt die laterolaterale Bewegung durch, die sich vorwiegend im linken Kiefergelenk abspielt (Schildt-Rudloff und Sachse 2008). Für die Untersuchung des rechten Kiefergelenks verändert der Untersucher die Handhaltung entsprechend.

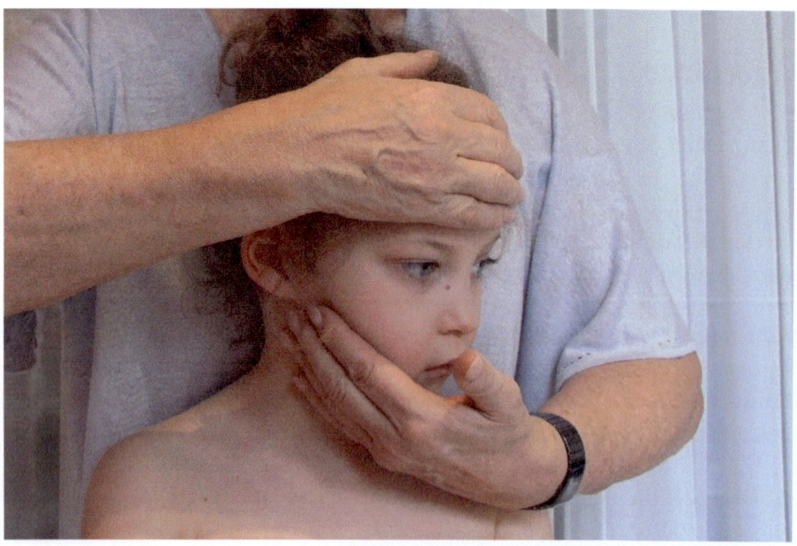

▣ **Abb. 5.117** Untersuchung des Gelenkspiels des linken Kiefergelenks

Bewertung Im gestörten Fall ist eine weiche Bewegung nicht möglich.

Intraorale Untersuchung der Kiefergelenke und Bänder

Ausgangsstellung des Patienten Das Kind liegt auf der Untersuchungsliege.

Ausgangsstellung des Untersuchers Der Untersucher sitzt am Kopfende. Er achtet darauf, dass das Kind keine Beißbewegung macht und den Mund ein wenig öffnet.

Kontakt Der Untersucher legt für die Untersuchung des linken Kiefergelenks seine linke Hand an die linke Ohrmuschel des Kindes, die rechte behandschuhte Hand führt den Daumen auf der unteren linken Zahnreihe entlang – so weit, bis die Daumenspitze hinter dem letzten Zahn liegt. Bei gutem Daumen-Zahn-Kontakt wird kein Brechreiz ausgelöst. Die übrigen Finger umgreifen die Mandibula extraoral (◘ Abb. 5.118).

Ausführung Zur Untersuchung des Kiefergelenkspiels führt der Untersucher eine Traktion in kaudaler Richtung durch und betont dabei die Daumenspitze. Translationsbewegungen nach medial und lateral sowie nach dorsal und ventral schließen sich an.

Bewertung Weiche Federung spricht für ein ungestörtes „joint play", ein hartes Endgefühl für eine Funktionsstörung des Kiefergelenks, meist begleitet mit einer Anspannung des M. pterygoideus lateralis. Als Test des Lig. sphenomandibulare kann nach einigen Sekunden des Haltens in der Endstellung der Traktion ein Bänderschmerz auftreten. Mit der Zugrichtung kaudal-ventral wird das Lig. stylomandibulare untersucht.

Untersuchung von Hyoid, Halsfaszien und Halsmuskulatur

Diese Untersuchungen sind in ► Abschn. 5.2.10 dargestellt.

Zusammenspiel von Nacken-, Kau- und Zungenbeinmuskeln

Dieser Muskulatur wird sich der Manualmediziner besonders widmen, denn ca. 75 % der Schmerzen im kraniomandibulären System sind durch vorwiegend muskuläre Funktionsstörungen bedingt (Kopp et al. 2000, 2002). Das betrifft die ventrale und dorsale Muskulatur der HWS, die intraorale Muskulatur sowie die supra- und infrahyoidale Muskulatur und die Zunge. Zum Beispiel erfordert die Aufrechthaltung des Kopfes eine synergistische Anspannung der dorsalen und ventralen stabilisierenden Muskeln der HWS („sekundäre Mundöffner", Plato 2008). Die infra- und suprahyoidale Muskulatur kann nur stabilisierend wirken, wenn der Unterkiefer mithilfe der Kaumuskulatur fixiert ist (Schildt-Rudloff und Sachse 2008). Umgekehrt erfordern Mundöffnen und -schließen eine Stabilität in den Kopfgelenken mit einer Anspannung der kurzen Nackenmuskeln. Ein weiteres Beispiel: Bei Retroflexion des Kopfes öffnet sich der Mund, der Unterkiefer verschiebt sich nach dorsal – oder die Kaumuskulatur muss dies durch besondere Anspannung verhindern (Neuhuber 2004, 2007).

Bei der Untersuchung muss auch der Atemstereotyp beobachtet werden: Bei der Umstellung von der Mund- zur Nasenatmung wird die Kopfhaltung, Halswirbelstellung und Muskulatur neu orientiert (Mertensmeier und Diedrich 1992).

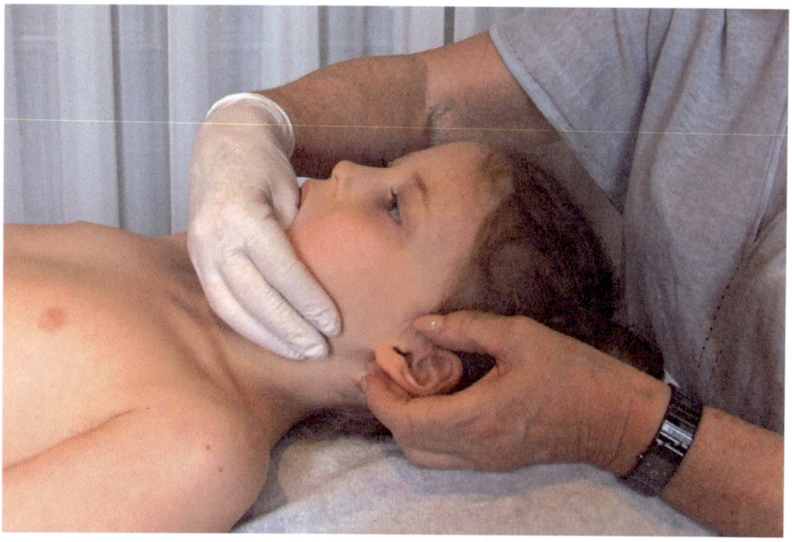

◘ **Abb. 5.118** Untersuchung des Gelenkspiels des linken Kiefergelenks, intraoral

5

Globale Untersuchung der kieferhebenden Muskulatur

Beim Zubeißen oder bei der Untersuchung gegen Widerstand bei halbgeöffnetem Mund lässt sich die Beißmuskulatur tasten (M. temporalis, M. masseter), bei intraoralem Tasten der M. pterygoideus medialis und der obere Anteil des M. pterygoideus lateralis. Triggerpunkte müssen aufgesucht werden.

Globale Untersuchung der kiefersenkenden Muskulatur

Der Untersucher tastet die suprahyoidalen Muskeln unter dem Kinn des Kindes. Zur suprahyoidalen Muskulatur gehören der M. mylohyoideus, geniohyoideus, hypoglossus, digastricus, funktionell (Öffnen des Mundes) auch der untere Anteil des M. pterygoideus lateralis (Travell und Simons 1998). Die Muskulatur ist pauschal zu testen, indem man das Kind auffordert, die Zunge gegen den Gaumen zu pressen. Der Untersucher legt einen Finger seiner behandschuhten Hand auf die Zunge des Kindes und fordert es auf, die Zunge gegen den Finger nach oben zu drücken. Er bewertet eine Palpationsempfindlichkeit und sucht ggf. Triggerpunkte auf. Eine zweite Möglichkeit, die suprahyoidalen Muskeln anspannen zu lassen, ist die Mundöffnung gegen den Widerstand am Kinn (◘ Abb. 5.119).

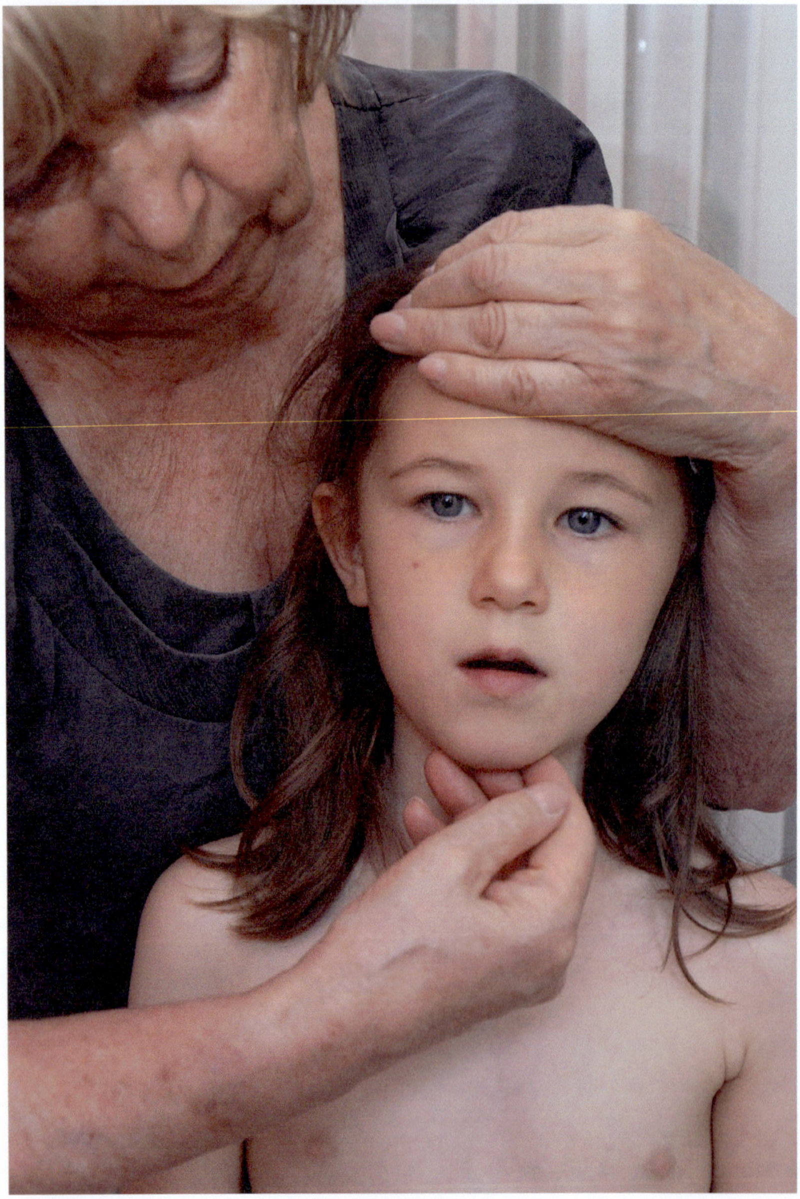

◘ **Abb. 5.119** Globale Untersuchung der unterkiefersenkenden Muskeln durch Mundöffnen gegen Widerstand am Kinn

Intraorale Untersuchung der Mm. pterygoidei

Ausgangsstellung des Patienten Sie entspricht der oralen Untersuchung des Kiefergelenks. Das Kind liegt auf der Untersuchungsliege auf dem Rücken.

Ausgangsstellung des Untersuchers Der Untersucher sitzt am Kopfende.

Kontakt Für die Untersuchung der intraoralen Muskulatur der linken Seite gleitet der Daumen der rechten behandschuhten Hand die linke Zahnreihe entlang nach dorsal bis zur Umschlagfalte am Ende der Zahnreihe.

Ausführung Der Untersucher wendet die Daumenspitze in Richtung des inneren Kieferwinkels und tastet so den M. pterygoideus medialis in seiner Verlaufsrichtung (medial in Richtung Angulus mandibulae). Er tastet die Anspannung des Muskels, indem er das Kind auffordert, gegen den Daumenballen zu spannen, ohne schmerzhaft zuzubeißen. In der gleichen Ausgangsstellung untersucht man mit dem tastenden Daumen die distal ausstrahlenden Fasern des M. temporalis in Höhe der Umschlagfalte in dorsokranialer Richtung. Der M. pterygoideus lateralis (waagerecht in Richtung des Temporomandibulargelenks ziehend) ist zu tasten, wenn der Untersucher die Daumenspitze nach lateral wendet und das Kinn des Kindes gegen seinen V. Finger in Richtung Protrusion spannen lässt. Die beiden Anteile des M. pterygoideus lateralis sind palpatorisch nicht zu differenzieren. Für die Untersuchung des rechten Kiefergelenks verändert der Untersucher die Handhaltung entsprechend.

Bewertung Schmerzhafte Anspannung und schmerzhafte Palpation sind pathologisch und weisen den Untersucher auf eine Verkürzung und auf Triggerpunkte hin. Das Aufsuchen von Triggerpunkten ist bei allen fazialen Schmerzen dringend erforderlich, da sie in der Regel in Zusammenhang mit weiteren Verkettungen den Schmerz auslösen.

Untersuchung der Zähne

Das Kind kann im Liegen oder auch im Sitzen untersucht werden. Der Untersucher kann jeden einzelnen Zahn untersuchen, indem er mit Daumen und Zeigefinger – oder auch bei kleinen Verhältnissen nur mit einem Finger – jeden Zahn auf seine Beweglichkeit prüft. Bewegungsrichtungen sind Seitneige, Rotation, Traktion, Kompression. Damit wird die Belastbarkeit der dentoalveolären Fasern im Desmodontspalt untersucht. Nicht selten findet man eine verminderte Beweglichkeit, löst auch einen Schmerz aus. Hier sollte zunächst nach einer strukturellen Ursache gesucht werden, die Überweisung zum Zahnarzt bringt schnell die Klärung. Weitere Ursachen für auffällige Zahnbefunde sind Fehlkontakte nach Zahnextraktionen oder Zahnfüllungen, Traumen, Bruxismus.

Untersuchung der Zunge

Bei allen Schluck-, Kau-, Sprech- und Atemstörungen muss der Untersucher die Aktivität der Zunge untersuchen, dies geschieht in Sitz- oder Liegeposition des Kindes. Er fordert das Kind auf, seine Zunge gegen seinen intraoral liegenden Finger in alle Bewegungsrichtungen zu pressen. Das gestaltet sich beim nicht kooperativen Kind, besonders bei spastischen Erkrankungen, äußerst schwierig. Das Verhalten der Zunge während des Schluckakts gibt Auskunft über ein pathologisches Verhalten: Normalerweise wird die Zunge beim Schlucken gegen den oberen Gaumen gepresst, im pathologischen Fall sieht der Untersucher dabei einen ventralen Zungenstoß gegen die Schneidezähne, oft verbunden mit einem ventral offenen Biss.

Durchführung eines Verkettungstests

Am Ende der Befunderhebung stellt sich der Untersucher die Frage, ob die gefundene oromandibuläre Störung mit anderen Funktions- oder auch strukturellen Störungen in Zusammenhang steht. Die Frage nach Ursache und Wirkung mehrerer Störungen unterschiedlicher Lokalisation wird damit nicht beantwortet, entsprechende Aussagen sind Spekulation und sollten unterbleiben. Ein typisches Beispiel aus der manualmedizinischen Sprechstunde: Ausgangsbefund ist zum Beispiel eine Okklusionsstörung mit dem manualmedizinischen Befund des gestörten Gelenkspiels des linken Kiefergelenks. Der Untersucher fand vorher bei der orientierenden Übersichtsuntersuchung ein Spannungsphänomen im Becken mit Anfangsvorlauf rechts sowie eine variable Beinlängendifferenz rechts.

Ausgangsstellung des Patienten Das Kind liegt gerade auf dem Rücken in Bankmitte.

Ausgangsstellung des Untersuchers Der Untersucher steht am Fußende.

Ausführung Er fordert das Kind auf, sich aufzusetzen, und findet beide Malleolen in gleicher Höhe in Bezug auf die Bankkante. Nachdem sich das Kind wieder in Rückenlage begeben hat, fordert der Untersucher nun das Kind auf, die Zähne kräftig zusammenzubeißen und sich gleichzeitig wieder aufzusetzen.

Bewertung Sollten jetzt die Malleolen der Füße ungleich die Bankkante erreichen (z. B. ist das rechte Bein scheinbar länger, vgl. Abb. 5.16, S. 99), so kann der Untersucher auf einen Zusammenhang zwischen einer Kiefergelenk- und einer Beckenstörung schließen. Er berücksichtigt das Ergebnis dieser Untersuchung bei der Behandlungsplanung: Er wird zunächst eine Kiefergelenkmobilisation links vornehmen und danach entsprechend seines erhobenen Beckenbefunds die Behandlung des rechten Iliosakralgelenks durchführen. Im Zuge seines „Kettendenkens" wird er nach weiteren Störungen der Muskulatur, der Faszien, nach Triggerpunkten im Bereich der paravertebralen Muskulatur der LWS sowie im zervikothorakalen und okzipitozervikalen Übergang suchen und diese in den weiteren Behandlungsablauf einbeziehen. Die Behandlungskontrolle mit der Wiederholung der Untersuchung der variablen Beinlängendifferenz schließt sich an. Besteht jetzt keine Differenz mehr, so findet der Behandler seinen Verdacht auf Verkettung bestätigt.

5.2.12 Untersuchung des Abdomens

Wiederholt sei darauf hingewiesen, dass viszerale pathomorphologische Prozesse differenzialdiagnostisch im Vorfeld abzuklären sind! Im Folgenden können nur einige Beispiele der manuellen viszeralen Untersuchung und Behandlung beschrieben werden. Die intestinale Screeninguntersuchung wird aus den Hinweisen der Anamnese erforderlich beziehungsweise wenn die myofasziale Übersichtsuntersuchung in diesem Bereich eine vermehrte Spannung ergab.

Local Listening abdominal

Diese Untersuchung eröffnet die Möglichkeit, den Ort der stärksten Spannung im Bauchraum zu finden.

Ausgangsstellung des Patienten Das Kind liegt auf dem Rücken. Eine Knierolle entspannt die Bauchdecken.

Ausgangsstellung des Untersuchers Der Untersucher steht seitlich mit Blickrichtung zum Gesicht des Kindes.

Kontakt Der Untersucher legt die tastende Hand unterhalb des Zwerchfells auf den Bauch, mit dem Mittelfinger auf der Mittellinie, die Finger auf das Xiphoid gerichtet (▫ Abb. 5.120). Er richtet seine Aufmerksamkeit auf das Spannungsgefühl, das seine Hand in die Richtung einer Störung leitet. Untersucht wird der Spannungszug in Richtung

- Leber und Anheftungen
- Magen und Anheftungen
- Dünndarm und Anheftungen
- Milz und Anheftungen
- Nieren und Anheftungen
- Mediastinum
- Pleura

Für die Beckenregion legt der Untersucher seine Hand mit dem Handteller flach oberhalb der Symphyse auf. Er palpiert die Zugspannung in Richtung

- Harnblase
- Uterus
- Ovar
- Eileiter und deren Anheftungen.

Bewertung Im Fall einer Störung – strukturell oder funktionell – spürt der Untersucher einen Zug in die gestörte Richtung.

Untersuchung des Diaphragma thoracis

Ausgangsstellung des Patienten Das Kind liegt auf dem Rücken.

Ausgangsstellung des Untersuchers Der Untersucher steht seitlich mit Blickrichtung zum Gesicht des Kindes.

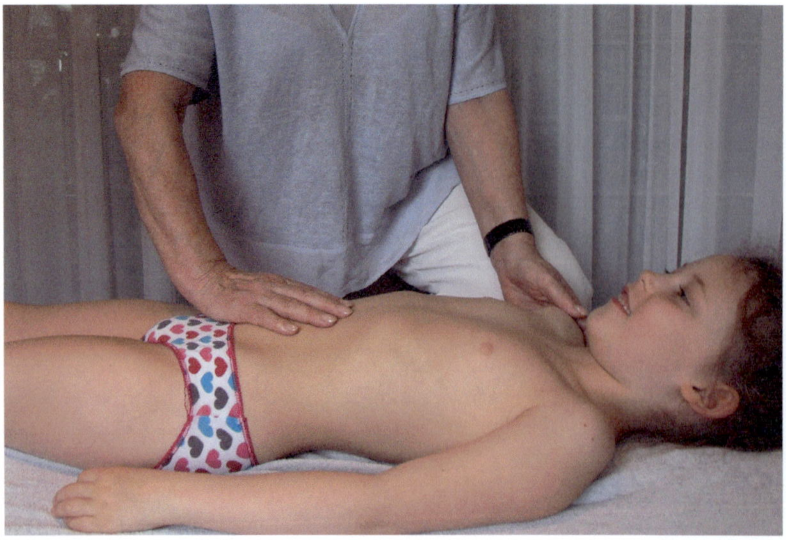

▫ **Abb. 5.120** Local Listening abdominal

Kontakt Der Untersucher legt beide Hände breitflächig rechts und links seitlich des Thorax unter leichter Kompression mit Fokussierung auf das Zwerchfell. Die Daumen liegen rechts und links in Richtung des epigastrischen Winkels (▣ Abb. 5.121).

Ausführung Er tastet beidhändig die Atemexkursion, deren Ausmaß und Symmetrie, er tastet in allen Bewegungsrichtungen, wie ein induzierter Bewegungsimpuls einer Hand sich der anderen Hand mitteilt.

Bewertung Reduzierte Atembewegungen, Asymmetrie der Atembewegungen oder Spannungserhöhung deuten auf eine Zwerchfellstörung hin. Aus dieser Einstellung heraus erfolgt die myofasziale Behandlung.

Untersuchung der Leberanheftungen

Ausgangsstellung des Patienten Das Kind sitzt auf der Untersuchungsbank. Diese ist tiefgestellt.

Ausgangsstellung des Untersuchers Er steht hinter dem Kind, lehnt das Kind eng an sich.

Kontakt Er greift mit dem rechten Arm unter der rechten Schulter des Kindes hindurch bis zur rechten Bauchseite unterhalb des rechten Rippebogens. Der linke Arm greift über die linke Schulter zur rechten Bauchseite, die linke Hand liegt unmittelbar neben der rechten.

Ausführung Der Untersucher supiniert seine beiden Hände und lädt sich die Leber von kaudal her auf (▣ Abb. 5.122).

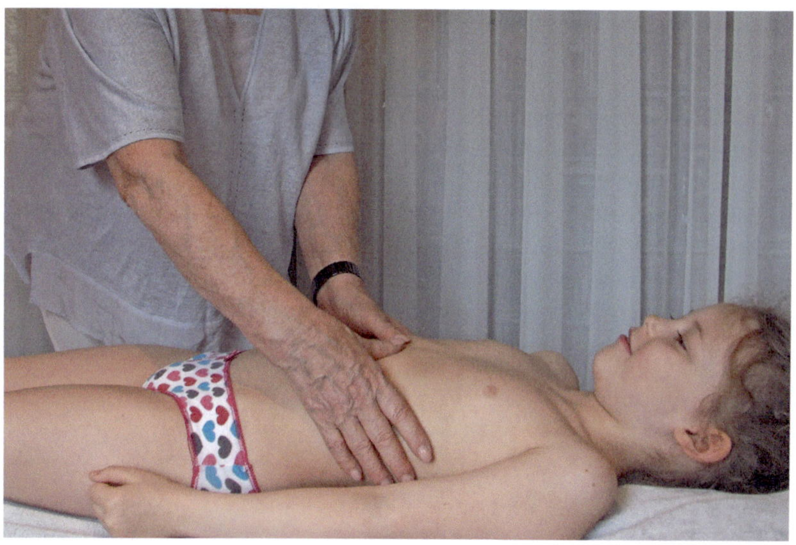

▣ **Abb. 5.121** Untersuchung des Diaphragma thoracale

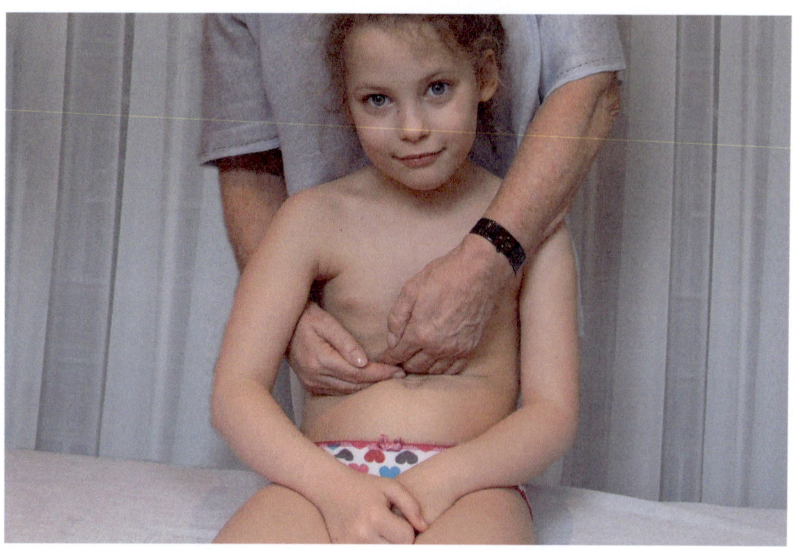

▣ **Abb. 5.122** Untersuchung von Leberanheftungen

Die Hände sinken bei jedem Ausatemzug mehr in die Tiefe. Das wird noch unterstützt, indem sich der Untersucher mit dem Kind nach vorn beugt und damit die Kyphose des Kindes verstärkt. Am Ende der Entspannung lässt der Untersucher die Hände nach unten sinken. Er tastet das Nachfolgen der Leber. Für die rechten Leberanheftungen (Lig. triangulare dextrum) erfolgt die Anhebebewegung in Richtung linker Schulter, für die linken kranialen Leberanheftungen (Lig. triangulare sinistrum) in Richtung rechter Schulter des Kindes.

Bewertung Bei einer Fixierung der kranialen Aufhängungen kommt die Rückbewegung verzögert, in diesem Fall äußert das Kind Schmerzen.

Untersuchung der Mobilität des Magens

Ausgangsstellung des Patienten Das Kind liegt auf dem Rücken, die Kniegelenke mit einer Knierolle unterlegt.

Ausgangsstellung des Untersuchers Der Untersucher steht an der rechten Seite des Kindes.

Kontakt Die rechte Hand des Untersuchers liegt über dem Magen. Die Fingerspitzen sind kopfwärts gerichtet: Zeigefinger über dem Mageneingang, Langfinger über dem linken unteren Thoraxrand. Die linke Hand greift über die linken Rippen 8–9, verschiebt die Haut nach mediokaudal (Hautvorschub). Bei kleineren Kindern setzt der Untersucher nur seine Langfinger ein.

Ausführung Die Finger der rechten Hand prüfen die Verschieblichkeit des Magens in allen Richtungen (◘ Abb. 5.123).

Bewertung Eine verstärkte Spannungsrichtung wird wahrgenommen und dann behandelt (▶ Abschn. 5.3.6).

Differenzierendes Local Listening von Dünndarm und Dickdarm

Zur Orientierung darüber, welche Darmregion in eine Störung einbezogen ist, wird ein differenzierendes Local Listening der intestinalen Spannung vorgenommen.

Ausgangsstellung des Patienten Das Kind liegt auf dem Rücken.

Ausgangsstellung des Untersuchers Der Untersucher steht oder sitzt seitlich.

Kontakt Der Untersucher legt beide Daumen und Zeigefinger rechtwinklig gespreizt rechts und links neben den Nabel des Kindes. Er sucht in dieser Handhaltung Spannungen auf, indem seine Hände während der Untersuchung leicht divergieren. Reihenfolge des Vorgehens: zunächst paraumbilikal links – paraumbilikal rechts (Duodenum), dann unterer linker inframesokolischer Raum – oberer rechter inframesokolischer Raum (Dünndarm). Für die Untersuchung des Dickdarms gleiten die Hände weiter auseinander, die rechte Hand tastet in Richtung Sigma, die linke über der Flexura hepatica. Zur Palpation der Motilität im osteopathischen Sinn visualisiert man zunächst am besten eine Rotationsbewegung in der Frontalebene. Die Bewegung hat 2 Komponenten: Bewegung im Uhrzeigersinn und Bewegung gegen den Uhrzeigersinn. Die Bewegung im Uhrzeigersinn ist immer etwas deutlicher spürbar.

Bewertung Im ungestörten Fall ist keine lokale Spannungsverstärkung tastbar und beide Rotationsrichtungen haben die gleiche Qualität, sie werden beim Palpieren als ruhiger gleichmäßiger Wechsel gespürt. Im Fall einer lokalen Spannungsverstärkung sowie der Dominanz einer Bewegungskomponente ist eine Dysfunktion anzunehmen; die gezielte weitere Untersuchung ist erforderlich.

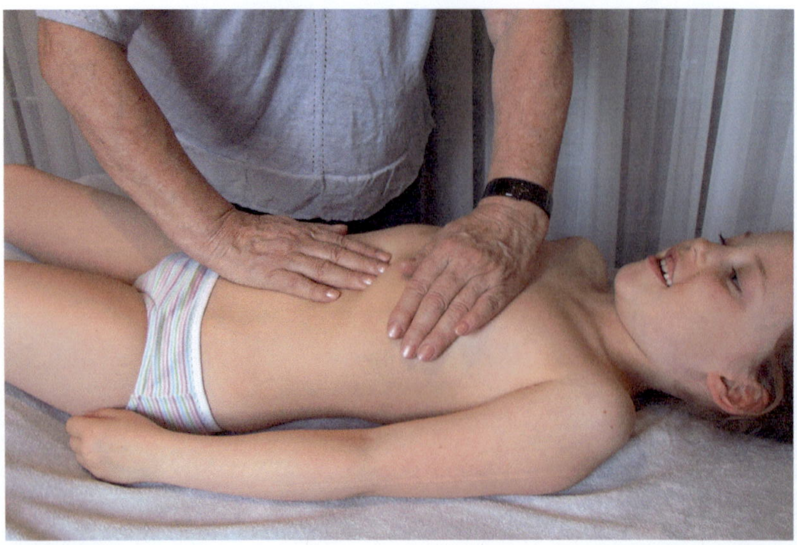

◘ **Abb. 5.123** Untersuchung der Mobilität des Magens

Palpation des Zäkums

Ausgangsstellung des Patienten Das Kind liegt auf dem Rücken.

Ausgangsstellung des Untersuchers Der Untersucher steht rechts seitlich.

Kontakt Er legt die palpierende Hand über das Zäkum im rechten Unterbauch in Höhe und unterhalb der Verbindungslinie beider SIAS.

Ausführung Der Untersucher umfasst das Zäkum mit den Langfingern und palpiert die Verschiebbarkeit nach lateral und kaudal, mit dem Daumen nach medial (◘ Abb. 5.124).

Bewertung Die verstärkte Spannungsrichtung wird wahrgenommen und behandelt (► Abschn. 5.3.6). Häufige Störungen sind:

- Beweglichkeitsstörung bis zur Unbeweglichkeit nach medial durch Spannungserhöhung (Fascia iliaca und/oder Plica caecalis)
- Spannung in kaudaler Richtung (Ovar), zum Beispiel nach Appendektomie
- Spannungsrichtung medial, Beweglichkeit nach lateral vermindert (Dünndarm oder Mesenterium und seiner Radix), ebenfalls nach Appendektomie

Untersuchung des Colon ascendens

Ausgangsstellung des Patienten Das Kind liegt auf dem Rücken, beide Beine zur Entspannung der Bauchdecken mit einer Knierolle unterlegt.

Ausgangsstellung des Untersuchers Der Untersucher steht links.

Kontakt Er umfasst unter Hautvorschub das Colon ascendens mit den Fingerbeeren von lateral und untersucht die Verschieblichkeit in medialer Richtung. Bei kleinen Kindern liegen die Langfinger übereinander. Der Untersucher überprüft die Verschieblichkeit des Colon ascendens nach lateral mit beiden Daumen unter Hautvorschub.

Bewertung Die Spannungserhöhung nach einer Seite wird registriert.

Untersuchung des Colon descendens

Ausgangsstellung des Patienten Das Kind liegt auf dem Rücken, beide Beine zur Entspannung der Bauchdecken mit einer Knierolle unterlegt.

Ausgangsstellung des Untersuchers Der Untersucher steht rechts.

Kontakt Er umfasst unter Hautvorschub das Colon descendens mit den Fingerbeeren von lateral und untersucht die Verschieblichkeit in medialer Richtung. Bei kleinen Kindern liegen die Langfinger übereinander. Der Untersucher überprüft die Verschieblichkeit des Colon descendens nach lateral mit beiden Daumen unter Hautvorschub.

Bewertung Die Spannungserhöhung nach einer Seite wird registriert.

Untersuchung des Colon sigmoideum und Mesocolon sigmoideum

Ausgangsstellung des Patienten Das Kind liegt auf dem Rücken, die Kniegelenke sind mit einer Knierolle unterlegt.

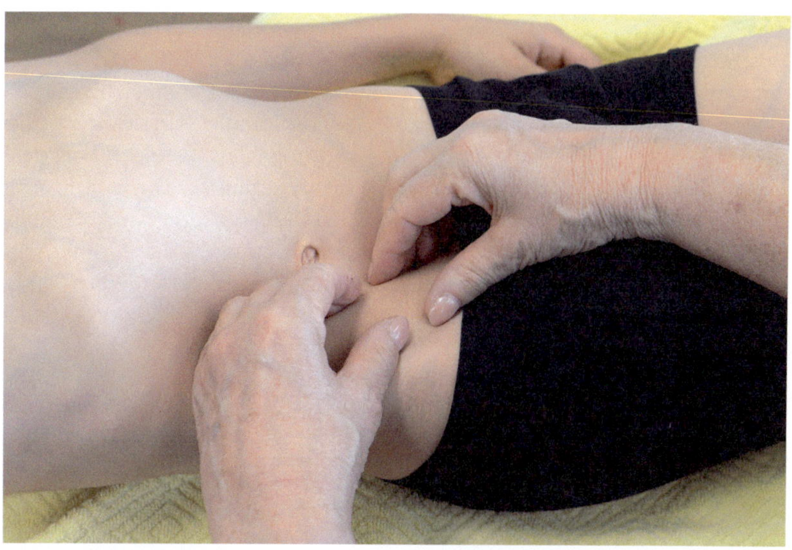

◘ **Abb. 5.124** Palpation des Zäkums

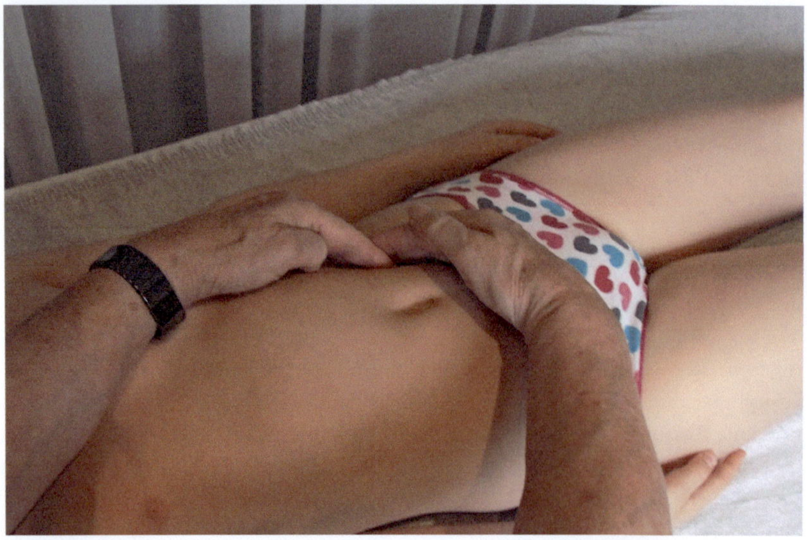

Abb. 5.125 Untersuchung des Colon sigmoideum und Mesocolon sigmoideum

5

Ausgangsstellung des Untersuchers Der Untersucher steht rechts.

Kontakt Nach Hautvorschub durch eine Bewegung von mediokranial nach laterokaudal umgreift der Behandler mit den Fingerspitzen der übereinandergelegten Hände die Sigmaschlinge von kaudal (Abb. 5.125).

Bewertung Eine Spannungserhöhung wird registriert und aus dieser Stellung heraus direkt behandelt.

Der hier geschilderte Untersuchungsablauf ist scheinbar lang. Vieles läuft aber in Wirklichkeit sehr viel schneller ab als beschrieben. Ein routinierter und standardisierter Ablauf hilft dem Untersucher, im Sprechstundenalltag relevante Befunde schnell zu erfassen!

5.3 Techniken der manuellen Behandlung beim Kind

Es ist nicht möglich und auch nicht erforderlich, alle Störungen, die gefunden werden, sofort zu behandeln. Der Behandler richtet sein Augenmerk zunächst auf die Region, die ihm aus der globalen und orientierenden Untersuchung relevant erscheint, außerdem anamneseorientiert auf die Region einer eventuellen Schmerzangabe des Kindes. Die Regel der Erwachsenenbehandlung, zuerst Gelenke, danach Muskulatur und Faszien zu behandeln, gilt auch hier. Ausnahmen können störende Triggerpunkte sein, die jedoch im Kindesalter seltener vorkommen. Sie sollten zuerst behandelt werden.

Die Behandlungstechniken sind denen des Erwachsenen ähnlich, kindgerechte Modifikationen sind jeweils erforderlich. Wir bevorzugen die schonende Mobilisationsbehandlung und verweisen auf die Publikationen der ÄMM (Schildt-Rudloff und Sachse 2008, Schildt-Rudloff et al. 2016, Sachse et al. 2012, Ärztevereinigung Manuelle Medizin 2011). Grundsätzlich können alle Federungstests, repetitiv ausgeführt, zur Behandlung genutzt werden, zum Beispiel LWS- und BWS-Federungsuntersuchungen in Bauchlage und alle Federungsuntersuchungen des Sakroiliakalgelenks. Der Behandler kann auch, ohne Federung, aus der Untersuchungshaltung heraus am Ende des untersuchten „joint play" an der gestörten Barriere verharren und das Release abwarten. Das hat sich besonders beim Säugling und Kleinkind bewährt. Alle Behandlungen, welche die Mitarbeit des Patienten erfordern, können erst ab dem Schulalter durchgeführt werden, nur im Ausnahmefall sind sie bei kooperativen Kleinkindern schon früher möglich.

5.3.1 Behandlung der Lenden-Becken-Region

Bei Funktionsstörungen der Lenden-Becken-Region sollten zuerst die Lendenwirbelsäule und das Sakroiliakalgelenk behandelt werden, danach sind die übrigen Beckenstörungen oftmals beseitigt. Im Fall der weiteren Behandlungsbedürftigkeit ist in der Reihenfolge Symphyse – Iliumscherdysfunktion – Sakroiliakalgelenk – Sakrum – Iliumrotationsdysfunktionen zu behandeln (Greenman 1996). Laut Schildt-Rudloff sollte die sinnvolle Reihenfolge der Behandlung lauten: Wirbelsäule – Symphyse – Sakroiliakalgelenk – Muskeln – wenn noch erforderlich Bänderbehandlung (Schildt-Rudloff et al. 2016).

Segmentale mobilisierende Behandlung der LWS in Neutralstellung

Für den Erfolg der Behandlung ist entscheidend, dass die mobilisierende Kraft gezielt auf das gestörte Wirbelsäulensegment geleitet wird. Dazu müssen die kaudal und die kranial gelegenen Segmente so verriegelt werden, dass eine Bewegung ausschließlich in diesem gestörten Segment möglich ist. Der mobilisierende Impuls kann sowohl von kranial als auch von kaudal her erfolgen. Wir bevorzugen beim Kind, wenn möglich, die Mobilisation von kranial, da der Behandler auf diese Weise besser mit dem Kind visuell in Kontakt bleibt. Die Behandlung erfolgt aus der Untersuchungsstellung heraus.

Ausgangsstellung des Patienten Das Kind liegt an der Vorderseite der Untersuchungsbank auf der Seite. Aus der orientierenden Untersuchung hat sich der Untersucher über die betroffene Seite der Störung ein Bild gemacht, diese Seite muss jetzt oben liegen. Die nicht funktionsgestörte Seite ist durch die Auflage fixiert. Der Kopf ist mit einem Kissen unterlegt, beide Beine sind locker gebeugt. Der oben liegende Arm liegt gebeugt auf der Körperseite. Die Lendenwirbelsäule des Kindes ist in Neutralstellung gelagert, das heißt, ohne Ante- oder Retroflexion. Jede Seitneige ist zu vermeiden, um die physiologische Synkinese von Seitneige und Rotation auszuschalten.

Ausgangsstellung des Behandlers Er steht unmittelbar vor dem Becken des Kindes an der Bankseite.

Kontakt Der Behandler beginnt mit der Lagerung des Kindes von kaudal, indem er das oben gelegene Bein des Kindes im Kniegelenk beugt und den Fuß auf das unten gelegene Bein einhängt. Das Knie des Kindes stützt der Behandler auf seinem Oberschenkel ab. Anschließend greift er mit seinem kopfseitigen Arm zwischen Ellenbogen und seitlichem Thorax des Patienten bis zum Rücken hindurch. Sein Unterarm schmiegt sich stützend von dorsal an den Thorax an. So kann er mit Daumen und Zeigefinger den Dorn des oberen Segments erfassen.

Der Behandler beginnt anschließend mit der Einstellung der Wirbelsäule von kaudal her: Er führt das Knie des Kindes in Richtung Fußboden und damit Becken und Lendenwirbelsäule in eine Rotation in Richtung Unterlage, bis die dorsal tastenden Finger die ankommende Mitrotation als Spannung bemerken. Diese Rotation wird beibehalten: Bein, Unterarm, Handfläche des Behandlers fixieren das Becken von kaudal her, die Langfinger der kaudal gelegenen Hand liegen jetzt quer über dem unteren Partnerdorn. Einstellung des kranialen Gelenkpartners erfolgt, indem der Behandler nun mit seinem kranial gelegenen Arm den Thorax des Kindes in die Rotation zur oben gelegenen Seite führt: Der Daumen der kranial gelegenen Behandlerhand umfasst den kranialen Partnerdorn von oben her. Die Rumpfrotation wird abgebremst, sobald der Behandler die Mitrotation des unteren Partnerdorns spürt. Damit ist das zu behandelnde Segment eingestellt.

Es folgt die Feineinstellung des Segments: Die Rotation wird von kranial her ein wenig zurückgenommen, sodass ein Gelenkspiel jetzt exakt in diesem eingestellten Segment möglich ist. Jede Zugabe der Rotationsbewegung ist nun vom Behandler zwischen seinen kranial und kaudal gelegenen Fingerspitzen spürbar. Das Kind sollte den Behandler anschauen, um eine zusätzliche Rotation der Wirbelsäule zu vermeiden, was bei möglichen Ablenkungsmanövern durch die Mutter zu erwarten ist.

Ausführung Unter Beibehaltung der Rotationsstellung von kranial und kaudal gibt der Behandler jetzt einen kleinen Rotationsimpuls von kranial her und vergewissert sich, dass diese Rotation ausschließlich im zu behandelnden Segment spürbar ist. Diese kleine gezielte Rotationsbewegung wird nun einige Male wiederholt. Sie öffnet die oben gelegenen Gelenkfacetten des zu behandelnden Segments. Der Behandler kann auch am Ende dieser Bewegung verharren und das Release abwarten, das sich beim ruhigen Atmen des Kindes während der Ausatemphase einstellt. Während der Behandlung sollte der Behandler mit dem Kind reden, um die Aufmerksamkeit und Blickwendung des Kindes weiterhin auf sich zu lenken (◘ Abb. 5.126).

Die **PIR-Technik** (postisometrische Relaxation, ► Abschn. 3.4.2) kann bei kooperativen Kindern zur Mobilisationsvorbereitung angewendet werden: Dazu gibt der Behandler den Partnerkontakt seiner kranial gelegenen Hand auf, bleibt aber in der Verriegelungsstellung. Er legt diese Hand vorn gegen die Kindesschulter und lässt nun das Kind gegen diese Hand minimal spannen. Er wartet einige Sekunden (2–3 langsame Atemzüge) und lässt danach die Spannung in der Ausatemphase lösen. In dieser Entspannungsphase „fällt das Segment in die ehemals gestörte Bewegungsrichtung hinein". Die Blickwendung kann man bei kooperativen Kindern ebenfalls zu Hilfe nehmen, man muss jedoch zu große Bewegungsausschläge mit Retroflexion des Kopfes vermeiden. Deshalb muss der Behandler die Blickwendung des Kindes mit seiner Hand führen (◘ Abb. 5.127). Beide Mobilisationshilfen sind gleich gut anwendbar. Beide miteinander zu kombinieren empfiehlt sich nur bei sehr kooperativen Kindern im Schulalter. Kleine Kinder wären damit überfordert.

Erfolgskontrolle Am Ende dieser Mobilisation kontrolliert der Behandler, wie die kranial geführte Rotation sich nach kaudal über alle Segmente ungestört fortpflanzt.

Manipulationsbehandlung der LWS in Neutralstellung

Bei der Vorbereitung zur Manipulation sind Lagerung des Kindes, Ausgangsstellung des Behandlers und Segmenteinstellung identisch mit der Mobilisationsbehandlung.

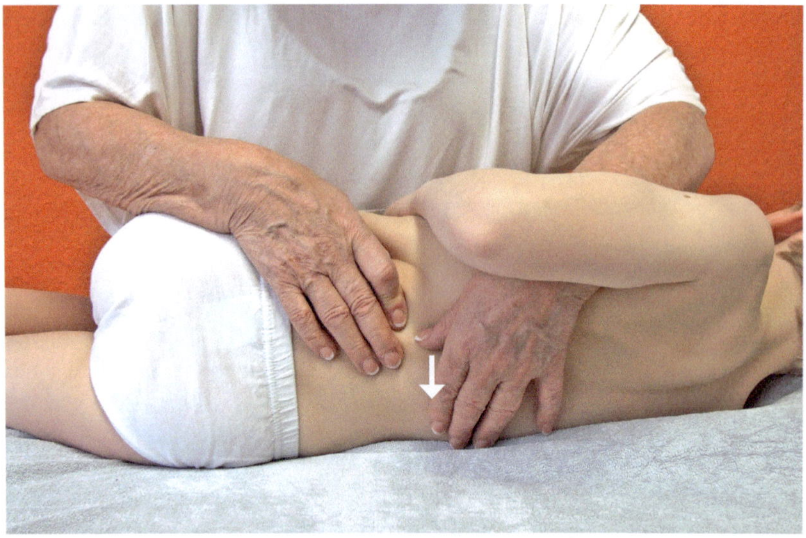

Abb. 5.126 Segmentale mobilisierende Behandlung der Lendenwirbelsäule, Neutralstellung. Einstellung von kranial her in Linksrotation (linker Behandlerdaumen), von kaudal her in Rechtsrotation (rechter Mittelfinger des Behandlers)

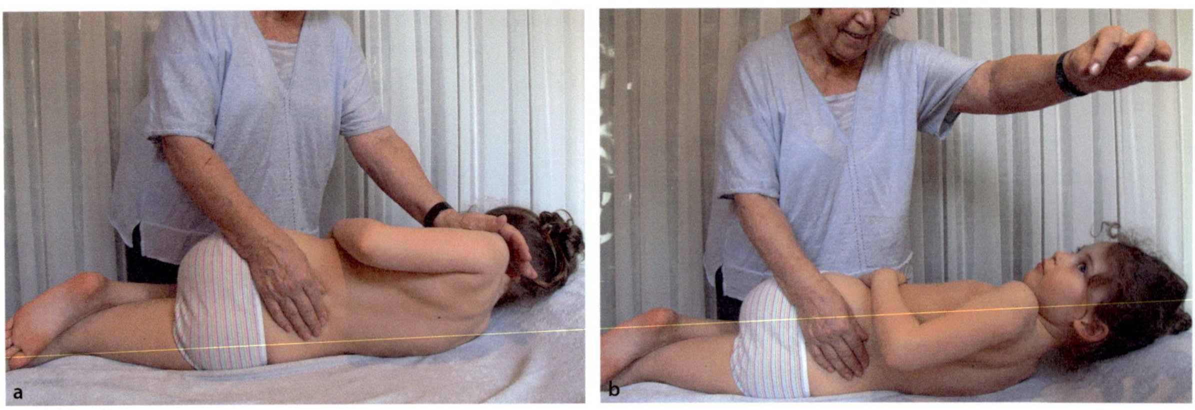

Abb. 5.127a,b Mobilisation der Lendenwirbelsäule in Neutralstellung mit Blickwendung. **a** Phase I: leichter Gegendruck der linken Kindesschulter gegen die linke Behandlerhand, **b** Phase II: Die linke Behandlerhand führt den Blick und damit die Rumpfrotation des Kindes nach links

Ausgangsstellung des Patienten Das Kind liegt an der Vorderseite der Untersuchungsbank auf der Seite. Aus der orientierenden Untersuchung hat sich der Untersucher ein Bild gemacht über die betroffene Seite der Störung, diese Seite muss jetzt oben liegen. Der Kopf wird mit einem Kissen unterlegt, beide Beine sind locker gebeugt. Der oben liegende Arm liegt gebeugt auf der Körperseite. Die Lendenwirbelsäule des Kindes ist in Neutralstellung gelagert, das heißt, ohne Ante- oder Retroflexion. Jede Seitneige ist zu vermeiden, um die physiologische Synkinese von Seitneige und Rotation auszuschalten.

Ausgangsstellung des Behandlers Er steht unmittelbar vor dem Becken des Kindes an der Bankseite, Gesicht zum Kind.

Kontakt Der Behandler beginnt mit der Lagerung des Kindes von kaudal, indem er das oben gelegene Bein des Kindes im Kniegelenk beugt und den Fuß auf das unten gelegene Bein einhängt. Das Knie des Kindes stützt der Behandler auf seinem Oberschenkel ab. Anschließend greift er mit seinem kopfseitigen Arm zwischen Ellenbogen und seitlichem Thorax des Patienten bis zum Rücken hindurch. Sein Unterarm schmiegt sich stützend von dorsal an den Thorax an. So kann er mit Daumen und Zeigefinger den Dorn des oberen Segments erfassen.

Der Behandler beginnt anschließend mit der Einstellung der Wirbelsäule von kaudal her: Er führt das Knie des Kindes in Richtung Fußboden und damit Becken und Lendenwirbelsäule in eine Rotation in Richtung Unterlage, bis die dorsal tastenden Finger die ankommende Mitrotation als Spannung bemerken. Diese Rotation wird beibehalten: Bein, Unterarm, Handfläche des Behandlers fixieren das Becken von kaudal her, die Langfinger der kaudal gelegenen Hand liegen jetzt quer über dem unteren Partnerdorn. Zur Einstellung des kranialen Gelenkpartners führt der Behandler nun mit seinem kranial gelegenen Arm den

Thorax des Kindes in die Rotation zur oben gelegenen Seite: Der Daumen der kranial gelegenen Behandlerhand umfasst den kranialen Partnerdorn von oben her. Die Rumpfrotation wird abgebremst, sobald der Behandler die Mitrotation des unteren Partnerdorns spürt. Damit ist das zu behandelnde Segment eingestellt.

Es folgt die Feineinstellung des Segments: Die Rotation wird von kranial her ein wenig zurückgenommen, sodass ein Gelenkspiel jetzt exakt in diesem eingestellten Segment möglich ist. Jede Zugabe der Rotationsbewegung ist nun vom Behandler zwischen seinen kranial und kaudal gelegenen Fingerspitzen spürbar. Das Kind sollte den Behandler anschauen, um eine zusätzliche Rotation der Wirbelsäule zu vermeiden, was bei möglichen Ablenkungsmanövern durch die Mutter zu erwarten ist siehe auch ◘ Abb. 5.126, S. 172.

Probeschub Der Behandler vergewissert sich, dass die Segmenteinstellung exakt ist, damit der vorgesehene Impuls korrekt auf das betreffende Segment zielt. Er verstärkt nun den Schub von kranial mit Arm, Hand, Daumen in Behandlungsrichtung und beobachtet eine mögliche Schmerzreaktion des Kindes. Nur das Ausbleiben jeglicher Schmerzreaktion erlaubt das weitere Vorgehen.

Manipulation Der Behandler behält die Vorspannung bei und wartet einige Atemzüge des Kindes ab, bis er eine spürbare Entspannung wahrnimmt. Er führt in dem Moment der Entspannung in der Ausatemphase mit der kranial gelegenen Hand über die Daumenspitze am kranialen Partnerdorn den Manipulationsstoß durch: einen kurzen schnellen fußbodenwärts gerichteten Schub. Dieser kommt aus der Körperlängsachse des Behandlers, fortgeleitet über seinen auf dem Rücken des Kindes liegenden Arm bis zur Daumenspitze. Die Vorspannung darf in keiner Behandlungsphase aufgegeben werden!

Erfolgskontrolle Im Erfolgsfall spürt der Behandler bei der Wiederholung der Feineinstellung im Segment, dass die geführte Bewegung sich nun nach kaudal über alle Segmente ungestört fortpflanzt.

Mobilisation der LWS in Anteflexion

Diese Behandlungstechnik ist eher im Schulkindalter erforderlich, vor allem wenn eine Neutraleinstellung der LWS aus Schmerzgründen nicht möglich ist. Besonders die PIR-Technik ist gut anwendbar.

Ausgangsstellung des Patienten Das Kind liegt am Rande der Untersuchungsbank auf der Seite, die LWS leicht kyphosiert. Aus der orientierenden Untersuchung hat sich der Untersucher über die betroffene Seite der Störung ein Bild gemacht, diese Seite muss jetzt oben liegen. Die Beine sind locker gebeugt. Der oben liegende Arm liegt gebeugt auf der Körperseite.

Ausgangsstellung des Behandlers Er steht unmittelbar vor dem Becken des Kindes an der Bankseite.

Kontakt Der Behandler legt das locker oben liegende Bein des Kindes über die Bankkante und stützt es mit seinem Knie ab. Wenn dies dem Kind Schmerzen bereitet, kann er auch das oben gelegene Bein auf dem unteren einhaken. Er fixiert mit seinem kranial gelegenen Arm den Oberkörper des Kindes.

Ausführung Der Behandler bringt nun mit der fußnahen Hand das Becken des Kindes in eine Rotationsstellung zu sich her (Beckenkippung etwa 30–40°), lässt seine flache Hand auf dem Becken liegen, Hand und Unterarm schmiegen sich am Trochanter und am Oberschenkel des Kindes an, der Zeige- oder Mittelfinger liegt über dem Dorn des unteren Partnerwirbels. Hand und insbesondere Unterarm „saugen" sich in ihrem weiteren schrägen Verlauf über der Wirbelsäule und dem Glutäalbereich breitflächig an. Diese Haltung wird bis zum Behandlungsende beibehalten. Als Nächstes zieht der Behandler den unten gelegenen Oberarm des Kindes so zu sich her, dass es zu einer Seitneige in Richtung Untersuchungsbank und zur Kyphose der LWS kommt, ohne dass sich das Becken wieder aufrichtet. Die Seitneige in Richtung Unterlage ergibt sich aus dem Zug am Oberarm des Kindes, wobei die unten gelegene Schulter nach vorn gezogen wird.

Der kranial gelegene Arm des Behandlers „fädelt" sich nun zwischen Ellenbogen und Thorax des Kindes ein, fixiert dabei den Thorax von dorsal, der Daumen hakt sich von oben her auf dem Dorn des oberen Partnerwirbels ein und führt Thorax und LWS des Kindes in eine Rotation in Richtung oben gelegener Seite (◘ Abb. 5.128). Damit sind alle 3 erforderlichen Komponenten für die Segmenteinstellung erreicht:

- Kyphose der LWS
- Seitneige in Richtung Unterlage
- entgegengesetzte Rotation des Rumpfes zur oben gelegenen Seite

Der Behandler prüft nun die exakte Gelenkeinstellung, indem er mit der kaudal gelegenen Hand die Anteflexion und mit den Langfingern der kranialen Hand die Rotation im Segment gering verstärkt. Bei guter Einstellung kommt diese Bewegung zwischen oben liegendem Daumen und dem kaudal liegenden Zeigefinger tastbar in diesem Segment an. Die Spannung wird nun geringfügig zurückgenommen und die Anteflexionsbewegung repetitiv mit der kaudalen Hand durchgeführt.

PIR-Technik Das Kind wird aufgefordert, gegen die kaudal gelegene Handfläche zu spannen, also in Richtung

Retroflexion, unter Anspannung der Rückenstrecker. Zur Verdeutlichung seiner Aufforderung muss der Behandler den Druck seiner Hand auf der Haut des Kindes fazilitierend betonen, er spürt dann den Gegendruck des Kindes unter dieser Hand. Nach 2–3 langsamen Atemzügen muss das Kind seine Spannung lösen. Postisometrisch kommt es zur spürbaren Entspannung der Rückenstrecker und zur vermehrten Kyphose der LWS. Gegebenenfalls ist das Manöver mit Anspannung und Entspannung zu wiederholen.

Erfolgskontrolle Der Behandler erkennt den Erfolg bei der Wiederholung der segmentalen Untersuchung. Er kann das auch anschließend im Stand als Übersichtsuntersuchung überprüfen.

Manipulation der LWS in Anteflexion

Bei der Vorbereitung zur Manipulation sind Lagerung des Kindes, Ausgangsstellung des Behandlers und die Segmenteinstellung identisch mit der Technik der Mobilisationsbehandlung (siehe oben und ◘ Abb. 5.128).

Ausgangsstellung des Patienten Das Kind liegt an der Vorderseite der Untersuchungsbank in leichter Kyphose auf der Seite. Aus der orientierenden Untersuchung hat sich der Untersucher über die betroffene Seite der Störung ein Bild gemacht, diese Seite muss jetzt oben liegen. Die Beine sind locker gebeugt. Der oben liegende Arm liegt gebeugt quer auf der Körperseite.

Ausgangsstellung des Behandlers Er steht unmittelbar vor dem Becken des Kindes an der Bankseite.

Kontakt Der Behandler legt das oben gelegene gestreckte Bein des Kindes fußbodenwärts und stützt das hängende Bein mit seinem Knie ab. Wenn dies dem Kind Schmerzen bereitet, kann er auch das oben gelegene Bein auf dem unteren einhaken. Er fixiert mit seiner kranial gelegenen Hand den Oberkörper des Kindes.

Ausführung Der Behandler bringt nun mit der fußnahen Hand das Becken des Kindes in eine Rotationsstellung zu sich her (Kippung etwa 30–40°), dabei lässt er seine flache Hand auf dem Becken liegen, die Hand schmiegt sich an Trochanter und Oberschenkel des Kindes an, der Zeige- oder Mittelfinger liegt über dem Dorn des unteren Partnerwirbels. Hand und Unterarm „saugen" sich in ihrem weiteren schrägen Verlauf über der Wirbelsäule und dem Glutäalbereich breitflächig an (◘ Abb. 5.128). Diese Position wird bis zum Ende der Behandlung beibehalten. Als Nächstes zieht der Behandler den unten gelegenen Oberarm des Kindes zu sich her. Damit wird die unten gelegene Schulter des Kindes so nach ventral gezogen, dass es zu einer Zunahme der Kyphose und zu einer Seitneige in Richtung Untersuchungsbank kommt. Diese Bewegung wird beendet, bevor sich das Becken wieder aufrichtet. Die Seitneige in Richtung Unterlage ergibt sich aus dem Zug am Arm des Kindes. Der kranial gelegene Arm des Behandlers „fädelt" sich nun zwischen Ellenbogen und Thorax des Kindes ein, fixiert dabei den Thorax von dorsal, der Daumen hakt sich von oben her auf dem Dorn des oberen Partnerwirbels ein. Der Behandler führt mit dem kranial gelegenen Arm eine Rotationsbewegung in Richtung Decke durch, bis die kaudal gelegenen Langfinger die Rotationsbewegung ankommen spüren. Damit sind alle 3 erforderlichen Komponenten für die Segmenteinstellung erreicht: Kyphose der LWS, Seitneige in Richtung Unterlage und entgegengesetzte Rotation des Rumpfes zur oben gelegenen Seite. Der Behandler prüft anschließend die exakte Einstellung im Segment, indem er mit dem Daumen der kranial gelegenen Hand gering die Rotation im Segment verstärkt. Bei guter Einstellung ist diese Bewegung zwischen oben liegendem Daumen und kaudal liegendem Langfinger gut spürbar. Eine zu große Spannung im Segment wird zurückgenommen.

Probeschub Der Behandler verstärkt den Schub von kaudal in Richtung der Anteflexion langsam mit der kaudal gelegenen Hand und beobachtet eine mögliche Schmerzreaktion des Kindes. Erst bei Ausbleiben jeglicher Schmerzreaktion geht er weiter vor.

Manipulation Der Behandler wartet in dieser Segmenteinstellung die Entspannung in der Ausatemphase des Kindes ab und führt dann mit dem kaudal gelegenen Zeigefinger über Hand und Unterarm den Manipulationsschub in Richtung Kyphose durch. Die Verriegelungseinstellung wird nicht aufgegeben.

Erfolgskontrolle Der Behandler erkennt den Erfolg anschließend bei der Wiederholung der segmentalen Untersuchung oder bei der Übersichtsuntersuchung im Stand mit verbesserter Vorbeuge.

Federungsmobilisation des Sakroiliakalgelenks

Die Behandlung erfolgt aus der Untersuchungsstellung heraus.

Ausgangsstellung des Patienten Das Kind liegt auf dem Bauch, seine Füße überragen die Bankkante zur Verringerung der Körperspannung.

Ausgangsstellung des Behandlers Der Behandler steht an der Längsseite der Bank. Er kann in dieser Stellung beide Sakroiliakalgelenke behandeln.

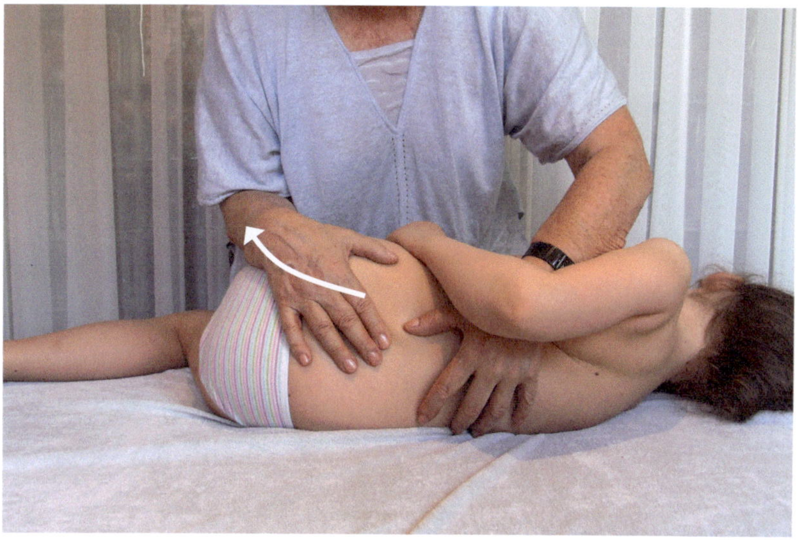

■ **Abb. 5.128** Einstellung zur Mobilisation und Manipulation der LWS in Anteflexion: Anteflexion, Rechtsseitneige, Linksrotation. Es folgt ein Schub in Anteflexionsrichtung

Kontakt Die kopfseitige Hand liegt bei kleineren Kindern mit dem Daumen nach kaudal gerichtet auf dem unteren lateralen Sakrumdrittel der Seite der Störung. Der Daumen der fußseitigen Hand liegt lateral des Sakroiliakalgelenks auf der Spina iliaca posterior superior („Kreuzgriff"). Bei größeren Kindern liegt die von kranial kommende Hand mit der Ulnarkante auf dem unteren Sakrumdrittel (■ Abb. 5.54, S. 123).

Ausführung Der Behandler übt eine leichte Federungsbewegung in Bankrichtung auf beide Kontaktpunkte aus. Durch die gekreuzte Stellung der beiden Handkontakte kommt es zu einer Gegennutationsbewegung der zu behandelnden Sakrumseite. Ein rhythmischer Wechsel zwischen Druck und betontem Nachlassen des Drucks mobilisiert das Sakroiliakalgelenk im Reboundeffekt. Die Vorstellung des Ansaugens der Gelenkpartner beim Nachlassen des Drucks unterstützt die einfühlsame Behandlung.

Erfolgskontrolle Im Erfolgsfall hat der Behandler am Ende der Mobilisation das Gefühl des weichen Nachgebens beider Gelenkpartner. Der anschließende orientierende Abduktionstest zeigt einen größeren Abduktionswinkel der Hüfte ohne den harten Bewegungsanschlag.

Mobilisation des Sakroiliakalgelenks in Rückenlage über das gebeugte Bein

Die Behandlung erfolgt aus der Untersuchungsstellung heraus (■ Abb. 5.51, S. 122).

Ausgangsstellung des Patienten Das Kind liegt auf dem Rücken.

Ausgangsstellung des Behandlers Der Behandler steht auf der Gegenseite des zu behandelnden Sakroiliakalgelenks an der Längsseite der Bank, Blick zum Kind.

Kontakt Er umfasst mit der fußseitig liegenden mobilisierenden Hand das gebeugte Knie der Untersuchungsseite und führt dieses Bein in die spannungsfreie Endadduktion. Er stützt bei größeren Kindern mit seinem Thorax diese mobilisierende Hand ab. Die kopfseitig liegende Monitorhand umfasst fixierend das Becken von ventral, die palpierenden Fingerspitzen liegen unter dem Sakroiliakalgelenk der Untersuchungsseite.

Ausführung Der Behandler führt mit der mobilisierenden Hand am Knie des Kindes repetitiv einen Federungsschub entlang der Oberschenkelachse – in Richtung der dorsal tastenden Finger – aus. Die unter dem Sakroiliakalgelenk liegenden Fingerspitzen tasten die dort ankommende Federungsbewegung zwischen Ilium und Sakrum (■ Abb. 5.129).

Erfolgskontrolle Die Behandlung ist abgeschlossen, wenn der Behandler das „joint play" verbessert spürt. Der orientierende Abduktionstest ist zur Kontrolle des Behandlungserfolgs zu wiederholen.

Manipulation des Sakroiliakalgelenks

Wegen der vielen Bewegungsachsen des Sakroiliakalgelenks und seiner straffen Beschaffenheit ist die Manipulation häufig erforderlich, sowohl im Baby- als auch im Kindesalter. Etwa bis zum 4. Lebensjahr behandelt man wie in ▶ Abschn. 4.3.4 beschrieben, danach wie folgt:

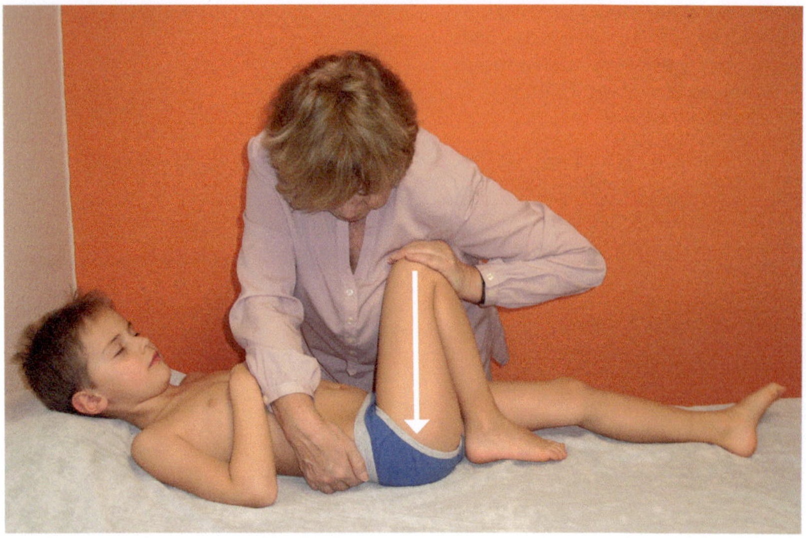

Abb. 5.129 Mobilisation des Sakroiliakalgelenks in Rückenlage über das gebeugte Bein

Ausgangsstellung des Patienten Das Kind liegt auf der Seite des gestörten Gelenks. Damit ist das unten gelegene Ilium fixiert. Der Kopf ist mit einem kleinen Kissen unterlagert. Der Rücken wird bei gebeugten Beinen in eine leichte Kyphose gebracht, um die untere Lendenwirbelsäule vor einem Schub in die Lordose zu schützen. Der unten gelegene Arm des Kindes ist gebeugt, seine Hand liegt unter dem Kopf. Der oben gelegene Arm liegt gebeugt auf der Thoraxseite Die Untersuchungsliege sollte tiefgestellt sein.

Ausgangsstellung des Behandlers Der Behandler steht vor dem Becken des Kindes.

Kontakt Er legt das oben liegende, gestreckte Bein des Kindes fußbodenwärts ab und stützt es mit seinen Beinen ab. Er kann alternativ auch das oben gelegene Bein auf dem unten gelegenen einhaken. Das oben gelegene Hüftgelenk des Kindes soll rechtwinklig gebeugt sein. Nun wird das Kind in seiner gesamten Länge leicht zum Behandler hin gekippt, das Becken zeigt eine Neigung von 30–60° nach vorn, eine Rotation kommt nicht zustande. Der Behandler fixiert mit der kopfnahen Hand die Schultern des Kindes von kranial und behält dadurch die Kyphose der BWS bei. Der Behandler beugt sich weit über das Kind und legt seine fußnahe Hand flächig von dorsal her auf das Sakrum. Diese Hand ist maximal dorsalflektiert, der ulnare Teil der Handwurzel nimmt Kontakt auf mit dem unteren Sakrumdrittel. Der Unterarm des Behandlers zeigt die ventrokraniale Behandlungsrichtung zum Sakrum an, etwa in Richtung des Bauchnabels des Kindes.

Probeschub Der Behandler verstärkt den Druck in der geplanten Manipulationsrichtung langsam und beachtet eine Schmerzreaktion des Kindes. Nur Schmerzlosigkeit erlaubt den folgenden Schritt.

Manipulation In der Phase der Entspannung (Ausatemphase des Kindes) führt der Behandler einen kurzen kräftigen Schub in ventrokranialer Richtung aus, ohne die Vorspannung aufzugeben. Das erzeugt eine Gegennutationsbewegung des Sakrums (Abb. 5.130).

Erfolgskontrolle Die Wiederholung der Untersuchung gibt Aufschluss über den Erfolg. Am einfachsten geschieht dies mit dem Hüftabduktionstest.

Mobilisation und Manipulation der Symphyse

Diese Behandlung kann nach Sturz des Kindes auf eine Gesäßseite oder ein Bein mit dem Befund des „Pubis superior" induziert sein (Abb. 5.65, S. 128).

Ausgangsstellung des Patienten Das Kind liegt auf dem Rücken.

Ausgangsstellung des Behandlers Der Behandler steht am Fußende.

Kontakt Er umfasst den Unterschenkel des Kindes oberhalb der Malleolen der zu behandelnden Seite. Der Fuß der anderen Seite stützt sich auf dem Oberschenkel des Behandlers ab.

Ausführung Der Behandler übt einen kontinuierlichen Zug in Längsrichtung des Beins aus (Abb. 5.131). Er kann auch einen kleinen kurzen Manipulationszug ausüben.

Erfolgskontrolle Nach gelungener Behandlung stehen bei der Palpation der Symphyse beide Rami in gleicher Höhe.

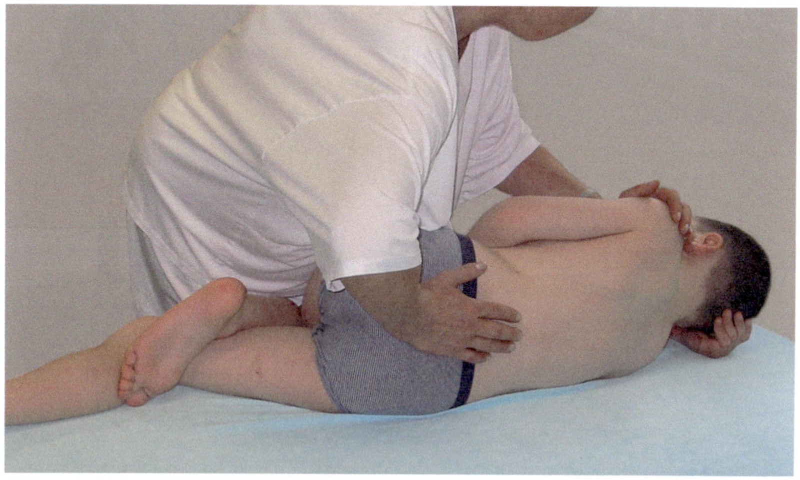

Abb. 5.130 Manipulation des rechten Sakroiliakalgelenks, Schubrichtung ventrokranial

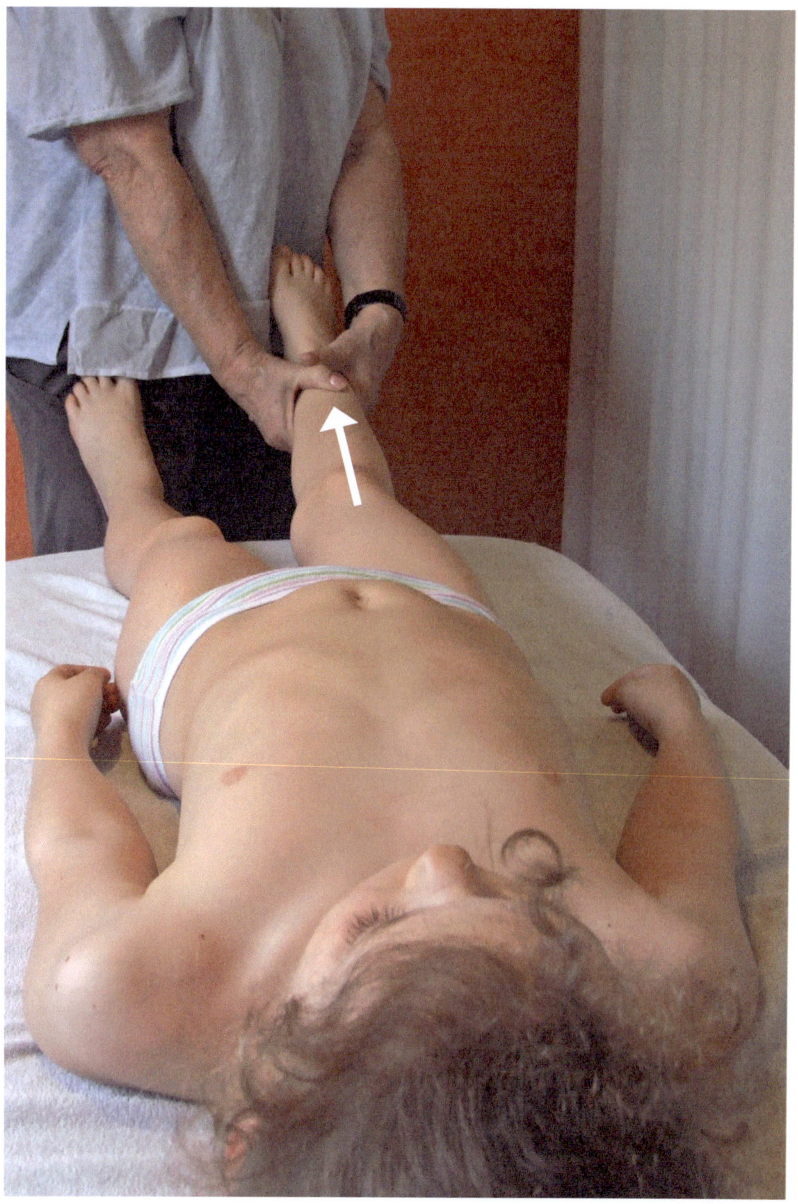

Abb. 5.131 Behandlung der Symphyse in Rückenlage, Mobilisation und Manipulation

5

Myofasziale Behandlung von Iliumpositionsstörungen

Diese Störungen kommen nach Beendigung des Säuglingsalters häufiger vor. Wir schlagen eine einfache myofasziale Behandlung vor, sie ist besonders bei kleinen Kindern die Methode der Wahl.

Ausgangsstellung des Patienten Kind in Rückenlage.

Ausgangsstellung des Behandlers Der Behandler steht am Fußende.

Kontakt Er wiederholt die Positionsuntersuchung des Os ilium (◘ Abb. 5.57, S. 125). Er legt die Daumen von ventral auf beide Spinae iliacae anteriores superiores, umfasst mit den Langfingern die Darmbeine des Kindes, wobei die Fingerbeeren der beiden Mittelfinger jeweils unter jede Spina iliaca posterior superior zu liegen kommen (▶ Abschn. 5.2.8).

Ausführung Aus der Position der beiden Hände ergibt sich die Diagnose der Fehlposition. Der Behandler hält die Hand der Spannungsseite (ermittelt aus den myofaszialen Ten Steps) einige Atemzüge lang in Korrekturstellung, bis sich eine Symmetrie einstellt. Im Fall eines Ilium-Inflare führt er zum Beispiel die gestörte Beckenseite in eine Außenrotationsstellung. Bei einer Outflare-Stellung führt er die gestörte Beckenseite in die Innenrotation. Er hält die Spannung an der Barriere bis zum Eintreten eines Release.

Erfolgskontrolle Nach gelungener Behandlung sind die Positionspunkte parallel und seitengleich. Gegebenenfalls sind auch die Spannungsphänomene nicht mehr nachweisbar, wenn keine weiteren Funktionsstörungen vorliegen.

Mobilisation des Ilium anterior

Ziel der Behandlung ist, das gestörte Ilium in posteriorer Richtung zu behandeln bis zum Erreichen der neutralen Stellung (◘ Abb. 5.60, S. 126).

Ausgangsstellung des Patienten Das Kind liegt auf dem Rücken.

Ausgangsstellung des Behandlers Der Behandler steht auf der Seite der Störung, er blickt zum Gesicht des Kindes.

Kontakt Der Behandler stellt das Bein der gestörten Seite auf und hält es in Hüftbeugung und leichter Abduktion („loose back position" des Sakroiliakalgelenks). Er umfasst mit der banknah und fußwärts gelegenen Hand die Gesäßseite von dorsal, die Hand unter dem Tuber ossis ischii des Kindes, Langfinger in kranialer Richtung. Das Kind stellt seinen Fuß auf dem Arm des Behandlers ab. In dieser Haltung führt der Behandler das Bein und die Beckenseite des Kindes in die Endbeugung des Hüftgelenks und die Posteriorstellung des Iliums.

Ausführung Während der Ausatemphase (Entspannung) zieht die Hand am Tuber ossis ischii in ventrokaudale Richtung und hält diesen Zug bis zum fühlbaren Release, dadurch wird das Ilium weiter an die posteriore Barriere gebracht.

PIR-Technik Bei kooperativen Kindern kann der Behandler das Bein in der Vorbereitungsphase in Hüftstreckung spannen lassen (Fuß gegen seinen Unterarm, Phase I). Dann führt er in der Entspannungsphase das Ilium mit beiden Händen in die Posteriorstellung (◘ Abb. 5.132).

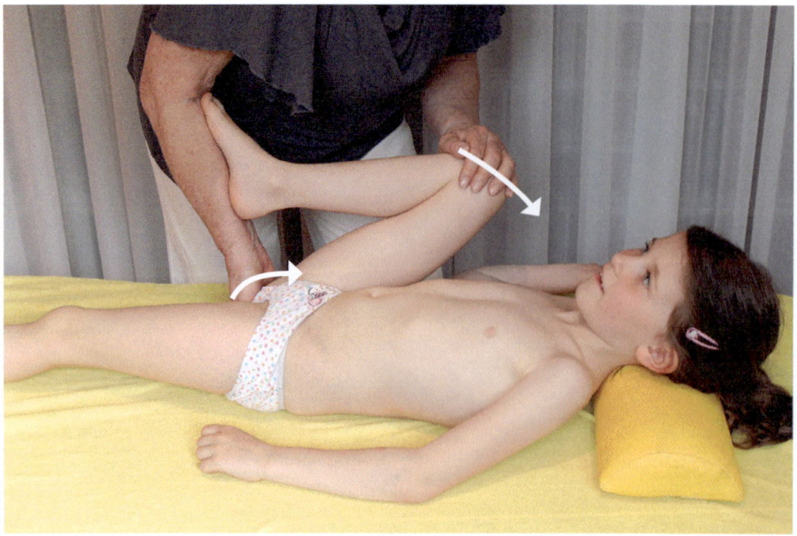

◘ **Abb. 5.132** Mobilisation des Os ilium anterior rechts. Einstellung in Beugestellung des Hüftgelenks und Posteriorstellung des Iliums (Phase II der PIR-Technik)

Erfolgskontrolle Der anschließende Tastbefund zeigt eine symmetrische Stellung der Iliumpunkte, der Storchtest ist negativ (Abb. 5.17).

Mobilisation des Ilium posterior

Behandelt wird in Richtung Ilium anterior bis zum Erreichen der Neutralposition (Abb. 5.61, S. 127).

Ausgangsstellung des Patienten Das Kind liegt auf dem Rücken nahe der Bankkante.

Ausgangsstellung des Behandlers Der Behandler steht auf der zu behandelnden Seite an der Längsseite der Bank mit Blick zum Gesicht des Kindes.

Kontakt Der Behandler legt die kopfwärts gelegene Hand zur Fixierung des Beckens flach auf die Spina iliaca anterior superior der freien Gegenseite. Bei sehr unruhigen Kindern kann er das Becken mit seinem quer über dem Becken aufgelegten Unterarm fixieren.

Ausführung Er führt mit der fußwärts gelegenen Hand das Bein der zu behandelnden Beckenseite in eine geringe Hüftabduktion und -hyperextension über die Bankkante hinaus. Damit wird das Ilium in die Anteriorstellung gebracht (Bewegungsbarriere). In der Ausatemphase verstärkt er die Hüftstreckung und führt so das Ilium in die anteriore Rotation. Am Ende dieser Bewegung verharrt der Behandler bis zum Gefühl des Release (Abb. 5.133).

PIR-Technik Bei einem kooperativen Kind kann der Behandler das Kind vorbereitend in Richtung Hüftbeugung gegen die auf dem Oberschenkel liegende Hand 2 langsame Atemzüge spannen lassen.

Erfolgskontrolle Nach der erfolgreichen Behandlung stehen die Beckenpunkte parallel und seitengleich.

Mobilisation des Ilium-Inflare

Der Befund des Ilium-Inflare kommt beim Kleinkind häufig vor, es ist eine der möglichen Ursachen des Ganges mit innenrotierten Beinen (Abb. 5.62, S. 127, Untersuchungsbefund und Palpation der Beckenpunkte in ► Abschn. 5.2.8). Ziel der Behandlung ist, das Ilium in Richtung Outflare-Position zu behandeln, bis die Neutralstellung erreicht ist.

Ausgangsstellung des Patienten Das Kind liegt auf dem Rücken.

Ausgangsstellung des Behandlers Der Behandler steht auf der zu behandelnden Seite an der Längsseite der Bank mit Blick zum Gesicht des Kindes. Die andere Hand fixiert das Becken der Gegenseite.

Kontakt Er stellt das störungsseitige Bein des Kindes mit dem Fuß in Höhe des gegenseitigen Kniegelenks auf, Hüft- und Kniegelenk gebeugt. Das Bein wird abduziert („Vierposition“). Der Behandler legt die mobilisierende Hand auf die Innenseite des Kniegelenks und Oberschenkels und hält es in dieser Abduktionsstellung am Bewegungsende.

Ausführung In der Entspannungsphase während der Ausatmung lässt der Behandler das Bein in die weitere Abduktion sinken, ohne den Druck in die Abduktionsrichtung zu verstärken. Er führt damit das Ilium in die Outflare-Richtung an die Spannungsbarriere und wartet das Release ab (Abb. 5.134).

PIR-Technik Bei einem kooperativen Kind kann der Behandler in der Vorbereitungsphase das Bein 2 langsame

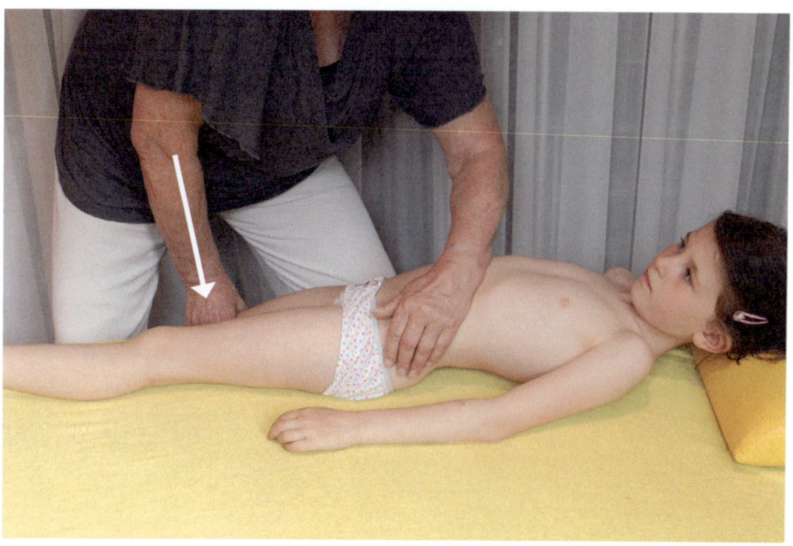

Abb. 5.133 Mobilisation des Ilium posterior rechts. Der Behandler führt das Becken in der Entspannungsphase in Richtung anterior (Phase II)

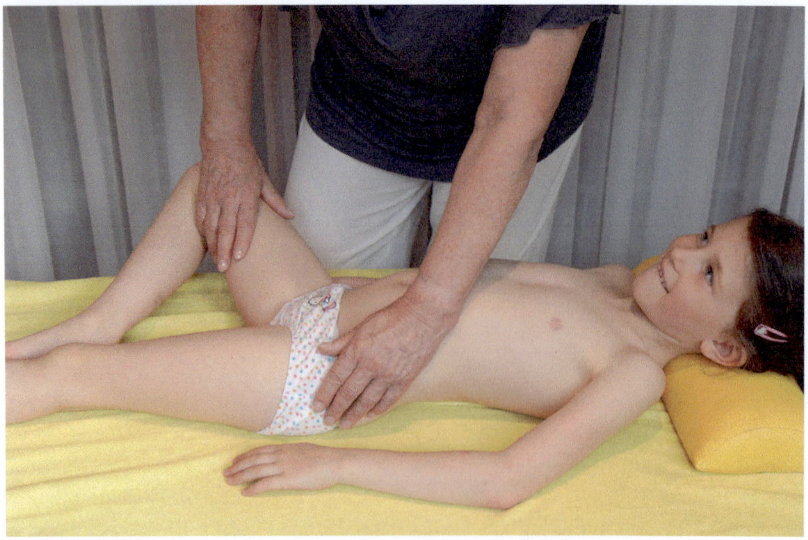

Abb. 5.134 Mobilisation des Ilium-Inflare rechts in Rückenlage. Behandelt wird in Richtung Outflare

Atemzüge in Richtung Hüftadduktion gegen seine Hand spannen lassen. Er betont dazu die Hand auf der Innenseite des Oberschenkels und deutet damit dem Kind die Spannungsrichtung an. In der zweiten Phase der Behandlung führt er das Bein in die Abduktion und damit die Beckenseite in die Outflare-Stellung.

Erfolgskontrolle Nach erfolgreicher Behandlung ist der Abstand der vorderen Beckenpunkte von der Mittellinie rechts und links gleich.

Mobilisation des Ilium-Outflare

Ziel der Behandlung ist, das Ilium in Richtung Inflare-Position zu bringen, bis die Neutralstellung erreicht ist (Abb. 5.63).

Ausgangsstellung des Patienten Das Kind liegt auf dem Rücken.

Ausgangsstellung des Behandlers Der Behandler steht auf der zu behandelnden Seite.

Kontakt Der Behandler bringt das störungsseitige Bein des Kindes in Hüft- und Kniebeugung und adduziert das Bein, während Hand und Arm der anderen Seite das Becken fixieren.

Ausführung In der Entspannungsphase während der Ausatmung lässt der Behandler das Bein in die weitere Adduktion fallen und wartet das Release ab. Er bringt dadurch das Ilium in die Inflare-Richtung bis zum Erreichen der Neutralstellung (Abb. 5.135).

PIR-Technik Bei einem kooperativen Kind kann der Behandler in der Vorbereitungsphase das Bein 2 langsame Atemzüge in Richtung Abduktion spannen lassen. Er deutet dem Kind

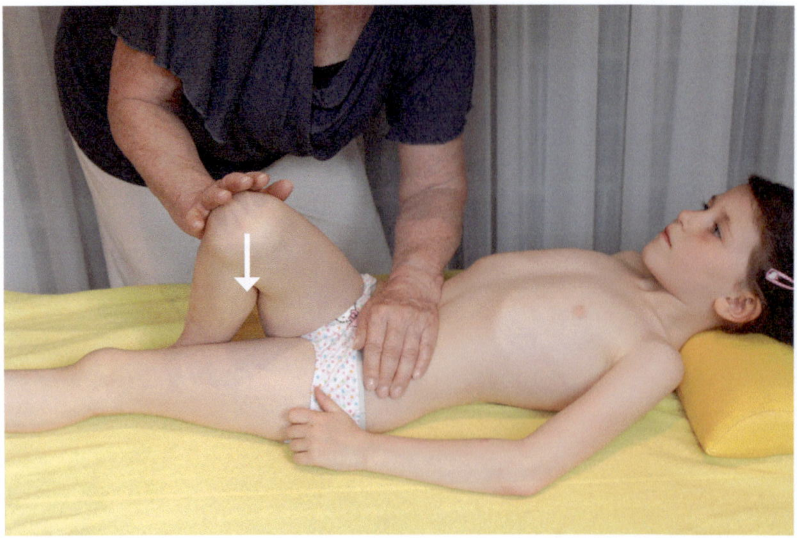

Abb. 5.135 Mobilisation des Ilium-Outflare rechts. Der Pfeil zeigt die Behandlung in Richtung Inflare an (Adduktion im Hüftgelenk)

die gewünschte Spannungsrichtung an, indem seine Hand an der Außenseite des Oberschenkels die Haut fazilitiert.

Erfolgskontrolle Nach erfolgreicher Behandlung ist der Abstand der vorderen und hinteren Beckenpunkte von der Mittellinie rechts und links gleich.

Mobilisation und Manipulation des Ilium-Upslip

Wie im Fall des „Pubis superior" kommt diese Störung nach Sturz auf eine Gesäßseite vor (► Abschn. 5.2.8, ◘ Abb. 5.58, S. 125).

Ausgangsstellung des Patienten Das Kind liegt auf dem Rücken, beide Beine sind gestreckt, die Füße überragen die Bankkante.

Ausgangsstellung des Behandlers Der Behandler steht am Fußende der Bank.

Kontakt Der Behandler umfasst mit beiden Händen den Unterschenkel der zu behandelnden Seite oberhalb der Malleolen und führt das Bein in eine leichte Abduktion und Innenrotation. Damit ist das Hüftgelenk verriegelt, das Sakroiliakalgelenk kommt in „loose back position". Im Vergleich dazu ist bei der Behandlung der Symphyse das Bein der zu behandelnden Seite in Mittelstellung (◘ Abb. 5.131, S. 177). Als Gegenhalt stützt das Kind den gegenseitigen Fuß auf dem Behandleroberschenkel ab.

Ausführung Der Behandler führt eine Traktion in Beinlängsachse aus (◘ Abb. 5.136). Bei einem kooperativen Kind kann er das Kind nach dem Zählen bis 3 husten lassen und

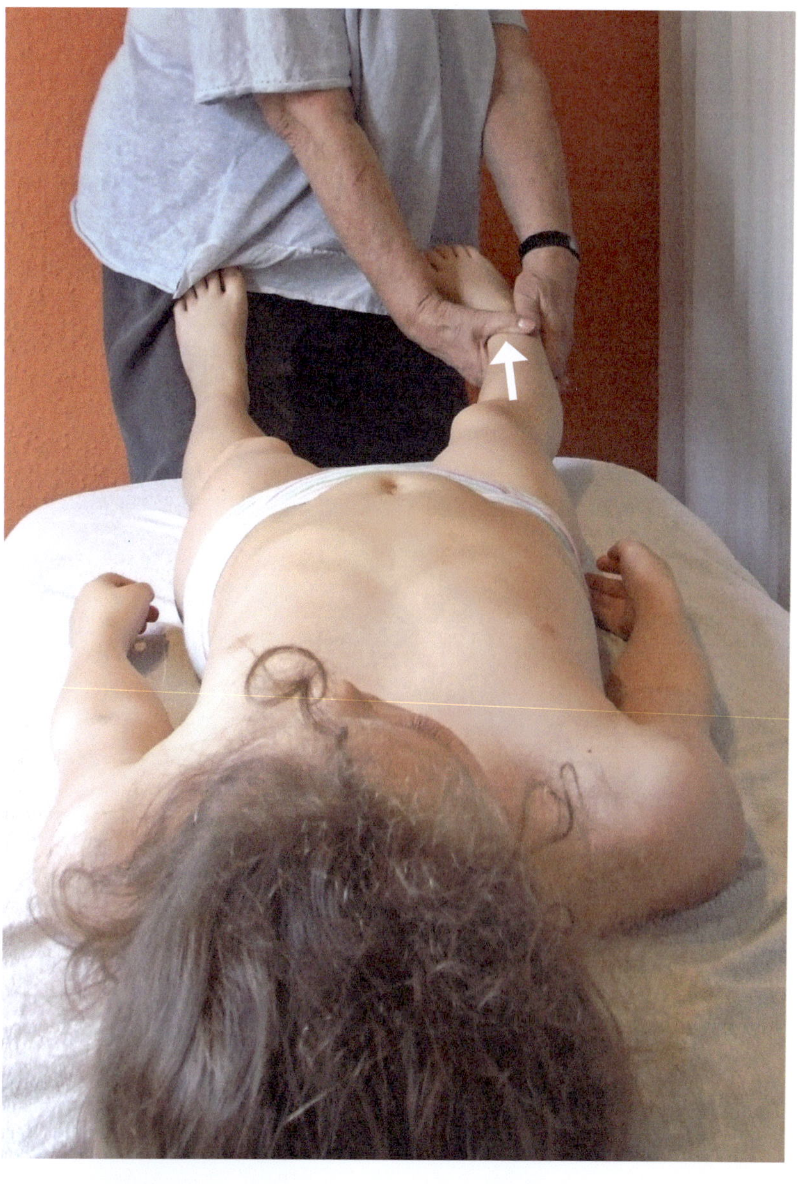

◘ **Abb. 5.136** Behandlung des Ilium-Upslip rechts. Das rechte Bein ist leicht abduziert und innenrotiert. Die Behandlungsrichtung ist die Traktion in Beinlängsachse

auf 3 die Traktion im Sinne einer Manipulation impulsartig verstärken.

Erfolgskontrolle Nach erfolgreicher Behandlung stehen die Iliumpunkte gleich hoch.

Akutbehandlungen der Becken-Lenden-Region im Schmerzfall

In den seltenen Fällen akuter Schmerzsyndrome ist es erforderlich, vorbereitend Traktionen durchzuführen und – in Abänderung der sonst üblichen Behandlungsfolge – Muskeln und Faszien relaxierend zu behandeln. Es sei darauf hingewiesen, dass gerade bei den seltenen akut schmerzhaften Zuständen eine ausreichende Differenzialdiagnostik durchgeführt werden muss, um strukturelle Erkrankungen nicht zu übersehen.

Relaxation unter Traktion der LWS

Im akuten Schmerzfall kann diese vorbereitende Behandlung die weitere Therapie erst möglich machen.

Ausgangsstellung des Patienten Das Kind liegt auf dem Rücken, beide Füße sind aufgestellt.

Ausgangsstellung des Behandlers Er steht oder sitzt am Fußende.

Kontakt Der Behandler umfasst mit beiden Händen die Beine des Kindes unterhalb der Kniegelenke von dorsal. Er stützt die Zehen des Kindes mit seinem Oberschenkel ab.

Ausführung Der Behandler übt einen Zug in Längsachse durch Rückverlagerung seines Körpers aus und vergewissert sich, dass das Kind eine Erleichterung seines Schmerzes verspürt (◘ Abb. 5.137). Er kann diese Traktion rhythmisch durchführen, bei einseitigen Schmerzen ist auch eine einseitige Behandlung möglich.

Myofasziales Release in Bauchlage

Voraussetzung für diese Behandlung ist die schmerzfreie Bauchlage. Notfalls ist ein Kissen unter den Bauch zu legen zum vollständigen Ausgleich der Lendenlordose. Die Behandlung erfolgt aus der Untersuchungsstellung heraus.

Ausgangsstellung des Patienten Das Kind liegt auf dem Bauch. Die Füße überragen die Bankkante, um unnötige Spannungen zu vermeiden.

Ausgangsstellung des Behandlers Er steht seitlich.

Kontakt Der Behandler legt die fußseitige Hand breitflächig über das Kreuzbein, die kranial gelegene Hand in Höhe des thorakolumbalen Übergangs. Er stellt mit der kranial gelegenen Hand die zu behandelnde Schichttiefe ein.

Ausführung Er baut durch Divergieren beider Hände eine Spannung auf und wartet das Release ab. Durch unterschiedliche Richtungs- und Tiefeneinstellung der Hände werden unterschiedliche Faserrichtungen erfasst oder die darunter-gelegene Muskulatur behandelt (◘ Abb. 5.138). Bei Schmerzangabe des Kindes kann der Behandler diese direkte Behandlung aufgeben und stattdessen indirekt behandeln: Er führt beide Hände zueinander und wartet so das Release ab.

Erfolgskontrolle Einzig die Schmerzangabe des Kindes beziehungsweise die Schmerzreduktion ist entscheidend für das Fortfahren der Behandlung in verschiedenen Schichten

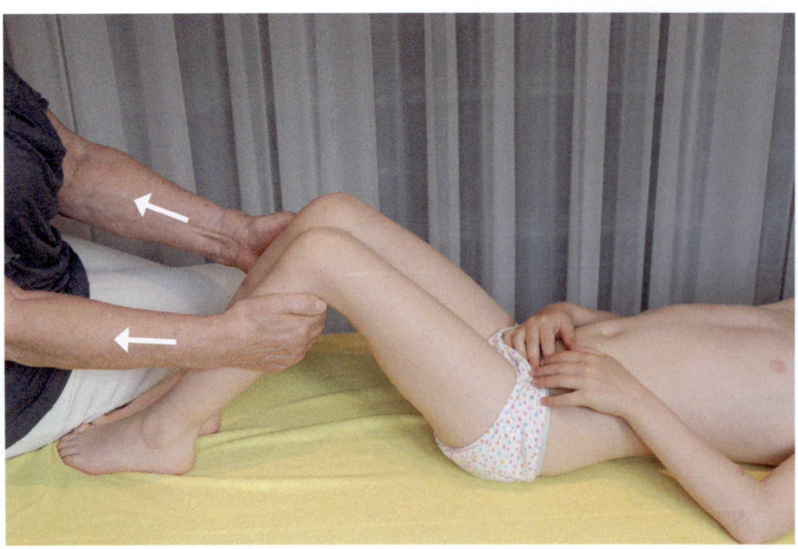

◘ **Abb. 5.137** Relaxation unter Traktion der Lendenwirbelsäule in Rückenlage

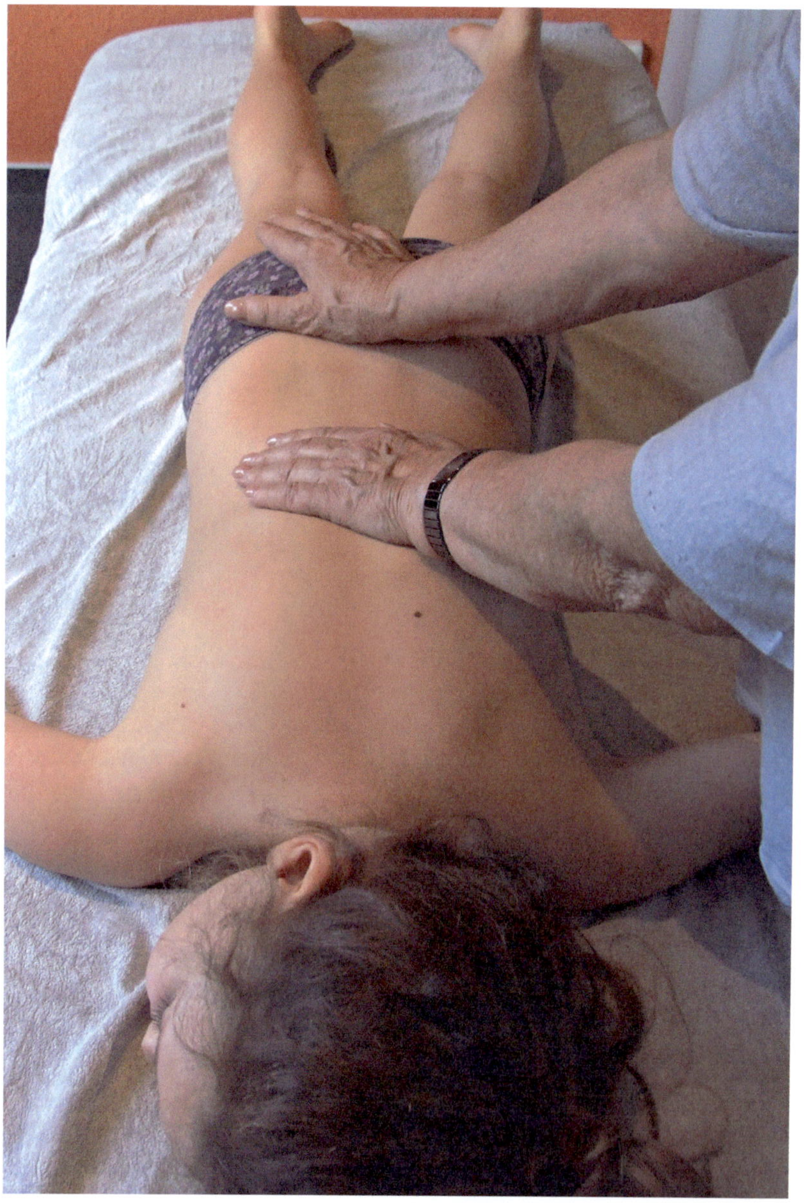

Abb. 5.138 Myofasziales Release in Bauchlage

und Behandlungsrichtungen. Nach der erfolgreichen myofaszialen Behandlung kann der Behandler ohne Schmerzäußerung des Kindes im Behandlungsablauf fortfahren.

Myofasziale Behandlung in Seitenlage

Diese Behandlung bietet sich an, wenn Rücken- und Bauchlage des Kindes schmerzbedingt nicht möglich sind.

Ausgangsstellung des Patienten Das Kind liegt auf der Seite an der vorderen Bankkante, schmerzfrei gelagert, meist ist das die Totalkyphose mit gebeugten Beinen.

Ausgangsstellung des Behandlers Der Behandler steht seitlich vor dem Kind.

Kontakt Die Handfläche der fußwärts gelegenen Behandlerhand liegt auf dem Beckenkamm, die kopfwärts gelegene Hand auf dem seitlichen Thorax des Kindes, alle Langfinger erreichen die Flanken des Kindes von dorsal.

Ausführung Durch Divergieren beider Hände erzielt der Behandler eine Seitneige in Richtung Unterlage (Abb. 5.139). Die Tiefenpalpation der Langfinger bestimmen die zu behandelnde Schicht: thorakolumbale Faszie oder darunter gelegene Muskulatur, zum Beispiel M. erector spinae oder M. quadratus lumborum. Diese werden entspannt. Eine PIR-Technik ist dem Kind schwer zu vermitteln.

Erfolgskontrolle Angabe der Schmerzerleichterung.

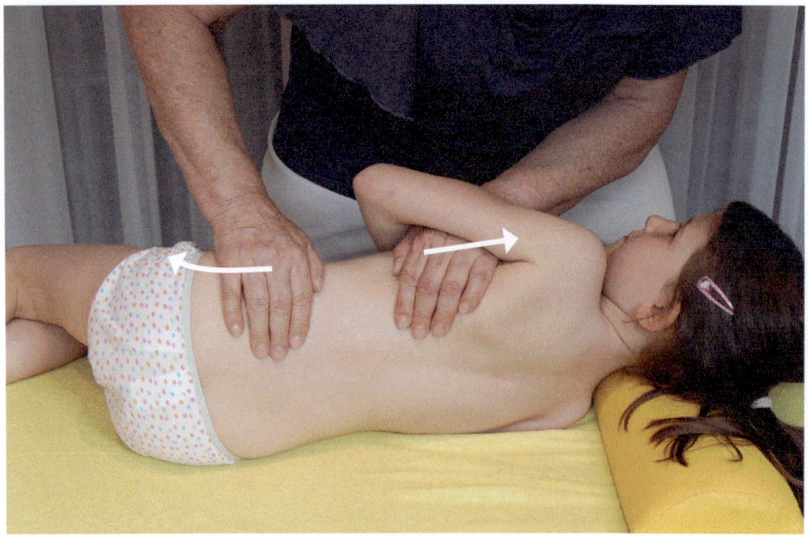

Abb. 5.139 Myofasziale Behandlung in Seitenlage

Behandlung der Beckenmuskulatur

Im Anschluss an die erfolgreiche segmentale Behandlung der LWS und des Beckens folgt die Behandlung der Beckenmuskulatur. Die Untersuchung ausgewählter Muskeln wurde in ► Abschn. 5.2.8 beschrieben. Diese Muskeln sind, wenn sie funktionell verkürzt sind, mit PIR-Technik aus der Untersuchungsstellung heraus mit dem Ziel der Verlängerung zu behandeln, Triggerpunkte sind mit PIR-Technik zu relaxieren (► Kap. 3). Sie kommen im jüngeren Kindesalter wesentlich seltener vor als im Erwachsenenalter. Die Behandlung entspricht derjenigen beim Erwachsenen.

5.3.2 Behandlung von Thorax und BWS

Selten kommen beim Kleinkind Schmerzzustände im Thoraxbereich vor. Sie können durch Traumen verursacht sein, aber auch nach Bronchitis und Pneumonie entstehen. Im Vordergrund der Therapie steht zunächst die Schmerzbehandlung, dies sind vorwiegend relaxierende Maßnahmen.

Myofasziale Entspannungstechnik über das Zwerchfell

Ausgangsstellung des Patienten Das Kind liegt auf dem Rücken.

Ausgangsstellung des Behandlers Der Behandler steht oder sitzt seitlich.

Kontakt Der Behandler legt eine Hand quer unter den thorakolumbalen Übergang, die andere quer auf den epigastrischen Winkel (Abb. 5.140).

Ausführung Er übt einen leichten Druck mit der oben gelegenen Hand aus, induziert damit ein Spannungsfeld zwischen beiden Händen. Während der ruhigen Ein- und Ausatmung spürt der Behandler ein Nachlassen der Spannung, manchmal ein Unwinding.

Effekt Das Kind wird ruhiger und schöpft Vertrauen zum Behandler. Daher sollte mit diesem einfachen Handgriff bei ängstlichen schmerzgeplagten Kindern begonnen werden.

Unspezifische Traktion der BWS

Ausgangsstellung des Patienten Das Kind sitzt auf der Untersuchungsbank.

Ausgangsstellung des Behandlers Der Behandler steht hinter dem Kind und lehnt das Kind sanft am eigenen Körper an. Er kreuzt beide Arme des Kindes angewinkelt vor dem Thorax, beide Hände des Kindes liegen auf der gegenseitigen Schulter. Zur Stabilisierung kann der Behandler ein Knie auf der Untersuchungsbank aufstellen.

Kontakt Er umgreift mit beiden Unterarmen den Thorax des Kindes von beiden Seiten, die beiden Hände umfassen die beiden Ellenbogen des Kindes von vorn und fixieren sie am Körper des Kindes.

Ausführung Der Behandler übt eine Traktion aus, indem er sich selbst leicht aufrichtet. Seine eigene Vor- oder Rückneige bestimmt die Einstellung der BWS des Kindes, er kann die bestehende Kyphose vermindern oder verstärken (Abb. 5.141). Die Traktion wird in der schmerzfreien Stellung durchgeführt.

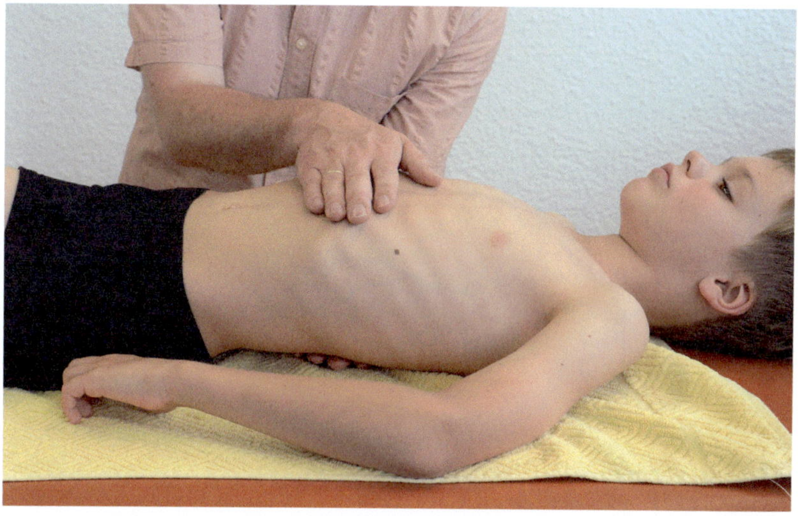

Abb. 5.140 Entspannungstechnik über das Zwerchfell in Rückenlage

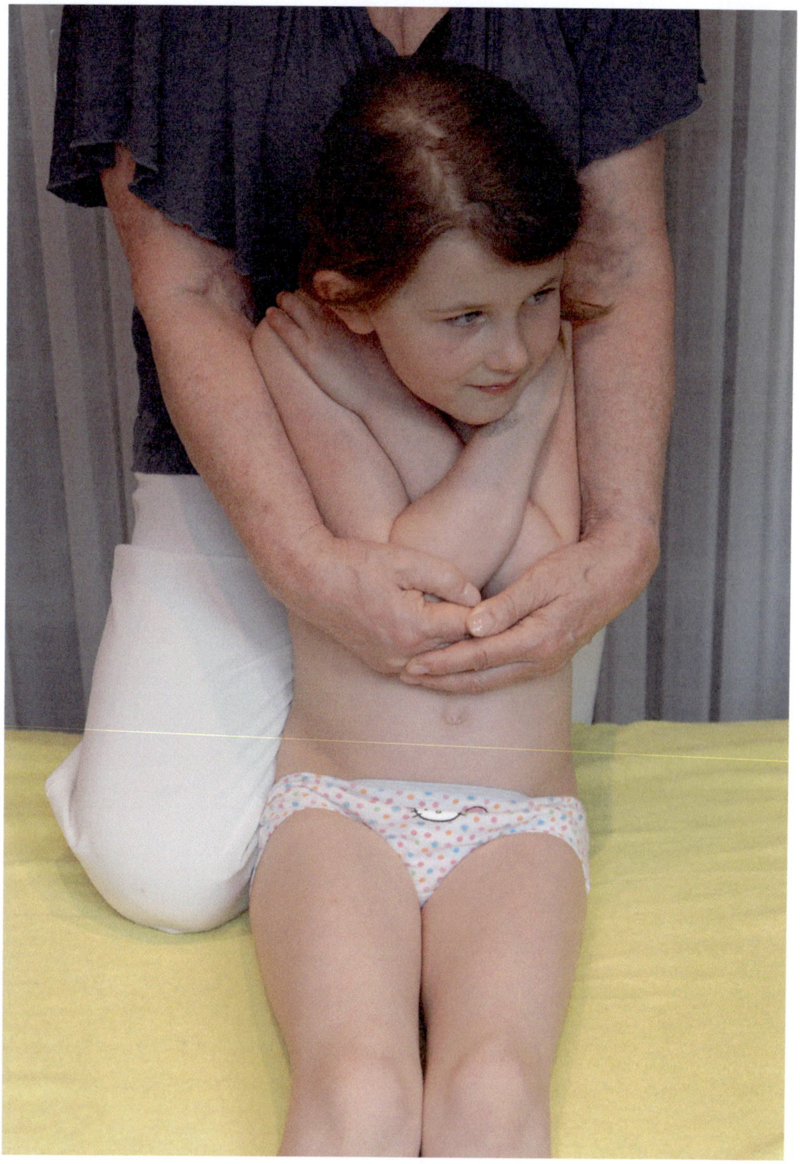

Abb. 5.141 Traktion der BWS im Sitzen. Die Beugehaltung des Behandlers verstärkt die BWS-Kyphose des Kindes. Damit wird die Traktionsrichtung variiert

Erfolgskontrolle Entscheidend ist die Schmerzreduzierung.

Rotationsmobilisation der BWS

Die folgende Behandlung ist für die mittlere und untere BWS geeignet. Man geht von der Untersuchungsstellung aus (▣ Abb. 5.71, S. 133).

Ausgangsstellung des Patienten Das Kind sitzt quer auf der Untersuchungsbank, die Hände sind im Nacken verschränkt, die Ellenbogen berühren sich vorn. Größere Kinder sitzen besser am Bankende im Reitersitz.

Ausgangsstellung des Behandlers Der Behandler steht seitlich hinter dem Kind.

Kontakt Er umfasst mit der mobilisierenden Hand die beiden gebeugten Arme des Kindes von vorn bis zur gegenseitigen Schulter und legt dorsal die Daumenspitze der anderen Hand von der Rotationsgegenseite her seitlich an den unteren Dorn des zu behandelnden Segmentes.

Ausführung Der Behandler führt die Untersuchung am Bewegungsende durch: Er rotiert mit der mobilisierenden Hand die Brustwirbelsäule von kranial nach kaudal bis zum gestörten Segment, dabei vermeidet er jegliche Ausweichbewegung des Kindes, um die Bewegungsachse beizubehalten. Die Rotationsbewegung ist beendet, wenn dorsal der tastende Monitordaumen die ankommende Spannung auf der Rotationsgegenseite spürt. In dieser Stellung verharrt der Behandler bis zum Gefühl des Release. Er kann auch kleine segmentale Rotationsbewegungen am Bewegungsende repetitiv durchführen, der tastende Daumen kontrolliert die ablaufende Bewegung im Segment (▣ Abb. 5.142).

PIR-Technik Bei kooperativen Kindern lässt der Behandler das Kind vorbereitend in die Gegenrotation anspannen. Er erklärt dem Kind, dass es gegen seine ventral liegende Hand ein wenig anspannen kann, indem er diese Hand fazilitierend auf der Haut des Kindes bewegt. Er dosiert die erforderliche Kraft auf ein Minimum. Nach 2–3 Atemzügen wird das Kind in der Ausatemphase aufgefordert, die Spannung zu lösen. Der Behandler spürt die Entspannung und einen Rotationszuwachs in die ehemals gestörte Richtung. Mehrfache Wiederholungen der Prozedur sind erforderlich.

Behandlung mit Blickwendung Mithilfe der Blickwendung ergibt sich eine sehr gute Möglichkeit, sogar schon beim Kleinkind die gestörte Rotation zu behandeln. Der Behandler fordert zunächst das Kind auf, in die ungestörte Rotationsrichtung schauen („zum Fenster, zur Mama" o. ä.). Die Fazilitation der Muskulatur allein durch die Blickwendung spürt der Behandler in seinem führenden Arm und am dorsal tastenden Daumen. Nach 2–3 Atemzügen fordert er das Kind auf, in die Richtung der gestörten Rotation zu schauen. Er gibt dafür seinen führenden Arm frei und zeigt mit der Hand in die erforderliche Blickrichtung. Diese soll keineswegs oberhalb der Schulterhöhe des Kindes liegen, um eine Retroflexion des Rumpfes zu vermeiden. Das Manöver kann einige Male wiederholt werden, bis der Behandler den Eindruck des Rotationszuwachses in die zuvor eingeschränkte Richtung bekommt. Mit dem Monitordaumen ist dieser Rotationszuwachs gut zu spüren (▣ Abb. 5.143).

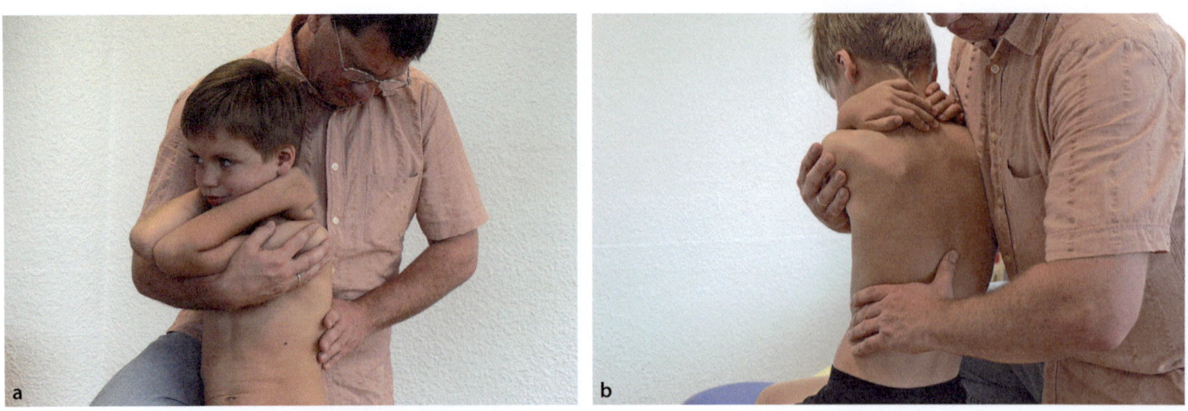

▣ **Abb. 5.142a,b** Rotationsmobilisation der Brustwirbelsäule nach rechts im Sitzen, Ansicht von vorn (**a**) und hinten (**b**)

■ **Abb. 5.143** Rotationsmobilisation der Brustwirbelsäule nach rechts mit Blickwendung, Phase II der Behandlung

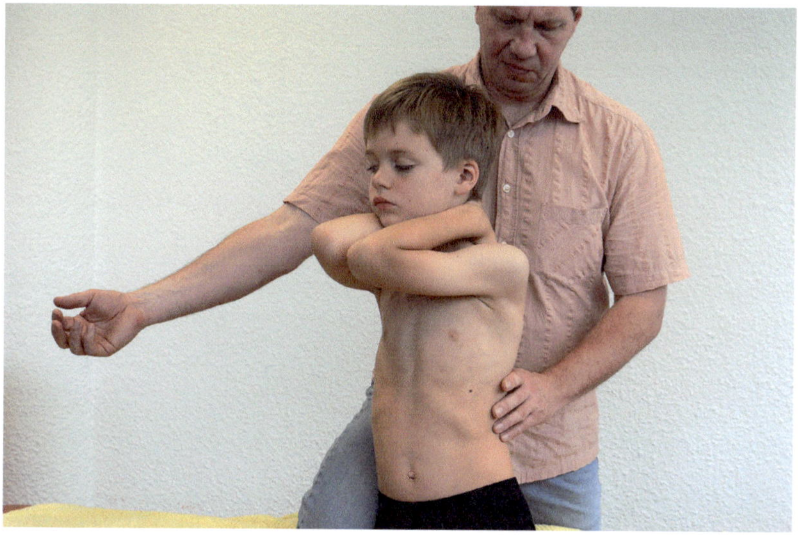

Erfolgskontrolle Bei der Wiederholung der orientierenden Rotationsuntersuchung zeigt sich ein Rotationszuwachs und die harmonische Bewegung aller Dorne in Richtung der Rotationsgegenseite.

Rotationsmanipulation der mittleren und unteren BWS

Diese Behandlung ist die Methode der Wahl, wenn die Mobilisation erfolglos war oder das Kind nicht in der Lage ist, der Aufforderung zur Anspannung oder Blickwendung zu folgen. Sie wird beschrieben am Beispiel der gestörten Rechtsrotation.

Ausgangsstellung des Patienten Das Kind sitzt am Bankende im Reitersitz, die Arme sind im Nacken verschränkt, die Ellenbogen liegen vor dem Thorax.

Ausgangsstellung des Behandlers Er steht hinter dem Kind, etwas rechts, die Beine sind leicht gespreizt.

Kontakt Der Behandler umfasst mit dem mobilisierenden rechten Arm (Seite der gestörten Rotation) beide Arme des Kindes von vorn und legt die Hand auf die gegenseitige Schulter. Er zieht das Kind zu sich heran. Die linke Hand des Behandlers schmiegt sich mit den Langfingern im Rippenverlauf um die Thoraxseite des Kindes, der linke Behandlerdaumen liegt weit abgespreizt mit der Daumenspitze neben dem Querfortsatz des oberen Partnerwirbels. Der Behandler macht mit seinem linken Bein einen kleinen Ausfallschritt nach hinten. Der Rumpf des Kindes ist jetzt eng an den Behandler geschmiegt, beide haben eine gemeinsame Bewegungsachse.

Ausführung Der Behandler stellt die dreidimensionale Verriegelung ein:

- Der rechte Behandlerarm verschiebt den Oberkörper in Höhe des zu behandelnden Segments nach links auf den Kontaktdaumen zu. Er stellt damit eine Seitneige im Segment nach rechts ein mithilfe einer kleinen Translationsbewegung nach links (■ Abb. 5.144a).
- Der Behandler führt eine Rotation vom Schultergürtel her nach rechts bis zum eingestellten Segment durch. Die Seitneige im Segment wird beibehalten, die senkrechte Körperachse darf nicht aufgegeben werden (■ Abb. 5.144b).
- Die Einstellung der Extension erfolgt durch leichte Aufrichtung des Rumpfes vom Schultergürtel her. Der Behandler richtet sich zusammen mit dem Kind unter Beibehaltung von Seitneige und Rotation auf. Kind und Behandler bilden weiterhin eine gemeinsame Achse (■ Abb. 5.144c).

Die Einstellung des Segments in Rechtsseitneige, Rechtsrotation und Extension entspricht der Verriegelungseinstellung entgegen dem normalen synkinetischen Verhalten der Brustwirbelkörper nach Lovett (1905).

Probeschub Der Behandler verstärkt minimal die Rotation und Extension und vergewissert sich, dass kein Schmerz auftritt.

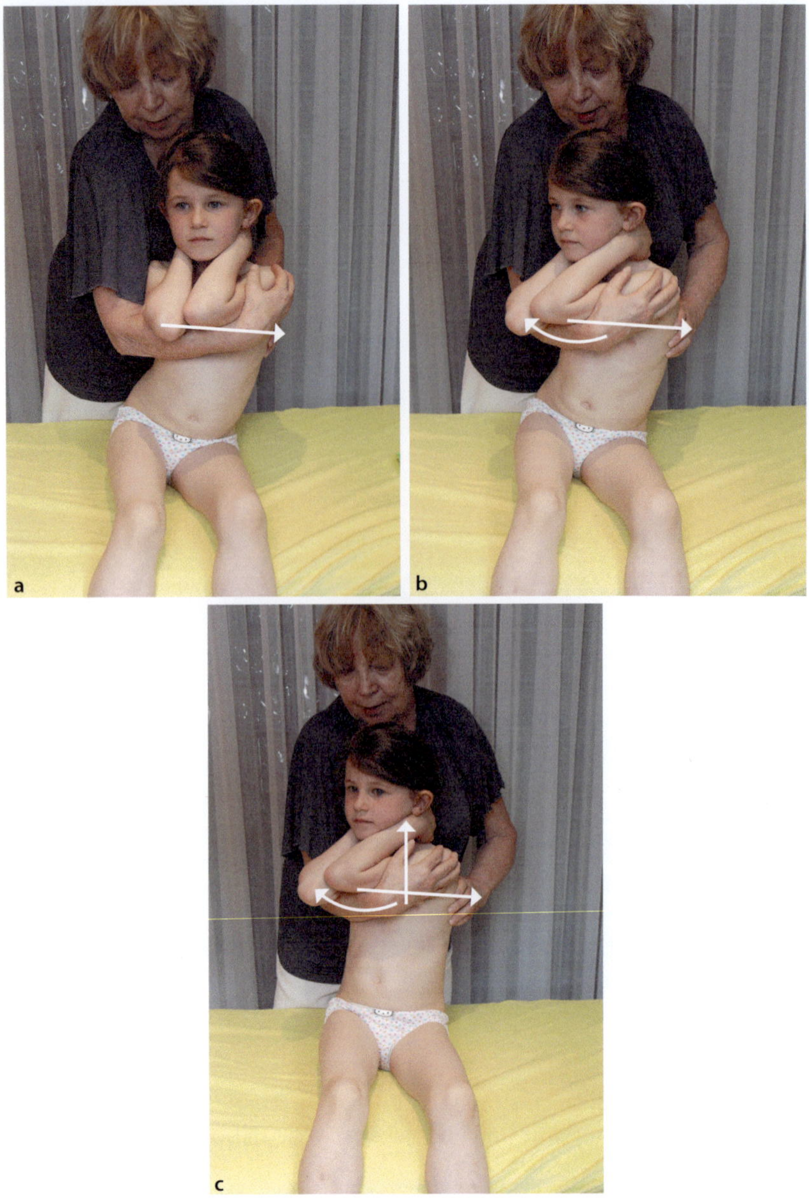

Abb. 5.144a–c Rotationsmanipulation Th7/8 nach rechts. **a** Einstellung der Seitneige nach rechts, **b** zusätzliche Rotation nach rechts bis zum eingestellten Segment, **c** zusätzliche Traktion in Richtung Extension

Ausführung Er lässt das Kind ruhig atmen, wartet die Entspannungsphase (Ausatmung) ab und führt jetzt den Manipulationsschub in Extension und Rotation durch, ohne die Translation aufzugeben. Kind und Behandler drehen sich minimal aus dem Körper heraus in die vorher eingestellte Rotationsrichtung um eine gemeinsame Körperlängsachse.

Erfolgskontrolle Wiederholung der Untersuchung, aus der sich die Behandlungsindikation ergab.

Für sehr leichte Kinder eignet sich die Behandlung nicht, da bei dieser „Mitnehmertechnik" das Kind zu stark angehoben und dadurch der Manipulationszug ungezielt würde.

Rotationsmobilisation der oberen BWS

Ausgangsstellung des Patienten Das Kind sitzt quer auf der Untersuchungsbank. Die Bank ist hochgestellt.

Ausgangsstellung des Behandlers Der Behandler steht hinter dem Kind und führt den Arm der Seite der gestörten Rotation in den Nacken des Kindes.

Kontakt Er „fädelt" sich mit seiner gleichseitigen Hand durch den gebeugten Arm des Kindes, die Langfinger reichen bis zur oberen BWS. Der Behandlerdaumen der anderen Hand (Monitor) palpiert von der Gegenseite her den Dorn des unteren Partnerwirbels.

Ausführung Der Behandler führt nun den Ellenbogen des Kindes nach dorsal und damit die oberen Wirbelkörper in die Rotation. Der Monitordaumen spürt die ankommende Rotation, im Blockierungsfall das Hinweglaufen der Bewegung. Aus dieser Untersuchungsstellung heraus führt der Behandler sanfte repetitive Rotationsbewegungen am Bewegungsende durch. Er kann auch an der Barriere warten bis zum Gefühl der Entspannung im Segment (◘ Abb. 5.145).

PIR-Technik Bei kooperativen Kindern fordert der Behandler das Kind auf, seinen Rumpf zurückzudrehen (Rotation in die freie Richtung), indem er die Spannungsrichtung mit seiner rechten Ellenbeuge andeutet. Nach 2–3 langsamen Atemzügen soll das Kind den Druck wegnehmen. In der Ausatemphase spürt der Behandler die Entspannung, der er in die zuvor gestörte Rotationsrichtung mühelos folgen kann.

Erfolgskontrolle Wiederholung der Untersuchung, aus der sich die Behandlungsindikation ergab.

Anteflexionsmobilisation der BWS

Ausgangsstellung des Patienten Das Kind liegt wie bei der segmentalen Untersuchung der Anteflexion

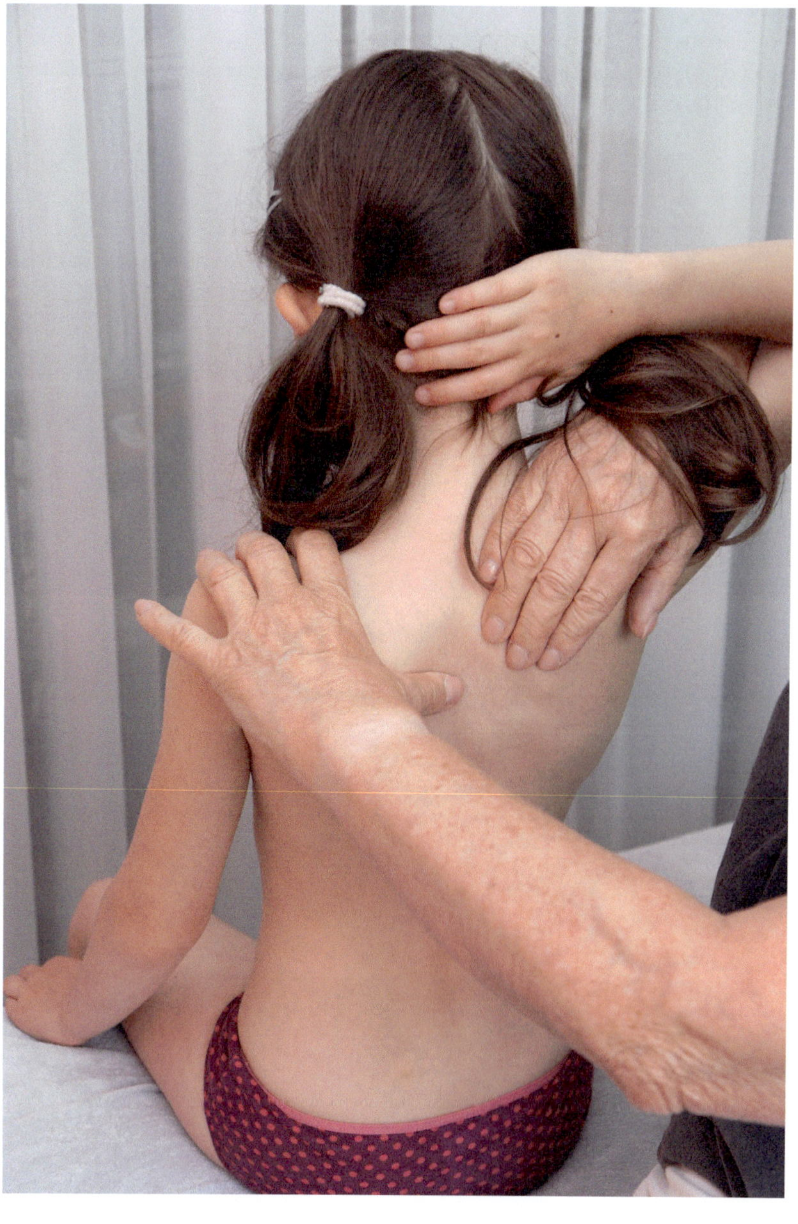

◘ **Abb. 5.145** Rotationsmobilisation der oberen Brustwirbelsäule nach rechts. Zur besseren Darstellung ist der Abstand zwischen Kind und Behandlerin weiter als erforderlich. Bei größeren Kindern ist der Kontakt beider Hände nicht so gut wie im Bild gezeigt

der BWS in Seitenlage an der Vorderseite der Untersuchungsbank, die Hände sind im Nacken verschränkt, die Beine gebeugt. Die Untersuchungsbank ist möglichst hochgestellt.

Ausgangsstellung des Behandlers Der Behandler steht vor dem Kind. Die Untersuchungsbank ist so hochgestellt, dass der Behandler den Thorax des Kindes bequem umfassen kann.

Kontakt Er umfasst mit seinem kopfseitigen Unterarm die unten gelegene Schulter von kranial her, trägt dabei den Kopf des Kindes, seine Langfinger erreichen den Rücken. Damit hat der kopfseitige Arm des Behandlers den Oberkörper des Kindes in guter Führung. Der fußseitige Unterarm des Behandlers umfängt stützend den Rumpf des Kindes von dorsal, eine Langfingerspitze (Monitorfinger) liegt tastend zwischen den Dornen der beiden zu behandelnden Wirbel (◻ Abb. 5.72, S. 134 und ◻ Abb. 5.73, S. 134).

Ausführung Der kopfseitige Arm führt eine Anteflexion der BWS durch, ausbuckelnd in Richtung des Monitorfingers. Dieser tastet das Entfernen der beiden Dorne bei der Anteflexionsbewegung. Im Fall einer segmentalen Funktionsstörung ist diese Bewegung nicht fühlbar, man bemerkt auch einen harten Anschlag. Aus dieser Stellung heraus beginnt die mobilisierende repetitive Bewegung in Richtung Anteflexion (◻ Abb. 5.146).

PIR-Technik Bei kooperativen Kindern fordert der Behandler das Kind auf, gegen den Behandlerarm zu spannen (in ungestörter Extensionsrichtung der BWS), er fazilitiert mit einer kleinen Bewegung die Stelle an seinem Oberarm, in die das Kind hineinspannen soll. Er lässt diese Spannung 2–3 langsame Atemzüge halten und bittet das Kind dann, die Spannung zu lösen. Der Behandler spürt nach einigen Wiederholungen den Entspannungsgewinn. Eine Kombination mit zusätzlicher Atemfazilitation hat sich bei Kindern nicht bewährt, da es besonders bei kooperativen Kindern zu ausholenden Bewegungen kommt, die die exakte Segmenteinstellung zunichtemachen würden.

Erfolgskontrolle Bei der orientierenden Untersuchung im Sitzen läuft die Anteflexion im Erfolgsfall ungestört ab.

Retroflexionsmobilisation der BWS

Man beginnt in der Untersuchungsstellung (◻ Abb. 5.74, S. 135 und ◻ Abb. 5.75, S. 135).

Ausgangsstellung des Patienten Das Kind liegt in Seitenlage an der Vorderkante der Untersuchungsliege, beide Beine sind locker gebeugt, die Hände im Nacken verschränkt.

Ausgangsstellung des Behandlers Der Behandler steht vor dem Kind.

Kontakt Er umfasst mit dem kopfseitigen Arm beide Arme von kaudal her, umgreift und trägt Schulter, Nacken und Kopf des Kindes. Die Fingerspitzen reichen bis zum zervikothorakalen Übergang, bei kleinen Kindern bis in Höhe des oberen Partnerwirbels. Mit dem fußseitigen Unterarm kann der Behandler jetzt den Rumpf des Kindes absichernd

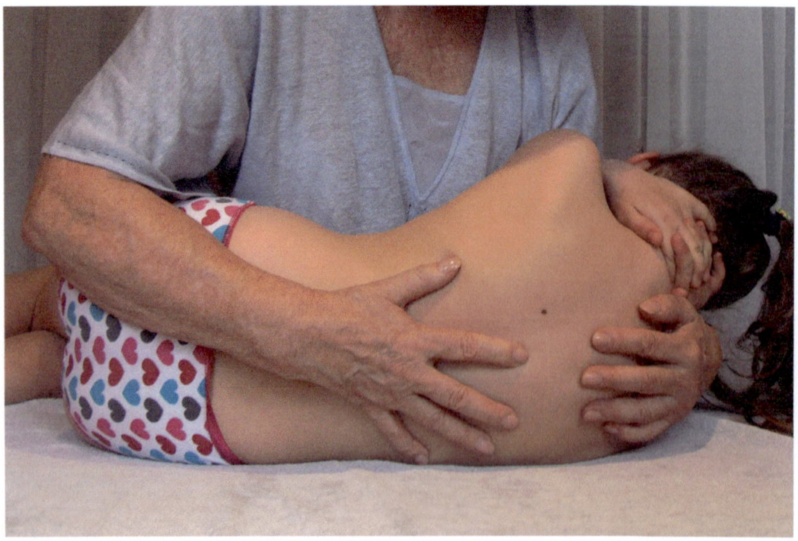

◻ **Abb. 5.146** Anteflexionsmobilisation der BWS. Das Oberarm-Schulter-Paket wird ventral von kranial her umfasst

von dorsal stützen, eine Fingerspitze liegt zwischen den Dornen der beiden zu behandelnden Partnerwirbel und palpiert die Bewegung.

Ausführung Die kopfseitige ist die mobilisierende Hand; sie führt den Rumpf des Kindes in die Retroflexion, von kranial nach kaudal fortschreitend, leicht stauchend in Richtung des dorsal palpierenden Fingers. Dieser kontrolliert, wie sich bei der Bewegung die Dorne einander nähern. Im gestörten Fall ist diese Bewegung nicht palpabel, die Retroflexion läuft über das gestörte Segment hinweg. Hier beginnt die mobilisierende Behandlung: Die zuletzt ausgeführte Bewegung wird repetitiv weitergeführt unter Kontrolle des Monitorfingers. Der Behandler kann auch am Ende der Bewegung an der Barriere verharren und das Release abwarten (◘ Abb. 5.147).

PIR-Technik Bei kooperativen Kindern fordert der Behandler das Kind auf, seine angewinkelten Arme gegen den vorn gelegenen Behandlerarm zu spannen (in Richtung der ungestörten Anteflexion). Diese Spannung lässt er 2–3 langsame Atemzüge halten und bittet das Kind dann, die Spannung zu lösen. Der Behandler spürt nach einigen Wiederholungen den Entspannungsgewinn in Richtung der Retroflexion. Eine Kombination mit zusätzlicher Atemfazilitation hat sich bei Kindern auch hier nicht bewährt, da es besonders bei kooperativen Kindern zu ausholenden Bewegungen kommt, die die exakte Segmenteinstellung zunichtemachen würden.

Erfolgskontrolle Die Wiederholung der orientierenden Untersuchung zeigt die verbesserte Aufrichtung des Rumpfes.

Federungsmobilisation der BWS

Ausgangsstellung des Patienten Das Kind liegt auf dem Bauch, die Fußspitzen überragen zur Entspannung die Bankkante.

Ausgangsstellung des Behandlers Er steht seitlich.

Kontakt Der Behandler legt den II. und III. Finger der fußwärts gelegenen Hand paravertebral in Höhe des unteren Partnerwirbels, die Finger zeigen nach kranial. Die kopfwärts gelegene Hand liegt mit der Ulnarkante auf den palpierenden Fingerbeeren wie bei der Federungsuntersuchung (◘ Abb. 5.148, vgl. auch ◘ Abb. 5.77, S. 136).

Ausführung Durch Druck der oben gelegenen Handkante auf die Langfingerbeeren der aufgelegten Hand wird ein Druck in ventraler Richtung ausgeübt. Die Wirbelgelenke kommen dadurch in Divergenzstellung. Im Fall einer Blockierung wiederholt der Behandler diese Federungsbewegung bis zum weichen Endgefühl.

Erfolgskontrolle Nach gelungener Mobilisation ist die Aufrichtbarkeit des Rumpfes verbessert.

Retroflexionsmanipulation der BWS in Bauchlage

Der Behandler kann die oben beschriebene Mobilisation auch als Manipulation durchführen. Statt der repetitiven Bewegung hält er die Vorspannung, führt den Probeschub durch, um sich über die Schmerzfreiheit zu informieren, und führt anschließend über Handkante und Fingerbeeren einen kurzen schnellen Schub auf die beiden Querfortsätze

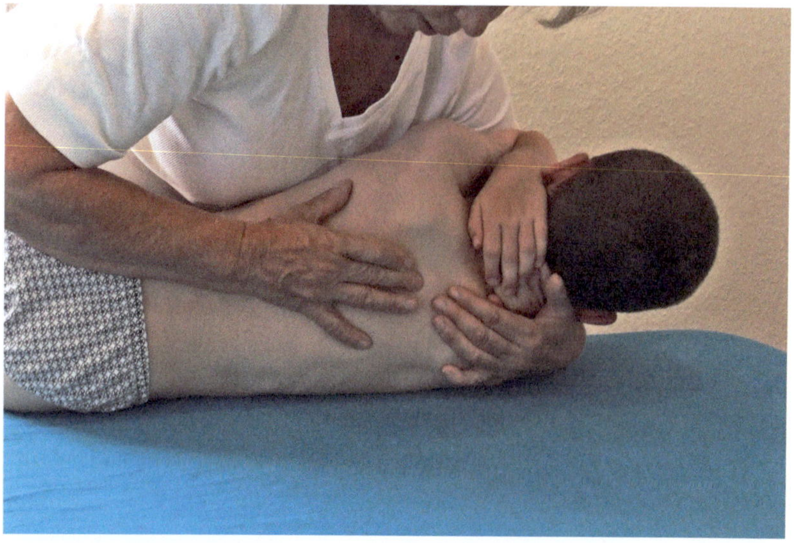

◘ **Abb. 5.147** Retroflexionsmobilisation der BWS. Das Oberarm-Schulter-Paket wird im Gegensatz zur Anteflexionsbehandlung von kaudal her umfasst

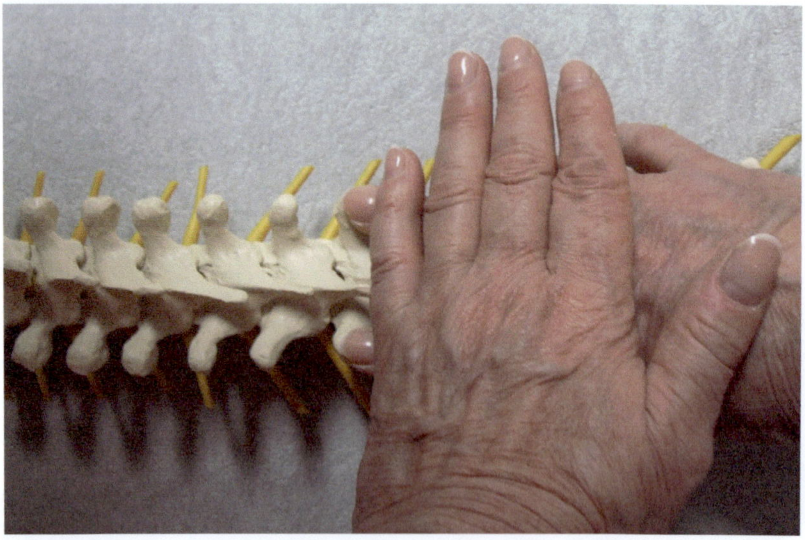

Abb. 5.148 Federungsmobilisation der BWS in Bauchlage, Kontaktpunkte

des unteren Partnerwirbels nach ventral durch. Die Kraft des Manipulationsimpulses entspricht der der Mobilisation.

Retroflexionsmanipulation der BWS in Rückenlage

Diese Behandlung ist – beim jüngeren Kind selten erforderlich – leicht durchführbar, wenngleich die Technikbeschreibung etwas aufwendig klingt. Der Behandler sollte sich praktischerweise das gestörte Segment bei der Untersuchung mit einem Fingernagelstrich (Dermographismus) markiert haben.

Ausgangsstellung des Patienten Das Kind liegt in der Bankmitte auf dem Rücken. Es legt seine Hände in den Nacken, umgreift seine Halswirbelsäule stützend und führt die Ellenbogen unter dem Kinn zusammen, sie liegen nebeneinander vor dem Brustkorb.

Ausgangsstellung des Behandlers Er steht an der Bankseite, Blick zum Kind.

Kontakt Der Behandler dreht den ganzen Körper des Kindes in seiner Längsachse zu sich her und nimmt mit der fußwärts gelegenen Hand Kontakt auf: Seine Langfinger liegen locker gestreckt unter dem gekennzeichneten Segment, der Zeigefinger liegt quer auf den Querfortsätzen des unteren Partnerwirbels. Das leicht gebeugte proximale Interphalangealgelenk des Zeigefingers schützt dabei die Dorne. Dieser Kontakt wird bis zum Behandlungsende exakt beibehalten (Abb. 5.149).

Ausführung Mit der kopfwärts gelegenen Hand umfasst der Behandler nun den Hinterkopf und Nacken des Kindes, bringt die HWS und BWS in Anteflexion und dreht in dieser Haltung das Kind langsam zurück in die

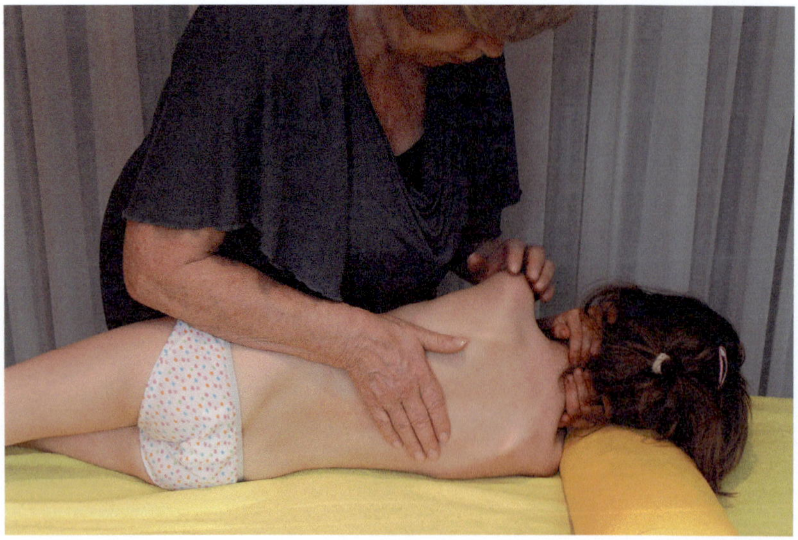

Abb. 5.149 Retroflexionsmanipulation der BWS, Kontaktaufnahme. Die rechte Behandlerhand liegt quer auf dem Thorax des Kindes, der Zeigefinger in Kontakt mit den Querfortsätzen des unteren Partnerwirbels. Das proximale Interphalangealgelenk des Zeigefingers liegt schützend in Höhe der Dornfortsatzreihe

Mittellinie der Untersuchungsbank. Er umfasst nun mit der kopfwärts gelegenen Hand die beiden Ellenbogen des Kindes von vorn, abgestützt am eigenen Thorax. In dieser Stellung legt er die Wirbelsäule anschließend von kaudal nach kranial auf der Unterlage ab und führt an dem Punkt, an dem er das Auflegen unter seinem Zeigefinger spürt, den Probeschub nach dorsal durch. Nachdem er sich über die Schmerzfreiheit informiert hat, kann die Manipulation erfolgen: Der Behandler wartet eine Ausatemphase des Kindes ab, ohne die Vorspannung aufzugeben. In dieser Phase der maximalen Entspannung führt der Behandler einen schnellen Dorsalschub in Richtung Unterlage aus. Der Schub kommt aus seiner Körperlängsachse über den Thorax in dorsaler Richtung, gezielt hinein in das Segment oberhalb der dorsal liegenden Zeigefingerkante. Das ist ein Dorsalgleiten des kranialen Partnerwirbels gegen den kaudalen Partnerwirbel. Der Vorteil ist der enge Kontakt mit dem Kind, was eine besonders sanfte Manipulation gewährleistet (▣ Abb. 5.150).

Erfolgskontrolle Wiederholung der Untersuchung, aus der sich die Behandlungsindikation ergab.

Anteflexionsmanipulation der BWS

Diese Behandlung ist identisch mit der Extensionsmanipulation, nur ist die Schubrichtung der Manipulation mehr nach kraniodorsal gerichtet (Richtung der Unterarme des Kindes, ▣ Abb. 5.151).

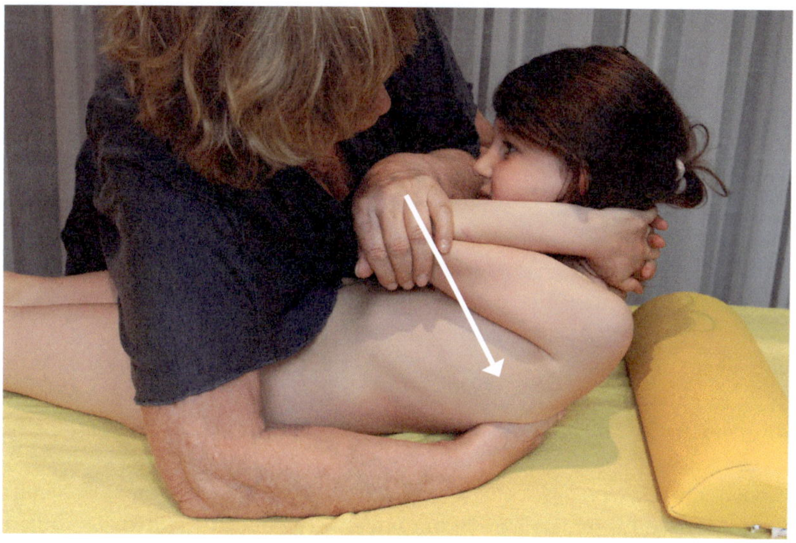

▣ **Abb. 5.150** Retroflexionsmanipulation der BWS. Von kaudal nach kranial wird das Kind auf der Unterlage abgelegt. Im Moment des Kontaktes des Zeigefingers mit der Unterlage wird der Manipulationsschub nach dorsal durchgeführt (Pfeilrichtung)

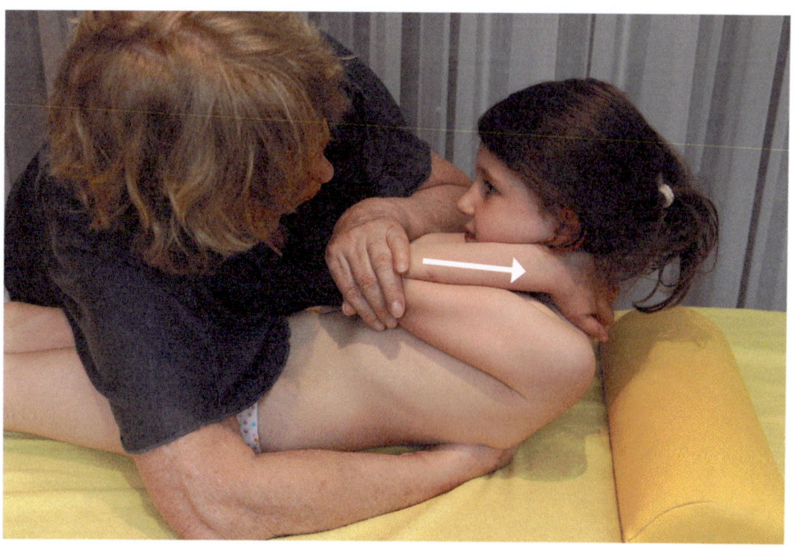

▣ **Abb. 5.151** Anteflexionsmanipulation der Brustwirbelsäule in Rückenlage. Der Pfeil zeigt die Manipulationsrichtung an

5

Manipulation der BWS in Extensions- und Rotationsrichtung

Diese Variante der oben beschriebenen Extensionsbehandlung eignet sich für kombinierte Funktionsstörungen der Extension und Rotation. Sie hat den Nachteil, dass der Behandler gezwungen ist, sich bei der Untersuchung Zeichen für die spätere Kontaktaufnahme auf dem Rücken des Kindes zu setzen. Er kreuzt mit einem Stift den Querfortsatz des unteren Partnerwirbels auf der Seite der gestörten Rotation an, ein zweites Kreuz setzt der Behandler auf den darübergelegenen Querfortsatz der Seite der freien Rotation. Diese beiden Markierungen als Kontaktpunkte für den unterlegten Zeigefinger nutzend, führt der Behandler den Manipulationsschub in dorsaler Richtung durch, indem er den unterlegten Zeigefinger schräg unter die Kontaktpunkte legt (◘ Abb. 5.152). Das technische Vorgehen entspricht dem der Retroflexionsmanipulation der BWS (◘ Abb. 5.150).

Mobilisation der Rippen

Die Behandlung geht von der Untersuchungsstellung aus (► Abschn. 5.2.9).

Ausgangsstellung des Patienten Das Kind liegt auf der ungestörten Seite an der Vorderkante der Untersuchungsbank, die Beine sind im Knie- und Hüftgelenk gebeugt. Der oben gelegene Arm ist eleviert, Hand und Unterarm hängen über dem Kopf herab.

Ausgangsstellung des Behandlers Er steht vor dem Kind an der Bankseite.

Kontakt Sein fußseitiger Unterarm umfasst den Thorax des Kindes unterstützend von dorsal, die tastenden Fingerspitzen liegen am Angulus costae der funktionsgestörten Rippen. Der Behandler umfasst mit dem kopfseitigen Arm den oben liegenden elevierten Arm des Kindes in Höhe seines Ellenbogens von ventral.

Ausführung Während der Behandler den elevierten Arm des Kindes nach dorsal führt, tasten seine dorsal liegenden Finger die Federung der einzelnen Rippen. Im Fall einer Störung, bei der diese Federung fehlt, wiederholt der Behandler die Federungsbewegung bis zum Eintreten des weichen Endgefühls (◘ Abb. 5.153).

PIR-Technik Bei kooperativen Kindern lässt der Behandler mit dem Ellenbogen während 2–3 langsamer Atemzüge gegen seine Hand spannen und spürt beim Nachlassen des Druckes den Entspannungsgewinn.

Erfolgskontrolle Beim anschließenden Betrachten der Atembewegung ist diese im Erfolgsfall ungestört.

Manipulationsbehandlung der Rippengelenke

Auch bei dieser Behandlung sollte der Behandler zur Erleichterung der Kontaktnahme den Angulus costae der Rippen, die bei der Untersuchung gestört gefunden wurden, auf der Haut markieren.

Ausgangsstellung des Patienten Das Kind liegt auf dem Rücken in Bankmitte, wenn erforderlich legt der Behandler ein flaches Polster unter den Kopf.

Ausgangsstellung des Behandlers Der Behandler steht seitlich an der ungestörten Seite, Blick zum Kind. Er legt die Hände des Kindes jeweils auf die gegenseitige Schulter.

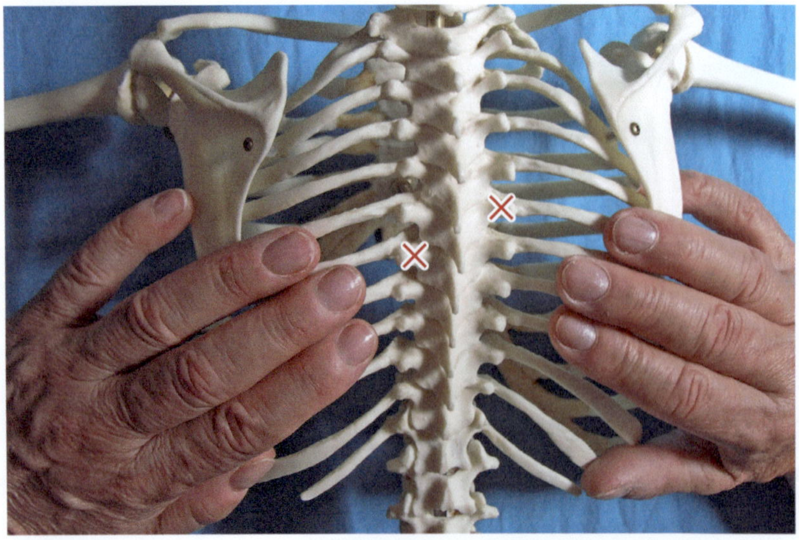

◘ **Abb. 5.152** Manipulation der Brustwirbelsäule in Extension und Linksrotation. Markierungspunkte aus der Untersuchung der gestörten Linksrotation und Kontaktpunkte beim Manipulationsschub. Außer der Extension wird somit auch die Linksrotation erzwungen

Abb. 5.153 Mobilisation der Rippen 2–6 links in Seitenlage

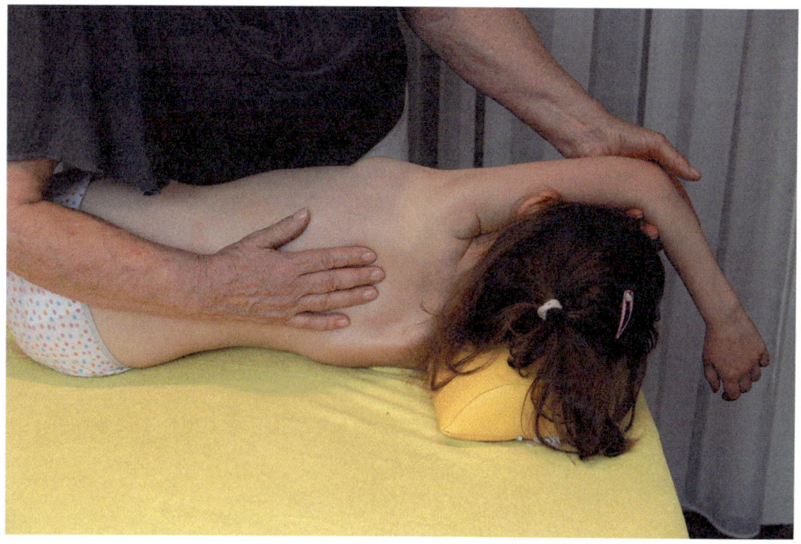

Kontakt Zur Kontaktaufnahme rollt der Behandler den Oberkörper des Kindes so zu sich her, dass er mit seiner kaudal gelegenen supinierten Hand Kontakt mit der gestörten Rippe aufnehmen kann: Alle Langfinger liegen flach kaudal der zu behandelnden Rippe, Fingerspitzen seitlich der Dorne. Der Zeigefinger ist der Kontaktfinger, seine Fingerspitze liegt lateral des Wirbeldorns, direkt unter der zu behandelnden Rippe. Der Daumen hat keinerlei Kontakt.

Ausführung Mit dem kopfseitigen Arm umfasst der Behandler den Nacken des Kindes, führt das Kind nah zu sich heran und rollt es zurück in die Rückenlage unter Beibehaltung des exakten Handkontakts und der Anteflexion der BWS. Er rollt das Kind weiter über die Mittellinie hinaus auf den Kontaktzeigefinger zu, sein Unterarm liegt auf dem nahegelegenen Oberarm des Kindes. Der Behandler spürt nun den Spannungswechsel bei der Ein- und Ausatmung, führt jetzt den Probeschub nach dorsal durch, um sich über die Schmerzfreiheit zu vergewissern. Dann wartet er einige Atemzüge lang den Moment der maximalen Entspannung ab (Ausatemphase) und führt anschließend den Manipulationsschub über seinen Thorax bzw. den Oberarm des Kindes durch, nach dorsal in Richtung seines Kontaktzeigefingers. Dadurch wird eine Zugspannung auf das Rippengelenk ausgeübt (Abb. 5.154).

Erfolgskontrolle Beim anschließenden Betrachten der Atembewegung ist diese ungestört.

Behandlung des Diaphragma thoracis

Ergibt sich bei der regionalen Untersuchung eine Asymmetrie der Atmung oder Spannungsunterschiede bei der Untersuchung des Diaphragma thoracis, so sollte mit der myofaszialen Behandlung begonnen werden, noch vor der Behandlung der Wirbelgelenke.

Zwerchfellrelease beidhändig am unteren Rippenbogen

Die Behandlung erfolgt aus der Untersuchungshaltung heraus.

Ausgangsstellung des Patienten Das Kind liegt in Bankmitte auf dem Rücken, die Kniegelenke sind zur Entspannung der Bauchdecken mit einem Kissen unterlegt. Das Kind kann auch die Fersen über den Bankrand hängen lassen mit dem gleichen Effekt.

Ausgangsstellung des Behandlers Er steht seitlich mit Blick zum Kind.

Kontakt Der Behandler nimmt mit beiden Händen rechts und links breitflächig Kontakt seitlich über den Rippen 7–12 auf, die Daumen liegen rechts und links in Richtung des epigastrischen Winkels (Abb. 5.155).

Ausführung Der Behandler baut eine Spannung zwischen beiden Händen auf mit Fokussierung auf das Zwerchfell und wartet das Release ab. In manchen Fällen spürt er das Unwinding, eine schaukelnde vibrierende Eigenbewegung des Gewebes, vorstellbar als Entwirrung der verspannten bindegewebigen Strukturen. Man bemerkt oft ungewöhnliche Reaktionen des Kindes wie Gähnen, Seufzen, selten auch Gefühlsausbrüche. Eine weitere Behandlungsmöglichkeit aus der gleichen Behandlungsstellung heraus ist die Recoiltechnik: Der Behandler fordert das Kind auf, mehrere Male tief ein- und auszuatmen. Dabei folgen seine Hände der Thoraxatembewegung. Er

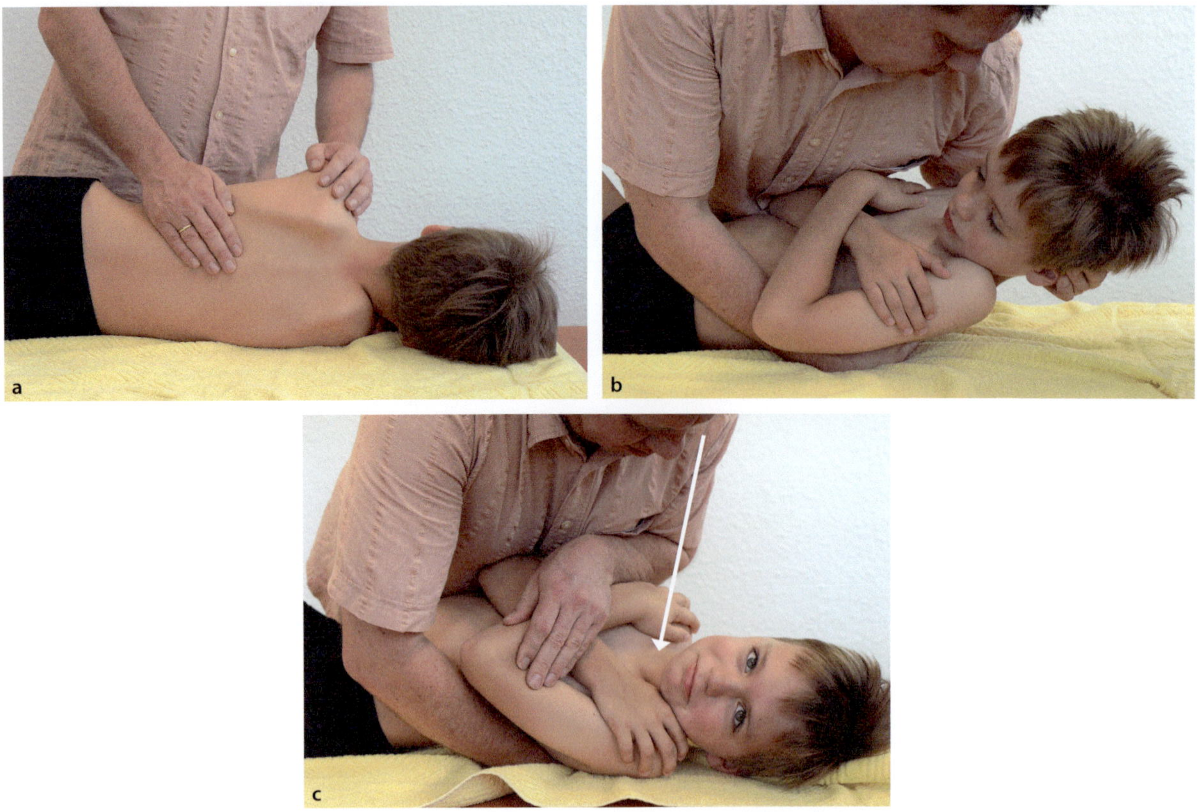

Abb. 5.154a–c Manipulationsbehandlung der Rippengelenke. **a** Kontaktaufnahme: Anlegen des II. Fingers direkt auf der gestörten Rippe, **b** Umlagerung auf den Kontaktfinger zu, **c** Manipulationsschub über die schräge Thoraxseite in Richtung Unterlage

Abb. 5.155 Behandlung des Diaphragma thoracis

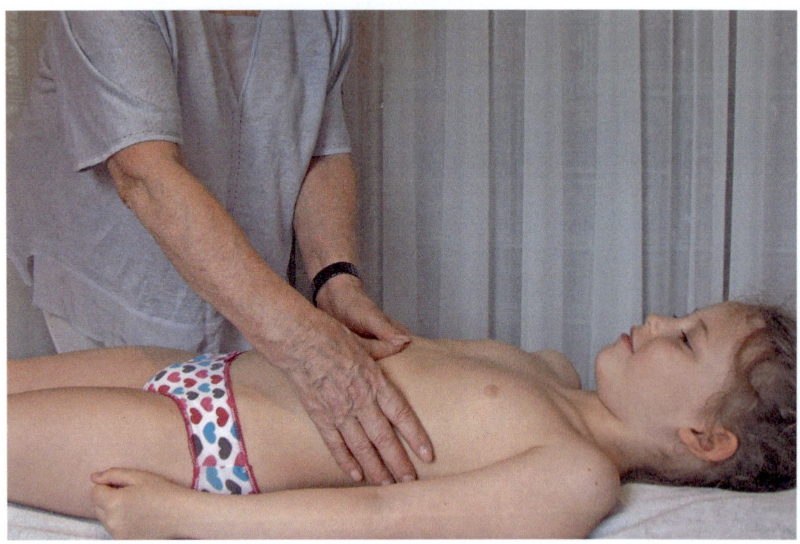

löst seinen Handkontakt schnell und überraschend zum Zeitpunkt des Beginns einer neuen Einatmung und spürt dabei das schnelle Nachfolgen der Rippen als Reboundeffekt.

Erfolgskontrolle Nach der Behandlung verringert sich das Spannungsgefühl.

Schockrelease des Zwerchfells

Wie bei der Säuglingsbehandlung (▶ Abb. 4.89, S. 144) führt diese Technik zu einer unspezifischen Aktivierung der sympathischen präaortalen Ganglien (Plexus coeliacus, hypogastricus superior und inferior, mesentericus superior).

Ausgangsstellung des Patienten Das Kind liegt auf dem Rücken.

Ausgangsstellung des Behandlers Der Behandler steht auf der Bankseite mit Blick zum Kind.

Kontakt Er stellt die Fingerbeeren 2–5 beider Hände auf die Mittellinie zwischen Xiphoid und Nabel des Kindes auf, bei kleinen Kindern reichen die 4 Langfinger einer Hand.

Ausführung Mit jedem Ausatemzug (Nachlassen der Gewebespannung) lässt der Behandler die Fingerbeeren mehr in die Tiefe sinken, bis kein weiteres Einsinken und ein Release spürbar werden.

Erfolgskontrolle Spürbare Entspannung des Kindes.

5.3.3 Behandlung der HWS (Okziput bis zervikothorakaler Übergang)

Diese Region ist im Kleinkindalter am häufigsten zu behandeln. Die Bedeutung des kraniozervikalen Übergangs als Schlüsselregion besteht seit dem Säuglingsalter, hinzu kommt jetzt der zervikothorakale Übergang und das oromandibuläre System. Letzterem kommt besonders im Schulkindalter steigende Bedeutung zu. Bei der Behandlung sollte mit den Möglichkeiten im Sitzen begonnen werden, um dem Kind die sanfte Behandlung zu demonstrieren und ihm die Angst zu nehmen. Zur Erinnerung: Das Kind sollte während der Behandlungen keine Kaubewegungen durchführen, um störende Muskelanspannung zu vermeiden (kein Kaugummi!).

Traktion der HWS

Diese Behandlung ist für den Schmerzfall geeignet, besonders zu Beginn der Behandlung.

Ausgangsstellung des Patienten Das Kind sitzt auf der Untersuchungsbank, angelehnt an den Behandler. Die Bank sollte hochgestellt sein.

Ausgangsstellung des Behandlers Er steht hinter dem Kind.

Kontakt Der Behandler zieht das Kind zu sich heran, umfasst mit beiden Händen den Kopf seitlich, sodass seine Metakarpalia unter dem Jochbein, die Daumen unter dem Okziput des Kindes zu liegen kommen. Seine Handwurzeln (beim größeren Kind die Unterarme) liegen beiderseits auf den Schultern des Kindes.

Ausführung Durch Anheben der Hände bei auf den Schultern des Kindes abgestützten Unterarmen wird ein Längszug auf die Halswirbelsäule ausgeübt. Der Behandler testet die schmerzfreie Zugrichtung aus, indem er seine Körperachse verändert. Ein Zurückweichen des Behandlers unter Beibehaltung des Handkontakts führt die Halswirbelsäule des Kindes in eine verstärkte Anteflexion, diese ist meist die schmerzfreie Behandlungsrichtung (◻ Abb. 5.156). Die schmerzfreie Richtung ist manchmal auch eine Seitneige, die der Behandler dann einzustellen hat. Diesen Zug behält der Behandler einige Minuten bei und gibt ihn anschließend langsam auf. Danach ist – im Erfolgsfall – der weitere Behandlungsgang ohne Schmerzäußerung des Kindes möglich.

Segmentale Rotationsbehandlung C2 bis C6

Die Behandlung erfolgt aus der Untersuchungsstellung heraus (▶ Abschn. 5.2.10).

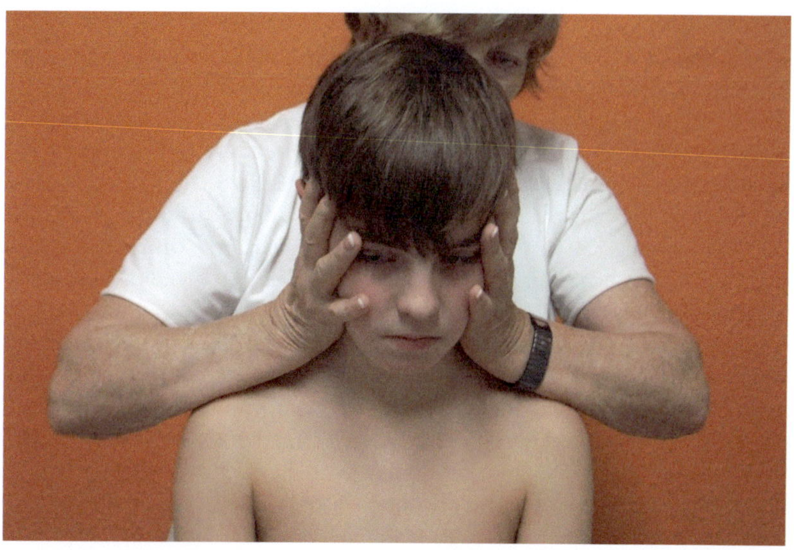

◻ **Abb. 5.156** Traktion der Halswirbelsäule in schmerzfreier Richtung im Sitzen

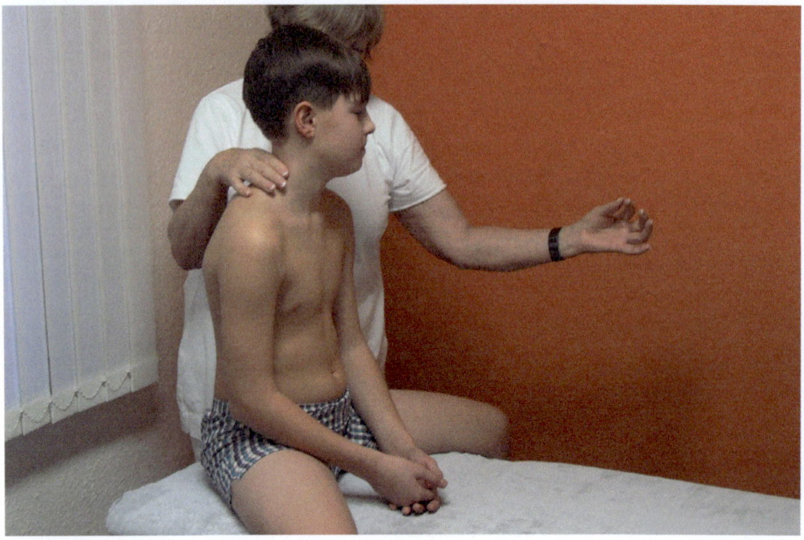

Abb. 5.157 Segmentale Rotationsbehandlung im Sitzen C2 bis C6, Phase II der Mobilisation. Der Behandler führt den Blick des Kindes in die gestörte Bewegungsrichtung nach links

Ausgangsstellung des Patienten Das Kind sitzt entspannt auf der Untersuchungsliege. Größere Kinder sitzen am Bankende im Reitersitz.

Ausgangsstellung des Behandlers Er steht hinter dem Kind, etwas seitlich. Er achtet auf die aufrechte Haltung des Kindes und korrigiert zur Wahrung der exakten Rotationsachse notfalls eine störende Retroflexion und Seitneige der HWS.

Kontakt Wie bei der Untersuchung umfasst er mit der Daumen-Zeigefinger-Gabel den unteren Partner des zu behandelnden Segmentes von dorsal.

Ausführung Die andere (mobilisierende) Hand liegt auf dem Scheitel des Kindes, sie dreht den Kopf in die Rotationsrichtung zu sich her, ohne die exakte Körperlängsachse aufzugeben. Diese Rotationsbewegung ist beendet, sobald bei der dorsal tastenden Hand die Rotationsspannung ankommt. Nacheinander werden die kaudalen Segmente in dieser Weise untersucht. Die Behandlung beginnt in der Position, in welcher der Behandler kein Fortlaufen der Rotation im folgenden kaudalen Segment spürt. Aus dieser Stellung heraus verharrt der Behandler an der getasteten Barriere und wartet das Release ab, ohne die Rotationskomponente drängelnd zu verstärken. Er kann auch repetitiv am Bewegungsende mobilisieren, dies gelingt jedoch nicht immer zur Zufriedenheit. In diesem Fall ist es auch schon im Kleinkindalter möglich, die Blickwendung des Kindes zur Hilfe zu nehmen.

Behandlung mit Blickwendung Aus der gleichen segmentalen Untersuchungsstellung heraus (der Behandler hat das untere Segment von dorsal weiterhin fixiert) lässt er das Kind in seine Hand blicken: Zuerst zeigt der Behandler in die ungestörte Rotationsrichtung, wobei die dorsal tastende Hand das Mitlaufen der Dorne verhindert. Er wartet 3 Atemzüge des Kindes ab und führt nun die Blickwendung des Kindes mithilfe seiner zeigenden Hand in die gestörte Rotationsrichtung, zum Beispiel zur dort stehenden Mutter (Abb. 5.157). Er beendet die Rotationsbewegung, wenn die Spannung im unteren Segment ankommt. Diese Prozedur ist 2- bis 3-mal zu wiederholen. Die zeigende Behandlerhand sollte sich horizontal unterhalb der Schulterhöhe des Kindes bewegen, um eine Retroflexion der HWS zu vermeiden. Eine Kombination mit Atemhilfe ist beim Kind nicht sinnvoll, es würde überfordert sein.

Erfolgskontrolle Ein Bewegungszuwachs der zuvor gestörten Rotation ist deutlich.

Die Rotationsbehandlung zur anderen Seite macht einen Positionswechsel des Behandlers erforderlich.

Segmentale Rotationsmobilisation des zervikothorakalen Übergangs

Diese Behandlung erfordert eine Kooperation des Kindes, sie ist frühestens ab dem 4. Lebensjahr durchführbar. Beschrieben wird sie am Beispiel der gestörten Linksrotation.

Ausgangsstellung des Patienten Das Kind sitzt quer auf der Untersuchungsbank, große Kinder in Reitersitz am Bankende. Die Bank ist hochgestellt.

Ausgangsstellung des Behandlers Er steht unmittelbar hinter dem Kind.

Kontakt Der Behandler umgreift mit seinem rechten Arm von kaudal her den rechten Oberarm des Kindes und führt ihn in die Abduktionsstellung. Der rechte Behandlermittelfinger erreicht den Dorn des oberen Partnerwirbels und umgreift ihn von links. Der linke Behandlerdaumen umgreift dorsal den Dorn des unteren Partnerwirbels von rechts im Sinne eines Gegenhalts.

Ausführung Das Kind wird aufgefordert, den rechten Arm des Behandlers wiederholt nach unten zu drücken. Der Behandler lässt diesen Druck zu, der sich bis zu seinem rechten Mittelfinger fortpflanzt. Dadurch wandert der Dorn des oberen Partnerwirbels nach rechts und gibt einen Linksrotationsimpuls auf den oberen Wirbelkörper. Der linke Daumen verhindert das Mitlaufen des unteren Partnerdorns (◘ Abb. 5.158).

Mobilisation der Anteflexion O/C1 mit Blickwendung

Die Behandlung erfolgt aus der Untersuchungsstellung heraus (◘ Abb. 5.101, S. 151).

Ausgangsstellung des Patienten Das Kind liegt auf dem Rücken.

Ausgangsstellung des Behandlers Er sitzt am Kopfende.

Kontakt Die linke Hand des Behandlers liegt breitflächig unter dem Kopf des Kindes, die Langfinger palpieren den subokzipitalen Raum und stützen von kraniodorsal den Atlasbogen ab. Die rechte, führende Hand liegt sanft auf der Stirn.

Ausführung Die auf der Stirn des Kindes liegende Hand führt den Kopf in die Anteflexion, die Bewegungsachse liegt in Atlashöhe (Vornicken). Die Okziputkondylen bewegen sich dabei auf den Atlaskonsolen nach dorsal. Spürt der Behandler einen harten Anschlag, beginnt die Behandlung: Er behält diese Stellung bei und wartet während der ruhigen Atmung das Release ab. Effektvoller ist die Therapie, wenn der Behandler zunächst den Blick des Kindes zu sich wendet (er fazilitiert damit die obere HWS in die Retroflexion, spürbar durch eine kleine Retroflexionsbewegung). Anschließend – in der Relaxationsphase – lässt er das Kind in Richtung Kinn schauen, er zeigt dabei mit dem Finger auf das Kinn des Kindes. Bei diesem Blick nach kaudal sollte das Kind den Kopf nicht anheben (◘ Abb. 5.159). Die Behandlung erfordert bereits eine gewisse Kooperationsbereitschaft und vor allem Vertrauen des Kindes. Ein zusätzliches Atemkommando ist erst im Schulkindalter möglich:

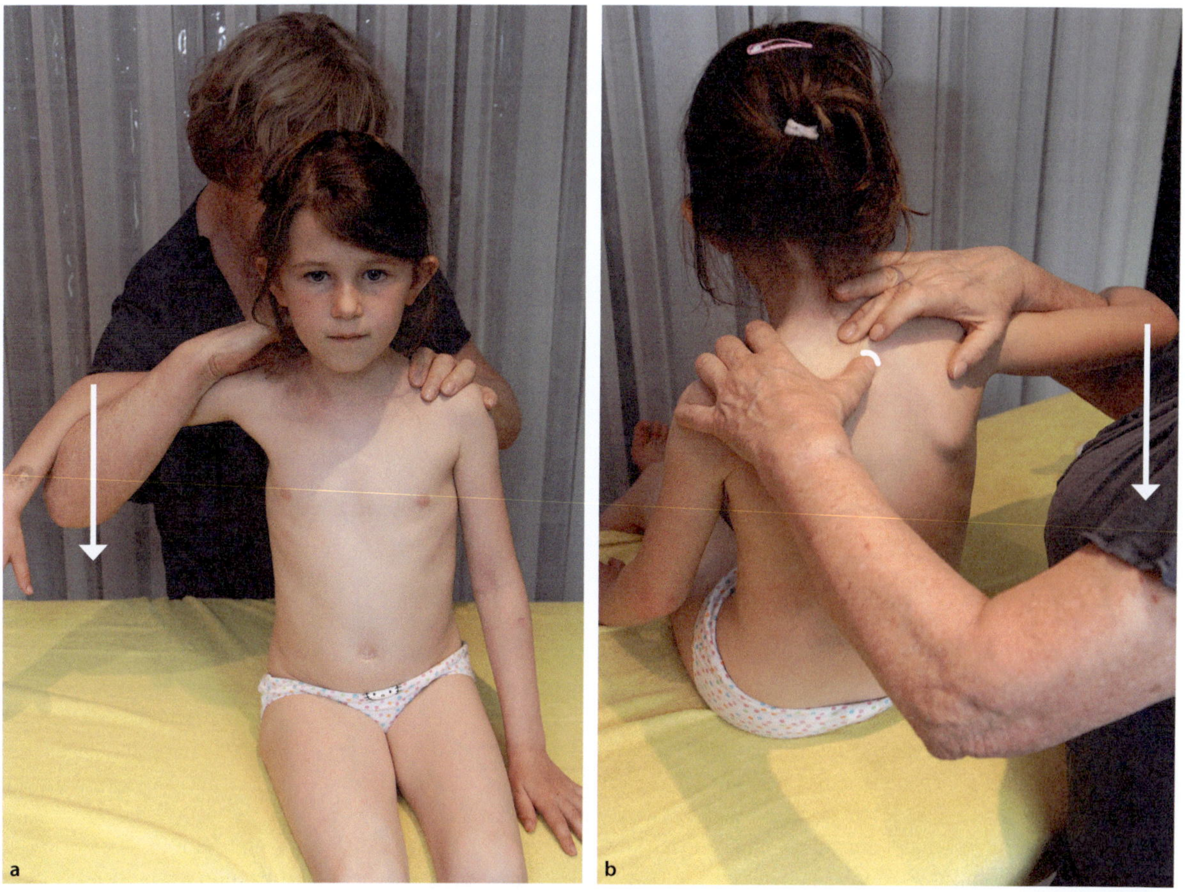

◘ **Abb. 5.158a,b** Segmentale Rotationsbehandlung des zervikothorakalen Übergangs im Sitzen am Beispiel der gestörte Linksrotation Th1/2

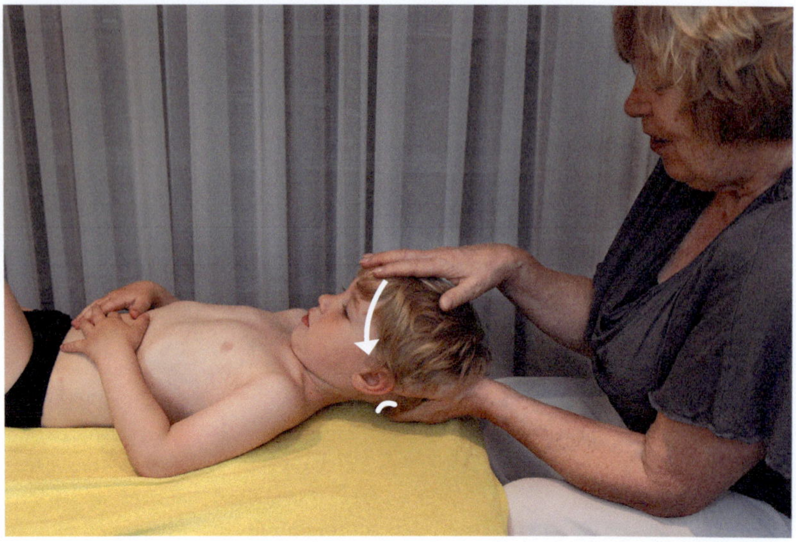

Abb. 5.159 Mobilisation der Anteflexion O/C1, Entspannungsphase. Das Kind schaut nach kaudal

- tiefes langsames Einatmen beim Blick nach kranial zur Fazilitation
- Ausatmen mit Blick nach kaudal in der Entspannungsphase („Schaue zu deinen Füßen")
- Entspannung für einige Atemzüge in dieser Stellung und Wiederholung der Prozedur 2- bis 3-mal; in der Untersuchungsstellung wird entspannt das Release abgewartet

Erfolgskontrolle Die Anteflexion ist bei der Wiederholung der orientierenden oder segmentalen Untersuchung ungestört.

Mobilisation der Retroflexion O/C1

Zur Verriegelung der kaudalen Segmente wird wie bei der Untersuchung in Rotation verriegelt. Die Behandlung wird beschrieben am Beispiel der Rotationsverriegelung nach links.

Ausgangsstellung des Patienten Das Kind liegt auf dem Rücken.

Ausgangsstellung des Behandlers Er sitzt am Kopfende, etwas seitlich rechts.

Kontakt Er umfasst mit dem linken Unterarm die linke Gesichtsseite des Kindes, die Fingerspitzen reichen bis zum Kinn. Er rotiert den Kopf des Kindes so weit nach links, dass noch keine muskuläre Spannung des M. sternocleidomastoideus erkennbar ist. Gegebenenfalls muss der Behandler die Rotation ein wenig reduzieren, wenn eine Muskelspannung sichtbar wird. Er schiebt die radiale Zeigefingerkante der rechten Hand unmittelbar unterhalb des Okziputs von dorsal in rostrale Richtung.

Ausführung Der Behandler führt in dieser Verriegelungsstellung mit der linken Hand eine Retroflexionsbewegung aus, wobei der rechte Zeigefinger als Hypomochlion diese Bewegung kontrolliert. Bei spannungsfreier Verriegelung und synchronem Arbeiten beider Hände ist diese Bewegung auf das Segment O/C1 gerichtet. Ein sanftes Halten an der gefühlten Barriere bis zum Gefühl des Release ist die Behandlung. Bei einem kooperativen Kind kann der Behandler das Kind kontinuierlich in Richtung seiner Stirn blicken lassen, um die Behandlungsrichtung zu fazilitieren (Abb. 5.160).

Erfolgskontrolle Die Wiederholung der orientierenden Untersuchung zeigt eine verbesserte Rückneige.

Mobilisation der Seitneige O/C1 (Seitnicken)

Die Behandlung erfolgt aus der Untersuchungsstellung heraus (Abb. 5.103, S. 152). Durch Rotationseinstellung der HWS werden die kaudalen Segmente verriegelt.

Ausgangsstellung des Patienten Das Kind liegt auf dem Rücken.

Ausgangsstellung des Behandlers Der Behandler sitzt am Kopfende.

Kontakt Beide Behandlerhände umfassen den Kopf schalenförmig seitlich unter leichter Anteflexion des Kopfes, sie führen den Kopf des Kindes in die spannungsfreie Rotation. Die Fingerspitzen 2–4 der oben gelegenen Hand liegen vor dem Ohr, die Fingerspitze 5 liegt hinter dem Ohr auf dem Mastoid.

Ausführung Der Behandler führt nun mit beiden Händen eine Synchronbewegung aus unter Berücksichtigung der

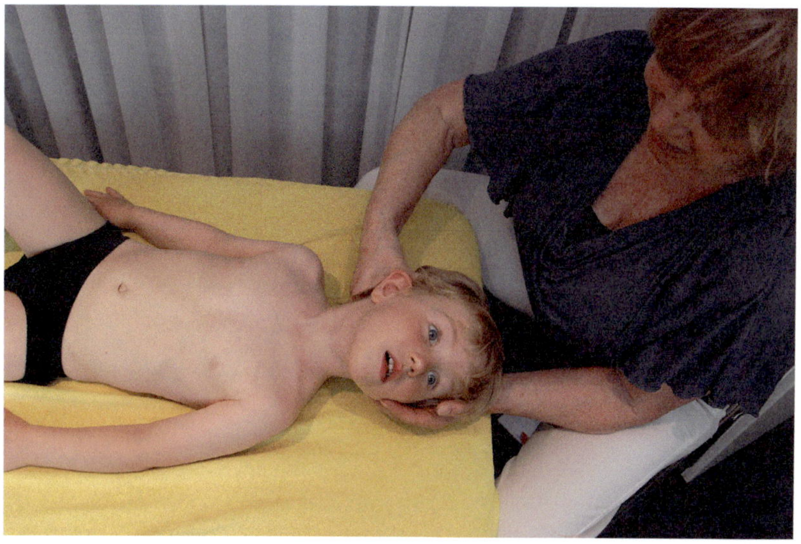

Abb. 5.160 Mobilisation der Retroflexion O/C1 rechts. Die daruntergelegenen Segmente sind durch die Linksrotation der HWS und den Schub des rechten Zeigefingers (als Hypomochlion) verriegelt. Das Kind wird animiert, kontinuierlich stirnwärts zu schauen, und fazilitiert damit die Behandlungsrichtung

subokzipitalen Bewegungsachse: Die unten gelegene Hand übt einen leichten Zug in Richtung Behandler aus, zusätzlich eine Neigebewegung zur oben gelegenen Seite. Die oben gelegene Hand übt eine Translationsbewegung zur unten gelegenen Seite aus. Diese Nickbewegung ist gut zu spüren, sie wird im Fall einer Funktionsstörung als fehlend mit einem harten Endgefühl empfunden. An dieser Stelle beginnt die Therapie: Der Behandler wiederholt die Nickbewegung 2- bis 3-mal oder wartet in der Endstellung das Release ab. Größere kooperative Kinder kann man mit PIR-Technik behandeln: In der Vorbereitungsphase atmet das Kind sehr tief ein und wird während der Einatmung vom Behandler animiert, stirnwärts (zum Behandler) zu schauen. In der zweiten Phase atmet das Kind aus und schaut nach kaudal (zum Kinn). Diese Prozedur wird mehrfach bis zum Release wiederholt unter Palpationskontrolle der am Mastoid liegenden Finger (Abb. 5.161).

Erfolgskontrolle Die orientierenden Spannungstests sind unauffällig, zum Beispiel die „gedrehte Seitneige" (Abb. 5.43, S. 116).

Mobilisation des Seitnickens C1/2

Die Behandlung erfolgt aus der Untersuchungsstellung heraus.

Ausgangsstellung des Patienten Das Kind liegt auf dem Rücken.

Ausgangsstellung des Behandlers Der Behandler sitzt am Kopfende.

Kontakt Beide Hände umfassen den Kopf schalenförmig seitlich unter leichter Anteflexion des Kopfes. Eine Rotation

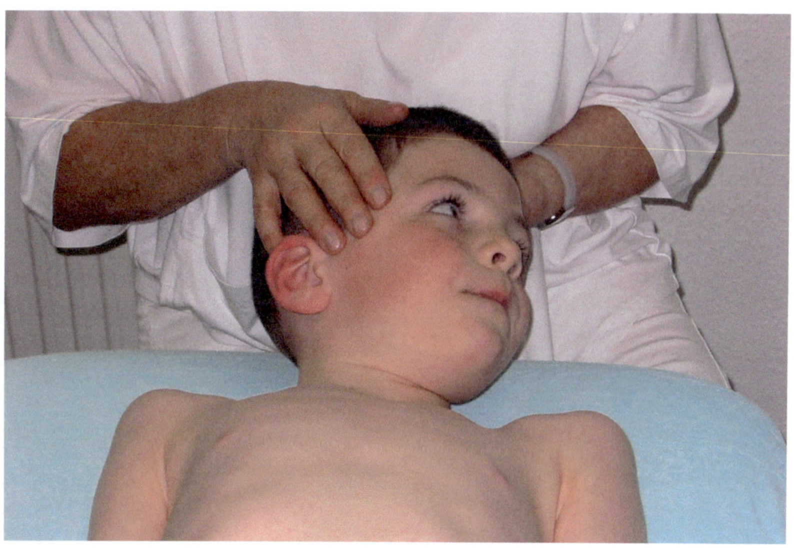

Abb. 5.161 Mobilisation der Seitneige O/C1 nach rechts in Rückenlage

des Kopfes ist zwecks Ausschaltung der Synkinese von Seitneige und Rotation für dieses Segment zu vermeiden. Die Zeigefingerspitzen rechts und links liegen in Höhe der Atlasbögen.

Ausführung Beide Zeigefinger führen das Segment in eine Rechts-links-Translationsbewegung, nach rechts für die Seitnickbewegung nach links und umgekehrt (▣ Abb. 5.162). Im Fall der gefühlten harten Endspannung verweilt der Behandler an der Barriere und wartet das Release ab. Der Behandler sollte auch bei kooperativen Kindern in diesem Fall auf deren aktive Mitarbeit verzichten, da es leicht zum Aufgeben der Bewegungsachse kommt.

Erfolgskontrolle Die Wiederholung der orientierenden Seitneige- und Rotationsuntersuchung ergibt ein verbessertes Bewegungsausmaß.

Mobilisation der Retroflexion C2 bis C6

Die Behandlung erfolgt aus der Untersuchungsstellung heraus.

Ausgangsstellung des Patienten Das Kind liegt auf der Seite am vorderen Rand der Untersuchungsbank, die Beine sind gebeugt.

Ausgangsstellung des Behandlers Der Behandler steht vor dem Kind.

Kontakt Er umfasst den Kopf des Kindes mit der kopfseitigen Hand von vorn. Sein Unterarm und seine Hand tragen den Kopf, die ulnare Handkante liegt leicht betont unter dem oberen Gelenkpartner. Eine leichte Traktion ist erforderlich. Jede Retroflexion und Rotation des Kopfes ist zu vermeiden. Wenn die Größenverhältnisse es gestatten, kann der Untersucher die Stirn des Kindes an seinem Oberarm abstützen. Der fußseitige Unterarm umfasst und stützt nun den Thorax des Kindes von dorsal, während die Daumen-Zeigefinger-Gabel sanft den kaudalen Partnerwirbel umfasst (▣ Abb. 5.163).

Ausführung Der Behandler führt mit der kopfseitigen Hand die oberen Segmente nach dorsal und tastet das harte Endgefühl im gestörten Segment. Er verharrt am Ende dieser gefühlten Barriere und wartet das Release ab. Er kann auch repetitiv behandeln.

Erfolgskontrolle Die Wiederholung der orientierenden Untersuchung zeigt im Erfolgsfall ein verbessertes Bewegungsausmaß der Retroflexion.

Mobilisation der Retroflexion C7 bis Th4

Die Behandlung erfolgt aus der Untersuchungsstellung heraus.

Ausgangsstellung des Patienten Das Kind liegt auf der Seite am vorderen Rand der Untersuchungsbank, die Beine sind gebeugt.

Ausgangsstellung des Behandlers Er steht vor dem Kind.

Kontakt Der kopfwärts gelegene Unterarm trägt den Kopf von der Unterlage her, die Hand umfasst das Muskelrelief des Nackens von vorn. Der fußseitige Unterarm umfasst und stützt nun den Thorax des Kindes von dorsal, die Fingerbeere des III. Fingers liegt zwischen den Dornen des zu

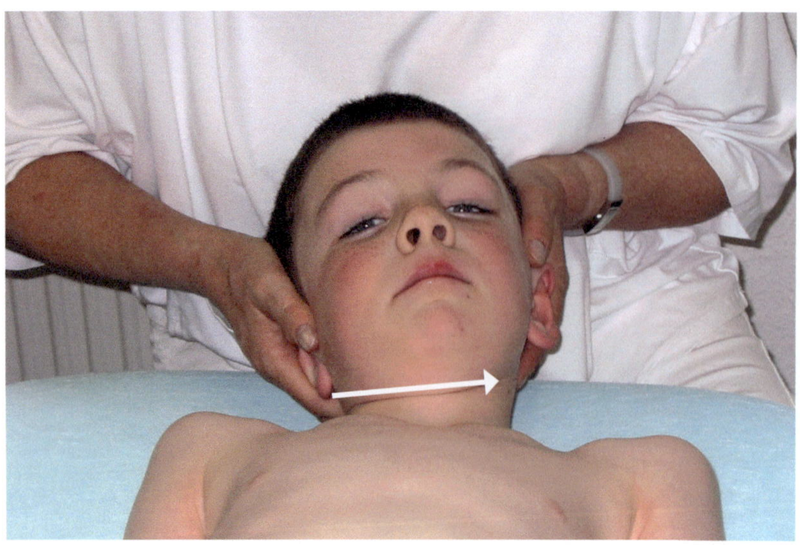

▣ **Abb. 5.162** Mobilisation des Seitnickens C1/2. Seitnicken nach rechts bei Translation nach links

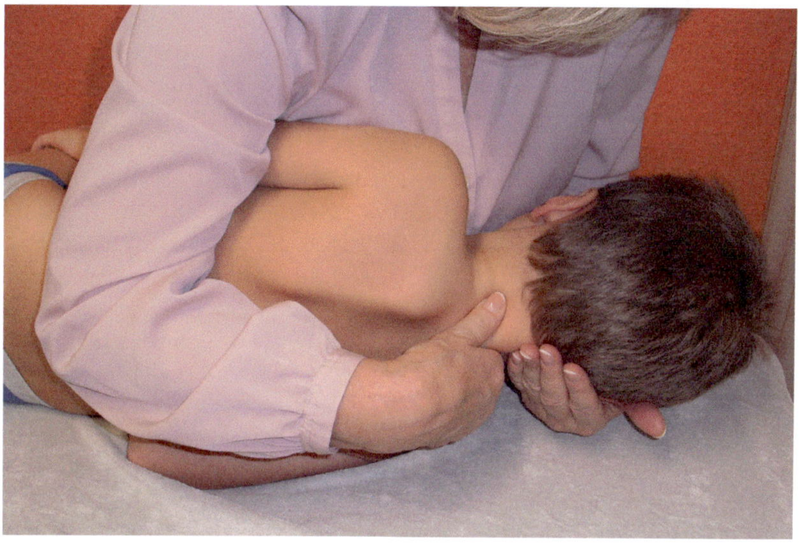

Abb. 5.163 Mobilisation der Retroflexion von C3 bis C6 in Seitenlage. Dorsalschub des oberen Gelenkpartners nach dorsal

behandelnden Segments. Beide Hände haben jetzt nicht mehr den idealen Partnerkontakt wie bei der Behandlung der HWS-Segmente. Der Kopf sollte sicher getragen werden. Eine leichte Retroflexion ist angebracht.

Ausführung Der Behandler führt mit der kopfseitigen Hand das Muskelrelief und die oberen Segmente nach dorsal und tastet das harte Endgefühl im gestörten Segment. Er verharrt am Ende dieser gefühlten Barriere und wartet das Release ab (Abb. 5.164). Er kann auch repetitiv behandeln.

Erfolgskontrolle Die Wiederholung der orientierenden Untersuchung zeigt ein verbessertes Bewegungsausmaß der Retroflexion.

Mobilisation der Seitneige von C3 bis zum zervikothorakalen Übergang

Die Behandlung erfolgt aus der Untersuchungsstellung heraus (Abb. 5.106, S. 154 und Abb. 5.107, S. 155).

Ausgangsstellung des Patienten Das Kind liegt auf der Seite am vorderen Rand der Untersuchungsliege, die Beine sind gebeugt.

Ausgangsstellung des Behandlers Er steht vor dem Kind.

Kontakt Der Behandler umfasst den Kopf des Kindes mit der kopfseitigen Hand von vorn, Unterarm und Hand tragen den Kopf, die ulnare Handkante wird leicht betont

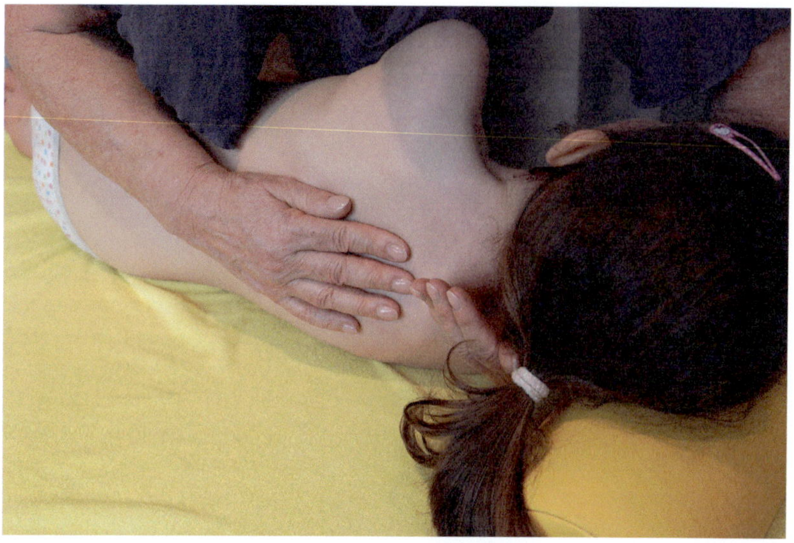

Abb. 5.164 Mobilisation der Retroflexion zervikothorakal. Breitflächiger Kontakt am Muskelrelief mit der linken Hand und Schub in dorsaler Richtung. Die dorsal palpierende Fingerbeere der rechten Hand verhindert das Hinweglaufen der Retroflexion in die kaudal gelegenen Segmente und tastet das Ankommen dieser mobilisierenden Bewegung

und umschließt den oberen Segmentpartner von der Unterseite her. Wenn die Größenverhältnisse es gestatten, kann der Untersucher die Stirn des Kindes an seinem Oberarm abstützen. Auf eine Neutralstellung der Halswirbelsäule ist zu achten, da jegliche Retroflexion eine segmentale Behandlung unexakt macht. In manchen Fällen ist die HWS sogar in eine leichte Anteflexion zu führen, um die einzelnen HWS-Segmente besser darstellen zu können. Der fußseitige Unterarm umfasst und stützt nun den Thorax des Kindes von dorsal, während die Daumen-Zeigefinger-Gabel (bei der Untersuchung und Behandlung bis C7) das untere Segment umfasst.

Ausführung Die tragende kopfseitige Hand des Behandlers führt eine Lateraltranslationsbewegung im Segment zu beiden Seiten durch. Der Behandler nimmt im gestörten Fall das Gefühl eines harten Anschlags am Bewegungsende wahr sowie das Mitlaufen der Seitneigebewegung nach kaudal über das Segment hinaus. Aus dieser Untersuchungshaltung heraus wiederholt er die Translationsbewegung 2- bis 3-mal bis zum Gefühl des Release. Er kann auch an der Bewegungsbarriere das Release abwarten. Ab C7 ist die dorsal tastende Hand so zu legen, dass die Handfläche (bei größeren Kindern der Behandlerunterarm) den Thorax des Kindes dorsal abstützt, der Daumen den unteren Partnerwirbeldorn von oben her umfasst und so die ankommende Bewegung spürt. Die führende Hand liegt seitlich im zervikothorakalen Winkel auf dem Muskelrelief, der Unterarm trägt Kopf und HWS. Aus dieser Untersuchungshaltung heraus wiederholt der Behandler die Translationsbewegung 2- bis 3-mal bis zum Gefühl des Release, wobei der dorsal tastende Daumen das Fortlaufen der Bewegung über das zu behandelnde Segment verhindert (▫ Abb. 5.107, S. 155).

Auf eine aktive Mitarbeit mit Blickwendung oder Atemkommando sollte verzichtet werden, um die Behandlung nicht unnötig zu komplizieren.

Erfolgskontrolle Die Wiederholung der orientierenden Untersuchung zeigt ein verbessertes Bewegungsausmaß der Seitneige.

Traktionsmanipulation C2 bis C6

Ausgangsstellung des Patienten Das Kind liegt auf dem Rücken

Ausgangsstellung des Behandlers Der Behandler steht am Kopfende, etwas seitlich auf der Seite der gestörten Seitneige.

Kontakt Er legt seinen tragenden kindnah gelegenen Arm mit der Ellenbeuge unter den Kopf des Kindes. Die Handfläche liegt gespreizt an der gegenüberliegenden Wange, die ulnaren Fingerbeeren reichen bis zum Kinn, umfassen es aber nicht, um bei der anschließenden Traktionsmanipulation jegliche Rotation der HWS zu vermeiden. Der Kopf des Kindes muss sicher im Behandlerarm liegen. Je nach Größenverhältnissen liegt der Oberarm oder auch der Thorax des Behandlers an der ihm zugewandten Schläfe des Kindes. Der Kopf wird ein wenig angehoben. Die andere fußwärts gelegene Hand des Behandlers nimmt danach mit der Radialseite des Zeigefingergrundgelenks von kaudal her Kontakt auf: seitlich hinten am Gelenkfortsatz des oberen Segmentpartners. Über diese radiale Zeigefingerkante stellt der Behandler im Segment die Seitneige ein unter Translationsbewegung in Richtung der konvexen Seite. Der tragende Behandlerarm rotiert danach den Kopf zur Gegenseite, bis der Zeigefinger der Kontakthand die Rotation ankommen fühlt. Damit ist die Segmenteinstellung (Seitneige und gegenseitige Rotation) beendet. Der Behandler verlagert anschließend seinen Körperschwerpunkt nach kaudal, sein Unterarm liegt nun auf dem Thorax des Kindes und zeigt in Richtung Traktion, also streng nach kranial (▫ Abb. 5.165).

Probeschub In der geplanten Richtung des Manipulationsimpulses nach kranial wird die Spannung bis an die Barriere langsam erhöht. Bei einer Schmerzäußerung des Kindes ist das weitere Vorgehen kontraindiziert.

Ausführung In der Phase der maximalen Entspannung (2. Hälfte einer Ausatmungsphase) führt der Behandler den kranial gerichteten Impuls aus, seine beiden Hände übertragen die Kraft am Segment gleichzeitig.

Erfolgskontrolle Die segmentale Untersuchung läuft von kranial nach kaudal harmonisch über alle Segmente hinweg.

Traktionsmanipulation O/C1

Ausgangsstellung des Patienten Das Kind liegt auf dem Rücken.

Ausgangsstellung des Behandlers Der Behandler steht am Kopfende, etwas seitlich auf der Seite der gestörten Seitneige.

Kontakt Er legt seinen tragenden kindnah gelegenen Arm mit der Ellenbeuge unter den Kopf des Kindes. Die Hand liegt gespreizt an der gegenüberliegenden Wange, die ulnaren Fingerbeeren reichen bis zum Kinn, umfassen das Kinn aus Vorsichtsgründen aber nicht, um bei der anschließenden Traktionsmanipulation jegliche Rotation der HWS zu vermeiden. Der Kopf des Kindes muss sicher im Behandlerarm liegen. Je nach Größenverhältnissen liegt der Oberarm oder auch der Thorax des Behandlers deshalb an der ihm zugewandten Schläfe des Kindes. Der Kopf wird ein wenig

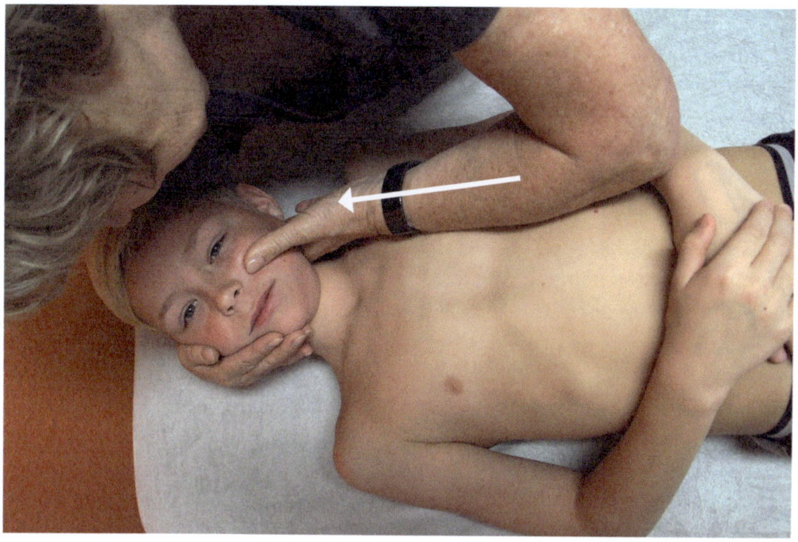

Abb. 5.165 Traktionsmanipulation C3/C4. Das Segment ist in Linksseitneige und Rechtsrotation eingestellt. Der Kopf des Kindes ist zwischen Behandlerthorax und flach aufgelegter Hand fixiert. Die Kontaktaufnahme geschieht mit der linken Zeigefingerkante des Behandlers, der linke Daumen hat keinen Kontakt. Die rechte Behandlerhand umfasst nicht das Kinn des Kindes! Zug in Pfeilrichtung nach kranial

angehoben. Der Behandler verlagert sein Körpergewicht wenig nach kaudal und schiebt die von kaudal kommende Hand (Kontakthand) leicht supiniert mit der Radialkante des Zeigefingers (Grundgelenk und Grundglied) unmittelbar hinter dem Mastoid an die Okzipitalschuppe. Der Unterarm des Behandlers liegt auf dem Thorax des Kindes und zeigt bis zur radialen Zeigefingerkante in rein longitudinale Richtung. Mit dem tragenden Arm rotiert der Behandler die Halswirbelsäule spannungsfrei zur Gegenseite, das heißt, ohne sichtbare Spannung der Halsmuskulatur.

Probeschub In der geplanten longitudinalen Richtung des Manipulationsimpulses wird die Spannung bis an die Barriere langsam erhöht. Bei einer Schmerzäußerung des Kindes ist das weitere Vorgehen kontraindiziert.

Ausführung Für den Impuls gibt der Behandler die Vorspannung nicht auf. Er führt in der Phase der maximalen Entspannung (Ende einer Ausatmungsphase) einen kranial gerichteten Impuls aus, seine beiden Hände übertragen die Kraft am Segment gleichzeitig (Abb. 5.166).

Erfolgskontrolle Die segmentale Untersuchung läuft von kranial nach kaudal harmonisch über alle Segmente hinweg.

Traktionsmanipulation C1/C2

Die Segmenteinstellung zu dieser Behandlung ist schwierig, sie gelingt besser unter Kompression (siehe unten, Abb. 5.172 und Abb. 5.173).

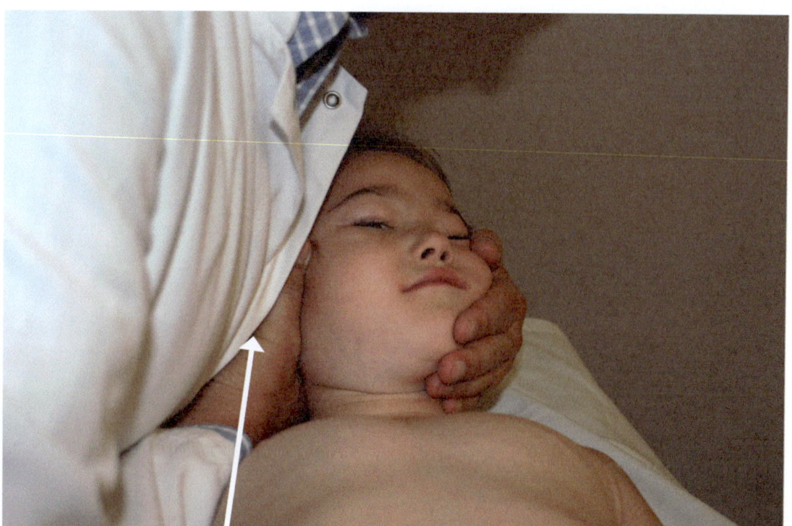

Abb. 5.166 Traktionsmanipulation O/C1. Einstellung in spannungsfreier, geringer Rotation, in diesem Fall nach links. Manipulationskontakt mit radialer Zeigefingerkante, Höhe Grundglied, am Mastoid. Die Manipulationsimpulsrichtung ist durch den Pfeil gekennzeichnet

Traktionsmanipulation zervikothorakal

Ausgangsstellung des Patienten Das Kind sitzt mit dem Rücken zum Behandler quer auf der Untersuchungsbank, die Hände sind im Nacken gefaltet, beide Ellenbogen gespreizt.

Ausgangsstellung des Behandlers Der Behandler steht hinter dem Kind und zieht es weit zu sich heran. Er steht in Ausfallschrittstellung, das vorn stehende Bein ist dem Patientenrücken zugewandt, und lehnt den Rumpf des Kindes in voller Länge an diese Körperseite an.

Kontakt Er schiebt zunächst einen Arm von vorn zwischen Patientenarm und Nacken hindurch und legt die Fingerbeeren des gestreckten Zeige- und Mittelfingers auf die Dornfortsatzspitze des oberen Partnerwirbels. Die Hand ist proniert. Die andere Hand nimmt danach auf der Gegenseite den gleichen Kontakt auf. Bei kleinen Kinder ist der Kontakt allein mit beiden Zeigefingern ausreichend. Durch Zurücklehnen und Gewichtsverlagerung des Behandlers auf sein hinten stehendes Bein entsteht über die Fingerspitzen ein Zug am oberen Partnerdorn. Dadurch gerät das Segment in eine Vorspannung. Der Kopf des Kindes ist durch diese Stellung leicht rekliniert. Kind und Behandler sind eng aneinander geschmiegt und bilden eine gemeinsame Körperlängsachse (◘ Abb. 5.167).

Probeschub In der geplanten longitudinalen Richtung des Manipulationsimpulses wird die Spannung bis an die Barriere langsam erhöht. Bei einer Schmerzäußerung des Kindes ist das weitere Vorgehen kontraindiziert.

Ausführung In der Phase der maximalen Entspannung (2. Hälfte einer Ausatmungsphase) verstärkt der Behandler die Traktionsspannung im Segment durch eine zusätzliche Streckung seiner Körperlängsachse vom Brustkorb her. Diese Spannung wird auf die Finger am oberen Partnerdorn übertragen, von hier ist der Impuls nach ventrokranial gerichtet. Das Aufrichten des Behandlers muss so dosiert sein, dass nicht der gesamte Körper des Kindes angehoben wird. Aus diesem Grund ist diese Behandlung nur bei größeren Kindern ratsam. Kleine Kinder werden sehr leicht gänzlich angehoben, der Behandlungsschub wäre in diesem Fall ungezielt.

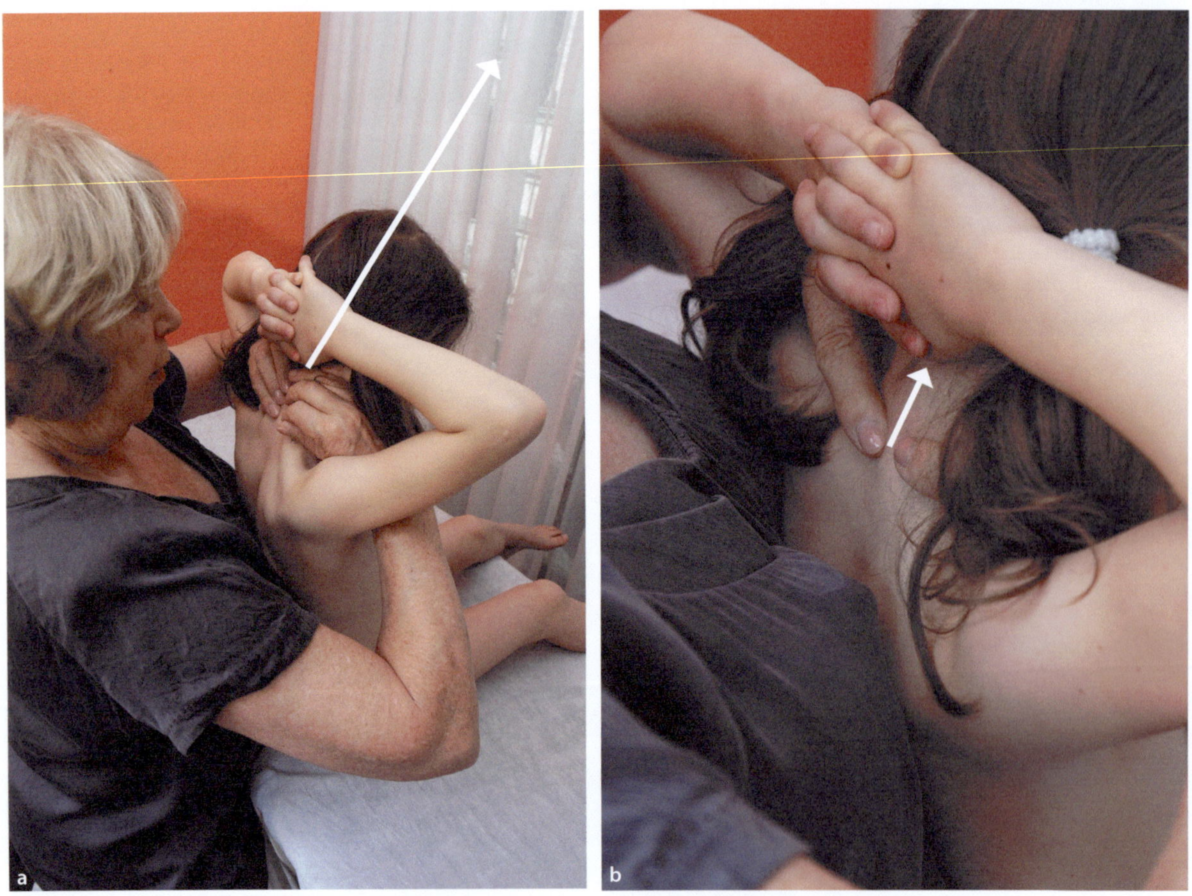

◘ **Abb. 5.167a,b** Traktionsmanipulation zervikothorakal

Erfolgskontrolle Die segmentale Untersuchung (Rotation und Retroflexion) läuft von kranial nach kaudal harmonisch über alle Segmente hinweg.

Manipulation C2 bis C7 unter Kompression

Die Manipulation unter Kompression ermöglicht, eine für die Arteria vertebralis besonders schonende Behandlung durchzuführen. Ein weiterer Vorteil dieser Behandlung ist die Möglichkeit, zusätzlich noch eine gestörte dritte Bewegungsebene zu berücksichtigen, nämlich die Ante- und Retroflexion. Der Behandler geht in diesem Fall von der Untersuchung der Seitneige aus (▫ Abb. 5.105, S. 154).

Ausgangsstellung des Patienten Das Kind liegt auf dem Rücken, der Kopf ist mit einem kleinen Kissen unterlegt.

Ausgangsstellung des Behandlers Der Behandler sitzt oder steht am Kopfende, etwas seitlich auf der Seite der Neigungsstörung.

Kontakt Er umfasst mit dem kindnahen Unterarm (tragender Arm) den Kopf des Kindes von kranial und seitlich. Behandlerarm und Kopf des Kindes ruhen auf der Unterlage. Wenn die Größenverhältnisse es erlauben, kann der Untersucher den Kopf des Kindes in seiner Ellenbeuge ruhen lassen. Die Behandlerhand liegt gespreizt an der gegenüberliegenden Wange, die Langfinger umgreifen den Unterkiefer. Der Bizeps liegt in Höhe des Vertex des Kindes zur späteren Durchführung der Kompression. Bei kleineren Verhältnissen befindet sich der Behandleroberarm oder der Behandlerthorax am Scheitel des Patienten. Die tragende Hand stellt eine Seitneige zum Behandler hin ein. Die andere Hand (Kontakthand) ist supiniert und nimmt mit der Radialkante des Zeigefingergrundgelenks Kontakt am oberen Segmentpartner, dem Zielsegment, auf. Er stellt durch eine Translationsbewegung in Richtung Konvexität die Seitneige im Segment ein. Der Kontakt ist seitlich hinten an den Gelenkfortsätzen der Gelenkpartner. Das Ausmaß der Neigungseinstellung ist erreicht, wenn die ankommende Spannung am oberen Segmentpartner fühlbar ist. Der tragende Arm des Behandlers rotiert anschließend die oberen Segmente zur Gegenseite, bis der palpierende Kontaktzeigefinger im Segment diese Rotation wahrnimmt (▫ Abb. 5.168). Damit ist die Verriegelungsstellung erreicht, die während der Behandlung nicht aufgegeben werden darf. Anschließend wird das Segment in die Anteflexion eingestellt, wenn vorher die Anteflexionsrichtung als gestört diagnostiziert war (▫ Abb. 5.105, S. 154).

Probeschub Der tragende Arm übt eine leichte Kompression über den Vertex des Kindes in Körperlängsrichtung aus. Der Behandler vergewissert sich, ob die Einstellung des Segments in Seitneige und gegenseitiger Rotation sowie Anteflexion exakt ist, sein Unterarm stellt sich nun in die Behandlungsrichtung ein: Er zeigt nach kranial und dorsal (Divergieren der Facetten bei Anteflexionsstörung) und seitlich (Translationsschub in Richtung des gegenüberliegenden Auges). In dieser Richtung wird der Probeschub durchgeführt. Bei einer Schmerzäußerung des Kindes ist das weitere Vorgehen kontraindiziert.

Ausführung In der Phase der maximalen Entspannung (2. Hälfte einer Ausatmungsphase) verstärkt der Behandler den Schub am Segment schnell und mit geringer Kraft, ohne die segmentale Einstellung und die Kompression aufzugeben. Die Schubrichtung geht von der Radialkante des Behandlerzeigefingers aus: schräg dorsokranial.

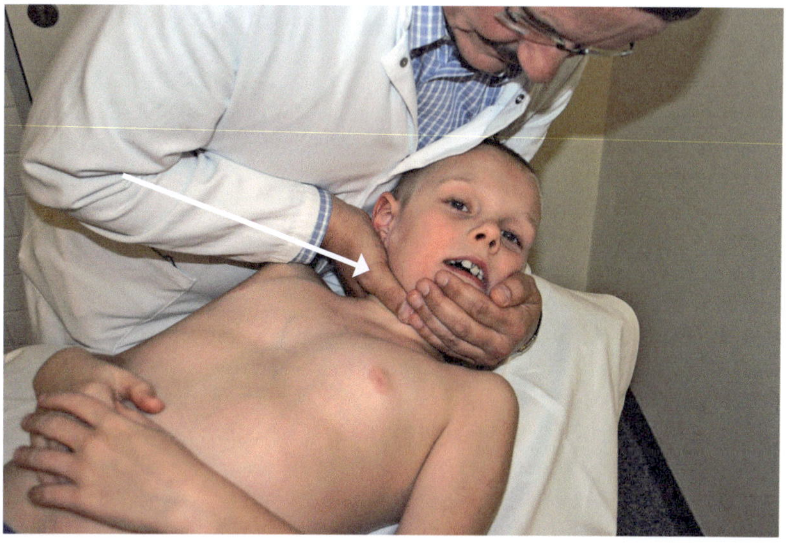

▫ **Abb. 5.168** Manipulation der mittleren HWS unter Kompression mit Anteflexion. Einstellung: Seitneige, gegensinnige Rotation und Anteflexion. Beachte den angehobenen rechten Unterarm des Behandlers, kranial der Schulter des Patienten; ebenso den Kontakt des linken Behandleroberarms am Scheitel des Patienten. Manipulationskontakt: Die Radialkante des Zeigefingergrundgelenks liegt seitlich hinten am Gelenkfortsatz des oberen Segmentpartners. Der Daumen hat keinen Kontakt! Die Manipulationsimpulsrichtung ist durch den Pfeil gekennzeichnet

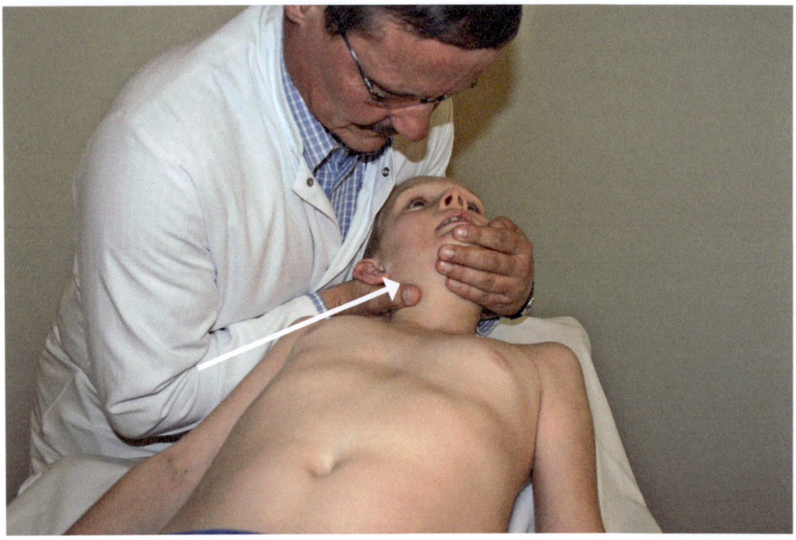

Abb. 5.169 Kompressionsmanipulation der mittleren HWS unter Retroflexion. Eingestellt sind Seitneige, gegensinnige segmentale Rotation sowie Retroflexion. Beachte den abgesenkten rechten Unterarm des Behandlers kranial der Schulter des Kindes; ebenso den Kontakt des linken Behandleroberarms am Scheitel des Kindes. Manipulationskontakt: Die Radialkante des Zeigefingergrundgelenks liegt seitlich hinten am Gelenkfortsatz des oberen Segmentpartners. Der Daumen hat keinen Kontakt! Die Manipulationsimpulsrichtung ist durch den Pfeil gekennzeichnet

Erfolgskontrolle Die segmentale Untersuchung von Seitneige und Anteflexion läuft im Fall des Erfolgs spannungsfrei ab.

Sehr viel häufiger ist die Funktionsstörung der HWS mit einer Retroflexionsstörung kombiniert. In diesem Fall wird die HWS zusätzlich zu Seitneige, gegensinniger Rotation und Kompression in eine leichte Retroflexion gebracht. Der Behandlerunterarm der Kontaktseite liegt jetzt hinter dem Thorax des Kindes, sodass die Schubrichtung der Manipulation nach ventrokranial gerichtet ist (Traktion bei Konvergenzstellung der Facetten, Abb. 5.169).

Manipulation O/C1 unter Kompression

Der Behandler geht von der Einstellung zur Untersuchung O/C1 aus (Abb. 5.101, S. 151).

Ausgangsstellung des Patienten Das Kind liegt auf dem Rücken.

Ausgangsstellung des Behandlers Der Behandler sitzt oder steht am Kopfende, seitlich auf der Seite der Neigungsstörung.

Kontakt Der kindnahe Behandlerarm ist der tragende Arm. Der Unterarm umfasst den Kopf des Kindes, er ruht auf der Unterlage. Der Kopf des Kindes liegt in der Ellenbeuge des Behandlers, seine Hand liegt gespreizt an der gegenüberliegenden Wange, die Langfinger umfassen das Kinn. Der Behandler stützt den Vertex des Kindes mit seinem Oberarm oder je nach Größenverhältnissen mit seinem Thorax ab zur späteren Durchführung der Kompression. Dann rotiert er die Halswirbelsäule spannungsfrei zur Gegenseite (Schutz der kaudalen Segmente). Die andere Hand (Kontakthand) nimmt im Zielsegment Kontakt auf: Der Thenar der Kontakthand liegt unter dem Mastoid der Seite der Seitneigestörung. Der Behandler stellt nun die Seitneige über die Kontakthand ein mit einer Translationsbewegung in Richtung Konvexität. Damit sind alle kaudal gelegenen Segmente verriegelt. Bei einer gestörten Anteflexion wird der Kopf in eine Vornickstellung gebracht, der Behandlerunterarm liegt vor dem Thorax des Kindes.

Probeschub Der Behandler vergewissert sich der exakten Einstellung im Segment: Seitnicken in Richtung der Kontakthand, spannungsfreie Rotation zur Gegenseite, Anteflexion im Segment O/C1. Er fügt eine leichte Kompression in Längsachse der HWS hinzu und verstärkt mit dem Thenar der Kontakthand langsam den Translationsschub in dorsaler Richtung. Bei einer Schmerzäußerung des Kindes ist das weitere Vorgehen kontraindiziert.

Ausführung In der Phase der maximalen Entspannung (2. Hälfte einer Ausatmungsphase) verstärkt der Behandler den Schub am Segment schnell und mit geringer Kraft, ohne die segmentale Einstellung und die Kompression aufzugeben (Abb. 5.170). Im Fall der kombinierten Seitneige- und Retroflexionsstörung wird das Segment in Seitneige bei gleichseitiger Rotation, Kompression und Retroflexion eingestellt. Die Schubrichtung der Manipulation ist jetzt nach seitlich-ventral gerichtet (Konvergenzstellung der Facetten). Aus diesem Grund ist der Behandlerunterarm hier abgesenkt (Abb. 5.171).

Erfolgskontrolle Die segmentale Untersuchung von Seitneige und Anteflexion/Retroflexion läuft im Fall des Erfolgs in diesem Segment spannungsfrei ab.

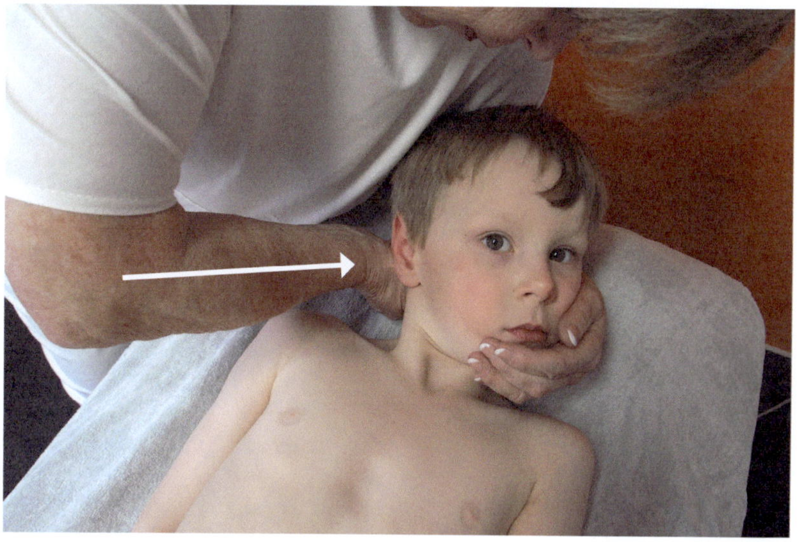

Abb. 5.170 Kompressionsmanipulation O/C1 in segmentaler Anteflexion. Eingestellt sind gegensinnige segmentale Rotation, Seitneige und Anteflexion. Kontakt mit dem rechten Daumenballen an Okzipitalschuppe/Mastoid. Die Manipulationsimpulsrichtung ist durch den Pfeil gekennzeichnet

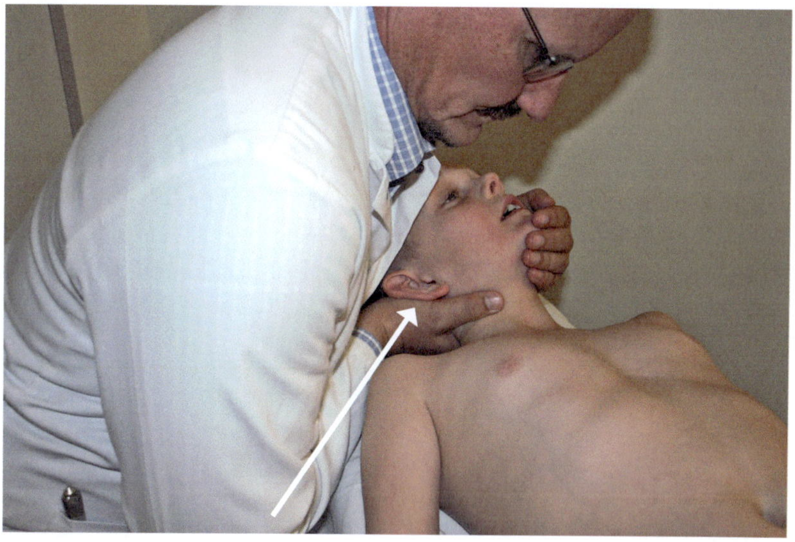

Abb. 5.171 Kompressionsmanipulation O/C1 in segmentaler Retroflexion. Eingestellt sind die gegensinnige segmentale Rotation und Seitneige. Beachte den abgesenkten rechten Unterarm des Behandlers, kranial der Schulter des Patienten, und den Kontakt mit dem rechten Daumenballen an Okzipitalschuppe bzw. Mastoid. Die Daumenspitze hat keinen Kontakt. Beachte ebenso den Kontakt des linken Behandleroberarms am Scheitel des Patienten zur Durchführung der Kompression. Die Manipulationsimpulsrichtung ist durch den Pfeil gekennzeichnet

Manipulation C1/C2 unter Kompression

Die Behandlung erfolgt aus der Einstellung zur Untersuchung heraus (Abb. 5.104, S. 153).

Ausgangsstellung des Patienten Das Kind liegt auf dem Rücken.

Ausgangsstellung des Behandlers Der Behandler sitzt oder steht am Kopfende, auf der Seite der Neigungsstörung.

Kontakt Wie bei der Manipulation des Segments O/C1 umfasst der Behandler mit dem von kranial kommenden Unterarm den Kopf des Kindes, der Unterarm des Behandlers ruht auf der Unterlage. Der Kopf des Kindes liegt in der Ellenbeuge des Behandlers, seine Hand liegt gespreizt an der gegenüberliegenden Wange, die Langfinger umfassen das Kinn. Der Bizeps des Behandlers liegt auf dem Vertex des Kindes zur späteren Durchführung der Kompression. Bei kleineren Verhältnissen stützt der Behandler den Vertex des Kindes mit seinem Oberarm oder Thorax ab. Die andere, von kaudal kommende Hand (Kontakthand) wird leicht supiniert. Sie gleitet mit der radialen Zeigefingerkante auf der dem Behandler zugewandten Halsseite über der Gelenkfortsatzreihe tastend aufwärts zum Atlasbogen. Das Zeigefingergrundglied bekommt von unten Kontakt am Atlasquerfortsatz und stellt die Seitneige im Segment ein unter leichter Translation zur entgegengesetzten Seite. Diese Translationsbewegung des Kopfes bis zum Segment C1/2 gewährleistet ein Verriegeln der darunter gelegenen Segmente der HWS bis zum zervikothorakalen Übergang. Eine Rotation ist zu vermeiden.

Probeschub Der Behandler vergewissert sich der exakten Einstellung im Segment: Seitnicken in Richtung der Kontakthand unter Translation zur Gegenseite, Fehlen jeglicher Rotation. Nun fügt der Behandler eine leichte Kompression in Längsachse des Körpers durch. Ein Zufügen einer kleinen Änderung der Schubrichtung kann die gezielte Behandlung verbessern: Bei gleichzeitiger Einschränkung der *Anteflexion* ist die Schubrichtung ein wenig nach dorsal gerichtet (◘ Abb. 5.172, leicht angehobener linker Behandlerellenbogen), bei Einschränkung der *Retroflexion* ist die Schubrichtung ein wenig nach ventral gerichtet (◘ Abb. 5.173, der Behandlerunterarm zeigt leicht in eine ventrale Schubrichtung). Der Probeschub wird nun mit der radialen Zeigefingerkante in Richtung des gegenüberliegenden Auges durchgeführt. Bei einer Schmerzäußerung des Kindes ist das weitere Vorgehen kontraindiziert.

Ausführung In der Phase der maximalen Entspannung (2. Hälfte einer Ausatmungsphase) verstärkt der Behandler den Schub schnell und mit geringer Kraft, ohne die segmentale Einstellung und die Kompression aufzugeben.

Erfolgskontrolle Die segmentale Untersuchung der Seitneige läuft im Fall des Erfolgs in diesem Segment spannungsfrei ab.

Federungsmobilisation der ersten Rippe

Die Behandlung (hier am Beispiel der rechten ersten Rippe) erfolgt aus der Untersuchungsstellung heraus (◘ Abb. 5.100, S. 150).

Ausgangsstellung des Patienten Das Kind sitzt quer auf der Untersuchungsbank, an den Behandler angelehnt.

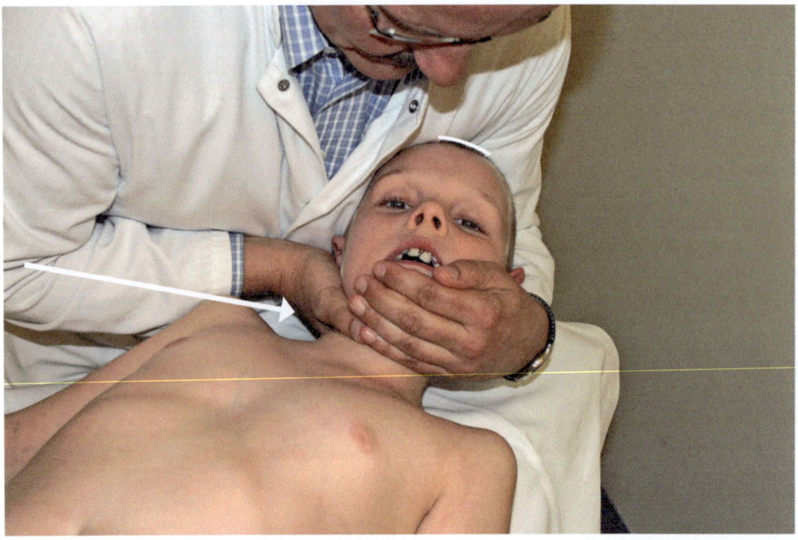

◘ **Abb. 5.172** Manipulation C1/C2 unter Kompression in segmentaler Anteflexion. Einstellung ohne Rotation! Manipulationskontakt: Das Zeigefingergrundglied bekommt von kaudal Kontakt am Atlasquerfortsatz. Der Daumen hat keinen Kontakt. Man beachte den nur leicht veränderten Ansatzwinkel des rechten Unterarms des Behandlers, kranial der Schulter des Kindes. Die Manipulationsimpulsrichtung ist durch den Pfeil gekennzeichnet: lateral, leicht dorsal

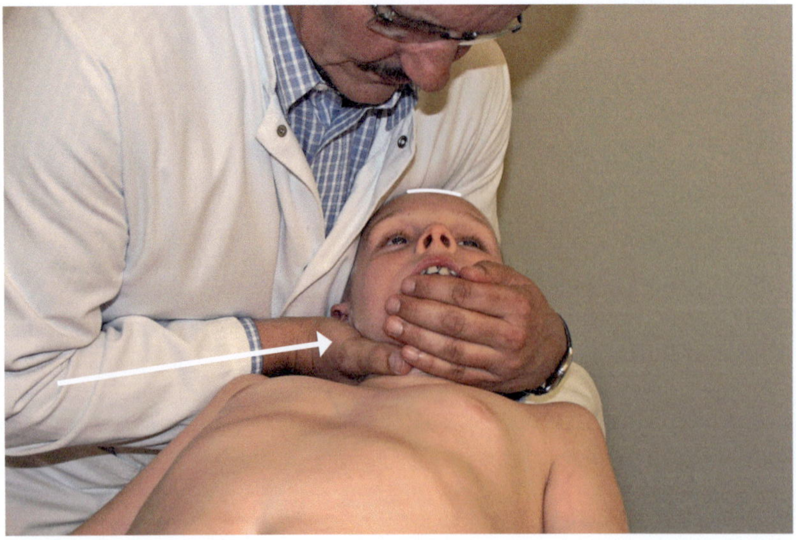

◘ **Abb. 5.173** Kompressionsmanipulation C1/C2 in segmentaler Retroflexion. Einstellung ohne Rotation! Man beachte den nur leicht veränderten Ansatzwinkel des rechten Unterarms des Behandlers, kranial der Schulter des Patienten. Manipulationskontakt: Das Zeigefingergrundglied bekommt von unten Kontakt am Atlasquerfortsatz. Der Daumen hat keinen Kontakt. Die Manipulationsimpulsrichtung ist durch den Pfeil gekennzeichnet: lateral, leicht ventral

Ausgangsstellung des Behandlers Er steht hinter dem Kind.

Kontakt Der Behandler legt die radiale Zeigefingerkante seiner rechten Hand von oben her auf den Ansatz der rechten ersten Rippe.

Ausführung Er führt den Kopf des Kindes in die leichte Seitneige nach rechts, stellt seinen rechten Unterarm in Richtung der linken Hüfte des Kindes auf und führt eine Federungsbewegung sanft wiederholend in dieser Richtung aus, den Reboundeffekt beim Nachlassen des Druckes ausnutzend. Er kann auch haltend an der Barriere verharren und in der Ausatemphase das Release abwarten.

Erfolgskontrolle Die Wiederholung der orientierenden Untersuchung zeigt ein verbessertes Bewegungsausmaß der Seitneige- und Rotationsbewegung des Kopfes.

Manipulation der ersten Rippe

Der Behandler geht von der Mobilisationseinstellung aus und führt in dieser Stellung den Probeschub aus (gleiche Schubrichtung in Richtung gegenüberliegendes Hüftgelenk). Bei einer Schmerzäußerung des Kindes ist das weitere Vorgehen kontraindiziert.

Ausführung In der Phase der maximalen Entspannung (2. Hälfte einer Ausatmungsphase) führt der Behandler den Impuls aus.

Erfolgskontrolle Die Wiederholungsuntersuchung zeigt im Erfolgsfall eine frei federnde erste Rippe.

Myofasziale Behandlungstechniken im Hals-Nacken-Bereich

Im Kleinkindalter sind diese Techniken seltener erforderlich als im späteren Wachstumsalter. In den seltenen Fällen akuter Schmerzsyndrome ist es jedoch notwendig, vorbereitend – in Abänderung der sonst üblichen Behandlungsfolge – die Faszien gleich zu Behandlungsbeginn relaxierend zu behandeln. Diese Behandlung gleich zu Beginn ist zudem vertrauensfördernd.

Globale Faszienbehandlung zervikothorakal

Ausgangsstellung des Patienten Das Kind sitzt auf der Untersuchungsbank.

Ausgangsstellung des Behandlers Der Behandler steht hinter dem Kind und zieht es zu sich heran, sodass es angelehnt entspannt sitzen kann.

Kontakt Der Behandler umfasst mit beiden Händen breitflächig beide Schultern das Kindes von seitlich und oben.

Ausführung Er führt seine beiden Hände sanft divergierend in kaudal-lateraler, kaudal-dorsaler und kaudal-ventraler Richtung, in Verlängerungsstellung der oberflächlichen Halsfaszien sowie der Mm. trapezii, scaleni, levatores scapulae und pectorales. Er sucht die Spannungsrichtung auf und behandelt direkt. Im Fall einer Schmerzäußerung des Kindes, die der Behandler genau beobachten muss, behandelt er indirekt (in die spannungsfreie Richtung hinein), die beiden Behandlerhände arbeiten in diesem Fall aufeinander zu.

Weitere Faszienbehandlungen im Bereich der HWS bis zum zervikothorakalen Übergang

Sie sind aus der Untersuchungshaltung heraus zu behandeln (► Abschn. 5.2.10, ◘ Abb. 5.114, S. 159, ◘ Abb. 5.115, S. 160, ◘ Abb. 5.116, S. 161). Die Behandlung kann direkt über ein Divergieren beider Handkontaktpunkte an der Barriere erfolgen. Ein Release wird abgewartet. Eine zweite Möglichkeit bietet sich besonders bei schmerzhaften Fällen an: indirektes Vorgehen mit einem Zueinanderführen der beiden Handkontakte bis zum Erreichen des Release. Manchmal wird dabei ein Unwinding deutlich.

Behandlung der gestörten Muskulatur im Bereich der HWS bis zum zervikothorakalen Übergang

In ► Abschn. 5.2.10 wurde die Untersuchung einzelner Muskeln beschrieben, die zur funktionellen Verkürzung neigen (Mm. trapezii, levatores scapulae, scaleni, kurze Nackenstrecker). Die Behandlung wird aus der Untersuchungsstellung heraus durchgeführt: Am Ende der erreichten Barriere kann der Behandler das Release abwarten. Größere Kinder können in PIR-Technik behandelt werden: Das Kind spannt gegen die vom Behandler betonte Hand ca. 10 s lang leicht an. Nach der Aufforderung, nicht mehr gegenzuspannen, wartet der Behandler in dieser Stellung das fühlbare Release ab. Eine Entspannung des Muskels ist nun deutlich. Die Prozedur ist 2- bis 3-mal zu wiederholen. Triggerpunkte werden wie beim Erwachsenen behandelt.

5.3.4 Behandlung der oromandibulären Region

Die Indikation zur oromandibulären Behandlung ergibt sich anamneseorientiert bei Beschwerden des Kindes wie Bruxismus, Schluck- und Trinkstörungen, Sprachstörungen, Hypersalivation, Schmerzen im Kopf-, Hals-, Kieferbereich, aber auch wenn sich bei der myofaszialen

Übersichtsuntersuchung Spannungshinweise ergeben haben. Eine Indikation besteht außerdem, wenn Verkettungstests auf einen Zusammenhang der oromandibulären Störung mit fernab gelegenen Beschwerdebildern hingewiesen haben.

Extraorale Behandlung der Kiefergelenke

Aus der in ► Abschn. 5.2.11 beschriebenen Untersuchungshaltung ergibt sich die Therapie.

Ausgangsstellung des Patienten Das Kind sitzt auf der Untersuchungsliege, angelehnt an den Untersucher.

Ausgangsstellung des Behandlers Der Behandler steht hinter dem Kind. Er achtet darauf, dass das Kind keine Beißbewegung macht (Kaugummi!) und den Mund entspannt ein wenig öffnet.

Kontakt Wie zur Untersuchung des linken Kiefergelenks umfasst der Behandler mit seiner rechten Hand die Stirn des Kindes von vorn und rotiert den Kopf des Kindes nach links. Seine linke Hand liegt breitflächig am rechten Unterkieferbogen, die Fingerbeeren erreichen die Höhe des rechten Kiefergelenks.

Ausführung Eine Zugbewegung der linken Hand führt die laterolaterale Bewegung durch, die sich vorwiegend im linken Kiefergelenk abspielt. Der Behandler führt diese Bewegung repetitiv durch oder hält abwartend die Barriere bis zum Gefühl des Release (◘ Abb. 5.117, S. 162).

PIR-Technik Ein kooperatives Kind kann gegen die Behandlerhand am Unterkiefer nach rechts spannen. Der Behandler wartet 2–3 langsame Atemzüge des Kindes ab und fordert es anschließend auf, den Druck aufzugeben. Er wartet in dieser Stellung das Release ab. Die Methode ist frühestens bei größeren Schulkindern ratsam, vorher ist dem Kind ein Kinngegendruck schwer zu vermitteln.

Erfolgskontrolle Im Erfolgsfall ist die Mundöffnung besser, die Mundöffnungslinie harmonischer. Die Erfahrung besagt aber, dass dies nur mit anschließender Behandlung der Muskulatur gelingt.

Intraorale Behandlung der Kiefergelenke

Ausgangsstellung des Patienten Das Kind liegt auf dem Rücken.

Ausgangsstellung des Behandlers Er sitzt am Kopfende, etwas seitlich auf der Seite des zu behandelnden Kiefergelenks. Der Behandler achtet darauf, dass das Kind keine Beißbewegung macht und den Mund ein wenig öffnet. Es wird aufgefordert, durch die Nase zu atmen.

Kontakt Der Behandler umfasst für die Behandlung des linken Kiefergelenks mit der flachen Hand den Kopf des Kindes, die rechte behandschuhte Hand führt den Daumen auf der unteren linken Zahnreihe so weit entlang, dass die Daumenspitze hinter dem letzten Zahn liegt. Bei gutem Daumen-Zahn-Kontakt wird kein Brechreiz ausgelöst. Die Langfinger umgreifen die Mandibula extraoral.

Ausführung Unter Betonung der Daumenspitze führt der Behandler eine repetitive Traktion in kaudaler Richtung durch. Je nach Ergebnis der Untersuchung berücksichtigt der Behandler auch die Seitneige- und Rotationskomponente der Störung. Unter Verwendung der PIR-Technik – nur bei größeren und kooperativen Kindern – lässt er leicht gegen sein Daumengrundglied drücken, ohne sich auf den Daumen beißen zu lassen. Er wartet diesen Druck 2–3 langsame Atemzüge ab und fordert das Kind anschließend auf, den Unterkiefer fallen zu lassen. Er spürt am Ende der Einatmungsphase ein Nachlassen der Spannung, denn die intraorale Muskulatur entspannt sich mehr in der Einatemphase (◘ Abb. 5.174).

Erfolgskontrolle Im Erfolgsfall ist die Mundöffnung verbessert möglich, die Mittellinie bei Mundöffnung ist harmonischer.

Für die Behandlung des rechten Kiefergelenks verändert der Behandler die Handhaltung entsprechend. Die Behandlung ist gleichverlaufend auch im Sitzen möglich.

Behandlung von Hyoid, Halsfaszien und Kaumuskulatur

Alle Behandlungen erfolgen aus der Untersuchungsstellung heraus wie in ► Abschn. 5.2.10 beschrieben.

Behandlung der myofaszialen Spannung am Hyoid

Ausgangsstellung des Patienten Das Kind liegt auf dem Rücken.

Ausgangsstellung des Behandlers Er sitzt am Kopfende.

Kontakt Der Behandler nimmt das Zungenbein sanft zwischen II. oder III. Finger beider Hände, ohne Druck auszuüben, um Schmerz zu vermeiden (◘ Abb. 5.175).

Ausführung Der Behandler führt mit beiden Fingern eine minimale Verschiebung des Hyoids nach rechts, links, oben und unten durch und registriert die auftretende

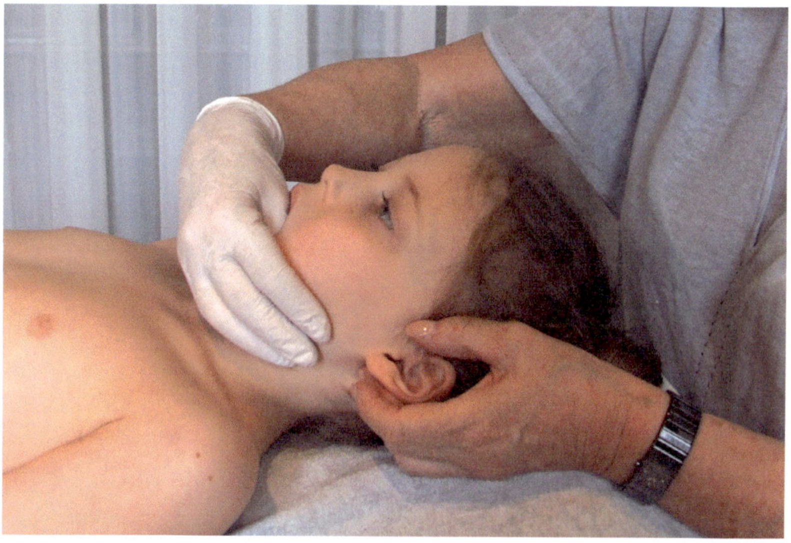

Abb. 5.174 Intraorale Behandlung der Kiefergelenke, hier in Rückenlage

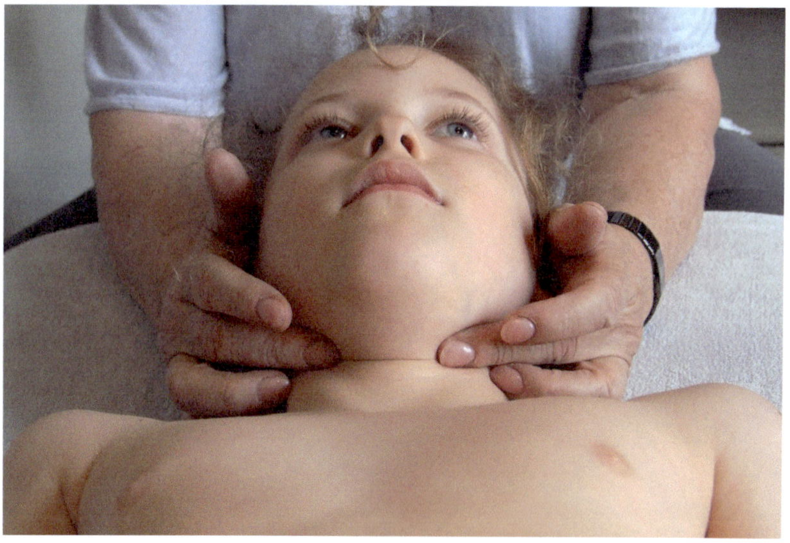

Abb. 5.175 Behandlung der myofaszialen Spannung am Hyoid

Gewebespannung. Er behandelt in direkter Richtung, das heißt, er behält die Spannung in der gestörten Richtung bei und wartet das Release ab. Bei dieser Behandlungstechnik nutzt der Behandler den deutlich tastbaren Spannungswechsel der Atemphasen aus. Die Relaxation in der Ausatemphase ist in diesem Fall deutlich.

Erfolgskontrolle Im Erfolgsfall zeigt die Wiederholung der myofaszialen Untersuchung ein spannungsfreies Zungenbein.

Behandlung der mittleren Halsfaszie

Ausgangsstellung des Patienten Das Kind liegt auf dem Rücken.

Ausgangsstellung des Behandlers Der Behandler sitzt am Kopfende, etwas seitlich.

Kontakt Er nimmt das Hyoid zwischen den I. und II. Finger einer Hand ohne jeglichen Druck auszuüben, um Schmerz zu vermeiden (Abb. 5.116, S. 161).

Ausführung Der Behandler legt für den sternalen Teil den Daumen der freien Hand auf den Oberrand des Sternums, für den klavikulären Teil an die Klavikula, für den skapulären Teil den Daumenballen auf die Schulter. Die Faszienspannung wird jeweils in allen 3 Richtungen distanzverlängernd langsam aufgebaut und haltend an der Barriere das Release abgewartet. Auch in diesem Fall ist das Release in der Ausatemphase deutlich spürbar. Eine indirekte Behandlung ist weniger geeignet.

Erfolgskontrolle Die Wiederholung der Untersuchung zeigt keinen einseitigen Spannungszug am Hyoid.

Entsprechend sind die Faszien zwischen Hyoid und Unterkiefer zu behandeln.

Globale Behandlung der unterkieferhebenden Muskulatur

Bei Schluck- und Kaustörungen sowie bei Sprach- und Lautierungsproblemen finden wir meist Verspannungen der Kaumuskulatur. Deren Behandlung begleitet sinnvoll die logopädische Behandlung. Auch psychische Probleme können sich bereits bei Schulkindern in diesem Bereich manifestieren. Die entspannende Behandlung ist global für alle Beißmuskeln möglich: M. temporalis, M. masseter, M. pterygoideus medialis und der obere Anteil des M. pterygoideus lateralis.

Ausgangsstellung des Patienten Das Kind sitzt auf der Untersuchungsbank, angelehnt an den Behandler. Der Mund ist leicht geöffnet.

Ausgangsstellung des Behandlers Der Behandler steht hinter dem Kind, zum Beispiel seitlich rechts wie bei der intraoralen Untersuchung und Behandlung des linken Kiefergelenks.

Kontakt Er umfasst mit der linken Hand die Stirn des Kindes und legt den II. und III. Finger der behandschuhten rechten Hand jeweils auf beide Unterkieferzahnreihen, die Fingerspitzen reichen bis zur Umschlagfalte am Ende der Zahnreihen (▫ Abb. 5.176).

Ausführung Der Behandler verstärkt leicht den Druck seiner beiden Finger und hält diesen bis zum Release. Im Fall einer durchführbaren PIR-Technik lässt er das Kind minimal

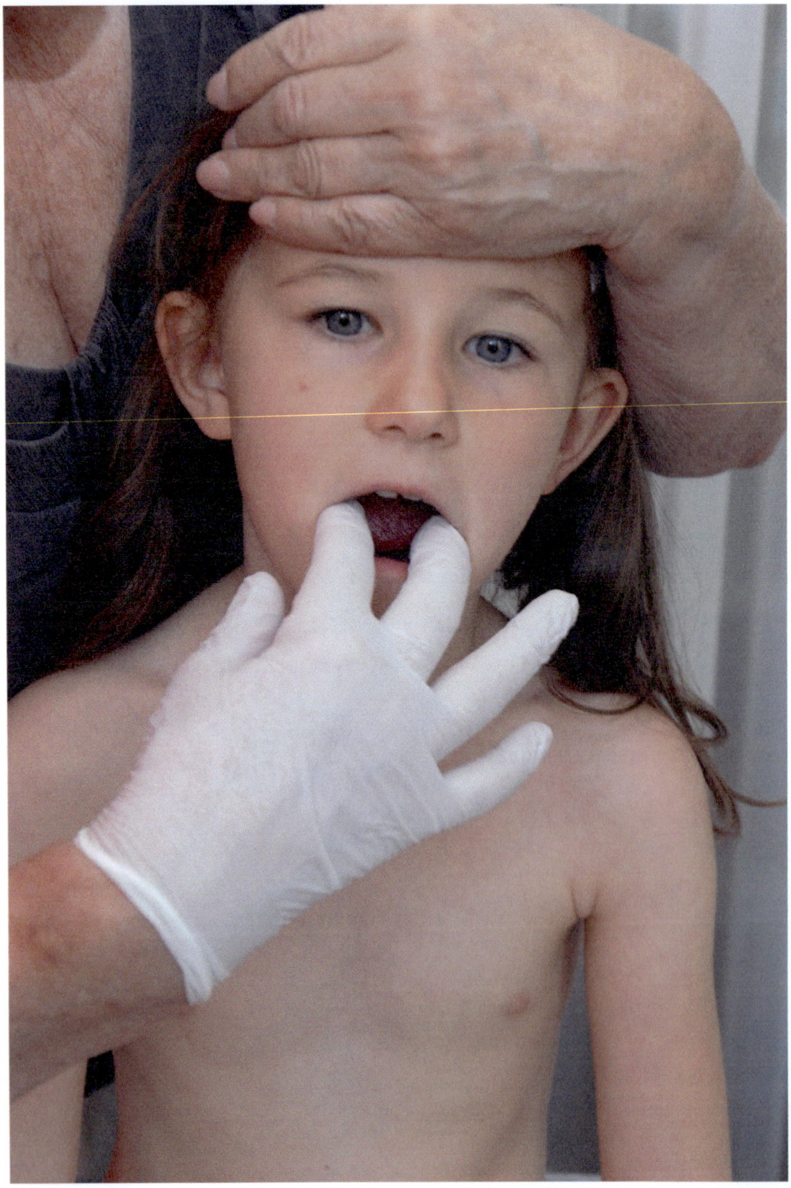

▫ **Abb. 5.176** Globale Behandlung der unterkieferhebenden Muskulatur

gegen die beiden Finger seiner rechten Hand anspannen, er achtet dabei darauf, dass der Druck minimal ausgeführt wird, um sich nicht auf seine Finger beißen zu lassen. Nach 2 langsamen Atemzügen soll das Kind den Druck beenden. Der Behandler folgt dem Release, welches als Besonderheit der Kaumuskulatur besser in der Einatemphase zu spüren ist.

Erfolgskontrolle Im Erfolgsfall ist die Muskulatur nicht anspannungsschmerzhaft, dies allerdings nur in Zusammenhang mit der Behandlung der Kiefergelenke, des Hyoids und der Faszien.

Globale Behandlung der unterkiefersenkenden Muskulatur

Seltener sind die mundöffnenden Muskeln verspannt (M. mylohyoideus, M. geniohyoideus, M. hypoglossus, M. digastricus, unterer Anteil des M. pterygoideus lateralis).

Ausgangsstellung des Patienten Das Kind sitzt auf der Untersuchungsbank, angelehnt an den Behandler. Der Mund ist leicht geöffnet.

Ausgangsstellung des Behandlers Er steht wie bei der Untersuchung der Mundöffner hinter dem Kind (■ Abb. 5.119, S. 164).

Kontakt Er umfasst mit linker Hand und Unterarm den Kopf und legt die Langfinger der rechten Hand sanft unter das Kinn des Kindes.

Ausführung Der Behandler fordert das Kind auf, das Kinn gegen die Langfinger spannen. Nach 2 langsamen Atemzügen soll das Kind den Druck weglassen. Der Behandler folgt dem Release in der Einatemphase.

Erfolgskontrolle Im Erfolgsfall ist die Muskulatur nicht spannungsschmerzhaft, dies allerdings nur in Zusammenhang mit der Behandlung der Kiefergelenke, des Hyoids und der Faszien. Der Behandler kann auch –infolge der Synkinese der Zungen- und kieferhebenden Muskulatur – das Behandlungsergebnis prüfen, indem er die Zunge des Kindes gegen seinen auf der Zunge liegenden Zeigefinger drücken lässt: Eine schmerzhafte Verspannung der Mundöffner ist im Erfolgsfall nicht mehr tastbar. Bei Kindern ab Schulalter ist in diesem Zusammenhang mit Triggerpunkten der Kaumuskulatur zu rechnen. Die Behandlung entspricht der des Erwachsenen.

Behandlung der Zunge

Wir empfehlen eine Übungsbehandlung der Zungenmuskulatur durch Anspannung gegen den vom Behandler ausgeübten Widerstand. Die Behandlung ist nur bei kooperativen Kindern möglich und im Rahmen eines logopädischen Behandlungsprogramms oft begleitend erforderlich.

Ausgangsstellung des Patienten Das Kind sitzt auf der Untersuchungsbank, angelehnt an den Behandler.

Ausgangsstellung des Behandlers Der Behandler steht hinter dem Kind, etwas seitlich.

Kontakt Er umfasst mit Hand und Unterarm den Hals und Kopf des Kindes.

Ausführung Der Behandler legt einen Finger der anderen behandschuhten Hand (Textilhandschuh) auf die Zunge des Kindes und fordert es auf, gegen den Finger anzuspannen. Er kann in allen Bewegungsrichtungen anspannen lassen und dies der Mutter als Hausübungsprogramm empfehlen.

5.3.5 Ausgewählte osteopathische Behandlungstechniken für die oromandibuläre Region

Drainagebehandlung des Sinus ethmoidalis

Diese Behandlung ist während und nach einer Sinusitis erforderlich (Liem et al. 2010).

Ausgangsstellung des Patienten Das Kind liegt auf dem Rücken.

Ausgangsstellung des Behandlers Er sitzt seitlich am Kopfende.

Kontakt Der Behandler legt die Langfinger der kopfseitigen Hand quer auf das Os frontale. Das proximale Interphalangealgelenk des Zeigefingers liegt auf der Glabella. Die kaudal gelegene behandschuhte Hand liegt intraoral, die Zeigefingerbeere unter der Sutura palatina mediana (■ Abb. 5.177).

Ausführung Während der kraniosakralen Inspirationsphase (Flexionsphase) verstärkt der Behandler die Flexion, indem er mit der kranial gelegenen Hand einen leichten Druck auf die Glabella nach dorsal ausübt. Zur gleichen Zeit gibt der intraoral liegende Zeigefinger einen Schub nach kranial auf die Sutura intermaxillaris vor der Sutura palatina transversa aus (ein Druck über Vomer und Siebbein in Richtung Synchondrosis sphenobasilaris). Dadurch verstärken beide Hände die Flexionsphase als indirekte Behandlung. Während der Extensionsphase begleitet der Behandler diese verstärkend, indem er mit der kranial gelegenen Hand den Druck auf die Glabella aufgibt und mit der intraoral gelegenen Zeigefingerbeere den Druck auf die Sutura

Abb. 5.177 Drainagebehandlung des Sinus ethmoidalis

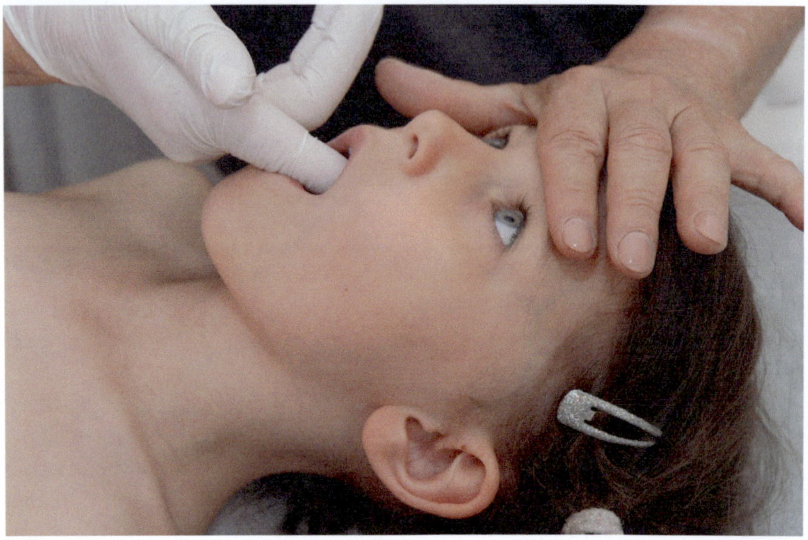

palatina mediana nach dorsal verlegt, hinter die Sutura palatina transversa. Diese indirekte Technik verbessert den Sekretabfluss.

Drainagebehandlung des Sinus frontalis

Ausgangsstellung des Patienten Das Kind liegt auf dem Rücken.

Ausgangsstellung des Behandlers Der Behandler sitzt oder steht am Kopfende.

Kontakt Er legt die 4 Langfinger beider Hände in kaudaler Richtung auf das Os frontale. Die Mittellinie (Sutura metopica) liegt zwischen beiden Zeigefingern (Abb. 5.178).

Ausführung Während der Flexionsphase wird diese verstärkt, indem der Behandler den Druck beider Zeigefinger nach dorsal betont. Während der Extensionsphase betont der Behandler den Druck der Kleinfingerseite in medialer Richtung. Diese Verstärkung des kraniosakralen Rhythmus regt den Sekretabfluss an.

Drainagebehandlung des Sinus maxillaris

Ausgangsstellung des Patienten Das Kind liegt auf dem Rücken.

Ausgangsstellung des Behandlers Der Behandler sitzt am Kopfende.

Abb. 5.178 Drainagebehandlung des Sinus frontalis

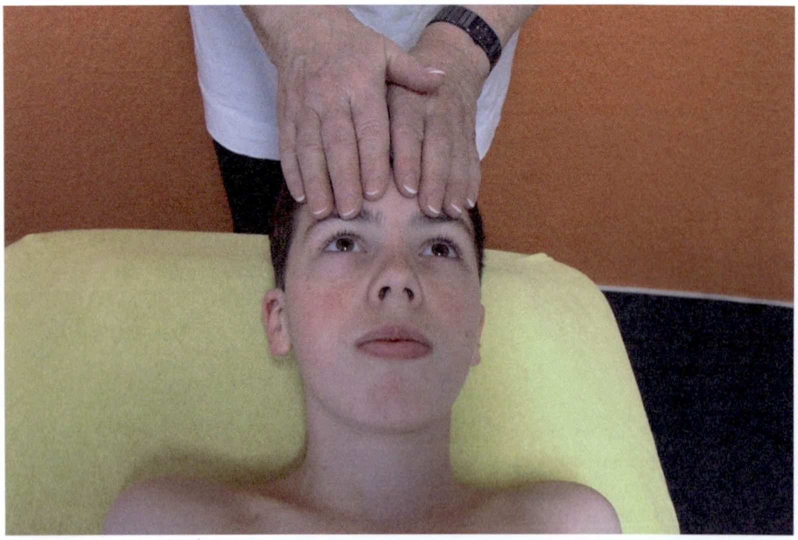

Kontakt Er umfasst mit den Langfingern beider Hände das Gesicht des Kindes von seitlich, legt beide Daumen auf die Maxillae unterhalb der Orbitae (Abb. 5.179).

Ausführung Der Behandler übt mit beiden Daumen einen sanften Druck auf den Processus frontalis der Maxilla aus, von kranial nach kaudal fortschreitend bis zur Oberlippe des Kindes.

Behandlung der Suturen

Alle Suturen des Schädels und des Gesichts können unterstützend mit Spreizmanövern und Fluktuationstechniken behandelt werden (Liem und Schleupen 2000).

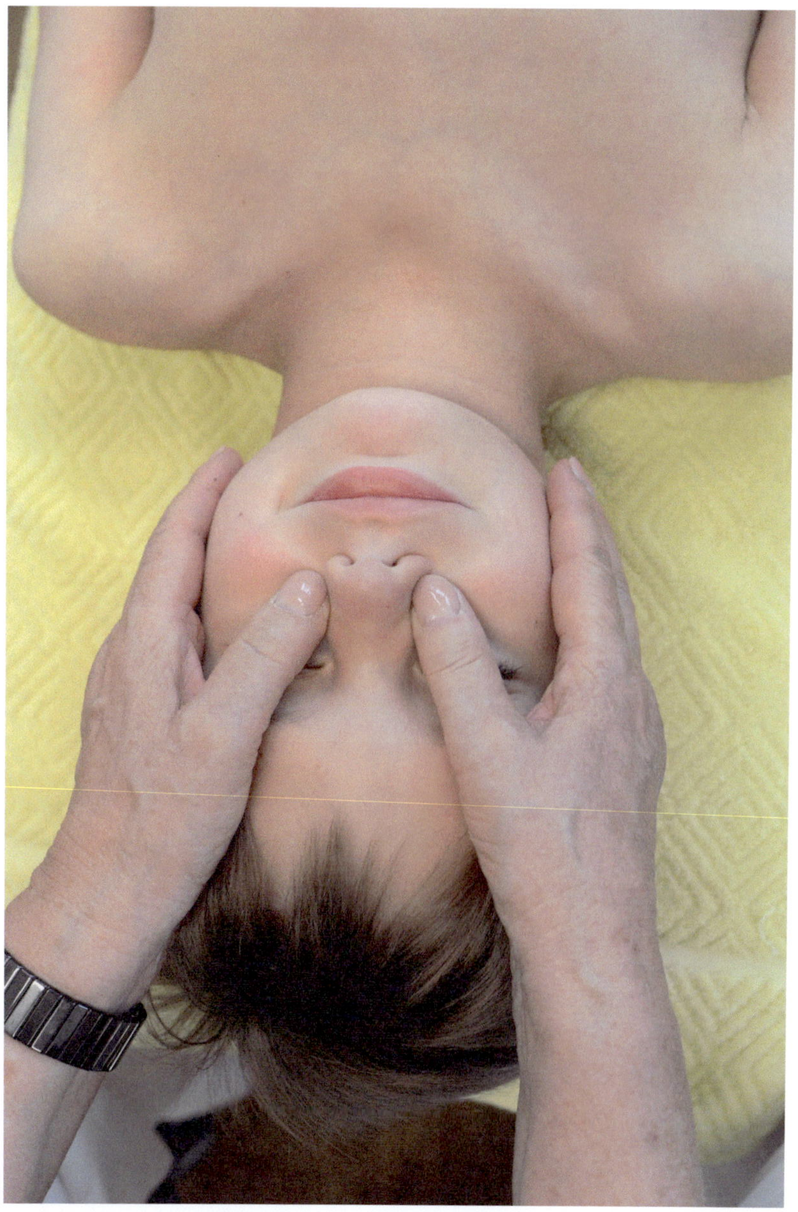

Abb. 5.179 Drainagebehandlung des Sinus maxillaris

5.3.6 Ausgewählte osteopathische Behandlungstechniken für das Abdomen

Zu Beginn einer viszeralen Behandlung empfehlen die Autoren eine Behandlung zur Stimulierung der Durchblutung der Bauchorgane und zur Anregung der Darmmotorik (Coster und Pollaris 2010).

Totales abdominelles Manöver nach Marc de Coster

Ausgangsstellung des Patienten Das Kind liegt auf dem Rücken, die Kniegelenke mit einer Knierolle unterlegt.

Ausgangsstellung des Behandlers Der Behandler sitzt am Kopfende.

Kontakt Er legt beide Handwurzeln auf die unteren Rippenbögen, die Langfinger zeigen nach kaudal. Alle Langfinger umfassen unter leichter Handsupination das Darmpaket.

Ausführung Während der Einatmung wird das Darmpaket unter Hautvorschub durch leichte Supination der Hände von unten umfasst und vibrierend nach kranial gezogen. Bei der nächsten Ausatmung wird diese Stellung beibehalten (▣ Abb. 5.180).

Behandlung des Diaphragma thoracis dorsoventral am unteren Rippenbogen

Die Behandlung erfolgt aus der Untersuchungsstellung heraus, sie wurde in ► Abschn. 5.3.2 beschrieben (▣ Abb. 5.155, S. 196). Der Effekt ist eine Zwerchfellentspannung.

Ausgangsstellung des Patienten Das Kind liegt auf dem Rücken.

Ausgangsstellung des Behandlers Der Behandler sitzt oder steht seitlich an der Untersuchungsbank.

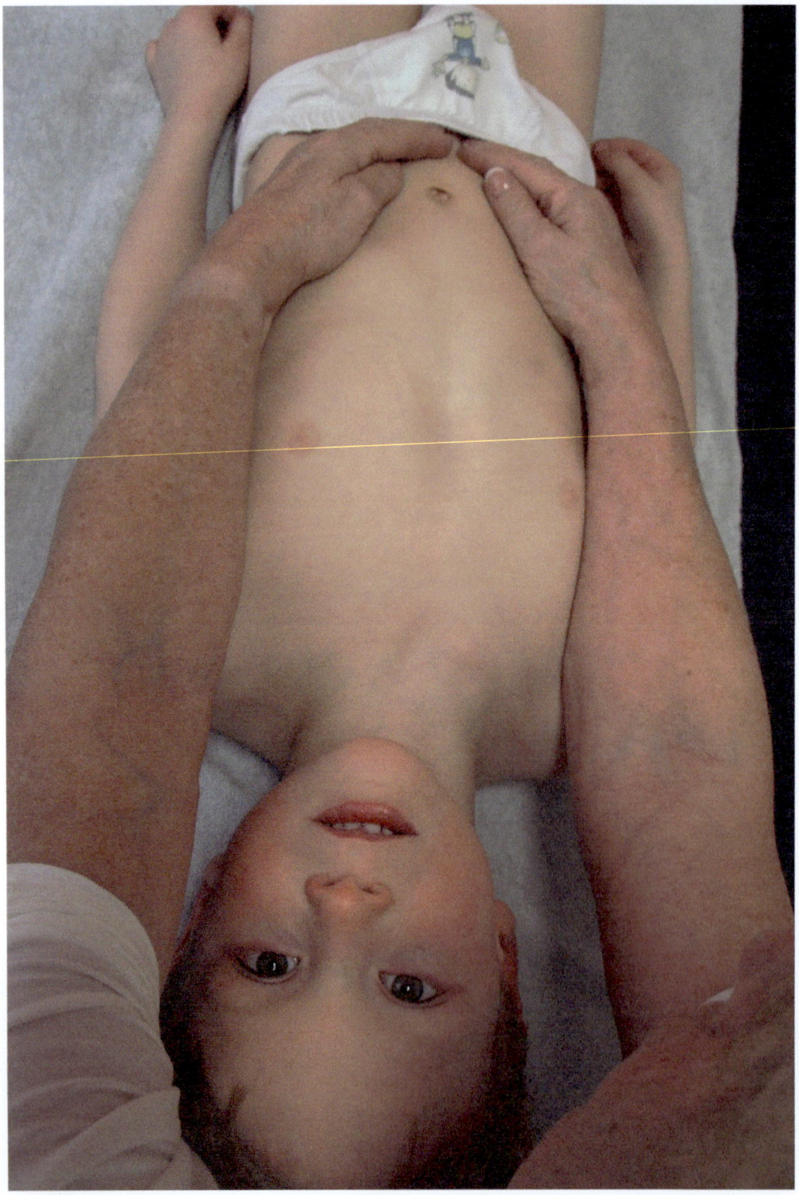

▣ **Abb. 5.180** Totales abdominelles Manöver nach Marc de Coster

Kontakt Eine Handfläche des Behandlers liegt auf dem epigastrischen Winkel und auf beiden Rippenbögen. Die andere Hand liegt in gleicher Höhe unter dem Kind („Sandwichtechnik").

Ausführung Der Behandler baut durch leichte Gewebekompression eine Spannung zwischen beiden Händen mit Fokussierung auf das Zwerchfell auf und wartet das Release ab. Ein Unwinding ist oft spürbar.

Effekt Zwerchfellentspannung (◘ Abb. 5.140, S. 185).

Behandlung von Spannungsstörungen der Leberanheftungen („Leberlift")

Die Behandlung ist indiziert bei Diaphragmastörungen, Aufhängungsstörungen der Leber, des Kolons oder des Magens. Sie erfolgt aus der gleichen Ausgangsstellung wie die jeweilige Untersuchung. Siehe auch ► Abschn. 5.2.12 (◘ Abb. 5.122, S. 167).

Ausgangsstellung des Patienten Das Kind sitzt auf der Untersuchungsbank.

Ausgangsstellung des Behandlers Der Behandler steht hinter dem Kind, etwas rechts, und schmiegt das Kind eng an sich.

Kontakt Er greift mit dem rechten Arm unter der rechten Schulter des Kindes hindurch bis zur rechten Bauchseite unterhalb der Leber. Der linke Arm greift über die linke Schulter, die linke Hand legt sich zur Unterstützung auf die rechte Hand.

Ausführung Der Behandler supiniert seine beiden Hände und lädt sich die Leber auf. Die Hände sinken bei jedem Ausatemzug mehr in die Tiefe. Dies wird noch unterstützt, indem der Untersucher einen kleinen Ausfallschritt nach hinten durchführt, sich mit dem Kind nach vorn beugt, und damit eine Kyphose einstellt. Beide Hände heben das Gewebe bis an die Barriere an. Am Ende spürt der Behandler die Entspannung oder auch das Unwinding. Diesem folgt der Behandler mit seinem Brustkorb und nimmt dadurch den Körper des Kindes mit in eine weitere Kyphose (indirekte Behandlung). Entsprechend der zu behandelnden Ligamente ändert sich die Richtung des Bewegungsimpulses. Für die rechten Leberanheftungen (Lig. triangulare dexter) erfolgt der Bewegungsimpuls in Richtung linker Schulter, für die linken kranialen Leberanheftungen (Lig. trangulare sinister) in Richtung rechter Schulter des Kindes.

Erfolgskontrolle Durch Wiederholung der Untersuchung: Das Absinken der Leber sollte nach der Behandlung ohne Verzögerung spannungsfrei möglich sein.

Direkte Behandlung von Mobilitätsstörungen am Magenkorpus

Die Behandlung erfolgt aus der Untersuchungsstellung heraus.

Ausgangsstellung des Patienten Das Kind liegt auf dem Rücken, die Kniegelenke sind mit einer Knierolle unterlegt.

Ausgangsstellung des Behandlers Der Behandler steht an der rechten Seite des Kindes.

Kontakt Die rechte Hand des Behandlers liegt über dem Magen. Die Fingerspitzen sind kopfwärts gerichtet: Zeigefinger über dem Mageneingang, abgespreizter Daumen auf der Mittellinie, Langfinger am linken unteren Thoraxrand. Die linke Hand greift über die Rippen 8–10 und verschiebt die Haut nach medial (Hautvorschub).

Ausführung Der Behandler übt im rhythmischen Wechsel eine Bewegung von Kompression und Lösen aus, bis eine Entspannung eintritt (◘ Abb. 5.123, S. 168).

Effekt Verbesserung der Mobilität des Magens, tastbar bei Wiederholung der Untersuchung.

Behandlung von Motilitätsstörungen des Magens

Die Behandlung erfolgt aus der Untersuchungsstellung heraus.

Ausgangsstellung des Patienten Das Kind liegt auf dem Rücken, die Kniegelenke sind mit einer Knierolle unterlegt.

Ausgangsstellung des Behandlers Er steht an der rechten Seite der Untersuchungsbank.

Kontakt Die rechte Hand des Behandlers liegt über dem Magen. Die Fingerspitzen sind kopfwärts gerichtet, der Zeigefinger liegt über dem Mageneingang, die Langfinger am linken unteren Thoraxrand. Die linke Hand greift über die Rippen 8–10 und verschiebt die Haut nach medial (Hautvorschub).

Ausführung Der Behandler folgt der Motilitätsbewegung. Die am besten tastbare Bewegung wird in der Anfangsphase der Bewegung angestoßen. Der Bewegung wird gefolgt und der Vorgang bis zur Symmetrisierung wiederholt (◘ Abb. 5.181).

Effekt Im Erfolgsfall spürt man eine Verbesserung der Mobilität und der Motilität des Magens. Die Wiederholung der Mobilitätsprüfung im Local Listening zeigt im Erfolgsfall keine Spannungserhöhung.

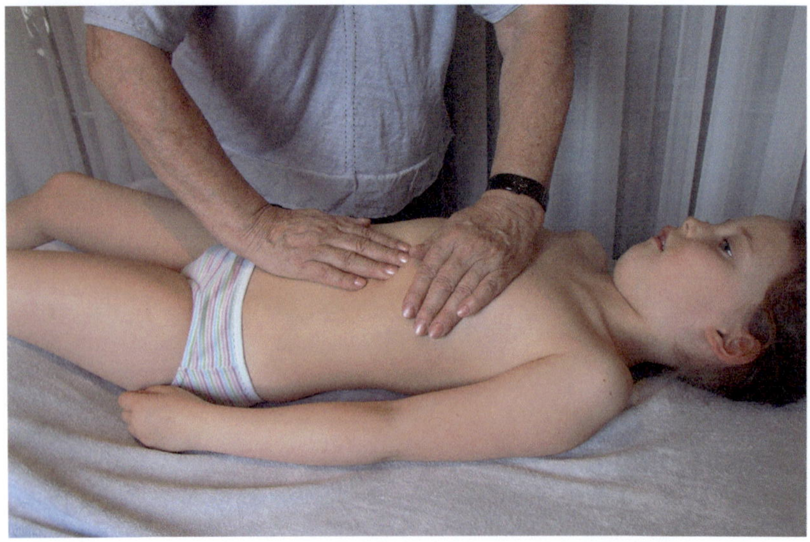

Abb. 5.181 Behandlung der Motilitätsstörungen des Magens

Behandlung des Zäkums

Die Behandlung erfolgt aus der Untersuchungshaltung heraus (Abb. 5.124, S. 169).

Ausgangsstellung des Patienten Das Kind liegt auf dem Rücken, die Kniegelenke sind zur Entspannung der Bauchdecken mit einer Knierolle unterlagert.

Ausgangsstellung des Behandlers Der Untersucher steht auf der linken Seite der Untersuchungsbank, Blick zum Kind.

Kontakt und Ausführung Er legt die Fingerspitzen in Höhe der SIAS in die Gegend der Fossa iliaca rechts, die Fingerbeeren haken sich von lateral im jeweiligen Zäkumbereich ein und führen die therapeutische Bewegung durch: von lateral nach medial, weiter im Zäkumverlauf und auch von medial nach lateral. Die Fingerbeeren verweilen am gestörten Bewegungsende und warten das Release ab (direkte Technik). Für die Behandlung von lateral wird ein Hautvorschub von medial, für den medialen Kontakt am Zäkum wird ein Hautvorschub von lateral erreicht. Für den kaudalen Anteil werden die Hände übereinandergelegt, der Hautvorschub wird von lateral-kranial benötigt.

Effekt Entspannung der Zäkumaufhängungen. Die Wiederholung der Mobilitätsprüfung im Local Listening zeigt keine Spannungserhöhung.

Behandlung des Colon ascendens

Ausgangsstellung des Patienten Das Kind liegt auf der rechten Seite, beide Beine sind entspannt gebeugt.

Ausgangsstellung des Behandlers Der Behandler steht an der Längsseite der Untersuchungsbank hinter dem Kind.

Kontakt Er umfasst unter Hautvorschub das Colon ascendens mit den Fingerbeeren von lateral. Bei kleinen Kindern liegen die Langfinger übereinander.

Ausführung Der Behandler umfasst den Darm und schiebt ihn in der Ausatemphase weich nach medial, hält ihn am Ende und wartet das Release ab (Abb. 5.182).

Behandlung des Colon descendens

Die Technik der Behandlung entspricht derjenigen des Colon ascendens.

Behandlung von Colon sigmoideum und Mesocolon sigmoideum

Ausgangsstellung des Patienten Das Kind liegt auf dem Rücken, die Kniegelenke sind mit einer Knierolle unterlegt.

Ausgangsstellung des Behandlers Er steht auf der rechten Seite der Untersuchungsbank und behandelt aus der Untersuchungsstellung heraus.

Kontakt Nach Hautvorschub von mediokranial nach laterokaudal umgreift der Behandler mit den Fingerspitzen der übereinandergelegten Hände die Sigmaschlinge von kaudal; die Langfinger beider Hände schmiegen sich zwischen Spina iliaca anterior superior und Darm.

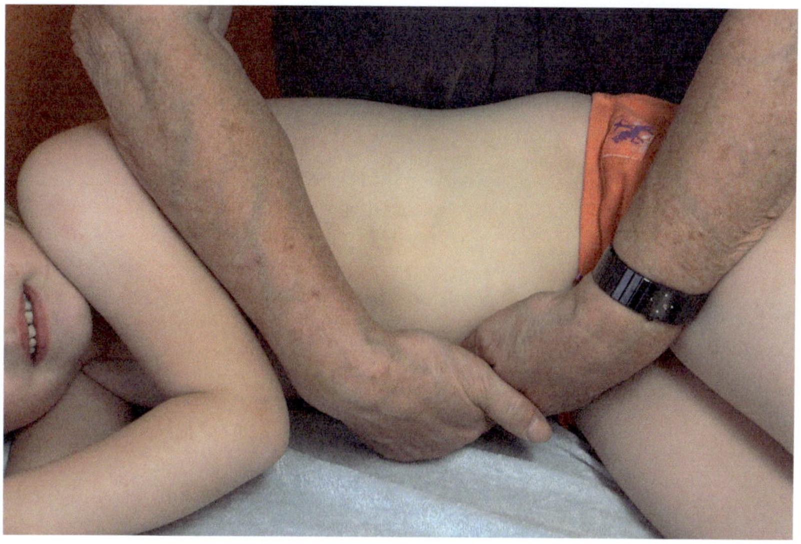

Abb. 5.182 Behandlung des Colon ascendens. Beide Handkanten oder – bei kleinen Kindern – die Fingerbeeren umfassen das Colon ascendens von lateral und schieben es weich nach medial

Ausführung Während der Ausatmungsphasen gleiten die Hände zunehmend weiter in die Tiefe. Der Behandler zieht in der Ausatmungsphase das Colon sigmoideum sanft nach kranial in Richtung der rechten Schulter des Kindes und wartet in dieser Stellung das Release ab (Abb. 5.183). Selten ist die Mobilisation in laterokaudaler Richtung erforderlich. Der Behandler bewegt in diesem Fall das Sigma aus der gleichen Einstellung heraus mit beiden Daumen in die gestörte Richtung.

Behandlung der Kolonflexuren

Diese Behandlung ist häufig erforderlich, da die Störung der Kolonflexuren Störstellen im Bauchraum darstellen. Über die Aufhängungen am Zwerchfell (Lig. phrenicocolicum sinistrum und dextrum, Mesocolon transversum) sind Spannungen erkennbar und behandelbar.

Ausgangsstellung des Patienten Das Kind sitzt quer auf der Untersuchungsbank wie in Abb. 5.122, S. 167 gezeigt.

Ausgangsstellung des Behandlers Der Behandler steht hinter dem Kind.

Kontakt Für die rechte Seite (Lig. phreniocolicum dextrum) greift der Behandler mit dem rechten Arm unter der rechten Achsel des Kindes hindurch, die supinierte rechte Hand fasst von kaudal her unter den rechten Rippenbogen. Mit dem linken Arm fasst er über die linke Schulter

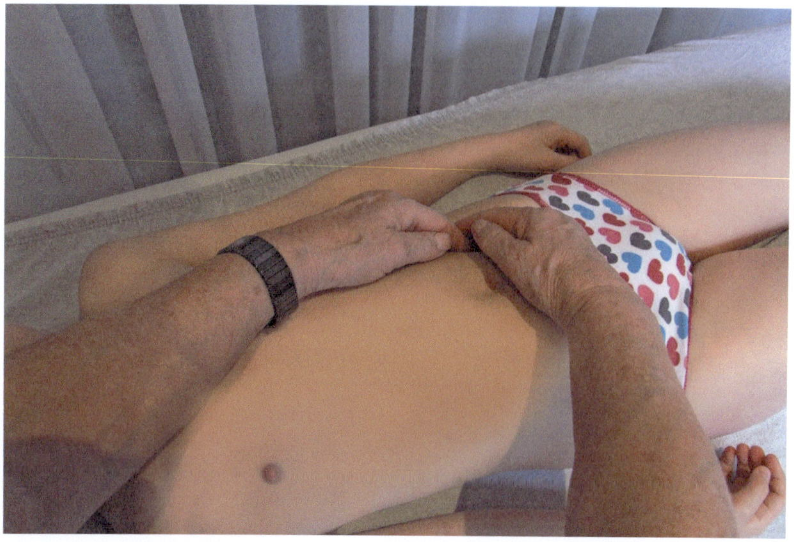

Abb. 5.183 Behandlung von Colon sigmoideum und Mesocolon sigmoideum

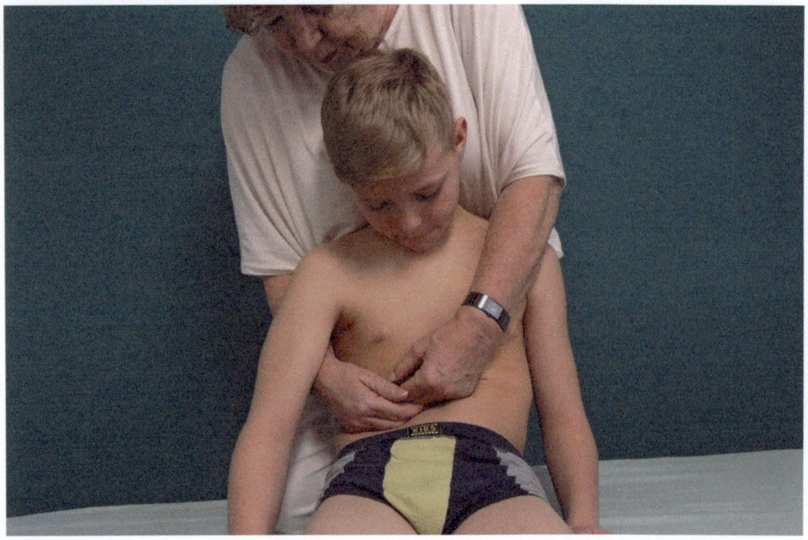

Abb. 5.184 Behandlung der rechten Kolonflexur

des Kindes unter den rechten Rippenbogen, sodass seine beiden Hände übereinanderliegen.

Ausführung Der Behandler dringt bei jeder Ausatemphase tiefer in den Bauchraum. Das wird noch unterstützt, indem er das Kind eng zu sich heranzieht, sich mit ihm nach vorn beugt und damit die Kyphose des Kindes verstärkt. Dadurch sinken die Handkanten des Behandlers noch weiter in die Tiefe. Der Behandler baut langsam die Barrierespannung auf und wartet in dieser Stellung über mehrere Atemzüge, bis die Entspannung fühlbar wird (Abb. 5.184).

Für die Behandlung der linken Kolonflexur arbeitet der Behandler analog. Er führt seinen linken Arm unter der linken Achsel des Kindes nach vorn bis zum linken Rippenbogen und nimmt mit den Langfingern Kontakt mit den Weichteilen unterhalb der Rippen auf. Mit dem rechten Arm greift er über die rechte Schulter nach links. Beide Hände liegen übereinander unter dem Rippenbogen. Durch Flexion der LWS des Behandlers, gefolgt von einer Vorbeuge des Kindes über die Handkanten des Behandlers, sinken die Hände in die Tiefe. Atemsynchron gleiten die Finger bei jedem Ausatemzug zusätzlich in die Tiefe. Am Bewegungsende wartet der Behandler das Release ab.

Indikationen und Kontraindikationen für Manuelle Medizin und osteopathische Verfahren

I. Seifert, T. Schnellbacher, J. Buchmann, *Praxis der Manuellen Medizin bei Säuglingen und Kindern*,
DOI 10.1007/978-3-662-52750-4_6

Indikation für Behandlungen im Rahmen der Manuellen Medizin inklusive der osteopathischen Verfahren sind zunächst einmal die diagnostizierten Funktionsstörungen des Bewegungssystems. Dazu gehören Gelenke, Muskulatur, das myofasziale System, die ligamentären Verbindungen des parietalen Systems, die Anheftungen der inneren Organe, die faszialen Verbindungen der inneren Organe untereinander sowie ihre faszialen Umhüllungen. Hinzu kommen weiterhin die neurofaszialen Anheftungen und Gleitstrukturen inklusive der Suturen, die Diaphragmen und letztendlich die neurophysiologischen Verbindungen zum Zentralnervensystem mit Propriozeption, afferentem System und gesamtem Feedbacksystem.

Hingegen ist die gestörte – oder zerstörte – Struktur (Trauma, akute Infektion, Tumor, neurologische Krankheitsbilder) zunächst kein Gegenstand der Behandlung. Im Vordergrund steht immer die Erfordernis, die strukturellen Erkrankungen überhaupt zu erkennen und nicht jedes Krankheits- oder Erscheinungsbild manuell beziehungsweise osteopathisch behandeln zu wollen. Um eine Strukturkrankheit zu erkennen, hat der Manualmediziner Warnsignale zu beachten, die ihn vor Irrtümern bewahren. Dazu gehören die erschwerte und/oder schmerzhafte Einstellbarkeit im Segment, eine Schmerzangabe bei der im Allgemeinen schmerzerleichternden Traktionsbehandlung, weiterhin der Schmerz bei isometrischer Anspannung, Entzündungszeichen, Therapieresistenz oder auftretende Rezidive.

Eingrenzend dazu sei jedoch erwähnt, dass der Manualmediziner auch bei Strukturerkrankungen tätig werden kann, wenn Funktionsstörungen das Allgemeinbefinden des Kranken beeinträchtigen. Hier können die manualmedizinische und osteopathische Therapie begleitend günstigen Einfluss nehmen, denn diese Funktionsstörungen verursachen dem Patienten oft mehr Schmerzen und Alltagsbehinderungen als die Grundkrankheit selbst. Das gilt für den erwachsenen Patienten wie auch für das Kind, eine Altersgrenze gibt es nicht. Manualtherapie und osteopathische Verfahren sind bei vielen kindlichen Strukturerkrankungen hilfreich, zum Beispiel bei Erkrankungen des Zentralnervensystems und chronischen Muskelerkrankungen, selbstverständlich eingebunden in ein Behandlungs- und Betreuungsteam von Ärzten, Physiotherapeuten, Ergotherapeuten und Logopäden. Die Obhut der kleinen Patienten obliegt auch nicht nur den Eltern, sondern im Idealfall ebenfalls einem Team von Kindergärtnerinnen, Lehrern und Sozialpädagogen.

Bei jeder gründlichen Untersuchung findet der Manualmediziner viele Funktionsstörungen unterschiedlicher Art und Lokalisation, die er keineswegs alle im Streustrahlprinzip zu behandeln hat. Er behandelt nur die Funktionsstörungen, die er für relevant hält, dazu einige Beispiele:

- Das Kind klagt über Schmerzen im Bereich der Funktionsstörungen.
- Es handelt sich um Schlüsselregionen (▶ Abschn. 3.3).
- Verkettungstests ergeben einen Zusammenhang mit einer anderen Region.

Der Differenzialdiagnostik „Funktionsstörung, morphologische Erkrankung oder beides" soll ein weiterer Band gewidmet werden. An dieser Stelle sei nur das Wichtigste erwähnt: Es empfiehlt sich bei der Befunderhebung eine konsequente Vorgehensweise mit der Erfordernis, beim Kind einige Besonderheiten zu beachten. Die Schwierigkeiten beginnen bereits bei der Erhebung der Anamnese, bei der die Eltern oft unzuverlässige Angaben machen, besonders wenn es sich um ein Schmerzgeschehen handelt. Die Kinder selbst, sowohl Kleinkinder als auch Schulkinder, sind oft nicht in der Lage, die Frage nach dem Ort der Schmerzen genau zu beantworten (▶ Abschn. 3.1). Jedem Kinderarzt sind Klagen der Kinder über Bauchschmerzen bei Erkrankungen unterschiedlicher Art und Lokalisation bekannt.

Nur im akuten Schmerzfall zeigen sie mit dem Finger auf den Ort der Schmerzen. Im schmerzfreien Intervall kann das Kind die Frage nach der Schmerzlokalisation im Nachhinein nicht mehr beantworten. Hier helfen nur die genaue Befunderhebung und die sorgfältige Einhaltung eines geregelten Untersuchungsablaufs, um dem Beschwerdebild des Kindes auf den Grund zu kommen. Bei der Schmerzanamnese des Kleinkindes hilft die Frage nach der Ablenkbarkeit des Kindes während der Schmerzphase. Ist es nicht zum Spielen, Reden, Vorlesen zu bewegen, so ist der Schmerzangabe des Kindes unbedingt Glauben zu schenken.

Noch schwieriger ist die Suche nach der Schmerzlokalisation beim Säugling. Auch der Säugling hat Schmerzen. Hermann (2007, 2011) beschreibt, dass besonders beim Neugeborenen schmerzhafte Reize zentral „ankommen", was die Ausreifung schmerzhemmender Systeme verändern kann. Das „Schmerzgedächtnis" zu wecken hätte spätere Folgen, frühkindliche Schmerztraumata könnten die Ursache später auftretender chronischer Schmerzsyndrome sein. Vieles ist noch ungeklärt. Der erfahrene Untersucher spürt beim Säugling im Schmerzfall eine verstärkte Anspannung der Muskulatur, eine veränderte Atmung, verstärkte Unruhe, je nach Alter auch schon Abwehrbewegungen bei Berührung.

Schreien des Säuglings während der Untersuchung kann zwar Unlust gegen die zu lange dauernde Untersuchung, Hungergefühl oder auch Übertragung der Unruhe der Mutter bedeuten, jedoch sollten während der Untersuchung und Behandlung eine veränderte Schreiintensität und auch eine erhöhte Lautstärke des Schreiens dem Behandler ein Warnsignal sein. Er sollte die Intensität seiner Handgriffe überprüfen und noch einmal differenzialdiagnostisch erwägen, ob akute strukturelle Veränderungen eine absolute Kontraindikation gegen das weitere Vorgehen darstellen.

Weitere diagnostische Hinweise bieten außer den Spannungshinweisen bei der Übersichtsuntersuchung im General Listening auch die sogenannten reflektorisch-algetischen Krankheitszeichen (RAK). Sie weisen auf die Lokalisation einer nozizeptiven Störung hin: Gewebespannung im Segment (betrifft Muskeln, Muskelbündel, Faszien), der Piloarrektorenreflex (ein weiteres Zeichen der segmentalen Änderung der autonomen Efferenz), verstärkter Dermographismus (gesteigert bis zu petechialen Blutungen bei einem Berührungsreiz), Hauttemperaturveränderungen im Segment, vermehrte Hautfeuchte im Segment und/oder Überempfindlichkeit im Segment.

Die reflektorisch-algetischen Krankheitszeichen finden sich meist plurisegmental und einseitig (Gutzeit 1957, Lewit 1972, Kunert 1975, Metz 1976, Schildt-Rudloff 1994). Sie führen den Untersucher an den Ort der akuten Störung, sagen allerdings noch nichts darüber aus, ob eine morphologische Störung oder eine Funktionsstörung vorliegt. Dazu bedarf es weiterer Untersuchungen (serologisch, bildgebende Verfahren usw.), bevor der Manualmediziner in seiner Diagnostik und Behandlung fortfahren kann. Soweit es möglich ist, mit dem Kind und/oder den Eltern über die Schmerzangabe zu kommunizieren, hilft die Beantwortung der Fragen nach einer Abhängigkeit der Schmerzen von Körperlage oder Bewegung oder im Fall von organbedingten Schmerzen, ob diese abhängig sind von der Funktion des inneren Organs (Schmerzen nach dem Essen, beim Wasserlassen, beim tiefen Atmen usw.). Das ist bei der Mutter zu erfragen.

Die differenzialdiagnostischen Überlegungen stellen sich bei jeder wiederholten Vorstellung des Kindes erneut, um Indikation und Durchführung der bisherigen manuellen Behandlungen neu zu überdenken. Besteht die nozizeptive Störung über eine gewisse Zeit, so werden sich über die RAK hinaus weitere Veränderungen im Sinne von Verkettungen einstellen, gesetzmäßig auftretende Adaptationsmechanismen, unweigerlich vorhanden bei chronischem Geschehen (Beyer 2003, Schildt-Rudloff und Sachse 2008). Dann ist es schwer oder gar unmöglich, Ursache und Wirkung der einzelnen Befunde zu bestimmen.

Zusammengefasst entsprechen die Indikationen der Manualmedizin und der osteopathischen Verfahren in der Behandlung primärer und sekundärer funktioneller Störungen des Bewegungssystems denen des Erwachsenen. Beim Kind kommt als Indikation die motorische Entwicklungsstörung oder -verzögerung hinzu. Kontraindikation ist die akute strukturell bedingte Erkrankung und fehlende pädiatrische und neuropädiatrische Differenzialdiagnostik.

Serviceteil

I. Seifert, T. Schnellbacher, J. Buchmann, *Praxis der Manuellen Medizin bei Säuglingen und Kindern*,
DOI 10.1007/978-3-662-52750-4

Anhang

Literatur

Ärztevereinigung Manuelle Medizin (2011) Manuelle Medizin für Ärzte und Physiotherapeuten, Kursmaterial. Ärzteseminar Berlin (ÄMM) e.V., Berlin

Barral J-P (2002) Lehrbuch der viszeralen Osteopathie, Bd 1 und 2. München, Elsevier

Barral J-P, Croibier A (2005) Manipulationen peripherer Nerven. München, Elsevier

Barral J, Mercier P (1987) Visceral Manipulation. EastlandPress, Seattle

Bates T, Grunwaldt E (1958) Myofascial pain in childhood. J Pediatr 53: 198–209

Bauer H, Appaji G et al (1992) VOJTA neurophysiologic therapy. Indian J Pediatr 59 (1): 37–51

Baumann T (2013) Atlas der Entwicklungsdiagnostik. Thieme, Stuttgart

Berger R, Michaelis R (2009) Neurologische Basisuntersuchung für das Alter von 0–2 Jahren. Monatsschrift Kinderheilkunde 11

Beyer L (2003) Grundlagen der Verkettung von Symptomen in der Manuellen Medizin. Ganzheitliches Denken in Funktionsketten. Manuelle Medizin 4: 268–271

Beyer L, Puta C, Weiss T (2012) Somatosensoric information processing and haptic perception in manual medicine. Vortrag, 4th Academy Conference of IAMMM 2012 in Bratislava, Slovakia

Biedermann H (1991) Kopfgelenk-induzierte Symmetriestörungen bei Kleinkindern. Kinderarzt 22: 1475–1482

Biedermann H (1993) Das KISS-Syndrom der Neugeborenen und Kleinkinder. Manuelle Medizin 31: 97–107

Boisserée W, Schupp W et al (2013) Verkettung mit dem muskuloskelettalen System. Stomatologie 7: 41–50

Brkic M, Froemel D et al (2015) Klinische Untersuchung der Schulter. Manuelle Medizin 1: 63–76

Buchmann J (1983) Funktionelle Kopfgelenksstörungen bei Neugeborenen in Zusammenhang mit Lagereaktionsverhalten und Tonusasymmetrie. Manuelle Medizin 21: 59–62

Buchmann J (2002) Manuelle Medizin und Osteopathie in Deutschland oder Was ist Neues an der Osteopathie? Manuelle Medizin 4: 235–237

Buchmann J (2007) Kraniosakrale Therapie – Fiktion oder Möglichkeit? Manuelle Medizin 45: 21–25

Buchmann J (1983) Funktionelle Kopfgelenksstörungen im Zusammenhang mit Lagereaktionen und Tonusasymmetrie. Manuelle Medizin 21: 59–62

Buchmann J, Arens et al U (2005) Klinischer Integrationskurs manualmedizinischer Syndrome des Kopf-Halsbereiches. Kursbegleitheft. Berliner Akademie für Osteopathische Medizin (BAOM/ÄMM), Berlin

Buchmann J, Bülow B et al (1992) Asymmetrien in der Kopfgelenkbeweglichkeit von Kindern. Manuelle Medizin 30: 93–95

Buchmann J, Neustadt B et al (2013) Objective measurement of tissue tension in myofascial trigger point areas before and during the administration of anesthesia with complete blocking of neuromuscular transmission. Clin J Pain 30 (3): 191–198

Buchmann J, Wende K et al (1998) Gezielte manualmedizinische Untersuchung der Kopfgelenke vor während und nach einer Intubationsnarkose mit vollständiger neuromuskulärer Blockade. Manuelle Medizin 36: 32–36

Bullinger H, Sacher R, Wuttke M (2012) Die manualmedizinische Behandlung von Haltungs- und Bewegungsasymmetrien im Säuglingsalter. Eine praxisbegleitende Therapiestudie. Manuelle Medizin 2012: 401–404

Carreiro JE (2004) Pädiatrie aus osteopathischer Sicht. Anatomie, Physiologie, Krankheitsbilder. Elsevier, München

Chaban V, Christensen A et al (2007) The same dorsal root ganglion neurons innervate uterus and colon in the rat. Neuroreport 18 (3): 209–212

Chila A, Fitzgerald M (2010) Foundations of osteopathic medicine 3rd ed. Lippincott Williams & Wilkins, Philadelphia

Christensen H, Nilsson N (1998) The reliability of measuring active and passive cervical range of motion: an observer-blinded and randomized repeated-measures design. J Manipulative Physiol Ther 21 (5): 341–347

Christianson JA, Davis BM (2010) The role of visceral afferents in disease. In: Kruger L, Light AR (eds) Translational pain research: from mouse to man. CRC Press/Taylor & Francis, Boca Raton, FL

Coenen W (1992) Die Behandlung der sensomotorischen Dyskybernese bei Säuglingen und Kindern durch Atlastherapie nach Arlen. Orthop Praxis 28: 386–392

Coenen W (1996) Die sensomotorische Integrationsstörung. Manuelle Medizin 34: 141–145

Coenen W (2001) Manuelle Medizin bei Kindern – eine entwicklungsneurologische Indikation. Manuelle Medizin 39: 195–201

Coenen W (2004) Neurologische und manuelle Standarduntersuchung bei Säuglingen mit Bewegungsstörungen. Manuelle Medizin 42: 293–303

Coenen W (2009) Manuelle Medizin bei Säuglingen und Kindern. Springer, Heidelberg

Coenen W (2010) Die Atlastherapie nach Arlen. Extracta Orthopaedica 4/19

Coenen W (2011) Bewegungsstörungen im Säuglingsalter. Manuelle Medizin 49: 171–188

Collis E (1947a) Some differential characteristics of cerebral palsy in infancy. Arch Dis Child 29: 113

Collis E (1947b) The way of life for the handicapped child. Faber, London

Cooper B, Kleinberg I (2009) Relationship of temporomandibular disorders to muscle tension-type headaches and a neuromuscular orthosis approach to treatment. Cranio 27: 101–108

Coster M de, Pollaris A (2007) Viszerale Osteopathie, 4. Aufl. Hippokrates, Stuttgart

Cyriax J (1975) Textbook of orthopaedic medicine. Harcourt, London

Derlien S (2009) Untersuchungen zu manualmedizinischen Befunden des Krankheitsbildes „Low Back Pain". Dissertation zur Erlangung des akademischen Grades Doctor philosophiae, vorgelegt dem Rat der Fakultät für Sozial- und Verhaltenswissenschaften der Friedrich-Schiller-Universität Jena

DGMM (2013) Stellungnahme: Manuelle Medizin im Kindesalter. DGMM-Konsens zu Symptomkomplexen, Diagnostik und Therapie. Manuelle Medizin 51: 414–425

Dußler E, Raab P et al (2002) Mandibuläre Mittellinienverschiebungen und Asymmetrien des Halte- und Bewegungsapparates bei Kindern und Jugendlichen. Manuelle Medizin 2: 116–119

Ferrari F, Cioni G et al (1990) Qualitative changes of general movements in preterm infants with brain lesions. Early Hum Dev 23: 193–231

Fjellner A, Bexander C et al (1999) Interexaminer reliability in physical examination of the cervical spine. J Manipulative Physiol Ther 22 (8): 511–516

Flehmig I (2007) Normale Entwicklung des Säuglings und ihre Abweichungen, 7. Aufl. Thieme, Stuttgart
Friedrich M, Göbel M et al (2011) Korrelation von Haltungsasymmetrien und visuellen Defiziten. Manuelle Medizin 49: 11–18
Frisch H (2007) Programmierte Untersuchung am Bewegungsapparat. Springer, Heidelberg
Fryette H (1954) Principles of osteopathic technic. Academy of Applied Osteopaty, Carmel, USA
Fukui S, Ohseto K et al (1996) Referred pain distribution of the cervical zygapophyseal joints and cervical dorsal rami. Pain 68 (1): 79–83
Garten H (2008) Manuelle Therapie bei zervikaler Dystonie. Manuelle Medizin 46: 238
Garten M (2011) Die Neurologie spinaler Manipulationen. Manuelle Medizin 49: 142–149
Geipel E (2010) Interraterreliabilität und Prävalenz von manuellen Untersuchungsbefunden des Bewegungssystems im Säuglingsalter. Dissertation, vorgelegt an der Medizinischen Fakultät der Friedrich-Schiller-Universität Jena
Geipel E, Harke G (2006) Inzidenz manualmedizinischer Störungen im Säuglingsalter und ihre Bedeutung für die motorische Entwicklung. DGMM-Kongress, 15.–17.9.2006, Potsdam
Gerwin RD (1994) Neurobiology of the myofascial trigger point. Baillieres Clin Rheumatol 8 (4): 747–762
Giles LG, Harvey AR (1987) Immunohistochemical demonstration of nociceptors in the capsule and synovial folds of human zygapophyseal joints. Br J Rheumatol 26 (5): 362–364
Graf M (2007) Manuelle Diagnostik und Therapie im Kopfgelenkbereich. Manuelle Medizin 45 (4): 232–241
Greenman P (1996) Principles of manual medicine, 2nd ed. Williams & Wilkins, Baltimore
Greenman P (1998) Lehrbuch der Osteopathischen Medizin. Haug, Heidelberg
Gutmann G (1968) Das cervical-diencephal-statische Syndrom des Kleinkindes. Manuelle Medizin 6: 112–119
Gutmann G (1975) Die pathogenetische Aktualitätsdiagnostik. In: Lewit K, Gutmann G (Hrsg) Funktionelle Pathologie des Bewegungssystems. Rehabilitacia Suppl 10–11, Obzor Bratislava
Gutzeit K (1956) Anamnese und Klinik der vertebragenen Erkrankungen. Hippokrates, Stuttgart
Gutzeit K (1957) Die Wirbelsäule aus Sicht des Internisten. Z ärztl Fortbild 51: 1064–1069
Gutzeit K (1981) Der vertebrale Faktor im Krankheitsgeschehen. Manuelle Medizin 19: 66
Haas N, Hoppe J et al (2009) Wissenschaftliche Bewertung osteopathischer Verfahren. Dtsch Ärztebl 106 (46): 2325–A2334
Haas NP, Hoppe J-D et al (2009) Wissenschaftliche Bewertung osteopathischer Verfahren. Dtsch Ärztebl 106 (46): A2325–A2334
Hadders-Algra M, Prechtl H (1992) Developmental course of general movements in early infancy. Descriptive analysis of change in form. Early Hum Dev 201: 213
Harke G, Buchmann J (2008) Die Bedeutung myofaszialer und viszerosomatischer Funktionsstörungen und Manuelle Medizin bei Schmerzsyndromen der Becken-Lenden-Hüft-Region. Kursbegleitheft Ärzteseminar Berlin (ÄMM) e.V., Berliner Akademie für Osteopathische Medizin (BAOM)
Hartman SE, Norton JM (2002) Craniosacral therapy is not medicine. Phys Ther 82 (11): 1146–1147
Herman M (2007) The crying infant. Emerg Med Clin North Am 25 (4): 1137–1159
Hermann C (2011) Early life adverse experinces and its influence on pain processing later in life. 7. Europäischer Schmerzkongress „Pain in Europe", 21.–24.09.2011, Hamburg
Heymann W von (2012) „Tonusasymmetriesyndrom" und „sensomotorische Dyskybernese". Manuelle Medizin 50: 285–288
Holmich M, Dienst M (2006) Differentialdiagnose von Hüft- und Leistenschmerzen. Symptome und körperliche Untersuchungstechnik. Orthopäde 1: 8
Humphreys BK, Delahaye M et al (2004) An investigation into the validity of cervical spine motion palpation using subjects with congenital block vertebrae as a ‚gold standard'. BMC Musculoskelet Disord 5: 19
Iliaeva S, Vassilieva L et al (2006) Kraniosakrales System und Funktionsstörungen der oberen HWS bei Säuglingen. Manuelle Medizin 44: 212–216
Inami S, Shiga T et al (2001) Immunohistochemical demonstration of nerve fibers in the synovial fold of the human cervical facet joint. J Orthop Res 19 (4): 593–596
Janda V (1968) The significance of muscular faulty posture as pathogenetic factor of vertebral disorders. Arch Phys Ther (Leipz) 20 (2): 113–116
Jirout J (1970) Die Kippung der Halswirbel in der sagittalen Ebene bei Seitneigung der Halswirbelsäule. Fortschr Geb Röntgenstr Nuclerarmed 112: 793–797
Jirout J (1990) Das Gelenkspiel. In: Gutmann G (Hrsg) Funktionelle Pathologie und Klinik der Wirbelsäule, Bd 1: Die Halswirbelsäule. Fischer, Stuttgart
Jones G, Macfarlane G (2005) Epidemiology of low back pain in children and adolescents. Arch Dis Child 90 (93): 312–316
Karch D, Boltshauser E et al (2005) Manualmedizinische Behandlung des KISS-Syndroms und Atlastherapie nach Arlen. Stellungnahme der Gesellschaft für Neuropädiatrie e.V. Manuelle Medizin 43 (2): 100–105
Karch D, Groß-Selbeck G et al (2000) Kraniosakraltherapie. Stellungnahme der Gesellschaft für Neuropädiatrie. In: Stephani U (Hrsg) Aktuelle Neuropädiatrie 2000. Novartis Pharma Verlag, Nürnberg, S 545–552
Karch D, Gross-Selbeck G et al (1997) Behandlung motorischer Störungen mit manueller Therapie (einschließlich der Vorgehensweise nach Kozjavkin). In: Förster C, Merkenschlager A (Hrsg) Aktuelle Neuropädiatrie. Novartis Pharma, Nürnberg
Keller H (2009) Die motorische Entwicklung aus kulturvergleichender Perspektive. In: Bewegte Kindheit. In: Hunger I, Zimmer R (Hrsg) Bildungschancen durch Bewegung - von früher Kindheit an! Hofmann, Schorndorf
Kilby J, Heneghan NR et al (2012) Manual palpation of lumbo-pelvic landmarks: a validity study. Man Ther 17 (3): 259–262
Kopp S, Hirsch H et al (2002) Manuelle Therapie und Kieferorthopädie: Funktionsbefunde im kraniomandibulären System (CMS) bei Kindern im Alter von 5–9 Jahren. Manuelle Medizin: 5: 297–305
Kopp S, Sebald W (1999a) Orientierende Untersuchung des craniomandibulären Systems, Teil 1. ZMK 15: 532–539
Kopp S, Sebald W (1999b) Orientierende Untersuchung des craniomandibulären Systems, Teil 2. ZMK 15: 606–615
Kopp S, Sebald W et al (2000) Erkennen und Bewerten von Dysfunktionen und Schmerzphänomenen im kraniomandibulären System. Manuelle Medizin 6: 329–334
Kortzfleisch P von (1993) Zur Biomechanik der kindlichen Halswirbelsäule. Dissertation, Universität Köln
Kunert W (1975) Wirbelsäule und innere Medizin. Enke, Stuttgart
Kunz R, Ollenschläger C et al (2000) Lehrbuch Evidenzbasierte Medizin in Klinik und Praxis. Deutscher Ärzteverlag, Köln
Landau A (1923) Über einen tonischen Lagereflex bei älteren Säuglingen. Klin Wochenschrift 2: 1253

Largo R, Molinari L et al (1985) Early development of locomotion: significance of prematurity cerebral palsy and sex. Dev Med Child Neurol 27: 183–191

Largo RH (2004) Entwicklung der Motorik. In: Schlack HG (Hrsg) Entwicklungspädiatrie. Marseille, München

Largo RH, Molinari L et al (1985) Significance of prematurity cerebral palsy and sex in early locomotion. Dev Med Child Neurol 27: 183–191

Leboeuf C (1991) The reliability of specific sacro-occipital technique diagnostic tests. J Manipulative Physiol Ther 14 (9): 512–517

Lewit K (1972) Wirbelsäule und innere Organe. Manuelle Medizin 10: 37–41

Lewit K (1976) Kopfgelenksblockierungen und chronische Tonsillitis. Manuelle Medizin 14: 106–109

Lewit K (1997) Manuelle Medizin im Rahmender medizinischen Rehabilitation, 7. Aufl. Barth, Heidelberg

Lewit K (1998) Articular functional disturbances. Manuelle Medizin 3: 100–105

Lewit K (1999) Motion palpation: it's time to accept the evidence. J Manipulative Physiol Ther 22 (4): 260–261

Lewit K (2001) Muskelfazilitations- und Inhibitionstechniken in der Manuellen Medizin, Teil I: Mobilisation. Manuelle Medizin 18: 102–110

Lewit K, Liebenson C (1993) Palpation –problems and implications. J Manipulative Physiol Ther 16 (9): 586–590

Liem T, Schleupen A et al (2010) Osteopathische Behandlung von Kindern. Hippokrates, Stuttgart

Lietz R (1996) Klinisch-neurologische Untersuchung im Kindesalter. Deutscher Ärzteverlag, Köln

Lovett R (1905) The mechanism of the normal spine and its relation to scoliosis. Boston Med Surg J 13: 349

Macha T, Petermann F (2013) Entwicklungstest für Kinder im Alter von 6 Monaten bis 6 Jahren – Revision (ET 6-6-R). Pearson Assessment & Information, Frankfurt am Mai

Mackova J, Janda V et al (1992) Verkürzung posturaler Muskeln bei Kindern. Manuelle Medizin 30: 49–51

Magoun H (1974) The temporal bone: trouble maker in the head. JAOA 11: 11–19

Mania H (2000) Individuelle Verläufe der Sprachentwicklung beim Säugling und Kleinkind. Dissertation, Medizinische Fakultät der Eberhard-Karls-Universität, Tübingen

Marx G (2000) Über die Zusammenarbeit mit der Kieferorthopädie und Zahnheilkunde in der manuellen Medizin. Manuelle Medizin 6: 342–345

Matyssek C (2010) Funktionell-anatomische Analyse der kurzen tiefen Nackenmuskeln des Neugeborenen im Vergleich zum Erwachsenen. Dissertation, Anatomisches Institut der Universität Köln

Matzen P (2007) Kinderorthopädie. Elsevier, München

Mennell JM (1964) Joint pain. Little Brown, Boston

Mense S (2006) Triggerpunkte und Tender Points: Dasselbe Phänomen oder unterschiedliche Genese? Phys Med Rehab Kuror 15: 212–218

Mertensmeier I, Diedrich P (1992) Der Zusammenhang von Halswirbelsäulenstellung und Gebissanomalien. Fortschr Kieferorthop 53: 26–32

Metz E (1976) Manuelle Therapie in der inneren Medizin. Z Physiother 28: 83–94

Michaelis R (2003) Motorische Entwicklung. In: Keller H (Hrsg) Handbuch der Kleinkindforschung. Huber, Bern

Michaelis R, Asenbauer C et al (1993) Transitory neurological findings in a population of at risk infants. Early Hum Dev 34: 143–153

Michaelis R, Barner M et al (1994) Hierarchische oder individuelle Strategien der motorischen Entwicklung. In: Todt H, Henicke D (Hrsg) Aktuelle Neuropädiatrie. Ciba-Geigy, Wehr

Michaelis R, Berger R (2007) Neurologische Basisuntersuchung für das Alter von 0–2 Jahren. Ein Konsensusvorschlag. Monatsschr Kinderheilkd 155: 506–513

Michaelis R, Niemann G (2010) Entwicklungsneurologie und Neoropädiatrie, 4. Aufl. Thieme, Stuttgart

Möckel E, Mitha N (2006) Handbuch der pädiatrischen Osteopathie. Elsevier, München

Mohr U (1977) Kopfgelenksblockierungen beim Kleinkind (zervical-diencephal statisches Syndrom nach Gutmann). Man Med 15: 45–47

Müller S, Grunwald M (2013) Haptische Wahrnehmungsleistungen. Effekte bei erfahrenen und unerfahrenen Physiotherapeuten. Manuelle Medizin 51: 473–478

Müller S, Winkelmann C et al (2014) Messung und Training der haptischen Wahrnehmung. Vorstellung des Haptik-Schwellen-Tests sowie des Haptik-Figuren-Test- und Trainingssets. Z Physiother 66: 91–95

Najm W, Seffinger M et al (2003) Content validity of manual spinal palpatory exams. A systematic review. BMC Complement Altern Med 3: 1

Needlman R (2000) Growth an development. In: Behrman RE Kliegman R Jenson HB (eds) Nelson Textbook of Pediatrics. Elsevier, Philadelphia

Nelson KE, Sergueef N et al (2001) Cranial rhythmic impulse related to the Traube-Hering-Mayer oscillation: comparing laser-Doppler flowmetry and palpation. J Am Osteopath Assoc 101 (3): 163–173

Neuhuber W (2004) Die Nacken-Kiefer-Balance. In: Schöttl R Losert-Bruggner B (Hrsg) ICCMO-Kompendium 2004. ICCMO, Erlangen

Neuhuber W (2007) Anatomie und funktionelle Neuroanatomie der oberen Halswirbelsäule. Manuelle Medizin 4: 227–231

Nilsson N, Christensen HW et al (1996) The interexaminer reliability of measuring passive cervical range of motion revisited. J Manipulative Physiol Ther 19 (5): 302–305

Paoletti S (1998) Faszien. Urban & Fischer, München

Paoletti S (2011) Faszien. Anatomie, Strukturen, Techniken. Elsevier, München

Peiper A (1956) Die Eigenart der kindlichen Hirntätigkeit. Thieme, Stuttgart

Peiper A, Isbert H (1927) Über die Körperstellung des Säuglings. Jahrbuch der Kinderheilkunde 115

Petermann F (2008) Movement Assessment Battery for Children-2 (M-ABC-2). Person Assessment & Information, Frankfurt/Main

Plato G (2008) Der Weg zur Chronifizierung der kraniomandibulären Dysfunktion (CMD). Die Sicht des Orthopäden/Manualtherapeuten. Manuelle Medizin 46: 384–385

Prechtl H (1977) The neurological examination of the full-term newborn Infant. Clinics in Developmental Medicine. Spastics International Medical Publications, London

Prechtl H (1990) Qualitative changes of spontaneous movements in fetus and preterm infant are a marker of neurological dysfunction. Early Hum Dev 23: 151–158

Prechtl H, Hopkins B (1986) Developement transformation of spontaneous movements in early infancy. Early Hum Dev 14: 233–238

Psczolla M, Heymann W von et al (2015) DGMM-Positionspapier zur „Osteopathie" in Deutschland. Stellungnahmen und Empfehlungen. Manuelle Medizin 1: 60–62

Robinson R, Robinson H et al (2009) Reliability and validity of a palpation technique for identifying the spinous processes of C7 and L5. Man Ther 14 (4): 409–414

Sacher R (2003) Der Einfluss von frühkindlichen Kopfgelenkfunktionsstörungen auf die sensomotorische Entwicklung – manualmedizinische Gesichtspunkte. Manuelle Medizin 2: 113–119

Sacher R (2004) Die postnatale Entwicklung des frontalen Kondylen-Gelenkachsenwinkels C0/C1. Fortschr Geb Röntgenstr Neuen Bildgeb Verfahr 176: 847–851

Sacher R (2008) Zur Biomechanik der Halswirbelsäule. Manuelle Medizin 46: 99–104

Sacher R (2009) Aspekte der Halte- und Stellsteuerung im Säuglingsalter. Manuelle Medizin 47: 297–303

Sachse J (2001) Extremitätengelenke. Manuelle Untersuchung und Mobilisationsbehandlung für Ärzte und Physiotherapeuten. Elsevier, München

Sachse J, Harke G et al (2012) Extremitätengelenke. Manuelle Untersuchung und Mobilisationsbehandlung für Ärzte und Physiotherapeuten. Elsevier, München

Schaltenbrand G (1925) Normale Bewegungs- und Lagereaktionen bei Kindern. Deutsche Z Nervenheilk 87: 23

Schildt-Rudloff K (1994) Thoraxschmerz. Ullstein Mosby, Berlin

Schildt-Rudloff K, Sachse J (2008) Wirbelsäule. Manuelle Untersuchung und Mobilisationsbehandlung für Ärzte und Physiotherapeuten. Elsevier, München

Schildt-Rudloff K, Sachse J et al (2016) Wirbelsäule. Manuelle Untersuchung und Mobilisationsbehandlung für Ärzte und Physiotherapeuten, 6. Aufl. Elsevier, München

Schlack H (2004) Entwicklungspädiatrie. Marseille, München

Schöps P, Pfingsten M et al (2000) Reliabilität manualmedizinischer Untersuchungstechniken an der Halswirbelsäule. Studie zur Qualitätssicherung in der manuellen Diagnostik. Z Orthop Grenzgeb 138: 2–7

Schueler M, Messlinger K et al (2013) Extracranial projections of meningeal afferents and their impact on meningeal nociception and headache. Pain 154 (9): 1622–1631

Seifert I (1975) Kopfgelenksblockierungen bei Neugeborenen. Rehabilitacia Suppl 10/11: 53–56

Seifert I (1996) Behandlung der Hüftdysplasie. Manuelle Medizin 34: 146–147

Seifert I (2010) Schlüsselregionen beim Säugling. Manuelle Medizin 48: 83–90

Seifert I, Buchmann J (2013) Manualmedizinische Untersuchung des Säuglings. Ist eine segmentale Untersuchung möglich? Manuelle Medizin 51 (5): 341–347

Seifert I, Buchmann J (2014) Befunderhebung bei Säuglingen. Manuelle Medizin 52 (1): 46–47

Seifert I, Sacher R et al (2003) Gemeinsame Überlegungen zur Manuellen Medizin bei Säuglingen. Manuelle Medizin 41: 37–38

Staud R (2010) Is it all central sensitization? Role of peripheral tissue nociception in chronic musculoskeletal pain. Curr Rheumatol Rep 12 (6): 448–454

Stone C (1996) Die inneren Organe aus der Sicht der Osteopathie. Wühr, Kötzting

Tempelhof S (2012) Osteopathie in der Orthopädie. Orthopäde 2: 106–112

Tilscher H (2007) Eine Analyse von klinisch-manualmedizinischen Untersuchungstechniken am Bewegungsapparat. Manuelle Medizin 5: 314–319

Touwen B (1993) Pränatale und frühe postnatale motorische Entwicklung und ihre Bedeutung für die Früherkennung von Entwicklungsstörungen. Monatsschrift Kinderheilk 141: 638–642

Touwen BC (1984.) Normale neurologische Entwicklung: Die nicht bestehenden Inter- und Intra-Item-Beziehungen. In: Michaelis R et al. (Hrsg) Entwicklungsneurologie und Neuropädiatrie. Thieme, Stuttgart

Travell J (1976) Myofascial trigger points: clinical view. Advances in pain research and therapy. Bonica JJ, Albe-Fessard D (eds). Raven Press, NewYork, p 919–926

Travell J, Rinzler SH (1952) The myofascial genesis of pain. Postgrad Med 11 (5): 425–434

Travell JG, Simons DG (1998) Handbuch der Muskel-Triggerpunkte. Obere Extremität, Kopf und Thorax. Fischer, Lübeck

Travell JK, Simons DG (1983) Myofascial pain and dysfunction. The trigger point manual. Williams and Wilkins, Baltimore

Vojta V (2008) Die zerebralen Bewegungsstörungen im Säuglingsalter. Thieme, Stuttgart

Vojta V, Peters A (2007) Das Vojta-Prinzip. Springer, Heidelberg

Vojta V, Schweizer E (2009) Die Entdeckung der idealen Motorik. Pflaum, München

Walsh J, Hall T (2009) Reliability validity and diagnostic accuracy of palpation of the sciatic tibial and common peroneal nerves in the examination of low back related leg pain. Man Ther 14 (6): 623–629

Wendlandt W (2000) Sprachstörungen im Kindesalter. Thieme, Stuttgart

Yamashita T, Cavanaugh JM et al (1990) Mechanosensitive afferent units in the lumbar facet joint. J Bone Joint Surg Am 72 (6): 865–870

Zanakis MF, Cebelenski RM et al (1996a) The cranial kinetogram: Objective quantification of cranial mobility in man. Fortieth Annual AOA Research Conference Abstracts. JAOA 96 (9): 761 P728

Zanakis MF, DiMeo J et al (1996b) Objective Measurement of the CRI with manipulation and palpation of the sacrum. Fortieth Annual AOA Research Conference Abstracts. JAOA 96 (9): 551 P502

Zanakis MF, Marmora M et al (1996c) Application of the CV4 technique during objective measurement of the CRI. Fortieth Annual AOA Research Conference Abstracts. JAOA 96 (9): 552 P503

Zanakis MF, Morgan M et al (1996d) Detailed study of cranial bone motion in man. Fortieth Annual AOA Research Conference Abstracts. JAOA 96 (9): 552 P506

Zanakis MF, Zaza W et al (1996e) Objective measurement of the cranial rhythmic impulse in children. Fortieth Annual AOA Research Conference Abstracts. JAOA 96 (9): 552 P505

Zanakis MF, Zhao H et al (1996f) Studies of the cranial rhythmic impulse in man using a tilt table. Fortieth Annual AOA Research Conference Abstracts. JAOA 96 (9): 552 P504

Zimmer R, Volkamer M (1987) Motoriktest für vier- bis sechsjährige Kinder (MOT 4–6), 2. Aufl. Beltz Tes, Weinheim

Zukschwerdt L, Biedermann F et al (1955) Wirbelgelenk und Bandscheibe. Hippokrates, Stuttgart

Zukunft-Huber B (1990) Die ungestörte Entwicklung des Säuglings. Thieme, Stuttgart

Stichwortverzeichnis

N

O

P

R

S

T

U

V

W

Z

MIX
Papier aus verantwortungsvollen Quellen
Paper from responsible sources
FSC® C105338

If you have any concerns about our products,
you can contact us on
ProductSafety@springernature.com

In case Publisher is established outside the EU,
the EU authorized representative is:
Springer Nature Customer Service Center GmbH
Europaplatz 3, 69115 Heidelberg, Germany

Printed by Libri Plureos GmbH
in Hamburg, Germany